麻醉学问系列丛书

总主审　曾因明　邓小明
总主编　王英伟　王天龙　杨建军　王　锷

合并症患者麻醉

主　审　杨拔贤　俞卫锋
主　编　王东信　赵　璇

Anesthesia for Patients with Comorbidities

中国出版集团有限公司

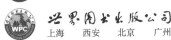世界图书出版公司
上海　西安　北京　广州

图书在版编目(CIP)数据

合并症患者麻醉 / 王东信,赵璇主编. —上海：
上海世界图书出版公司,2024.1
(麻醉学问系列丛书/王英伟总主编)
ISBN 978-7-5232-0807-6

Ⅰ.①合… Ⅱ.①王… ②赵… Ⅲ.①并发症-麻醉
学-问题解答 Ⅳ.①R442.9-44

中国国家版本馆 CIP 数据核字(2023)第 175095 号

书　　名　合并症患者麻醉
　　　　　Hebingzheng Huanzhe Mazui
主　　编　王东信　赵　璇
责任编辑　沈蔚颖
出版发行　上海世界图书出版公司
地　　址　上海市广中路 88 号 9 - 10 楼
邮　　编　200083
网　　址　http://www.wpcsh.com
经　　销　新华书店
印　　刷　杭州锦鸿数码印刷有限公司
开　　本　787mm×1092mm　1/16
印　　张　36
字　　数　650 千字
版　　次　2024 年 1 月第 1 版　2024 年 1 月第 1 次印刷
书　　号　ISBN 978-7-5232-0807-6/ R·707
定　　价　260.00 元

总主编简介

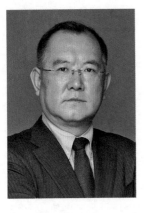

王英伟

  复旦大学附属华山医院麻醉科主任,教授,博士研究生导师。

  中华医学会麻醉学分会常委兼秘书长,中国医学装备协会麻醉学分会主任委员,中国神经科学学会理事兼麻醉与脑功能分会副主任委员,中国研究型医院学会麻醉学分会副主任委员,中国药理学会麻醉药理分会常务委员。

  以通讯作者发表SCI论文60余篇。作为项目负责人获得国家863重点攻关课题、科技部重点专项课题,以及国家自然科学基金7项其中包括重点项目。主编《小儿麻醉学进展》《小儿麻醉学》《临床麻醉学病例解析》《神奇的麻醉世界》《麻醉学》精编速览(全国高等教育五年制临床医学专业教材)、《麻醉学》习题集(全国高等教育五年制临床医学专业教材)等专著。

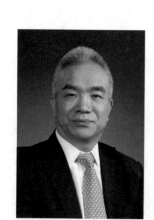

王天龙

　　首都医科大学宣武医院麻醉手术科主任医师,教授,博士研究生导师。

　　中华医学会麻醉学分会候任主任委员,中华医学会麻醉学分会老年人麻醉学组组长,国家老年麻醉联盟主席,中国医师协会毕业后教育麻醉专委会副主任委员,北京医学会麻醉学分会主任委员,中国研究型医院麻醉专业委员会副主任委员,欧洲麻醉与重症学会考试委员会委员。

　　擅长老年麻醉、心血管麻醉和神经外科麻醉,发表 SCI 论文 90 余篇,核心期刊论文 300 余篇。领衔执笔中国老年人麻醉与围术期管理专家共识/指导意见 9 部。主译《姚氏麻醉学》第 8 版,《摩根临床麻醉学》第 6 版中文版;主编国家卫健委专培教材《儿科麻醉学》等。

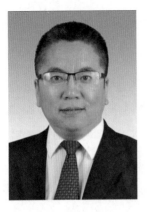

杨建军

郑州大学第一附属医院麻醉与围手术期及疼痛医学部主任,郑州大学神经科学研究院副院长,教授,博士研究生导师。

中华医学会麻醉学分会常务委员,中国精准医学学会常务理事,中国老年医学学会麻醉学分会副会长,中国神经科学学会麻醉与脑功能分会常务委员,中国神经科学学会感觉与运动分会常务委员,教育部高等学校临床医学类专业教学指导委员会麻醉学专业教学指导分委员会委员,河南省医学会麻醉学分会主任委员。

主持国家自然科学基金6项。发表SCI论文283篇,其中32篇IF>10分。主编《麻醉相关知识导读》《疼痛药物治疗学》,主审《产科输血学》,参编、参译30余部。

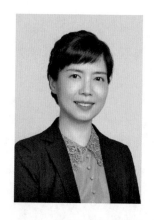

王　锷

一级主任医师,二级教授,博士生导师。

中南大学湘雅医院麻醉手术部主任,湖南省麻醉与围术期医学临床研究中心主任,国家重点研发计划项目首席科学家,中华医学会麻醉学分会常委,中国女医师协会麻醉学专委会副主委,中国睡眠研究会麻醉与镇痛分会副主委,中国心胸血管麻醉学会心血管麻醉分会副主委,中国超声工程协会麻醉专委会副主委,中国医师协会麻醉科医师分会委员,中国医疗器械协会麻醉与围术期医学分会常委,湖南省健康服务业协会麻醉与睡眠健康分会理事长,湖南省麻醉质控中心副主任。《中华麻醉学杂志》《临床麻醉学杂志》常务编委。

分册主编简介

王东信

医学博士,教授,博士生导师。北京大学第一医院麻醉科主任、重症医学科主任。北京大学第一临床学院临床医学研究所副所长,北京大学麻醉学系主任,北京大学重症医学系副主任。

中国心胸血管麻醉学会副会长,中国心胸血管麻醉学会围术期器官保护分会前任主任委员,中国研究型医院协会麻醉学专业委员会常务委员,中华医学会麻醉学分会委员,睡眠医学学组组长,中国医师协会麻醉学医师分会委员,北京医学会麻醉学专业委员会副主任委员,北京医师协会麻醉专科医师分会副会长。

赵　璇

主任医师,博士生导师。同济大学附属第十人民医院麻醉科主任。

中华医学会麻醉学分会人工智能组副组长,中国神经科学学会麻醉与脑功能分会常务委员,中国医师协会麻醉学医师分会青年委员会委员,中国心胸血管麻醉学会疼痛分会第二届委员会常务委员,上海市中西医结合学会麻醉与疼痛专业委员会,上海市医学会麻醉科专科分会第十一届委员会。

麻醉学问系列丛书

总主审

曾因明　邓小明

总主编

王英伟　王天龙　杨建军　王　锷

总主编秘书

黄燕若

分册主编

麻醉解剖学	张励才	张　野
麻醉生理学	陈向东	张咏梅
麻醉药理学	王　强	郑吉建
麻醉设备学	朱　涛	李金宝
麻醉评估与技术	李　军	张加强
麻醉监测与判断	于泳浩	刘存明
神经外科麻醉	王英伟	
心胸外科麻醉	王　锷	
骨科麻醉	袁红斌	张良成
小儿麻醉	杜　溢	
老年麻醉	王天龙	
妇产科麻醉	张宗泽	
五官科麻醉	李文献	
普外泌尿麻醉	李　洪	
合并症患者麻醉	王东信	赵　璇
围术期并发症诊疗	戚思华	刘学胜
疼痛诊疗学	冯　艺	嵇富海
危重病医学	刘克玄	余剑波
麻醉治疗学	欧阳文	宋兴荣
麻醉学中外发展史	杨建军	杨立群
麻醉学与中医药	苏　帆	崔苏扬

编写人员

主　审

杨拔贤（北京大学人民医院）

俞卫锋（上海交通大学附属仁济医院）

主　编

王东信（北京大学第一医院）

赵　璇（同济大学附属第十人民医院）

副主编

张　鸿（北京大学第一医院）

刘　健（同济大学附属第十人民医院）

编　委

耿志宇（北京大学第一医院）

吴长毅（北京大学第三医院）

郑利民（北京大学深圳医院）

罗　涛（北京大学深圳医院）

丁　婷（北京大学第一医院）

李春晶（北京大学第一医院）

包　菊（北京大学第一医院）

顾卫东（复旦大学附属华东医院）

吴镜湘（上海交通大学医学院附属胸科医院）

嵇　晴(东部战区总医院)

申　远(上海市精神卫生中心)

曹建平(海军特色医学中心)

陈明慧(同济大学附属第十人民医院)

参编人员(以姓名拼音为序)

程　浩　高　蕾　蒋琦亮　蒋政宇　李朋仙

牛小引　许迎华　张　斌　赵　丹

主编秘书

洪　洪(北京大学第一医院)

夏　芹(同济大学附属第十人民医院)

总　序

　　我投身麻醉学专业 60 余年,作为中国麻醉学科从起步、发展到壮大的见证者与奋斗者,欣喜地看到 70 余年来,特别是近 40 年来,我国麻醉学专业持续不断的长足进步。新理论、新观念、新技术、新设备、新药品不断涌现,麻醉学科工作领域不断拓展,人才队伍的学历结构和整体实力不断提升,我国麻醉学事业取得了历史性成就。更令人欣慰的是,我国麻醉学领域内的后辈新秀们正在继承创新,奋斗于二级临床学科的建设,致力于学科的升级与转型,为把我国的麻醉学事业推至新的更高的平台而不懈努力。

　　麻醉学科的可持续发展,人才是关键,教育是根本。时代需要大量优秀的麻醉学专业人才,优秀人才的培养离不开教育,而系列的专业知识载体是教育之本。"智能之士,不学不成,不问不知"。"学"与"问"是知识增长过程中两个相辅相成、反复升华、不可缺一的重要层面。我从事麻醉学教育事业逾半个世纪,对此深有体会。

　　欣悉由王英伟、王天龙、杨建军、王锷教授为总主编,荟集国内近百位著名中青年麻醉学专家为主编、副主编及编委的麻醉学问丛书,历经凝心聚力的撰著终于问世。本丛书将麻醉教学中的"学"与"问"整理成册是别具一格的,且集普及与提高为一体,填补了我国麻醉学专著中的空白。此丛书由 21 部分册组成,涉及麻醉解剖、麻醉生理、麻醉药理和临床麻醉学各专科麻醉,以及麻醉监测、治疗等领域,涵盖了麻醉学相关的基础理论及临床实践技能等丰富内容,以问与答的形式为广大麻醉从业者开阔思路、答疑解惑。这一丛书以临床工作中常见问题为切入点，编撰时讲究文字洗练，简明扼要，便于读者记忆和掌握相关知识点，减少思维冗杂与认知负荷。

　　值此丛书出版之际，我对总主编、主编和编委，以及所有为本丛书问世而辛勤付出的工作人员表示衷心的感谢！感谢你们为了麻醉学事业的发展、为了麻醉学教育的进步、为了麻醉学人才的培养所做出的不懈努力！"少年辛苦终身事，莫向光阴惰寸功"，希望有更多出类拔萃、志存高远的后辈们选择麻醉学专业作为自己奋斗终生的事业，勤勉笃行、深耕不辍！而此丛书无疑是麻醉学领域传道授业解惑的经典工具书，若通读博览，必开卷有益！

（丛书总主审：曾因明）

徐州医科大学麻醉学院名誉院长、终身教授

中华医学教育终身成就专家获得者

2022 年 11 月 24 日

前　言

　　麻醉学问系列丛书旨在以问答形式,提出麻醉学临床专业问题,答案力求准确。《合并症患者麻醉》提出的问题均围绕存在有合并症患者的围术期相关内容,涵盖了神经精神系统、心血管系统、呼吸系统、消化系统、泌尿系统、内分泌系统、血液系统、风湿免疫系统的合并症,还包括合并理化因素所致疾病、合并罕见病患者的麻醉管理。从这些合并症的基础知识、基本概念出发,为其围术期管理提供理论支撑。本书以简明扼要的问答形式,囊括这些合并疾病患者在围术期管理中的常见理论知识及目前临床实践的最新进展。希望本书能为临床麻醉医师在处理合并症患者时提供有力的帮助,成为麻醉医师的案头工具书。

　　我们由衷感谢本册全体编者的辛勤付出和大力支持,审稿者不辞辛苦完成了大量的校审工作。

　　最后,我们殷切地希望广大读者朋友们对书中的错误与不足不吝批评与指正。

王东信

北京大学第一医院麻醉科主任、

重症医学科主任

目　录

第一章

合并神经精神疾病患者的
麻醉管理

1. 缺血性脑血管疾病包括什么?

缺血性脑血管病包括短暂性脑缺血发作、脑卒中(急性缺血性脑卒中)、脑动脉盗血综合征和慢性脑缺血病。有 5%～15% 的缺血性脑血管病在患者住院期间出现有临床意义的发作,其中有近一半发生于围术期。

2. 急性期的缺血性脑血管病患者行非脑血管手术,手术时机的选择?

有近期卒中病史的患者与没有卒中病史的患者相比,术后 30 天严重心血管不良事件的风险及全因死亡率明显增高,脑灌注的调节功能的损害在 1 个月内最严重,所以择期手术应尽量推迟到 1 个月之后。

3. 颈动脉病变对围术期脑卒中的影响?

颈动脉狭窄增加围术期出现脑卒中的风险,需特别关注。无症状的颈动脉杂音不会增加术后脑卒中的风险,但因为常合并冠脉病变而增加患者死于缺血性心脏病的风险。

4. 房颤与围术期脑卒中的关系?

房颤患者行非心脏手术,围术期脑卒中的发生率是无房颤病史者的 2 倍。围术期的电解质紊乱和脱水,会增加心房活动和诱发心律失常。抗心律失常或控制心室率的治疗应持续应用于整个围术期。

5. 长期抗凝的患者围术期要如何抗凝?

长期服用华法林的患者如中断抗凝治疗会增加围术期脑卒中的风险,行创伤较少的手术如口腔、白内障、胃肠镜检查等操作前若国际标准化比值（INR）在1.8～2.1不需要停用口服抗凝药。如果要接受创伤大的手术须停用华法林，则可以使用肝素替代治疗，并在术后早期应用肝素。

6. 脑卒中高危患者围术期可以使用哪些特殊的监测？

近红外光谱无创局部脑氧饱和度（regionalcerebraloxygen saturation，$rScO_2$）监测、经颅多普勒超声（transcranial Doppler，TCD）监测、脑电图（electroencephalpgram，EEG）及躯体感觉诱发电位等电生理学监测以评价及指导围术期脑血氧供需平衡的管理。

7. 缺血性脑血管病患者术中血压应该如何控制？

避免术中低血压，尤其是持续低于基础血压的30%，脑氧分压可以用来确定适宜脑组织氧合状态下的脑灌注压（CPP）目标值，维持CPP＞80 mmHg可以减少脑组织低氧的风险。

8. 缺血性脑血管病患者术中体位和通气策略应该注意些什么？

麻醉时应保持头位略高，适当应用脱水利尿剂减轻脑水肿。轻微的高碳酸血症（$PaCO_2$＞40～45 mmHg）有利于舒张血管和提高脑灌注，避免严重的高碳酸血症和低碳酸血症。蛛网膜下腔出血患者，$PaCO_2$＜35 mmHg易出现脑组织缺氧。

9. 麻醉药物影响脑血流和脑代谢吗？

除氯胺酮以外，所有的静脉麻醉药物、镇痛药物、镇静药物均不影响脑血流量和降低脑代谢率，并且可以保护大脑的自身调节机制和二氧化碳反应性。氟烷、地氟烷、七氟烷、异氟烷则呈剂量依赖性地降低脑代谢率。当二氧化碳水平正常时，吸入麻醉药可扩张脑血管并且剂量依赖性损伤脑自身调节机制，其中七氟烷的影响最小。

10. 围术期脑卒中如何早期识别？

围术期全身麻醉患者出现苏醒延迟，或术中麻醉深度监测时显示不明原因的深麻醉状态，均应警惕围术期脑卒中。对于清醒患者，可以使用美国国立卫生院卒中量表（NIHSS）来评估，早期发现。

11. 缺血性脑血管病介入治疗总则?

介入治疗主要包括颈动脉支架、椎-基底动脉支架植入术以及急诊动脉溶栓术或联合机械取栓术。患者多为高龄,常合并冠状动脉粥样硬化性心脏病、高血压以及心律失常等慢性病,部分患者可以在局麻下完成手术,但风险较大;全身麻醉下血管内治疗有利于气道控制,避免误吸和体动。但急性脑卒中患者全身麻醉后不良神经功能预后及死亡率更高,需个体化考量。

12. 合并缺血性脑血管疾病患者术前血压控制目标?

合并高血压的缺血性脑卒中和 TIA 患者,建议行抗高血压治疗,一般目标为≤140/90 mmHg,理想为≤130/80 mmHg;根据病因不同降压目标可做相应调整。

13. 合并缺血性脑血管疾病患者术前血糖控制目标?

建议老年患者术前控制 HbA1c,控制在<7%。

14. 什么是多发性硬化症?

是脑和脊髓随机多发的、可逆的髓鞘脱失和慢性炎症,但最终形成瘢痕(神经胶质增生),可能是由病毒感染引起的自身免疫性疾病,女性多于男性。

15. 多发性硬化症的临床表现是什么?

取决于病变位置,常包括感觉障碍(感觉异常)、视力障碍(视神经炎和复视)和肌张力下降。症状可在数天之内产生,数周/数月后又发生缓解。通常表现为不可预知的频繁发作与缓解交替出现。体温升高可导致多发性硬化患者的症状加重。

16. 多发性硬化症的病程进展特点是什么?

随着时间推移,病情的缓解越来越不彻底,最终发展为失能,且在 15 年之内,50%的患者将不能自主行走。

17. 多发性硬化症如何治疗?

对症治疗/防治疾病的进展为主。难治病例:地西泮、丹曲林或巴氯芬。巴氯芬鞘内给药控制痉挛,抗胆碱药防治尿潴留;卡马西平、苯妥英、抗抑郁药治疗疼痛性感觉迟钝,糖皮质激素,血浆置换,干扰素,硫唑嘌呤或环磷酰胺等免疫抑制治疗。使用上述药物需注意患者的凝血、免疫和心功能。

18. 多发性硬化患者麻醉时机的选择?

麻醉对其影响不可预知,疾病发作期间禁行择期手术。手术应激和麻醉可能使病情恶化,注意在知情同意书中记录。

19. 多发性硬化患者麻醉方式的选择?

腰麻可能使病情加重,但是手术/分娩过程同样可以加重病情。属于中枢神经系统疾病,对于外周神经阻滞顾虑不大,但患者可能合并周围神经病变。硬膜外麻醉对患者影响相对较小。目前无全身麻醉对于多发性硬化不良影响的明确报道。

20. 多发性硬化患者的麻醉注意事项?

疾病晚期患者自主神经功能紊乱,心血管系统不稳定。轻度瘫痪或完全瘫痪的患者,琥珀酰胆碱可导致高钾血症。无论使用何种麻醉方法,均应避免患者体温升高。

21. 什么是运动神经元病?

人体神经系统是由神经元组成的,其中,负责运动功能的为运动神经元。人体运动神经元受损而逐渐进展的一组疾病,被称为运动神经元病(motor neuron disease, MND),肌萎缩侧索硬化(amyotrophic lateral sclerosis,ALS)发病率最高,其他还包括进行性延髓麻痹、原发性侧索硬化和进行性肌萎缩。

22. 什么是肌萎缩侧索硬化?

肌萎缩侧索硬化(amyotrophic lateral sclerosis,ALS)是一种混合的上下运动神经元病,伴随有脊髓前角 α-运动神经元、脑干运动核和皮质脊髓束变性。

23. 肌萎缩侧索硬化的症状是什么?

进行性肌无力、肌肉萎缩(手较典型)、痉挛以及下肢反射亢进。也可能发生发声障碍、吞咽困难、舌萎缩和肌束震颤。进行性肌无力会导致呼吸衰竭甚至死亡。

24. 肌萎缩侧索硬化会影响感觉功能么?

肌萎缩侧索硬化通常不会影响患者的感觉功能,包括学习能力和认知功能以及大小便功能。

25. 肌萎缩侧索硬化的发展进程?

累及上、下运动神经元的疾病,进展迅速。病情进展 2～3 年后全身骨骼肌以及受延髓支配的肌肉会广泛受累。

26. 肌萎缩侧索硬化会累及心血管系统吗?

患者心肌并不受累,但有可能出现自主神经功能紊乱。

27. 肌萎缩侧索硬化患者麻醉时心血管及呼吸系统主要应注意的问题?

患者对镇静催眠药的呼吸抑制作用更加敏感。延髓受累合并呼吸肌无力导致容易出现误吸和肺部并发症。患者多存在交感神经亢进和自主神经功能紊乱,易发生体位性低血压和静息性心动过速。

28. 肌萎缩侧索硬化患者使用麻醉药物的注意事项?

由于神经支配和长期卧床易引起高钾血症,应避免使用氯琥珀胆碱。非去极化肌肉松弛药可能延长和强化神经肌肉阻滞作用,因此应用此类药物要格外慎重,酌情减量。

29. 肌萎缩侧索硬化麻醉方式的选择?

全身麻醉可能会引起通气量下降,神经阻滞麻醉可以避免其症状加重。全身麻醉复合硬膜外阻滞可以使用。全身麻醉后应注意监护治疗,特别是呼吸系统的支持。

30. 什么是帕金森病?

帕金森病(parkinson disease, PD)是一种常见的神经系统退行性疾病,主要病理改变为黑质致密部多巴胺能神经元丢失和路易小体形成,主要生化改变为纹状体区多巴胺递质降低。

31. 帕金森病的临床症状有哪些?

包括静止性震颤、肌强直、运动迟缓、姿势平衡障碍等运动症状和嗅觉减退、快动眼期睡眠行为异常、便秘和抑郁等非运动症状。

32. 帕金森病的治疗药物对于患者机体有何影响?

抗胆碱能药物如苯海索,长期应用可能导致认知功能下降;金刚烷胺,不良反应包括肾功能不全、癫痫、严重胃溃疡、肝病患者慎用;复方左旋多巴,不良反应包括症状波动、异动症;非麦角类 DR 激动剂症状波动和异动症发生率低,但体位性低血压、脚踝水肿和精神异常;COMT 抑制剂不良反应包括腹泻、头痛、多汗、口干、肝功能损害、腹痛、尿色变黄。

33. 中晚期帕金森病患者有哪些症状?

中晚期患者可因为疾病本身或者抗帕金森药物诱发等原因出现如抑郁和(或)焦虑、幻觉、认知障碍或痴呆等;也可出现自主神经功能障碍。最常见的包括便秘、泌尿障碍和体位性低血压等;有部分患者还会有感觉障碍如嗅觉减退、疼痛或麻木、不宁腿综合征。

34. 统一帕金森病评分量表在帕金森病患者术前病情程度的评估作用?

统一帕金森病评分量表(UPDRS)是目前国际上普遍采用的量表,包括 6 个分量表,分别用于判断帕金森病患者精神行为和情绪、日常生活能力、运动功能、治疗并发症、疾病发展程度和日常活动能力。分值越高,帕金森病症状越重。术前和术后评估主要评价第三部分(UPDRS Ⅲ)。

35. 日常生活能力量表在帕金森病患者术前病情程度的评估作用?

日常生活能力量表(ADL)共 14 项,包括两部分内容,即躯体生活自理量表和工具性日常生活能力量表。评分结果可按总分、分量表分和单项分进行分析,总分<16 分为完全正常、>16 分有不同程度的功能下降,最高 64 分。

36. 帕金森病 Webster 评分量表在帕金森病患者术前病情程度的评估作用?

帕金森病 Webster 评分量表将帕金森病的常见症状分为 10 项,包括上肢功能运动障碍、面部表情、起坐障碍、言语、步态、上肢伴随动作、震颤、生活自理能力、肌强直和姿势。评分在 0~72 分,评分越高病情越重。

37. 帕金森病患者麻醉术前评估呼吸系统方面的注意事项？

患者通气功能的降低与气道分泌物清除功能的受损增加了患者呼吸感染的发生。患者吞咽困难有可能影响咳嗽反射。患者术后吸入性肺炎的发生率也显著高于非帕金森病患者，是导致帕金森患者死亡的一个重要原因。喉部肌肉的功能不全可能会增加术中喉痉挛的发生风险，呼吸肌力量的减弱及疲劳联合作用可能会增加气道塌陷的风险。

38. 帕金森病患者如何学习自主气道保护方法有哪些？

患者屏气，下颌向胸部倾斜，吞咽、咳嗽，之后再次吞咽。针对吞咽困难及呼吸功能不全进行治疗也许能减少住院患者呼吸并发症的发生。

39. 帕金森病患者麻醉术前评估体位性低血压的注意事项？

患者经常会伴随着心血管系统相关问题，需要对患者进行术前评估。患者最重要的心血管症状是体位性低血压，这是患者自主神经功能不全导致的，也是患者术后低血压发生的重要原因。此外，患者服用的多巴胺能药物及三环类抗抑郁药物均可造成患者的体位性低血压。

40. 帕金森病患者术前评估心血管系统的其他注意事项？

其他心血管危险因素包括：心律失常、高血压和低血容量。患者一些常用药物如多潘立酮、SSRI 药物等均可延长 QT 间期，而这与心血管原因致死相关。长期应用非麦角类 DR 激动剂与瓣膜性心脏病相关，对患者进行 ECG 及超声心动检查很有必要。

41. 治疗帕金森病的药物对麻醉的影响？

围术期应尽量不打断患者的常规用药，以免出现戒断综合征。推荐多巴胺能药物持续至麻醉诱导前，甚至可以在麻醉诱导前 2 小时给药，术后尽早恢复给药。所有的抗帕金森病药物均具有中枢神经系统活性，可导致精神状态改变及其他不良反应，如不自主运动（异动症）、头晕、幻觉、肌张力障碍、意识模糊、嗜睡和失眠。

42. 镇痛、镇静药物对帕金森病的影响？

丙泊酚能激动抑制性神经递质 GABA 受体，使用丙泊酚可能会导致帕金森病患者不自主运动症状的发展。其他全身麻醉药也可改变多巴胺能神经递质。氟烷和异氟烷的应用可能会抑制多巴胺转运体的活力。氟烷增加服用左旋多巴患者心律失常的风险。异氟烷、七氟烷和恩氟烷相对安全。阿片类药物可能导致 PD 患者运动减弱。使用单胺氧化酶 B(MAO - B)抑制剂的患者应避免使用哌替啶。

43. NSAIDS 药物对帕金森病的影响?

NSAIDS 药物可以降低阿片类药物的使用,但此类药物增加了出血、肾脏衰竭和心血管并发症的风险,对于帕金森病患者谨慎使用。

44. 帕金森病患者术中管理的注意事项?

患者麻醉诱导时可能发生显著低血压或高血压,因此帕金森患者麻醉应该密切关注血压、发生显著低血压时可给予小剂量直接作用的缩血管药物,如去氧肾上腺素。帕金森患者易心脏激惹发生心律失常,氟烷、氯氨酮和含有肾上腺素的局部麻醉药物慎用。有个案报道使用氯琥珀胆碱发生恶性高热。中晚期患者,拔管前应对患者的通气功能和气道反射认真评估,尽量避免过早拔管后呼吸功能不全再次插管。

45. 帕金森病患者如何进行术后镇痛?

外周神经阻滞是安全有效的术后镇痛方法。阿片类药物常用于患者术后镇痛。但有报道芬太尼可导致严重的运动迟缓,且抗帕金森药物治疗无效。这可能与阿片类药物改变基底节区多巴胺受体表达有关。吗啡可能会增加或减少左旋多巴导致的运动障碍。建议在患者在可耐受其不良反应的情况下,使用非甾体抗炎药替代阿片类药物作为帕金森病患者术后镇痛的选择。

46. 帕金森病患者术后并发症如何防治?

① 术后吸入性肺炎:应尽快恢复抗帕金森药物(除单胺氧化酶 B 抑制剂外)治疗,不随意调整患者的用药习惯;② 尿潴留、尿路感染:尽早拔除尿管,若高度怀疑尿路感染需尽早抗感染治疗;③ 血压波动、体位性低血压:建议适当加大饮水量,注意血压监测,术前 1～2 周停用 MAO - B 抑制剂;④ 下肢深静脉血栓:需尽早开始下肢深静脉血栓的预防与监测;⑤ 术后恶心呕吐:建议使用 5 -羟色胺受体拮抗剂控制帕金森患者的呕吐反应。

47. 晚期帕金森病患者出现精神症状如何处理？

精神症状见于帕金森病晚期及其他帕金森综合征患者(如帕金森痴呆和弥漫性路易体痴呆等)，临床表现有焦虑、幻觉、偏执狂、妄想和谵妄，等。导致帕金森病症状急剧恶化与精神改变最常见的原因是毒物及代谢异常。所以出现急性精神症状时首先应调查感染和代谢紊乱。如果发现潜在的病因，须在对抗帕金森药物做出调整之前，首先找到病因进行针对性治疗。

48. 帕金森病患者出现幻觉妄想如何治疗？

对于出现幻觉和妄想的患者，大多数抗精神病药物(如氟哌啶醇、利培酮、奥氮平、阿立哌唑、齐拉西酮等)需避免服用，因为它们会加重帕金森病症状。相对安全的药物为喹硫平和氯氮平，是该类患者首选的抗精神病药物。苯二氮䓬类药物在帕金森病患者精神症状的治疗方面有一定作用，但建议低剂量谨慎使用。因为晚期帕金森病患者对苯二氮䓬类药物的敏感性增加，可能会出现意识模糊或激越等精神行为异常表现。

49. 帕金森病患者出现抑郁如何用药？

抑郁是帕金森病最常见的非运动症状，常早于运动症状出现，并影响患者生活质量。对于抑郁和(或)焦虑的治疗，可给予选择性 5-羟色胺再摄取抑制剂；也可应用多巴胺受体激动剂尤其是普拉克索，既可改善运动症状，也可改善抑郁症状。

50. 阿尔茨海默病的基本症状是什么？

阿尔茨海默病(AD)发生于老年和老年前期、以进行性认知功能障碍和行为损害为特征的神经系统疾病，主要表现为记忆障碍、失语、失用、失认、视空间能力损害、抽象思维和计算能力损害、人格和行为改变等，可通过药物治疗改善，本病目前尚不能治愈。阿尔茨海默病是痴呆的首要病因。

51. 痴呆的诊断？

痴呆指既往智能正常、之后出现获得性认知功能下降(记忆、执行、语言或视空间能力损害)或精神行为异常，影响工作或日常生活，且无法用谵妄或其他精神疾病来解释的状态。认知功能或精神行为损害可通过病史采集或神经心理评估客观证实，且具备以下 5 项中的 2 项：① 记忆及学习能力受损；② 推理、判断及处理复杂任务等执行功能受损;③ 视空间能力受损;④ 语言功能受损;⑤ 人格、行为改变。

52. 手术与阿尔茨海默病有什么联系?

麻醉和手术可导致谵妄和认知功能障碍发生,尤其是老年患者。在临床研究中,患者住院期间出现谵妄的风险更高,而阿尔茨海默病临床前期患者在术后更可能出现认知功能下降。术后谵妄及认知功能障碍与神经退行性病变的结构影像学表现无明显相关,而与其血管影像学改变关系较大;麻醉过程和手术炎症反应可能启动或加重老年人认知功能下降。总之,仍需要更多研究来阐明围术期谵妄、认知功能障碍和阿尔茨海默病的关系及其机制。

53. 阿尔茨海默病患者术前如何评估抑郁状态?

一般评估工具采用汉密顿抑郁量表(HAMD)进行抑郁情绪等症状程度的评估。总分<8 分为正常;8~20 分为可能抑郁;20~35 分为肯定抑郁;>35 分为严重抑郁。

54. 阿尔茨海默病患者术前认知功能如何评估?

一般使用简易智能精神状态检查(MMSE)进行测定。MMSE 的测试内容涵盖时间定向、地点定向、即刻记忆、注意力和计算力、短时记忆、语言及视空间结构能力,其中语言测试又包含命名、复述、听理解(3 级指令)、阅读理解及书写等内容。总分 30 分,MMSE 的测验成绩与受教育程度密切相关,正常值划界分标准为:文盲>17 分,小学>20 分,初中及以上>24 分。

55. 阿尔茨海默病患者麻醉方法的选择?

患者对麻醉药物的敏感性增高。对患者建议优先使用局部麻醉;如必须行全身麻醉,建议在脑电麻醉深度(如 BIS)监测下维持适当麻醉深度(如使 BIS 处于40~60),以减少患者术后谵妄和认知功能障碍的发生。对于已知术前患有 AD 的患者,相对于吸入麻醉剂,全静脉丙泊酚麻醉或腰麻对术后认知功能的影响可能较小。

56. 阿片类镇痛药物对阿尔茨海默病患者有何影响?

阿片类镇痛药物在老年人中药效增加、清除率下降,故初始剂量基本与年轻患者相当,但后续剂量应降低或延长重复给药的间隔。在阿片类药物中,瑞芬太尼具有起效快、清除快、镇痛效果确切的优点。虽然瑞芬太尼与其他芬太尼类相比并不能避免术后认知功能障碍的发生,但使用瑞芬太尼麻醉维持的患者术后认知功能恢复更快。老年患者在给予瑞芬太尼时,需要降低输注速度;在年龄超过 60～70 岁的患者中,建议输注速度不超过年轻患者的 30%～40%。

57. 阿尔茨海默病患者使用肌肉松弛药物及抗胆碱药物有哪些注意事项?

阿尔茨海默病及轻度认知障碍期(MCI)患者对抗胆碱药物敏感,应尽量避免使用抗胆碱药物(如阿托品、东莨菪碱等)。如患者正在使用乙酰胆碱酯酶抑制剂(如多奈哌齐、卡巴拉汀等),应避免使用琥珀酰胆碱;如必须使用肌肉松弛药,需要给予高于正常剂量的非去极化肌肉松弛药,但此时拮抗药物将失效。

58. 阿尔茨海默病患者术后管理有哪些注意事项?

首选区域阻滞镇痛。药物使用、电解质紊乱、焦虑等均可导致认知功能障碍加重和谵妄发生,应避免使用影响认知功能的药物、及时纠正电解质紊乱、改善焦虑及其他不良情绪。术后睡眠障碍也可加重阿尔茨海默病患者认知障碍,并可能诱发谵妄,应尽量通过非药物措施来改善患者的睡眠情况。此外,阿尔茨海默病老年患者术后易发生肺炎、尿路感染等并发症,需积极预防,并早期识别干预。

59. 什么是围术期认知功能障碍?

围术期认知功能障碍包括术前已经存在的和术后新发生的神经认知功能损害[如术后神经认知障碍(POCD)]。

60. 根据 2018 年更新的命名规则,传统的术后神经认知障碍按发生时间可以被分为哪三类?

术后 30 天内的神经认知功能恢复延迟(delayed neurocognitive recovery)、术后 30 天至 1 年的术后轻度/重度神经认知功能障碍(postoperative mild/major neurocognitive disorder)和手术 1 年以后的轻度/重度神经认知功能减退(mild/major neurocognitive disorder)。

61. 什么是术前认知功能障碍?

随着人口老年化,需行手术治疗的老年患者逐年增多。有研究显示在行择期手术的老年患者中 22%～23% 术前存在认知功能损害。术前合并认知功能障碍不仅与术后并发症、谵妄、认知功能损害加重和死亡率增加密切相关，而且伴随术后住院时间延长和医疗费用增加。因此，评估术前认知功能具有重要的临床意义。

62. 哪些患者需要特别警惕是否合并术前认知功能障碍？

存在糖尿病、肺疾病（COPD）伴低氧血症、脑卒中病史、帕金森病史、抑郁、肿瘤经放/化疗等情况的患者，应高度警惕其术前是否合并认知功能障碍，建议评估其认知功能。

63. 老年人术前认知功能可以通过哪些常用量表评估？

可以通过简易精神状态检查量表（MMSE）和简易智力状态评估量表（Mini-cog）及蒙特利尔认知评估量表（MoCA）进行评估。

64. 简易智力状态评估量表如何使用？

简易智力状态评估量表（Mini - Cog）涉及记忆的 3 项词语回忆测试和作为干扰的时钟绘图测试；它测试视空间功能、回忆和执行功能。Mini - Cog 按 5 分制评分，其中 5 分为满分，2 分或更低分数被认为可能认知受损。

65. 认知功能障碍患者术前如何改善基础状态？

缺乏睡眠、慢性压力、长期饮酒、感知功能（如视听感觉）障碍、代谢和内分泌失调、疾病等均对认知功能有负面影响，衰弱和营养不良也伴随认知功能损害风险增加。而术前认知功能损害是术后认知功能并发症的重要危险因素。纠正不良生活习惯，改善感知功能（矫正视力、佩戴助听器），维持正常的代谢和内分泌功能，积极治疗并存疾病等是改善术前机体状况的基础。

66. 可在术前对与认知功能障碍（高危）患者进行哪些针对性的干预措施？

积极参与体育锻炼，重视和发展社交以及正念训练等被证明可改善患者身心健康和认知表现。对于轻度认知功能障碍患者，荟萃分析显示联合使用多种认知训练干预可刺激主要神经通路并促进备用神经通路参与，从而改善患者的认知功能。术前改善营养状态、进行体能锻炼、给予行为学干预和实施认知功能训练等可有效改善认知功能并减少术后神经认知障碍发生率。

67. 改善认知功能的药物对麻醉有何影响?

麦角生物碱类有较强的 α 受体阻断作用,可抑制血管收缩、降低血压,可能增加围术期低血压风险。胆碱酯酶抑制剂可使琥珀酰胆碱的作用时间延长至 50 分钟;使用此类药物的患者可考虑使用非去极化肌肉松弛药物,但需注意无法使用抗胆碱能药物进行拮抗,其他不良反应有窦性心动过缓、平滑肌张力增加或惊厥等。认知功能障碍患者可能会同时接受抗抑郁等精神药物治疗,还需要注意精神类药物与麻醉药物的相互作用。

68. 对于围术期认知功能障碍(高危)患者,麻醉术前用药的注意事项?

合并认知功能障碍患者术前禁忌使用抗胆碱药物;如果必须要用,应尽可能选择透过血脑屏障少的药物。常用的抗胆碱能药物的血脑屏障通过率:格隆溴铵＜阿托品＜东莨菪碱＜戊乙奎醚。咪达唑仑因其顺行性遗忘作用而用于消除患者在麻醉中的不良记忆,但大剂量或反复使用也会产生逆行性遗忘,破坏记忆功能的稳定性。术前合并认知功能障碍的患者,应尽量避免反复或大剂量使用苯二氮䓬类药物。

69. 对于围术期认知功能障碍(高危)患者,静脉镇静药物的使用注意事项?

丙泊酚麻醉后,患者空间认知能力、记忆和思维能力均有不同程度的降低,24 h 后逐渐恢复。乙托咪酯对老年患者术后认知功能影响的相关报道较少,有研究显示依托咪酯与丙泊酚对老年患者术后出现 POCD 发生率的影响无显著差异。但在动物研究中,即使单次麻醉剂量的依托咪酯也会引起长时间(长达 1 周)记忆功能损害考虑到其对术后记忆功能及肾上腺皮质功能的潜在不良影响,不建议将其常规用于老年患者麻醉。

70. 静脉镇痛药物对围术期认知功能障碍(高危)患者的影响?

在所有阿片类药物中,哌替啶具有明显增加谵妄发生率的作用;而谵妄发生会导致认知功能障碍的风险增加。此外,哌替啶与单胺氧化酶抑制剂和 5-羟色胺再摄取抑制剂等抗抑郁药物合用时可能导致急性 5-羟色胺中毒症状。因此老年患者忌用哌替啶。其他阿片类药物对术后认知功能的影响还需进一步研究。另一方面,非甾体类抗炎药(如帕瑞昔布钠、氟比洛芬酯)和对乙酰氨基酚被证实能减少术后谵妄的发生,可能有助于改善术后认知功能。

71. 常用的有哪些可能减少术后认知功能障碍的药物?

右美托咪啶是高选择性的 α_2 肾上腺素能受体激动药。多项荟萃分析显示,围术期应用右美托咪啶可减少术后认知功能障碍的发生。最近的荟萃分析还显示,围术期右美托咪啶也减少了术后谵妄的发生。乌司他丁是一种广谱的蛋白酶抑制剂,术中使用可减轻手术诱发的过度炎症反应。多项随机对照研究显示,术中给予乌司他丁可减少术后早期认知功能障碍的发生。

72. 围术期认知功能障碍(高危)患者麻醉方法的选择?

对于全身麻醉患者,丙泊酚静脉麻醉相比于七氟烷吸入麻醉,可减少术后早期认知功能障碍的发生。与全身麻醉相比,区域阻滞麻醉减少了术后早期(1 周之内)认知功能障碍的发生,但 1 周以后的认知功能恢复无显著差异。区域麻醉复合镇静时,浅镇静患者,尤其是有合并症的患者,术后认知功能的恢复及远期存活均优于深镇静患者。

73. 对于老年手术患者指南推荐的麻醉方法选择?

对于老年手术患者,建议首选区域阻滞麻醉。对于需要全身麻醉的患者,建议采用基于丙泊酚的静脉麻醉。对于需要镇静的区域阻滞麻醉患者,建议采用右美托咪啶浅镇静。

74. 对于围术期认知功能障碍(高危)患者术中是否需要进行麻醉深度的监测?

推荐。脑电双频指数(BIS)是临床上应用最为广泛的麻醉深度监测手段。术前存在认知损害的患者,麻醉期间更容易出现 BIS 过低。在多项临床研究中,术中采用麻醉深度监测(BIS)避免麻醉过深可以减少术后谵妄和(或)术后神经认知障碍的发生,尽管也有不同结果。一项荟萃分析也表明,术中采用麻醉深度监测可以减少术后神经认知障碍的发生。

75. 对于围术期认知功能障碍(高危)患者术中是否推荐使用无创脑氧饱和度监测?

推荐。无创脑氧饱和度监测可反映脑灌注变化,指导脑氧供需平衡的管理。成人无创脑氧饱和度监测具有高度的变异性,约为 $(71\pm6)\%$ 。术中脑氧饱和度值过低(如低于 50%),术后出现新发脑损伤和认知功能降低的风险增加,且降低的持续时间与术后认知功能障碍的严重程度相关;而依据无创脑氧饱和度监测的循环管理可能改善术后认知功能的恢复。荟萃分析显示术中脑氧饱和度监测下的循环管理可能减少术后早期认知功能障碍发生。

76. 围术期认知功能障碍(高危)患者术中循环管理的注意事项?

术前合并认知障碍的老年患者,脑血管的自我调节能力往往有不同程度的受损。在以往的研究中,术中低血压的发生伴随着脑卒中发生概率的增加和术后谵妄发生增加。但最近的一项随机对照研究采用目标导向血压管理并未减少术后 3 个月认知功能障碍的发生。尽管如此,对于术前合并认知功能障碍的患者,术中应注意维持血压稳定,血压波动不应超过术前基线血压的 20%。围术期老年患者血红蛋白水平应尽可能维持 100 g/L 以上。

77. 围术期认知功能障碍(高危)患者术中呼吸管理的注意要点?

术中采用肺保护通气模式(根据患者的情况调节潮气量频率)可减少术后谵妄和认知功能损害发生,这可能与减轻了全身炎症反应有关。对合并认知障碍的老年患者,麻醉维持期将吸入氧浓度维持在 30%～40% 有助于减少术后认知障碍及神经退行性疾病的发生;但应避免低氧血症。术中过度通气可使脑血流量降低、氧供减少,这对已有认知功能损害的患者尤为不利;因此,应避免过度通气,维持 $PaCO_2$ 在正常水平 35～45 mmHg(1 mmHg=0.133 kPa)。

78. 围术期认知功能障碍(高危)患者术中体温管理的要点?

术中低体温可导致患者感染发生率增加、伤口愈合延迟、围术期出血量显著增加、心血管事件增加,这会使脑功能脆弱的老年患者术后认知功能障碍发生的风险增加。老年人由于机体体温调节功能减退,术中极易发生低体温。老年患者术中应常规监测体温,并通过加温设备维持术中体温不低于 36 ℃。

79. 围术期认知功能障碍(高危)患者术后一般治疗的管理要点?

对患者继续进行必要的监测,除基本生命体征外,必要时监测血糖、电解质、有创动脉血压、液体出入量、器官功能指标等。注意及时纠正酸碱失衡和电解质紊乱,保持血糖水平稳定,维持内环境稳定,还要继续治疗导致认知功能障碍的原发疾病。积极进行营养支持;注意对吞咽困难者、鼻饲者应防误吸和窒息风险。早期进行被动或主动活动;但要强调个体化原则,注意预防坠床和跌倒。进行认知功能评估,个体化实施认知功能训练。

80. 围术期认知功能障碍(高危)患者术后疼痛管理的注意事项?

对于老年患者,尤其是合并认知功能障碍的老年患者,必须采用更精确的个体化镇痛方案和更严密的监测,在达到理想镇痛效果同时,尽可能减少不良反应。建议采用多模式镇痛,即镇痛方法联合应用外周(如椎管内阻滞、外周神经阻滞或局部浸润)和全身性镇痛,镇痛药物联合应用阿片类药物、曲马多、对乙酰氨基酚、非甾体抗炎药物、局部麻醉药和(或)右美托咪啶。避免使用哌替啶镇痛。

81. 围术期认知功能障碍(高危)患者术后肺部感染的预防方法?

痴呆患者术后肺部感染发生率是非痴呆患者的 2～3 倍。为了减少肺部感染的发生,建议对相关人员进行教育培训,在日常临床实践中实施以下措施:无禁忌证时抬高床头 $30°～45°$;充分术后镇痛;积极预防血栓;优先肠内营养;及早进行肺部康复治疗,如呼吸锻炼、拍背吸痰;有吞咽困难者注意避免误吸;尽早下床活动。

82. 什么是格林巴利综合征?

格林巴利综合征(guillian-bare syndrome,GBS)是一种急性起病,以周围神经及脑神经损害伴脑脊液中蛋白和细胞分离为特征的综合征。

83. 格林巴利综合征的发病机制是什么?

前驱感染诱发了免疫应答,由于病原体与外周神经结构存在共同的交叉反应性表位,机体免疫系统对后者产生了交叉免疫反应。半数以上的患者在出现神经炎症状前有上呼吸道或胃肠道感染症状,或有外科手术史。

84. 格林巴利综合征发病前的前驱感染可能包括哪些?

多数患者起病前 1～4 周内曾患上呼吸道感染、肠道感染和腮腺炎等疾病。

85. 格林巴利综合征的神经肌肉症状可能包括哪些?

首发症状是四肢急性、对称性、弛缓性瘫痪,先下肢而后上肢,由远端向近端发展;也有由近端向远端,由上向下发展者,或远、近端同时受累。累及肋间肌和膈肌可导致呼吸肌麻痹、呼吸困难。肌肉麻痹几天内可以达到高峰,运动障碍、肌张力降低、腱反射减弱或消失、无病理反射。晚期病变严重时,损伤神经轴突,可引起肌肉萎缩。

86. 格林巴利综合征脑神经受累的症状包括哪些?

常出现一侧或双侧面瘫,尤其是成人;其次是舌咽、迷走神经受累,表现为吞咽困难、声嘶、饮水呛咳,儿童多见。少数患者可出现眼球运动神经、三叉神经和舌下神经麻痹症状。

87. 什么是 Fisher 综合征?

格林巴利综合征同时出现眼肌麻痹和肢体共济失调,称为 Fisher 综合征。

88. 格林巴利综合征的感觉症状包括什么?

大部分患者常有肢端针刺或麻木感;部分患者有"手套或袜套式"感觉减退。神经根刺激是格林巴利综合征患者的主要体征。神经根疼痛通常位于背部和四肢,多数患者在急性期存在疼痛。

89. 格林巴利综合征自主神经受累的表现是什么?

肢体血管舒缩功能障碍,表现为体位性低血压(交感神经活动低下)和高血压(交感神经活动亢进),腹泻/便秘,低钠血症,心动过缓/过速,尿潴留,可逆性心肌病和 Horner 综合征。

90. 格林巴利综合征的治疗方法?

主要治疗方法为血浆置换和静脉注射免疫球蛋白。

91. 格林巴利综合征急性期致死的主要原因及首要治疗原则?

呼吸肌麻痹引起的通气障碍性呼吸衰竭是 GBS 致死的主要原因,所以保证足够的肺泡通气、纠正缺氧是急性期治疗的首要任务。

92. 急性期格林巴利综合征呼吸支持治疗时气管插管的指征?

对于膈肌重度受累、呼吸肌麻痹伴舌咽、迷走神经麻痹、咳嗽无力、已出现肺不张表现、PaO_2 降低至 70 mmHg 或 $PaCO_2$ 升高至 60 mmHg 的患者;用力肺活量<20 mL/kg;最大吸气压<2.94 kPa;最大呼气压<3.92 kPa,应建立人工气道。

93. 格林巴利综合征机械通气的指征?

对于自主呼吸减弱、肺活量<15 mL/kg,最大吸气负压<-2.45 kPa、呼吸频

率>30 次/min 时,结合动脉血气分析的结果,应及时给予控制/辅助呼吸。

94. 格林巴利综合征停用呼吸机的指征?

平静自主呼吸时胸腹部的矛盾呼吸基本消失,自主潮气量 6 mL/kg,呼吸频率 15~30 次/min;吞咽功能基本恢复;肺部并发症明显好转;血气分析大致正常。

95. 格林巴利综合征气管拔管的指征有哪些?

自主呼吸能维持机体的气体交换,血气分析正常;有一定的咳嗽能力,可自行排痰;肺部无并发症;全身状况好转。

96. 格林巴利综合征患者心血管受累的表现?

血压阵发性波动,快速型心律失常和缓慢型心律失常,少见的表现包括从心肌炎到心力衰竭不等的心肌受累。

97. 格林巴利综合征心血管系统的管理要点有哪些?

维持血管内容量,尤其是正压通气时;尽可能避免使用降低血压的药物,尤其是出现自主神经功能障碍的时候。患者经常在吸痰时发生心律失常,持续性窦性心动过速通常不需要治疗,严重危及生命的心律失常,需要阿托品、心脏起搏等治疗。

98. 格林巴利综合征手术麻醉时机如何选择?

急性期很少手术,稳定期可酌情手术。

99. 格林巴利综合征患者麻醉方式的选择?

尽量简单,以局麻和神经阻滞为首选,不提倡椎管内麻醉,全身麻醉慎重,尤其是肌肉松弛药的使用。

100. 格林巴利综合征患者麻醉处理有何要点?

患者可合并脑神经、自主神经障碍,出现呼吸系统、心血管系统等不稳定状态,麻醉诱导时注意防止误吸,维持血流动力学稳定。去极化肌肉松弛药可导致高钾血症,使用非去极化肌肉松弛药也存在阻滞延长的情况。患者因存在自主神经功能障碍、呼吸衰竭和误吸风险,术后可能需要机械通气。目前仍把急性神经炎症作为区域阻滞的相对麻醉禁忌证（麻醉药物对外周神经髓鞘有影响），对于产科患者亦不推荐使用椎管内麻醉。

101. 什么是急性脊髓炎？

急性脊髓炎（acute myelitis）亦称急性横贯性脊髓炎（acute transverse myelitis）是指一组病因不明的局灶性脊髓炎性病变，呈急性发病。

102. 急性脊髓炎的流行病学特点？

研究报道急性脊髓炎的发病率约为 0.003％。本病可发生于任何年龄，以青壮年多见，男女发病率无明显差异，全年散在发病，以冬末春初或者秋末冬初较常见。

103. 急性脊髓炎的临床表现包括哪些？

急性脊髓炎多属于急性发病，疾病在数小时或数日内进展至高峰；或呈亚急性发病，症状在 1～2 周内达到高峰。临床表现分为前驱症状、脊髓症状及其他症状。

104. 急性脊髓炎的前驱症状是什么？

发病前 1～4 周常有发热、全身不适等上呼吸道感染病史，或有外伤、疲劳受凉等诱因。部分患者出现腰背痛、束带感或者根性疼痛、下肢麻木、无力等症状。

105. 急性脊髓炎的常见症状有哪些？

急性脊髓炎的主要临床表现为运动障碍、感觉障碍和自主神经功能障碍。

106. 急性脊髓炎的脊髓休克表现是什么？

脊髓休克多是指急性脊髓炎性疾病早期，表现为双下肢迟缓性瘫痪，肌张力减低，腱反射减弱或者消失，腹壁反射、提睾反射、足趾反射消失，病理反射阴性。

107. 急性脊髓炎的感觉障碍表现是什么？

感觉障碍受损平面以下表现为病变水平以下所有深浅感觉减退或者消失，以痛觉障碍最明显。部分患者在感觉缺失区的上缘 1～2 节段有感觉过敏区。在病变节段皮肤有束带样感觉异常。脊髓损害局限于半侧者表现为脊髓半切综合征，病灶水平以下同侧深感觉障碍和锥体束征以及对侧浅感觉障碍。

108. 急性脊髓炎不同节段的临床表现有哪些？

颈段（C_4 以上）表现为四肢上运动神经元瘫痪，伴呼吸肌和膈肌麻痹；颈膨大表现为双上肢迟缓性瘫痪和双下肢上运动神经元性瘫痪，同时伴有霍纳综合征。腰段病变表现为双下肢迟缓性瘫痪、腱反射消失和双下肢感觉障碍。骶段病变表现为会阴部感觉障碍、肛门及提睾反射消失，无肢体运动障碍。

109. 急性脊髓炎的诊断要点有哪些？

急性或者亚急性起病，病情常数小时至数天达到高峰；脊髓横贯性损害症状；脊髓 MRI 表现为病变髓内稍长 T1 长 T2 信号，脊髓可增粗，椎管造影无脊髓外压迫表现；脑脊液白细胞正常或轻度升高，以淋巴细胞为主，蛋白含量正常或轻度升高。排除其他疾病引起的脊髓炎。

110. 急性脊髓炎的治疗有哪些？

糖皮质激素、免疫球蛋白、神经营养药物，注意营养、预防感染、避免尿潴留、康复训练。

111. 急性脊髓炎患者麻醉的术前准备有哪些？

急性脊髓炎患者如进行急诊手术，术前需要全面评估患者目前的状态，评估患者生命体征，目前的治疗措施以及患者经过治疗后的效果等。术前充分评估全身器官的功能状态，维持水电解质平衡和酸碱平衡等。

112. 急性脊髓炎患者术中监测注意哪些方面？

术中应加强监测，除了常规的血压、心率、心电图、脉搏血氧饱和度、体温监测外，留置直接动脉压、中心静脉压。同时注意监测患者的尿量等。

113. 急性脊髓炎患者麻醉管理措施？

麻醉期间加强呼吸管理，保证充分供氧，维持 PaO_2 和 $PaCO_2$ 正常，需避免过度通气导致的低碳酸血症，后者可致脊髓血流减少而进一步影响脊髓功能。开放外周静脉，维持足够的容量，避免低血压对器官的损伤。注意维持适当的麻醉镇静和镇痛深度，避免麻醉过浅。

114. 急性脊髓炎术后管理应注意哪些?

密切监测患者生命体征,继续进行药物治疗,加强营养,预防术后感染,预防血栓,同时进行手术后的康复治疗。

115. 什么是颅脑外伤? 有哪些常见的类型?

颅脑外伤是指外界暴力直接或间接作用于头部所造成的损伤。常见类型包括原发性颅脑外伤和继发性颅脑外伤。

116. 什么是原发性颅脑外伤?

指机械撞击和加速减速挤压作用于颅骨和脑组织立即造成的局灶性或弥散性损伤,主要有脑震荡、弥漫性轴索损伤、脑挫裂伤、原发性脑干损伤及下丘脑损伤。

117. 什么是继发性颅脑外伤?

通常在原发性颅脑创伤后数分钟、数小时或数天后发生的神经组织的进一步损伤。继发性损伤包括:① 全身情况:低氧血症、高碳酸血症或低血压;② 形成硬膜外、硬膜下、脑内血肿或血肿增大;③ 持续的颅内高压症状。脑缺血和缺氧是导致和加重继发性脑损伤的主要原因。

118. 颅脑外伤对中枢系统有哪些影响?

① 原发性脑创伤的局灶性区域,脑血流(CBF)和脑氧代谢率($CMRO_2$)降低。随着颅内压(ICP)升高,颅内更多组织出现低灌注和低代谢;② ICP 持续,CBF 自主调节能力减弱;同时合并的低血压将进一步加重脑组织缺血;③ 血脑屏障破坏导致的血管源性脑水肿和缺血导致的细胞毒性脑水肿将进一步增高 ICP,从而加重脑组织缺血和缺氧,甚至引起致命性的脑疝。

119. 颅脑外伤对循环系统有哪些影响?

由于继发性交感神经兴奋和/或颅内高压引起的库欣反应,存在低血容量的闭合性颅脑创伤患者常表现为高血压和心动过缓。镇静镇痛药物的使用、甘露醇和呋塞米的降颅压措施、打开硬脑膜的手术操作和/或合并其他器官损伤致大量失血时,都可使创伤性颅脑损伤(TBI)患者出现严重的低血压、心动过速、心律失常和心排血量下降。心电图常见 T 波、U 波、ST 段、QT 间期等异常表现。

120. 颅脑外伤对呼吸系统有哪些影响？

颅脑创伤患者可出现低氧血症和异常的呼吸模式（如自主过度通气），并经常伴有恶心、呕吐和反流误吸。交感神经兴奋可引起肺动脉高压，导致神经源性肺水肿。

121. 什么是颅内压？颅内的正常值是多少？

颅内压（intracranial pressure，ICP）是指颅内空间的压力，目前只能通过有创技术直接测得。颅内压反映了颅内容物体积的变化及其适应能力之间的动态关系。在生理情况下，颅内压低于 $10\sim15$ mmHg。

122. 颅内压升高的机制有哪些？

脑水肿致脑实质中液体增多（血管源性脑水肿、细胞毒性脑水肿、组织间脑水肿及混合性脑水肿）、颅内血容量增加（静脉回流减少、CBF 增加）、脑脊液吸收障碍或者分泌增多（交通性脑积水、梗阻性脑积水及 CSF 生成增多）以及颅内占位性病变（颅内肿瘤及脓肿）。

123. 颅内压升高的主要表现是什么？

头痛、恶心和呕吐、视盘水肿、Cushing 溃疡、神经功能缺陷、Cushing 三联征、脑疝。

124. 降低颅内压的措施有哪些？

降低颅内压的方法包括：开颅手术切除占位或去除骨瓣减压；脑室切开 CSF 引流术；抬高头位，减少脑血容量；镇静、肌肉松弛和低温，降低代谢率，从而减少 CBF 和 CBV；甘露醇等渗透药物减少脑水含量；纠正缺氧；维持合理的 CPP，必要时可以给予血管加压素。紧急情况下，可采用适当的过度通气以减少 CBF 和 CBV，从而迅速降低颅内压。

125. 颅脑外伤患者的麻醉术前评估包括哪些？

① Glasgow 昏迷评分法；② 瞳孔反应和四肢运动功能。③ 颈椎及其他器官损伤的评估。④ 全身状况评估：评估引发继发性脑损伤的危险因素，评估指标包括：血压、呼吸氧合、出血、电解质、血糖、渗透压、酸碱平衡、体温。⑤ 气道评估：TBI 患者可能存在饱胃、颈椎不稳定、气道损伤、面部骨折等问题，增加了建立气道

期间反流误吸、颈椎损伤、通气或插管失败的风险。

126. 颅脑外伤患者建立气道方法包括哪些?

快速顺序诱导:所有脑外伤患者都应该被认为"饱胃",约 10% 患者合并颈椎损伤。麻醉助手采用颈椎保护器或颈椎保护手法,在轴向上稳定颈椎。存在颌面部骨折或严重软组织水肿致声门暴露困难的患者,可考虑使用纤维支气管镜或光棒进行气管插管。存在严重颌面部创伤或咽喉部创伤的患者,需要进行气管切开。当怀疑患者存在颅底骨折或严重颌面部骨折时,麻醉科医师禁止行经鼻气管插管。

127. 颅脑外伤患者的麻醉应用的药物有哪些?

(1)吸入麻醉药:① 建议卤代吸入麻醉药的使用浓度低于 1MAC;② 氧化亚氮不推荐使用。

(2)静脉麻醉药:① 丙泊酚安全应用;② 顽固性颅内高压时,在血流动力学稳定情况下使用大剂量的巴比妥类药物;③ 氯胺酮不推荐使用。

(3)肌肉松弛剂:① 对存在困难气道的 TBI 患者,首选琥珀胆碱;② 罗库溴铵对血流动力学影响小;③ 泮库溴铵可阻滞迷走神经,引起高血压和心动过速;④ 对术后拔除气管导管的患者,常规给予肌肉松弛监测和必要的药物拮抗。

128. 颅脑外伤患者术中应采取的监测有哪些?

ICP 监测:适用于所有重度 TBI 患者(GCS=3~8)及 CT 显示脑外伤、颅内血肿或具有颅高压征象的患者。脑氧监测:包括颈静脉球混合血氧饱和度($SjvO_2$)及脑组织氧张力($PbtO_2$)。脑血流监测:包括经颅多普勒超声(TCD)和近红外质谱(NIRS)。电生理监测:EEG 用于监测昏迷深度、瘫痪或使用肌肉松弛剂患者的癫痫大发作或亚临床小发作及诊断脑死亡。

129. 颅脑外伤患者术后管理措施包括哪些?

(1)营养:患者伤后 7 天接受营养支持治疗,能明显改善患者预后。

(2)感染:围术期预防性使用抗生素能够降低患者肺炎的发生率,但并不降低死亡率或减少住院天数。早期气管切开能够减少机械通气的时间,但并不改变死亡率及肺炎发生率。

(3)下肢深静脉血栓预防:采用充气长袜对下肢进行间断性加压有效,但下肢受伤患者禁用。

130. 脊髓损伤常见的原因有哪些？

脊髓损伤（spinal cord injury，SCI）的常见原因为事故、运动伤、坠落伤、暴力伤、手术损伤、血肿或肿瘤压迫等。损伤的部位越高、程度越重，对患者的病理生理干扰越大。

131. 脊髓损伤通常分为哪几个时期？

急性期、亚急性期、中间期和慢性期。

132. 脊髓损伤急性期的主要特点是什么？

损伤后的 48 小时内。若为脊髓横断伤，立即出现脊髓休克综合征，表现为损伤平面以下内脏和躯体感觉完全消失，肌肉松弛性麻痹，反射消失，尿便潴留，同时伴有血压下降、心动过缓和心律失常。发生心血管异常的机制可能是由于颈胸段脊髓损伤，阻断了高级中枢对心脏的交感调节，不能够反射性引起心率、心肌收缩力和心输出量增加，代偿能力降低。脊髓损伤（SCI）早期脊髓的血管常发生痉挛，血液供应有不同程度的障碍，进一步加重脊髓的继发性损伤。

133. 急性期的处理原则有哪些？

（1）迅速完成初步诊断，在现场固定好患者的脊柱，并立即送往有关的医疗中心。有呼吸心跳停止者，应现场进行心肺复苏。

（2）保持呼吸道通畅，吸氧，防止二氧化碳潴留，必要时气管插管辅助或控制呼吸。

（3）维持血压正常或轻度升高，避免血压剧烈波动。

（4）及早明确其他并发的损伤和脊髓损伤的节段。

（5）尽早使用药物和物理方法保护脊髓功能。

（6）给予导尿。

134. 脊髓损伤亚急性期的特点是什么？

损伤后 48 小时至脊髓休克开始恢复，1～12 周不等。感染、消化道出血等并发症可能出现。

135. 脊髓损伤中间期有哪些特点？

脊髓休克恢复期。逐渐出现躯体反射恢复、亢进，甚至痉挛。损伤平面在 T7

以上的患者，2～3周后，损伤平面以下的反射部分恢复，一旦该区域有较强的皮肤或内脏刺激（如尿潴留、排便、分娩等）可能引发自主反射亢进（automatic hyper-reflexia）。

136. 自主功能亢进的主要表现是什么？

表现为阵发性高血压、心律失常、短暂意识丧失或癫痫，损伤平面以下血管收缩，平面以上血管扩张，严重时可发生脑出血、视网膜出血、心衰等。由于反射亢进和肌肉兴奋，患者的血钾可能升高。

137. 脊髓损伤慢性期的主要特点是什么？

损伤后3个月以上，为痉挛期。表现为反射亢进、肌肉痉挛、骨质疏松、高钙血症等。

138. 急性脊髓损伤麻醉方法如何选择？

以气管插管全身麻醉为首选。对于高颈段损伤一定要防止头部后仰，为保证颈部肌张力存在，最好选用清醒气管插管或给予镇静药后保留呼吸插管，必要时采用纤维光导喉镜或带光源盲插引导器。

139. 急性脊髓损伤麻醉诱导和维持可以选择的药物有哪些？

麻醉诱导药物宜选择对循环干扰小的依托咪酯及咪达唑仑等。麻醉维持可以选用吸入、静脉或复合麻醉。若采取俯卧位手术，膈肌运动受限制，更易发生低血压、呼吸困难等。这类患者对麻醉药都较敏感，耐受性差，用药量应比一般患者减少。手术区若在麻木区内，麻醉药的用量可适当减少。

140. 急性脊髓损伤患者术中需要的监测包括哪些？

术中应加强监测：对于危重患者，除了常规的血压、心率、心电图、脉搏血氧饱和度、体温监测外，留置直接动脉压、中心静脉压、漂浮导管很有必要。体感或运动诱发电位监测对于指导手术操作有一定的价值。

141. 急性脊髓损伤患者应当注意的问题？

瘫痪患者常并存血钾升高，应避免用琥珀胆碱，否则易发生严重心律失常甚至心搏骤停的危险。这类患者以选用非去极化肌肉松弛药为妥，或少用肌肉松弛药。

高位截瘫患者的产热和散热中枢传出和传入通路有可能被横断,体温调节功能低下,应注意人工调节。

142. 慢性脊髓损伤患者麻醉术前评估?

脊髓损伤 3 个月后进入慢性期,除了自主反射亢进外,可能伴发有尿路感染、深静脉血栓、肺栓塞、消化道出血、电解质紊乱、骨质疏松及褥疮溃疡等,麻醉前应有所了解。

143. 麻醉过程中需要注意的事项有哪些?

要注意防治自主反射亢进,包括充分镇痛、控制血压、治疗心律失常等。长时间骨骼肌瘫痪的患者,静脉注射琥珀胆碱后肌颤使细胞内钾离子大量释放到血液循环,可引起高血钾症,有导致心律失常甚至心搏骤停的危险。因此,需要肌肉松弛时,宜用非去极化肌肉松弛药。

144. 什么是抑郁症?

抑郁症是以显著而持久的心境低落为主要表现,伴有思维迟缓、意志活动减少,部分患者可伴有躯体不适症状。

145. 抑郁症的围术期的发生率?

术前抑郁症发生率在心脏手术患者中为 9%～15%,在骨科手术患者中发生率为 21%～31%。合并慢性疾病的患者当中,抑郁症发生率高达 56%。

146. 抑郁症对术后的影响有哪些?

术后并发症和死亡率增加、术后住院时间延长以及术后远期生存质量和生存率降低等。

147. 抑郁症的诊断标准核心症状是什么?

抑郁障碍的诊断标准包括 3 条核心症状:① 心境低落;② 兴趣和愉快感丧失;③ 导致劳累感增加和活动减少的精力降低。

148. 抑郁症诊断标准的附加症状有哪些?

① 注意力降低;② 自我评价和自信心降低;③ 自罪观念和无价值感;④ 认为

前途暗淡悲观;⑤ 自伤或自杀的观念或行为;⑥ 睡眠障碍;⑦ 食欲下降。

149. 围术期抑郁的主要危险因素有哪些?

疼痛、无法获得充分的医疗信息、生理机能受损、合并其他精神疾病、工作及经济压力是最主要的危险因素;其他危险因素还包括受教育程度低和对未来生活失去希望等。

150. 评估抑郁症常用的量表有哪些?

汉密尔顿抑郁量表(hamilton depression scale,HAMD)、老年抑郁量表(geriatric depression scale,GDS)、医院焦虑抑郁量表(hospital snxiety and depression scale,HAD)、患者健康问卷(patient health questionnaire,PHQ)和抑郁自评量表(sself-rating depression scale,SDS)。

151. 抑郁症患者围术期的非药物干预方法有哪些?

非药物干预包括心理治疗和认知行为治疗。常用的心理干预方法包括麻醉医师术前访视、护士采用书面/口头/视频等方式进行教育。心理干预的核心内容是与患者建立信任关系,并通过提供详细的医疗信息减少患者的抑郁和焦虑情绪。

152. 常见抗抑郁药物包括哪些种类?

常用的抗抑郁药物种类如下:单胺氧化酶抑制剂、5-羟色胺再摄取抑制剂、三环类和四环类抗抑郁药物。

153. 临床常见的抑郁症药物有哪些?

常见抗抑郁药包括:可逆性单胺氧化酶抑制剂(吗氯贝胺),三环类抗抑郁药(阿米替林、氯丙咪嗪、丙咪嗪),选择性5-羟色胺再摄取抑制剂(西酞普兰、艾斯西酞普兰、氟西汀、舍曲林、帕罗西汀、氟伏沙明),选择性去甲肾上腺素再摄取抑制剂(瑞波西汀),去甲肾上腺素和多巴胺再摄取抑制剂(安非他酮),5-羟色胺和去甲肾上腺素再摄取抑制剂(文拉法辛、度洛西汀),以及去甲肾上腺素和5-羟色胺能抗抑郁剂(米氮平)。

154. 抑郁症患者可以选择的麻醉方法有哪些?

抑郁症患者病情稳定,可以配合的患者,下肢手术或者下腹部开腹手术可以采用椎管内麻醉或者区域神经阻滞麻醉。如患者不能配合或者拒绝椎管内麻醉、区域神经阻滞麻醉以及急诊手术等，可以选择全身麻醉。

155. 抗抑郁药物与麻醉药物的相互作用？

抗抑郁药物与麻醉药物合用，会增加药物之间的不良反应。单胺氧化酶抑制剂与哌替啶同时使用会使中枢神经系统兴奋或抑制，导致高热、呼吸骤停、高血压、低血压、深度昏迷甚至死亡。三环类抗抑郁药与安氟醚合用，可能出现惊厥样脑电波或运动性癫痫；增强吗啡镇痛作用，但同样加重其呼吸抑制作用，剂量需减少；具有抗胆碱作用，与术前抗胆碱药的中枢抗胆碱作用可相互增强，而使抑郁症患者出现术后谵妄，需做镇静处理。

156. 抑郁症患者电休克治疗的术前准备包括哪些？

（1）评估患者的气道状况，排除可能存在的困难气道的风险。

（2）评价患者的心血管系统功能，近期（<3 个月）出现心肌梗死和嗜铬细胞瘤是电休克治疗（ECT）的绝对禁忌证；相对禁忌证则包括主动脉瘤、心绞痛、慢性心力衰竭以及血栓性静脉炎。对于装有起搏器的患者，应将起搏器转为不同步节律。

（3）胃肠准备。术前患者需禁食禁水，对于有反流误吸风险的患者应考虑气管插管。

157. 电休克治疗的麻醉诱导如何实施？

丙泊酚 1～1.5 mg/kg；在止血带重启后，注射琥珀酰胆碱 1 mg/kg 诱导肌肉松弛；诱导期间应防止过度通气，以避免癫痫发作；放置牙垫，防止患者在 ECT 中出现咬肌痉挛所致的牙齿损伤；可以考虑使用瑞芬太尼 1～3 μg/kg 以减少巴比妥类药物的用量，同时控制发作后的血压。

158. 电休克治疗的麻醉苏醒注意事项有哪些？

患者苏醒后常伴有不同程度的兴奋和定向障碍，可使用小剂量咪达唑仑 0.5 mg 进行控制。ECT 最常见术后并发症包括治疗本身所致的严重头痛、肌痛，暂时性顺行性遗忘（常为 1～3 周，记忆的丧失常限于对术前和术后的情景记忆），以及可能存在的心肺症状（如严重的心律失常、心肌梗死、肺水肿等）。

159. 什么是焦虑症？

焦虑症是以焦虑为主要特征的神经症。表现为没有事实根据也无明确客观对象和具体观念内容的提心吊胆和恐惧不安的心情，还有自主神经症状和肌肉紧张以及运动性不安。

160. 焦虑症的分类有哪些？

焦虑症通常分为急性焦虑和慢性焦虑两类。急性焦虑主要表现为惊恐样发作，多在夜间睡梦中发生，有濒死感，心脏剧烈跳动、胸口憋闷，喉头有堵塞感和呼吸困难。慢性焦虑典型表现为五大症状，即心慌、疲惫、神经质、气急和胸痛。

161. 术前焦虑的发生率是多少？

术前焦虑的发生与手术应激和压力有关，可以表现为急性发作和广泛性焦虑发作。横断面调查发现术前焦虑的发生率高达 92.6%，中度以上焦虑的发生率达到 40.5%。

162. 焦虑症根据症状特点可以分为几类？

焦虑症根据症状特点可以分为广泛性焦虑障碍和惊恐发作两大类。

163. 广泛性焦虑障碍的诊断标准是什么？

广泛性焦虑障碍的基本特征为泛化且持续性的焦虑，通常具备以下症状：① 惊慌；② 运动障碍；③ 自主神经活动亢进。

164. 惊恐发作的特点是什么？

反复的、不可预测的发作性焦虑紧张恐惧，惊恐发作在 1 个月 3 次以上，发生在确定情境中，且没有客观的危险环境。

165. 焦虑症的治疗方法包括哪些？

焦虑症的治疗方法包括非药物干预和药物干预。非药物干预包括心理治疗和认知行为治疗。

166. 围术期一过性焦虑的药物治疗包括哪些？

对于轻度焦虑患者不建议常规使用抗焦虑药物；对于中、重度焦虑患者或症状影响围术期安全的患者，可以考虑使用抗焦虑药物。小剂量抗焦虑药物包括（咪哒唑仑 0.02～0.04 mg/kg、三唑安定 0.5 mg 或者三唑仑 0.25 mg）、西番莲黄酮（500 mg）、加巴喷丁（1 200 mg）口服，或者右美托咪定（0.5～1.0 μg/kg）静脉输注，可有效缓解患者术前焦虑。

167. 慢性焦虑障碍患者围术期的用药管理包括哪些？

慢性焦虑障碍患者建议应用抗焦虑、抗抑郁药和心理治疗系统治疗。

168. 抗焦虑药物治疗的作用机制是什么？

目前认为控制情绪活动的主要部位是大脑边缘系统（如下丘脑、海马、杏仁核等）。抗焦虑药物主要选择性地抑制边缘系统的海马、杏仁核，产生抗焦虑作用，同时亦能抑制脑干网状结构，使大脑皮质的兴奋性下降，产生镇静催眠作用，它尚能抑制脊髓运动神经元产生中枢性骨骼肌肉松弛等作用。

169. 抗焦虑的药物包括哪些？

用于抗焦虑的药物主要分四大类：苯二氮䓬类、氨甲酸酯类、二苯甲烷类和其他类。

170. 苯二氮䓬类药物包括哪些及其特点是什么？

苯二氮䓬类药物有地西泮、奥沙西泮、硝地西泮、氟西泮等。这类药物都具有抗焦虑作用、镇静作用和大剂量时的催眠作用，亦是一种有效的肌肉松弛剂和抗癫痫药物。主要作用于大脑的网状结构和边缘系统，产生镇静催眠作用。

171. 氨甲酸酯类药物包括哪些及其特点是什么？

氨甲酸酯类药物有甲丙氨酯、卡立普多等。本类药物具有镇静和抗焦虑作用，可用于失眠症，本药主要用于神经官能症的紧张焦虑状态。

172. 二苯甲烷类药物包括哪些及其特点是什么？

二苯甲烷类药物有定泰乐，本类药物具有镇静及肌肉松弛作用，并有抗组织胺作用，因而可用于治疗失眠。一般主要用于治疗轻度焦虑、情绪激动状态和绝经期的焦虑不安等精神神经症状。

173. 其他类药物的包括哪些及其特点是什么？

其他类药物如芬那露、谷维素，其中谷维素主要是调整自主神经功能，减少内分泌平衡障碍，改善精神、神经失调，不仅能改善焦虑状态，对焦虑形成的失眠也有较好的作用。β-肾上腺素能受体阻断剂、吩噻嗪类、巴比妥类和其他镇静药等，有时临床也会配合使用。

174. 焦虑症患者术前麻醉前评估内容包括哪些？

术前详细了解患者焦虑发作的情况，术前用药情况（包括用药种类、用药量及时间等）。术前一过性焦虑可以不给予药物。长期服用抗焦虑药物可根据精神科医生建议进行围术期药物的治疗。

175. 焦虑症患者可以采用的麻醉方法？

一过性焦虑障碍患者，如果患者能够配合麻醉医师，可以根据手术类型选择区域神经阻滞或者全身麻醉。如果患者出现惊恐发作，可以考虑采用全身麻醉。

176. 焦虑症患者术中采用的监测包括哪些？

常规进行血压、心率、心电图、脉搏血氧饱和度、体温监测，对于危重患者，还要进行直接动脉压、中心静脉压等监测。

177. 焦虑症患者术后镇痛可以选择的方法？

根据手术的类型，可以选择区域阻滞镇痛、静脉自控镇痛、硬膜外自控镇痛或者多模式镇痛。

178. 焦虑症患者术后苏醒有哪些注意事项？

焦虑症患者术后可能出现苏醒延迟，一般不主张使用催醒药物，应在维持其镇静、镇痛的基础上，缓慢逐级递减麻醉深度，平稳苏醒。

179. 什么是躁狂症？

躁狂症是以持续的、明显的情绪高涨为主要表现。具体症状如情绪高涨，易激惹，注意力容易分散，睡眠减少，自信心增加，对于各种事情的积极性增强，但是又很难维持。睡眠变化比较突出,睡眠少,睡眠的需要也减少,但仍精力旺盛,工作效率下降。这种情况一般要持续 1 周以上,并且给生活带来比较明显的影响,损害社会角色和职业功能。

180. 躁狂症的主要病因是什么?

躁狂症的病因尚不清楚。证据表明,病因是遗传、生物因素和社会心理因素的综合作用。多项研究表明,几种等位基因频率与双相 I 型障碍和精神分裂症有关。压力性生活事件和其他社会心理因素会导致躁狂发作。

181. 躁狂症的典型症状是什么?

躁狂症的三联征包括:情绪高涨、思维联想加快和动作言语增多。

182. 躁狂症发作的症状有哪些?

躁狂发作常伴随患者面色红润、瞳孔增大、心率加快、性欲亢进和消瘦。

183. 躁狂症的诱发因素有哪些?

躁狂症的诱发因素主要包括:滥用药物、精神刺激和环境变化。

184. 躁狂症的治疗方法包括哪些?

躁狂症的治疗主要有一般治疗、药物治疗、心理治疗和物理治疗,躁狂症容易反复发作,需要长期维持治疗。

185. 躁狂症急性发作期的治疗包括哪些?

对于急性发作期的躁狂,由于危害性较大,主要就是控制患者症状,避免伤害他人,必要时可以采取紧急制动或给予镇静药物。

186. 治疗躁狂症的药物有哪些?

主要包括心境稳定剂如锂盐、丙戊酸钠,以及部分抗精神病药如氯丙嗪、奥氮平。

187. 躁狂症患者术前麻醉评估内容有哪些?

躁狂症发作期容易发生外伤,需要急诊手术。术前应当了解患者目前躁狂发作情况,治疗情况包括用药种类、用药剂量及时间等。术前一般不主张停药。

188. 躁狂症术前准备方面有哪些?

患者准备:患者处于兴奋状态之中,不利于手术的顺利进行,可遵医嘱应用抗精神病药物。医护人员应主动与患者沟通,稳定患者情绪。

环境准备:患者可出现突然冲动伤人、毁物行为,周围环境要尽量简单、安全。

189. 躁狂症患者麻醉方法如何选择?

如躁狂症患者发作期间难以配合,可以考虑采用全身麻醉。如患者属于相对稳定时期,可以根据患者配合程度选择区域神经阻滞或者椎管内麻醉。

190. 躁狂症患者术中麻醉管理的注意要点是什么?

术中严密监测生命体征,根据患者生命体征进行麻醉药物的调整。对于术中不配合的患者,医护人员要镇静处置,在精神科医师指导下适当应用抗精神病药物及镇静药物,采取必要的保护性约束。

191. 躁狂症患者苏醒期的注意事项是什么?

躁狂症患者可能存在苏醒延迟的情况,根据生命体征及术中镇静镇痛深度的监测逐渐调整药物,保证患者充分镇痛的前提下进行麻醉苏醒。同时要做好患者苏醒后躁狂发作的应对。

192. 躁狂症患者管理包括哪些方面?

术后体位的管理、术后疼痛的管理、术后安全的管理及预防术后感染。

193. 什么是精神分裂症?

精神分裂症多起源于青壮年,是一组病因、临床表现、治疗反应及病程不同的疾病。临床表现涉及感知、思维、情感、认知和行为方面的异常,这些表现在不同的患者或同一患者的不同时期会有不同。

194. 精神分裂症的发病机制是什么?

目前精神分裂症的发病机制和影响因素还不是十分明确,遗传、大脑结构、神经生化以及后天环境可能共同激发了精神分裂症的发展。精神分裂症的发病机制以中枢神经系统内多巴胺失衡为主。

195. 精神分裂症包括哪些类型？

单纯型、偏执型、紧张型、青春期型、残留型及未分化型。

196. 精神分裂症发病年龄？

大部分的患者患病年龄起自 15～25 岁，男女患病率大致相等，男性的患病高峰年龄是在 10～25 岁，女性的患病高峰年龄是在 25～35 岁。

197. 精神分裂症的诱发因素有哪些？

（1）环境因素：失去工作或家人、离婚、失恋以及遭遇身体、性或情感虐待等。

（2）遗传因素：如果家族里有患有精神分裂症的人，其他人患上精神分裂症的概率会增加。

198. 精神分裂症的典型症状是什么？

（1）感知觉障碍：最突出的感知觉障碍是幻觉，幻听最为常见。

（2）思维障碍：妄想最常见，最重要的思维内容障碍等。

（3）情感障碍：情感淡漠及反应不协调是精神分裂症最常见的情感症状。

（4）其他症状：意志和行为障碍。

（5）认知功能障碍

199. 精神分裂症的并发症有哪些？

（1）精神衰退：它是以情感淡漠、意志缺乏，以及社交能力和创造劳动能力的丧失为主要特征。

（2）精神残疾：各类精神障碍持续五年以上未痊愈，存在认知、情感和行为障碍，影响日常生活和活动参与的状况。

200. 精神分裂症病情评估包括哪些内容？

精神科医生或心理专家通过观察患者的外表和举止，询问其感知觉、思维、情感并评估暴力或自杀的风险，来检查患者的精神状态，评估还包括讨论患者的家庭背景和个人成长史。

201. 精神分裂症的治疗方法有哪些?

　　药物是有效治疗的基础,也是精神分裂治疗的基石,心理社会支持治疗对帮助患者适应工作,提高社交应对与他人正常沟通有所助力,对减轻症状和健康生活至关重要。精神分裂症需要全程治疗,即使症状已经消退。

202. 治疗精神分裂症的药物主要有哪些?

　　(1)第一代抗精神病药(即典型抗精神病药):包括氯丙嗪、氟哌啶醇。

　　(2)第二代抗精神病药(即非典型抗精神病药):包括氯氮平、利培酮、奥氮平、喹硫平、齐拉西酮、阿利哌唑等。

203. 精神分裂症心理治疗主要有哪些?

　　社会技能的培训,提高沟通,社会互动以及独立工作的能力。大多数患者需要某种形式的日常生活支持,通过社会帮助计划,包括工作自助团体等,帮助患者提高适应性。

204. 精神分裂症的预后?

　　部分的患者是可以治愈的,但是也存在一部分的人在治愈后再次复发。精神分裂症患者的寿命平均是在 50～60 岁,患者还会存在社会功能损害的后遗症,需要每 3 个月进行 1 次心理状态的评估,了解患者的预后情况。

205. 精神分裂症患者麻醉前评估内容包括哪些?

　　应当详细了解患者目前用药情况,包括用药种类、用药剂量及时间等。术前一般不主张停用抗精神病药物。长期服用抗精神病药物可能出现肝肾功能的改变。精神分裂症患者容易肥胖,术前注意气道评估。

206. 精神分裂症患者术前准备注意哪些方面?

　　(1)详细了解患者既往病史以及抗精神病药物的使用情况。

　　(2)对于急诊自我伤害的精神疾病患者,严密观察患者生命体征,及时、积极处理可能发生的失血性休克等急症情况,麻醉同意书应由其有行为能力的法定监护人签字。

　　(3)精神病患者可能因存在紧张情绪和意识障碍而具有攻击性。对于存在潜在攻击性的精神病患者,应在术前给予适当约束,可以考虑术前使用镇静药物,同时尽量保证足够多的工作人员在场。

207. 精神分裂症患者麻醉方式的选择有哪些？

精神分裂症患者如症状缓解，能够配合的患者可以考虑采用区域神经阻滞的方式，但需要警惕患者术中因情绪紧张等不能配合；如患者术前不能配合，长期服用氯丙嗪等药物而导致循环不稳定，此类情况下可以选择全身麻醉，但需要警惕药物之间的相互作用。

208. 精神分裂症患者术中管理注意要点有哪些？

（1）全身麻醉诱导或椎管内麻醉后出现低血压时，纠正有效循环血容量不足的基础上，谨慎选用单纯 α 受体兴奋剂去氧肾上腺素或去甲肾上腺素；如高血压发作，则应使用酚妥拉明。

（2）警惕抗精神病药物所致恶性综合征的发生，临床表现以高热、肌强直、意识障碍、锥体外系症状、自主神经功能紊乱为特征。实验室检查特点是血肌酸激酶升高和白细胞增多。长期服药患者术中应加强体温的监测。

（3）术中麻醉药物应选用对肝肾功能影响较小且半衰期较短的药物，如丙泊酚、瑞芬太尼、阿曲库铵等。

209. 精神分裂症患者术后苏醒注意事项？

精神病患者术后常出现苏醒延迟，但此类患者一般不主张使用催醒药物，应在维持其镇静、镇痛的基础上，缓慢逐级递减麻醉深度，平稳苏醒。

（包菊　丁婷）

参考文献

［1］ 邓小明,姚尚龙,于布为,等. 现代麻醉学(第5版)[M].北京：人民卫生出版社,2021.
［2］ 李文志,姚尚龙,郭曲练,等. 麻醉学(第4版)[M].北京：人民卫生出版社,2018.
［3］ 王俊科,马虹,张铁铮,译. 麻省总医院临床麻醉手册(第9版)[M].北京：科学出版社,2021.
［4］ 邓小明,黄宇光,李文志,主译. 米勒麻醉学(第9版)[M].北京：北京大学医学出版社,2021.

［5］ 中国老年患者围术期脑健康多学科专家共识（一），中华医学杂志 2019 年 7 月 16 日第 99
卷第 27 期：2084 - 2110.

［6］ 中国老年患者围术期脑健康多学科专家共识（二），中华医学杂志 2019 年 8 月 6 日第 99
卷第 29 期：2252 - 2269.

第
一
章

第二章

合并心血管疾病患者的
麻醉管理

1. 心脏病患者非心脏手术心血管风险评估常用的方法有哪些?

常用的三种心血管风险评分为:改良心脏风险指数(RCRI)、美国外科医师协会全国外科质量改进计划(NSQIP)手术风险计算工具、Gupta 围术期心肌梗死或心搏骤停风险评估计算法。

2. 什么是主要心血管不良事件?

主要心血管不良事件(major adverse cardiovascular events,MACE)是心血管临床研究常用的复合终点指标,也被越来越多地用于评价外科手术后心血管并发症。经典的 MACE 定义为:非致命性中风,非致死性心肌梗死和心血管死亡的复合终点。但也有研究定义为心血管疾病事件,心衰,缺血性心血管事件,心源性死亡等。在比较相似研究的结果或结论时要注意 MACE 定义是否相同。

3. 主要心血管不良事件的术前危险因素有哪些?

有 6 项独立心脏危险相关因素与术后主要心血管不良事件有关,分别是:高危型外科手术、缺血性心脏病史、充血性心力衰竭史、脑血管病史、术前使用胰岛素治疗的糖尿病、术前血清肌酐浓度高于 176.8 μmol/L。

4. 围术期主要心血管不良事件的术中危险因素是什么?

围术期 MACE 发生的典型术中危险因素包括急诊手术、大血管手术和长时间(>3 小时)胸部或上腹部手术。在血流动力学危险因素中,低血压和心动过速是危险因素,术中输血也是独立的预测因素。

5. 手术的心血管不良事件风险如何评估？

　　低风险手术指综合手术和患者特征预计心血管不良事件导致死亡或心梗的发生率<1%，如白内障手术或门诊手术，术前无需进一步心脏评估。大于或等于1%则为风险增高的手术。其中1%～5%为中风险手术，>5%为高风险手术。

6. 非心脏手术前需进行评估和治疗的不稳定心脏状态有哪些？

　　不稳定冠状动脉综合征、失代偿心衰、严重心律失常、严重心脏瓣膜疾病。

7. 什么是代谢当量？

　　代谢当量（metabolic equivalent，MET）是维持静息代谢所需要的耗氧量，常用来评估心肺功能，一个MET通常为3.5 mL/(kg·min)。

8. 常见代谢当量评估示例有哪些？

　　1个代谢当量相当于一个人安静状态下坐着，没有任何活动时，每分钟氧气消耗量。运动耐量降低通常指不能耐受4个代谢当量的活动，如爬一层楼梯。

9. 什么是运动耐量试验？

　　运动耐量试验（exercise tolerance test，ETT）是一种廉价有效的心功能评估方法。监测患者运动中和恢复期血流动力学变化、症状和心电图缺血表现。

10. 常见的运动耐量试验有哪些？

　　常见的运动耐量试验包括平板运动试验评分、带心电图监测的ETT加心肌灌注显像等。

11. 什么是药物负荷试验？

　　监测给予心血管活性药物后血流动力学变化，症状和心电图缺血表现。

12. 常见的药物负荷试验有哪些？

　　常见的药物负荷试验包括多巴酚丁胺超声负荷试验、血管扩张剂心肌灌注显像等。

13. 冠状动脉的分支有哪些?

左冠状动脉通常供应左心房、大部分室间隔和左心室。左主干(LM)很短,其后分为前降支(LAD)和回旋支(LCX)。前降支还会发出对角支,而钝缘支来自回旋支。在左优势型人群,回旋支绕房室沟移行为后降支。右冠沿途发出右圆锥支、窦房结支、房室结支。右优势型人群,后降支来自右冠。

14. 什么是冠脉灌注压?

冠脉灌注压是冠脉灌注的决定因素。冠脉灌注压＝主动脉舒张压－心室舒张末压,主动脉血压下降或心室舒张压上升可以降低冠脉灌注压。

15. 什么叫三支病变?

三支病变指冠状动脉三个主要分支发生动脉粥样硬化导致管腔严重狭窄或阻塞。三个主要分支为:右冠、左前降支和左回旋支。

16. 决定心肌氧耗的主要因素有哪些?

决定心肌氧耗的三个主要因素是室壁张力、心肌收缩力和心率。

17. 临床上如何评估心肌氧耗?

根据 Laplace 方程,室壁张力与心室半径和心室内压力成正比,与室壁厚度成反比。舒张末室壁张力与前负荷或左心室舒张末期容积有关,可以通过肺动脉堵塞压(PAOP)来评估。后负荷在没有主动脉缩窄的情况下可通过动脉收缩压评估。心室收缩力可以通过以下方法评估:最大收缩速度(Vmax)、dP/dt、射血前期时间/左室射血时间、超声心动图显示整体或局部心室壁活动。

18. 决定心肌氧供的因素有哪些?

心肌氧供＝冠状动脉血流量 x 冠状动脉血氧含量,其中冠状动脉血流量决定与主动脉舒张压、左心室舒张末期压力、冠状动脉通畅程度和冠状动脉血管张力。而冠状动脉血氧含量与血红蛋白浓度、动脉血氧饱和度以及氧分压有关。

19. 何为不稳定心绞痛?

不稳定心绞痛的定义是: ① 心绞痛发作的严重程度(渐进性)、频率(一天内超过 3 次)或持续时间突然加重; ② 休息时心绞痛发作; ③ 新近出现(2 个月内)的严重或频繁(1天内超过3次)的心绞痛。不稳定心绞痛可见于心肌梗死后或原先稳定型心绞痛的患者由非心源性因素诱发(包括贫血、发热、感染、甲状腺功能亢进症、低氧血症或情绪激动等)。

20. 何为慢性稳定性心绞痛?

典型的稳定性心绞痛时,胸痛为压榨性疼痛或憋闷感觉,大多位于胸骨后,可放射至心前区、上肢尺侧,呈劳力性,持续数分钟,休息或服用硝酸甘油可缓解。症状常有变异。

21. 缺血性心脏病常用的药物有哪些?

① 调整血脂的药物,如他汀类降低低密度脂蛋白;② 抗血小板药物,如阿司匹林、氯吡格雷抑制血小板黏附和聚集;③ 缓解缺血症状的药物,如硝酸酯类药物、钙离子通道阻滞剂和 β 受体阻滞剂。

22. 什么是 MINS(myocardial injury after noncardiac surgery)?

MINS 是指非心脏手术后心肌损伤,定义为术后心肌肌钙蛋白升高,超过分析参考上限的 99%,存在或无伴随症状或体征。MINS 与术后 30 天死亡率相关。

23. 心梗后行择期非心脏手术应间隔多久?

术前 30 天内发生心梗是术后心梗的高危因素。当前 2017 年美国心脏协会/美国心脏病学院围术期心血管评估指南指出,未行冠状动脉介入治疗的患者,行非心脏手术时间应距离心梗发生时间至少 60 天以上。

24. 围术期心梗的定义是什么?

围术期心肌梗死(myocardial infarction,MI)的定义为术前、术中及术后阶段即刻罹患新的心肌梗死(一般非心脏手术术后 30 天以内被认为是术后阶段)。

25. 如何进行围术期 MI 的诊断?

即在临床背景下同时存在与急性心肌缺血相一致的心肌坏死的证据。围术期心梗诊断标准:升高和/或降低的心脏标志物(心肌肌钙蛋白)至少一次超过参考值上限的 99 百分位值;同时伴有以下任何 1 项或以上表现:心肌缺血的症状、新发的心电图 ST-T 改变或左束支传导阻滞、出现病理性 Q 波、心肌活力丧失或室壁活动异常的影像表现、冠脉造影或活检发现冠脉内血栓。

26. 围术期 MI 的病理生理原因？

　　大多数围术期 MI 是隐匿的，不伴随胸痛等特定症状。产生此类无症状 MI 的主要原因是大多数患者在术后接受了强效镇痛药物的治疗。围术期 MI 发生的两个主要原因是：① 供给和需求不匹配导致的需求性缺血；② 冠状动脉血栓形成。大部分的围术期 MI 由"需求性缺血"引起，是心肌氧供需失衡造成的。少数的围术期 MI 是由急性冠脉血栓形成引起，不稳定的动脉粥样硬化斑块破裂后瞬时会形成急性冠脉血栓，随后发生心肌缺血和 MI。

27. 围术期心肌氧耗增加和/或氧供减少的常见原因？

　　心肌氧耗增加和/或氧供减少的常见原因包括：心动过速、急性出血、低血压、低氧血症、高血压（心肌室壁应力增加）、发热、脓毒症等。

28. 围术期动脉粥样硬化斑块不稳定的原因？

　　动脉硬化斑块不稳定的原因是多方面的，其中最常见的原因是手术应激导致的高血压、心动过速、儿茶酚胺水平升高和手术创伤导致的高凝状态。

29. 缺血性心脏病患者的治疗方法有哪些？

　　缺血性心脏病治疗方法总体分为 5 类：① 消除导致冠状动脉病变的危险因素，以延缓疾病发展；② 改变患者生活习惯，减少压力，改善运动耐量；③ 治疗可能加重心肌缺血的伴发疾病，如高血压、糖尿病、贫血、低氧血症、甲状腺功能亢进症、发热、感染等；④ 药物治疗，调节心肌氧供-氧需平衡；⑤ 介入或手术治疗。

30. 缺血性心脏病患者行非心脏手术的麻醉管理目标是什么？

　　围术期常有诸多不利因素和不良事件会影响心肌氧供需平衡，因此缺血性心脏病患者围术期管理最重要的目标是维持良好的心肌氧供需平衡。

31. 冠心病患者行非心脏手术前行经皮冠状动脉介入治疗的指征？

　　目前没有证据表明冠心病患者非心脏手术前常规行经皮冠状动脉介入治疗（percutaneous transluminal coronary intervention，PCI）可以减少围术期心脏事件的发生率。但以下情况是术前行 PCI 的指证：① 左主干病变且由于并存疾病不适合行冠脉搭桥手术的患者;② 患者冠心病不稳定,具有急诊再血管化指证,如 ST 段抬高或不抬高型急性冠脉综合征。对于此类患者,如果非心脏手术为限期手术,则推荐行冠状动脉球囊扩张术或金属裸支架植入术。

32. 冠心病患者行冠状动脉球囊扩张术后其择期非心脏手术应推迟多久?

冠状动脉球囊扩张术后择期非心脏手术应推迟至少 14 天。

33. 冠心病患者行金属裸支架植入术后其择期非心脏手术应推迟多久?

金属裸支架植入术后择期非心脏手术应推迟至少 30 天。

34. 冠心病患者行药物涂层支架植入术后其择期非心脏手术应推迟多久?

药物涂层支架植入术后择期非心脏手术应推迟至少 1 年(365 天)。如为限期手术也应至少推迟 6 个月(180 天),如果是新型支架可以咨询心脏介入专家。

35. 常用抗血小板药物有哪些?

根据作用机制不同,临床上常用的抗血小板药物可分为如下几类:环氧合酶抑制剂、$P2Y_{12}$ 受体拮抗剂、糖蛋白 IIb/IIIa 受体拮抗剂、磷酸二酯酶抑制剂等。应用最多的口服抗血小板药物包括阿司匹林、氯吡格雷和替格瑞洛,糖蛋白 IIb/IIIa 受体拮抗剂和 $P2Y_{12}$ 受体拮抗剂中的坎格雷洛(国内尚无此药)均为静脉制剂,常于术中使用。

36. 何为双重抗血小板治疗?

抗血小板治疗指的是应用药物来阻断血小板聚集,从而防止形成危险的血凝块。抗血小板治疗最基本的药物是阿司匹林。某些患者,如心肌梗死后、冠脉支架术后或冠脉搭桥手术后,需要更强的血小板抑制。在阿司匹林的基础上再加用数月或数年 $P2Y_{12}$ 抑制剂,称为双重抗血小板治疗(dual antiplatelet therapy, DAPT)。常用的 $P2Y_{12}$ 抑制剂有氯吡格雷、普拉格雷和替格瑞洛。

37. DAPT 期间行非心脏手术时抗血小板药物的调整有哪些注意点?

① 无论是裸支架还是药物涂层支架植入患者,在植入 4～6 周内如需行急诊非心脏手术,应尽量维持 DAPT,除非出血风险超过预防支架内血栓形成的获益;② 支架术后急诊行非心脏手术,如必须停 $P2Y_{12}$ 抑制剂,则建议尽量维持阿司匹

林并尽快恢复 P2Y$_{12}$ 抑制剂的使用;③ 围术期双重抗血小板药物的调整应取得手术医生、麻醉医师和心内科医生的共识,以平衡出血和血栓形成的风险。

38. 服用 β 受体阻滞剂的患者术中出现低血压如何处理?

首先应纠正低血容量、麻醉过深、手术肾上腺操作等造成低血压的常见原因。没有特效拮抗药,但在特殊情况下可以给予阿托品纠正心动过缓,给予肾上腺素、去甲肾上腺素、异丙肾上腺素等对抗 β 受体阻滞剂的不良反应。

39. 是否应预防性使用硝酸酯类药物来预防术中心肌缺血?

随机对照试验数据不支持对高危患者术中预防性静脉使用硝酸酯类药物。仅当发现缺血时使用硝酸酯类药物,并要考虑到使用的其他药物对血流动力学的影响。

40. 术中如何监测心肌缺血?

临床上术中监测心肌缺血最常用的方法是 ECG 的 ST 段变化。心肌缺血的诊断标准为:ST 段水平或下斜性压低至少 0.1 mV,ST 段下移点在 J 点之后 60 ms;ST 段上斜性压低至少 0.2 mV,下移点在 J 点之后 80 ms,ST 段抬高至少 0.15 mV。心肌缺血的心电图表现还包括:T 波倒置,新发心律不齐或传导异常。此外术中经食管超声心动图检查发现局部室壁运动异常是诊断心肌缺血最早、最敏感的指标。漂浮导管测量肺动脉楔压可作为术中早期发现心肌缺血的敏感指标。

41. 何为局部室壁运动异常?

心室腔不能同步、完全收缩,心室排空受到损害。损害的程度取决于收缩异常区域的大小和数量。根据进展程度分为:收缩期运动减弱、不运动和反常运动。

42. ECG 监测在诊断心肌缺血中的价值?

多导联 ECG 是监测心肌缺血最常用的临床方法。运动踏板试验中,结合 Ⅱ 和 V5 导联,可以诊断出 90%～100% 的心肌缺血。

43. 为什么要监测 V5 导联?

临床研究发现高危患者行非心脏手术时,综合 Ⅱ 和 V5 导联探测心肌缺血的敏感性仅 80%,综合 V4 和 V5 导联可达 90%,综合 Ⅱ、V4 和 V5 导联可达 98%。

仅使用一个导联,则应选用 V5 导联,因为其敏感性最高,可达 75%。

44. 冠心病或可疑冠心病患者行非心脏手术术中发现 ST 段降低应如何处理?

　　术中 ECG 监测发现 ST 段压低提示心肌缺血。处理方法如下:① 增加氧供。纠正低血压(去氧肾上腺素)、低氧血症和贫血;② 降低氧耗。通过加深麻醉、使用血管扩张药和 β 受体阻滞剂以纠正高血压、心动过速、CVP 增高。所有影响氧耗的主要因素均需维持和纠正到正常范围。在患者心率、血压正常时,如果怀疑冠脉痉挛可以考虑使用硝酸酯类静脉滴注。尼卡地平或地尔硫草静脉注射均能用于解除冠脉痉挛。

45. 急性 MI 的心功能如何分型?

　　Forrester 等根据临床有无肺淤血及末梢血流灌注不足的表现,将急性心肌梗死患者分为四个临床亚型。Ⅰ 型:无肺淤血、无末梢灌注不足。CI≥2.2 L/(min·m²),PCWP≤18 mmHg。心脏功能代偿状态,无泵衰竭临床症状和体征。Ⅱ 型:有肺淤血但没有末梢灌注不足表现。CI≥2.2 L/(min·m²),PCWP>18 mmHg。Ⅲ 型:有末梢灌注不足表现但无肺淤血症状。CI<2.2 L/(min·m²),PCWP≤18 mmHg。Ⅳ 型:兼有肺淤血和末梢灌注不足表现。CI<2.2 L/(min·m²),PCWP>18 mmHg。

46. 急性 MI 后心功能如何分级?

　　Killip 将急性心肌梗死后泵功能衰竭的程度分为四级。第 Ⅰ 级:无心力衰竭的症状及体征,PCWP 可轻度升高,死亡率为 0~5%;第 Ⅱ 级:轻至中度心力衰竭,肺部啰音出现范围小于两肺野的 50%,可出现肺淤血 X 线表现,病死率为 10%~20%;第 Ⅲ 级:重度心力衰竭,肺部啰音范围大于肺野的 50%,可出现急性肺水肿,病死率为 35%~40%;第 Ⅳ 级:心源性休克,收缩压<90 mmHg、少尿、皮肤湿冷、发绀、呼吸急促、脉率>100 次/min,病死率 85%~95%。

47. 行非心脏手术前诊断出瓣膜性心脏病应如何决策?

　　① 对于择期非心脏手术。应评估患者瓣膜性心脏病干预指证,如果符合干预指证应先纠治瓣膜性心脏病。② 对于未达到手术指证的瓣膜性心脏病患者,以下措施有助于降低非心脏手术风险:准确评估瓣膜功能不全的类型和严重程度;选择合适的麻醉方法;采用更高级别的术中监测措施。③ 对于急诊非心脏手术,在

合理的术中和术后血流动力学监测和管理的情况下,重度无症状瓣膜病患者可以行中风险非心脏手术。

48. 主动脉瓣狭窄超声心动图关于严重程度的分级标准是什么?

主动脉瓣狭窄(aortic stenosis,AS)超声心动图诊断标准包括显示主动脉瓣开放和活动受限、左心室向心性肥厚。主动脉瓣瓣口面积 $2.5 \sim 3.5~cm^2$、平均跨瓣压差 $< 5~mmHg$ 为正常;主动脉瓣瓣口面积 $1.5 \sim 2.5~cm^2$、平均跨瓣压差 $< 20~mmHg$ 为轻度;主动脉瓣瓣口面积 $1.0 \sim 1.5~cm^2$、平均跨瓣压差 $< 20 \sim 40~mmHg$ 为中度;主动脉瓣瓣口面积 $< 1.0~cm^2$、平均跨瓣压差 $> 40~mmHg$ 为重度。

49. 主动脉瓣关闭不全超声心动图关于严重程度的分级标准是什么?

主动脉瓣关闭不全(aortic insufficiency,AI)超声心动图诊断标准,较常用的是比较瓣膜处反流喷射血流与左室流出道的宽度之比:$< 25\%$ 为轻度,$25\% \sim 60\%$ 为中度,$> 60\%$ 为重度。

50. 二尖瓣狭窄超声心动图关于严重程度的分级标准是什么?

二尖瓣狭窄(mitral stenosis,MS)超声心动图诊断是根据多普勒估算的压力梯度和测量舒张期压力降低的速度(压力半衰期)来判断的,二尖瓣口面积通过经验公式获得。正常二尖瓣口面积 $4 \sim 6~cm^2$、平均跨瓣压差 $< 2~mmHg$;轻度二尖瓣狭窄时瓣口面积 $> 1.5~cm^2$、平均跨瓣压差 $< 5~mmHg$;中度二尖瓣狭窄时瓣口面积 $1.0 \sim 1.5~cm^2$、平均跨瓣压差 $5.0 \sim 10.0~mmHg$;重度二尖瓣狭窄时瓣口面积 $< 1~cm^2$、平均跨瓣压差 $> 10~mmHg$。

51. 二尖瓣反流超声心动图关于严重程度的分级标准是什么?

二尖瓣反流(mitral regurgitation,MR)超声心动图诊断是通过估算反流血量与左心房比较和分析肺静脉血流情况来判断二尖瓣反流的严重程度。轻度二尖瓣反流时喷射面积/左房面积 $< 20\%$、喷射面积 $< 4~cm^2$、肺静脉 S 波 $>$ D 波;中度二尖瓣反流时喷射面积/左房面积 $20\% \sim 40\%$、喷射面积 $4 \sim 8~cm^2$、肺静脉 S 波 $<$ D 波;重度二尖瓣反流时喷射面积/左房面积 $> 40\%$、喷射面积 $> 8~cm^2$、肺静脉收缩期血流反流。

52. 影响二尖瓣反流严重程度判断的因素？

二尖瓣反流情况下反流血量是由收缩期时长、二尖瓣口面积和二尖瓣两侧压力梯度决定的。因此，彩色多普勒血流图测定的二尖瓣反流严重程度是负荷依赖性的。与清醒状态相比，麻醉状态下压力的降低常常会低估二尖瓣反流的严重程度。

53. 主动脉瓣狭窄患者围术期血流动力学管理目标是什么？

患者需要充分的左心房收缩来增加左室充盈，因此维持窦性心律和较慢的心率（60～70 次/min）很重要。左心室肥厚造成心室顺应性下降，需要足够的前负荷。对于后负荷而言，降低血管张力帮助不大，因为后负荷的升高是瓣膜狭窄造成的固定现象，相反，降低血管张力会降低舒张期冠脉灌注压，因此应尽量避免。患者可能需要使用去氧肾上腺素等升压药而非硝酸酯类药物来增加冠脉灌注。

54. 主动脉瓣关闭不全患者围术期血流动力学管理目标是什么？

心率应维持在正常上限（80～100 次/min）。心动过缓或外周血管阻力（SVR）增加都会使患者的反流量增加，而心动过速可能导致心肌缺血。心脏前负荷应维持代偿性增加，但过度液体治疗会导致肺水肿。

55. 二尖瓣狭窄患者围术期血流动力学管理目标是什么？

患者左室充盈时间缩短可使左房压力显著增高，迅速发展为肺水肿。因此，二尖瓣狭窄患者首要血流动力学管理目标是维持窦性心律（如果术前是窦性心律），避免心动过速（维持在 60～70 次/min 最佳）。部分长期二尖瓣狭窄患者，由于二尖瓣狭窄对左心房排空长期地进行性梗阻，左心室长期充盈不足，这可导致左心室壁厚度下降和收缩力降低（失用性萎缩），因此维持适当前负荷并适度使用正性肌力药物增强心肌收缩力也很重要。

56. 二尖瓣反流患者围术期血流动力学管理目标是什么？

应重点考虑二尖瓣反流的严重程度和左心室功能。避免加重反流的因素，如心率减慢（心动过缓会增加左室舒张末期容积并使二尖瓣瓣环急性扩张而增加反流量）和后负荷急剧增加。心率最好控制在正常上限（80～100 次/min），对于缺血型二尖瓣反流，应避免心动过速。

57. 机械瓣置换手术后患者抗凝治疗和监测措施有哪些？

机械瓣置换手术后应常规行华法林抗凝治疗并监测国际标准化比值（international normalized ratio，INR）。对于无血栓发生危险因素的主动脉瓣机械瓣置换手术患者，INR 应控制在 2.5，如果患者存在血栓发生危险因素（房颤、栓塞史、左心室功能不全、高凝状态）则应将 INR 控制在 3.0。对于二尖瓣机械瓣置换手术患者，INR 应控制在 3.0。此外，所有机械瓣置换手术后患者，除非有禁忌证，都推荐每天额外进行小剂量（75～100 mg）阿司匹林抗血小板治疗。

58. 生物瓣置换手术后抗凝治疗和监测措施有哪些？

生物瓣置换手术应常规行华法林抗凝治疗并监测 INR。华法林服用时间应维持术后 3 个月，INR 应控制在 2.5，此外，所有生物瓣置换手术后患者，除非有禁忌证，都推荐每天额外进行小剂量（75～100 mg）阿司匹林抗血小板治疗。

59. 经皮主动脉瓣置换术术后应如何进行抗凝治疗？

经皮主动脉瓣置换术（transcatheter aortic valve replacement，TAVR）是将生物瓣装配在可扩张的血管支架内，经导管将其释放于原来狭窄的主动脉瓣内。推荐的术后抗凝为 6 个月双重抗血小板治疗后终生小剂量（75～100 mg）阿司匹林抗血小板治疗。

60. 机械瓣置换手术后患者行非心脏手术围术期抗凝策略如何？

可根据患者换瓣术后血栓形成或栓塞的风险以及患者自身或手术的出血风险，选择抗凝策略：① 对于出血风险小或者可控的低风险非心脏手术（如白内障手术、皮肤科手术等）无须调整华法林剂量；② 对于主动脉瓣机械瓣置换术后，血栓形成危险低的患者行非心脏手术，停止华法林治疗，无需抗凝桥接；③ 对于二尖瓣机械瓣置换手术后患者或有血栓风险的主动脉瓣机械瓣置换术后患者，围术期应进行桥接抗凝治疗。

61. 机械瓣置换手术后患者行非心脏手术围术期如何进行华法林抗凝桥接治疗？

华法林一般在术前 5 天停用（INR＜1.5）并在术后出血风险可控的情况下尽早（术后 12～24 小时）恢复华法林治疗剂量。桥接抗凝一般使用静脉注射治疗剂量的普通肝素或皮下注射低分子肝素，于 INR≤2 开始。静脉注射普通肝素在术前 6

小时停用,而皮下注射低分子肝素在术前 24 小时停用。一旦手术无出血顾虑可重新使用普通肝素或低分子肝素,要持续监测 INR 直到患者继续华法林治疗。

62. 长期接受华法林治疗的机械瓣患者行急诊非心脏手术如何逆转抗凝作用?

由于华法林的作用需要停药 48～72 小时才能逐渐逆转,在紧急情况下可以使用新鲜冰冻血浆(10～15 mL/kg)或静脉注射 5～10 mg 维生素 K 拮抗华法林的抗凝作用。

63. 高血压如何定义?

高血压的标准是根据临床和流行病学资料界定的,其定义为在未使用降压药物的情况下,非同日 3 次测量血压,收缩压(systolic blood pressure,SBP)≥140 mmHg 和(或)舒张压(diastolic blood pressure,DBP)≥90 mmHg。

64. 高血压如何分级?

根据血压升高水平,又进一步将高血压分为 1～3 级:1 级(轻度)SBP 140～159 mmHg 和(或)DBP 90～99 mmHg;2 级(中度)SBP 160～179 mmHg 和(或)DBP 100～109 mmHg;3 级(重度)SBP≥180 mmHg 和(或)DBP≥110 mmHg。(当收缩压和舒张压分属不同级别时,以较高的级别为准)

65. 高血压可导致哪些生理性变化?

全身血管阻力增高后常伴有暂时性心排量增加。高血压可导致血管平滑肌肥大,继而增加血管张力,持续性高血压会导致左心室向心性肥厚并导致舒张功能不全。

66. 长期存在的高血压会对终末器官造成什么样的损害?

长期存在的高血压对终末器官造成的损害主要有:① 心脏病:左心室肥大、心绞痛或心肌梗死、心律失常、充血性心力衰竭;② 眼部疾病:眼底血管疾病导致高血压性视网膜病变和动脉粥样硬化性视网膜病变;③ 肾脏疾病:高血压性肾病;④ 脑部疾病:脑卒中或短暂缺血发作。

67. 常用的抗高血压药物有那几类?

常用抗高血压药物包括:① 利尿药:包括噻嗪类(如氢氯噻嗪)、袢利尿剂(如呋塞米、依他尼酸)和保钾利尿药(如螺内酯);② 钙离子拮抗剂,如硝苯地平、氨氯地平;③ 血管紧张素转化酶抑制剂(angiotensin converting anzymeinhibitior,ACEI),如卡托普利、依那普利等;④ 血管紧张素 II 受体阻滞剂(angiotensin II receptor blockers,ARB),如氯沙坦、厄贝沙坦等;⑤ α 受体阻滞剂,如酚妥拉明、哌唑嗪等;⑥ β 受体阻滞剂,如美托洛尔、艾司洛尔等。

68. 抗高血压药物有何其他类型?

其他抗高血压药物包括:① 抗中枢肾上腺能药物:如可乐定、右旋美托咪定等作用于中枢 α 受体,减少交感输出;② 内皮素受体拮抗剂:如波生坦等;③ 直接扩血管药物:如硝酸甘油、硝普钠,这些药物不同程度直接降低血管平滑肌张力;④ 多巴胺能激动剂,如非诺多泮(选择性 D_1 激动剂)可以引起全身和肾性血管扩张;⑤ 其他血管扩张药,如脑钠素等。

69. 高血压患者的术前评估注意点有哪些?

除了常规问病史和系统体检以外,高血压患者还应注意以下几点:高血压的病因和严重程度、高血压的亚型、当前治疗及效果、慢性高血压导致的终末器官损害程度。

70. 围术期利尿剂使用的注意事项有哪些?

利尿剂是抗高血压治疗的传统药物,由于其降低血管平滑肌对缩血管药物的反应性,增加术中血压控制的难度,同时利尿药可能会加重手术相关的体液缺失。因此,目前主张术前 12～24 小时停用襻利尿药。其他利尿剂可以个体化决定。长期服用利尿药患者易发生低钾血症。围术期要严密监测血钾浓度,一旦发现有低钾趋向应及时补钾并进行必要的监护。

71. 围术期 β 受体阻滞剂使用的注意事项?

β 受体阻滞剂是目前临床应用较多的一类药,适用于术前血压控制。术前要避免突然停用 β 受体阻滞剂,防止术中心率反跳。围术期要维持此类药物使用的种类以及剂量。

72. 围术期钙通道阻滞剂使用的注意事项?

钙通道阻滞剂可改善心肌氧供/需平衡,治疗剂量对血流动力学无明显影响。

同时,能增强静脉麻醉药、吸入麻醉药、肌肉松弛药和镇痛药的作用,故不主张术前停药,可持续用到术日晨。

73. 围术期 ACEI 和 ARB 类药物使用的注意事项?

ACEI 和 ARB 类药物这两类是抗高血压治疗中最广泛应用的药物,它们在减少蛋白尿和改善慢性心力衰竭转归方面具有独特效果。高血压患者术中易发生低血压,ACEI 和 ARB 类药物可能会加重手术相关的体液缺失,增加术中发生低血压的风险。目前推荐手术当天停用,待体液容量恢复后再服用。

74. 围术期交感神经中枢抑制剂使用的注意事项?

交感神经抑制剂可乐定是中枢性抗高血压药,若术前突然停用,可使血浆中儿茶酚胺浓度增加 1 倍,引起术中血压严重反跳,甚至诱发高血压危象。同时可乐定也可强化镇静,降低术中麻醉药药量,因此术前不必停用。

75. 围术期利血平使用的注意事项?

利血平主要通过消耗外周交感神经末梢的儿茶酚胺而发挥作用。服用该药的患者对麻醉药的心血管抑制作用非常敏感,术中很容易发生血压下降和心率减慢,故需特别警惕。长期服用利血平患者最好术前 7 d 停服并改用其他抗高血压药物,以保证手术和麻醉安全。

76. 何为围术期高血压?

围术期高血压是指从确定手术治疗到与本手术有关的治疗基本结束期间内,患者血压(SBP、DBP 或 MBP)升高幅度大于基础血压的 30%,或 SBP $\geqslant$ 140 mmHg 和(或)DBP$\geqslant$90 mmHg。

77. 何为围术期高血压危象?

围术期高血压危象是指围术期出现短时间血压增高,并超过 180/110 mmHg。

78. 高血压患者心血管风险如何分层?

采用心血管危险因素、靶器官损害和有关的心、脑、肾、血管并发症情况联合对高血压患者进行心血管风险分层,分为低危、中危、高危、极高危 4 种:① 低危:高血压 1 级,不伴有其他危险因素;② 中危:高血压 1 级伴 1～2 个危险因素,或高血压 2 级不伴或伴有不超过 2 个危险因素；③ 高危：高血压 1～2 级伴至少 3 个危险因素；④ 极高危：高血压 3 级或高血压 1～2 级伴靶器官损害及相关的临床疾病（包括糖尿病）。

79. 围术期高血压的术前因素有哪些？

常见的术前因素包括：① 原发性高血压：患者既往有高血压病史，术前血压控制不理想，占 90%～95%；② 继发性高血压：占 5%～10%，血压升高是某些疾病的一种表现，主要见于肾脏疾病、内分泌疾病、血管疾病、颅脑疾病以及妊娠期高血压等；③ 紧张焦虑：患者对麻醉、手术强烈的紧张、焦虑、恐惧等心理因素所致，这类患者仅在入手术室后测量血压时才出现高血压，回到病房或应用镇静剂后，血压即可恢复正常。

80. 围术期高血压的麻醉相关因素有哪些？

麻醉期间发生高血压的原因较多，主要与麻醉方式、麻醉期间的管理以及一些药物应用有关。如麻醉过浅或镇痛不全，血管内容量过多，围术期缺氧或二氧化碳蓄积，药物不良反应、术后低体温、寒战等。

81. 围术期高血压的手术相关因素有哪些？

严重高血压容易发生在心脏、大血管（颈动脉内膜剥脱术、主动脉手术）、神经系统和头颈部手术、肾脏移植以及大的创伤（烧伤或头部创伤）等手术时。一些手术操作如颅脑手术牵拉、嗜铬细胞瘤手术肾上腺血流阻断前等，可引起短时的血压增高。对引起继发性高血压的肾血管病变、嗜铬细胞瘤、原发性醛固酮增多症等，术中都有可能发生严重的高血压，甚至发生心、脑血管意外。

82. 除手术因素外围术期高血压的其他相关因素有哪些？

除手术因素外，围术期引起血压升高较为常见的原因还有：① 液体输入过量或体外循环流量较大；② 颅内压升高；③ 升压药物使用不当；④ 肠胀气；⑤ 尿潴留；⑥ 寒冷与低温；⑦ 术毕应用纳洛酮拮抗阿片类药物的呼吸抑制作用；⑧ 术后伤口疼痛、咳嗽、恶心呕吐等；⑨ 术后因麻醉对血管的舒张作用消失，血容量过多。

83. 高血压患者行择期手术前降压的一般目标是多少？

除紧急手术外，择期手术一般应在血压得到控制之后进行，并调整受损器官功能的稳定。降压宜个体化，不可过度，以免因严重的低血压而导致脑缺血或心肌缺血。择期手术降压的目标：中青年患者血压控制＜130/85 mmHg，老年患者＜140/90 mmHg 为宜。

84. 高血压合并糖尿病患者行择期手术前降压目标是多少？

对于合并糖尿病的高血压患者，2017 年美国心脏病学院和美国心脏协会指南推荐应降至 130/80 mmHg 以下。

85. 高血压合并慢性肾脏病患者行择期手术前降压目标是多少？

高血压合并慢性肾脏病者，血压应控制在＜130/80 mmHg 甚至 125/75 mmHg 以下。

86. 高血压患者行急诊手术时的降压目标是多少？

对急诊手术患者，可在术前准备的同时适当控制血压。血压＞180/110 mmHg 的患者，在严密监测下行控制性降压，调整血压至 140/90 mmHg 左右。对于急性脑出血的患者，如 SBP＞220 mmHg，建议持续静脉给予降压药，并持续监测血压，如快速降低 SBP＜140 mmHg，可能增加死亡及残疾风险。对于急性缺血性脑卒中，如需静脉溶栓治疗，建议在溶栓治疗 24 小时内维持血压＜180/105 mmHg，如不溶栓治疗，且血压＞220/110 mmHg，建议在第一个 24 小时，血压降低 15%。

87. 术中无创血压监测的原理是什么？

振荡测量法。动脉搏动能够引起袖带压力的振荡。袖带充气压力超过收缩压时这种振荡幅度很小，随着袖带压力下降到收缩压水平，振荡幅度明显增大，降至平均压水平时振幅最大，随后又开始减弱。电子血压计通过微处理器根据某种算法得出收缩压、平均压和舒张压。随着振荡法血压监护仪的改进，它已经成为全世界首选的无创血压监测设备。

88. 术中无创血压的缺陷？

无创血压测量时需要连续相同的脉搏波才能确认血压值，在心律失常（如房颤）时结果可能不可靠。此外，这种方法也不能用于体外循环患者。

89. 有创血压监测的指征是什么?

有创血压监测的指征包括:① 血压快速波动;② 预期出现心血管不稳定情况;③ 血压轻微波动会造成靶器官损伤;④ 血容量预计变化剧烈、颅脑手术、心血管手术、肥胖患者;⑤ 预计大出血;⑥ 需频繁监测血气。

90. 高血压患者气管插管反应的处理措施?

包括:① 使用吸入麻醉药,加深麻醉;② 单次静脉注射阿片类药物(芬太尼 2.5～5 μg/kg;阿芬太尼 15～25 μg/kg;舒芬太尼 0.25～0.5 μg/kg;瑞芬太尼 0.5～1 μg/kg);③ 静脉或气管内使用利多卡因 1.5 mg/kg;④ 硝酸甘油 0.2～0.4 μg/kg 静脉注射;⑤ 尼卡地平 10～20 μg/kg 或乌拉地尔 0.25～0.5 mg/kg 静脉注射;⑥ 艾司洛尔 0.3～1.5 mg/kg、普萘洛尔 1～5 mg 或拉贝洛尔 5～20 mg 静脉注射;⑦ 右旋美托咪定 1 μg/kg 静脉泵注。

91. 高血压患者麻醉管理目标是什么?

高血压患者麻醉管理目标:使患者对麻醉和手术刺激所致的血压波动最小化,以预防靶器官损害所致并发症,如心肌缺血(源自心动过速、高血压或低血压)、脑部灌注不足、脑出血和高血压脑病、肾灌注不足导致的肾功能不全。

92. 高血压患者如何进行术中液体治疗?

高血压患者常由于血管收缩和利尿剂的使用导致血容量减少,因此,麻醉诱导前应进行液体补充,以预防诱导后低血压。术中应避免过度补液,因为术后麻醉药所致血管扩张作用消失后会导致高血压,谨慎评估液体补充和丢失非常重要。尿量和中心静脉压监测都可以用来指导大量液体丢失手术的液体治疗。

93. 高血压患者拔管和苏醒过程中如何预防高血压的发生?

术毕由于患者清醒,故可以考虑在拔管和苏醒过程中应用降压药。许多药物组合均有效,包括拔管前静脉注射利多卡因、艾司洛尔、拉贝洛尔、维拉帕米、地尔硫草等。拔管后若血压超过理想水平,在保证镇痛良好、患者温暖无低体温的情况下使用药物控制血压。

94. 何为高血压急症?

高血压急症是指原发性或继发性高血压患者,在某些诱因作用下,血压突然显著升高(一般超过 180/120 mmHg),同时伴有进行性心、脑、肾等重要靶器官功能不全的表现。高血压急症严重危及患者生命,需作紧急处理。

95. 高血压急症如何处理?

短时间内血压急骤下降,可能使重要器官的血流灌注明显减少,应采取逐步控制性降压。一般情况下,初始阶段(数分钟到 1 h 内)血压控制的目标为平均动脉压的降低幅度不超过治疗前水平的 25%。在随后的 2～6 小时内将血压降至较安全水平,一般为 160/100 mmHg 左右,如果可耐受该血压水平且临床情况稳定,在随后 24～48 小时逐步降低血压达到正常水平。降压时需充分考虑患者年龄、病程、血压升高程度、靶器官损害和合并的临床状况,制定个体化的方案。

96. 何为控制性降压?

控制性降压是指利用药物和(或)麻醉技术使动脉血压下降并控制平均动脉压在 50～65 mmHg,以改善视野,利于手术操作,减少手术失血或改善血流动力学的方法。

97. 控制性降压的常用方法?

常用的控制性降压方法有:① 生理性降压(如利用体位改变或机械通气的血流动力学效应等);② 椎管内麻醉降压;③ 药物控制性降压,常用的药物有直接血管扩张药如硝普钠、硝酸甘油等,挥发性麻醉药如异氟烷、七氟烷等,α_1 受体阻滞剂如酚妥拉明、压宁定,β 受体阻滞剂如艾司洛尔、美托洛尔等,α 受体和 β 受体阻滞剂拉贝洛尔,钙离子通道阻断药如尼卡地平,以及前列腺素 E_1。

98. 控制性降压的常见并发症?

常见并发症有:① 脑栓塞与脑缺氧;② 冠状动脉供血不足,心肌梗死,心力衰竭甚至心搏骤停;③ 肾功能不全,无尿、少尿;④ 血管栓塞,可见于各部位血管栓塞;⑤ 降压后反应性出血,手术部位出血;⑥ 持续性低血压,休克;⑦ 嗜睡、苏醒延长等。

99. 高血压患者术后血压管理应注意什么?

高血压患者术后血压管理需要考虑以下因素:① 分析术后高血压原因;② 密切监测血压变化;③ 给药途径(经静脉/经皮);④ 谨慎恢复使用家庭降血压药。

100. 心脏植入型电子设备有哪些？

心脏植入型电子设备（cardiac implantable electronic devices，CIEDs）包括起搏器、植入型心律转复除颤器（implantable cardioverterdefibrillators，ICDs）和心脏再同步治疗（cardiac resynchronization therapy，CRT）装置，主要用于心动过缓、心动过速和心力衰竭的诊断、治疗和监测。

101. 什么是病态窦房结综合征？

病态窦房结综合征是指不可逆的窦房结功能障碍引发的一系列临床症状。表现为窦性停搏发作、窦性停搏或继发于窦房结自律性不足的窦性心动过缓。24 小时 Holter 有助于其诊断。当心动过速和心动过缓同时存在时通常称为快慢综合征，是安装起搏器的最常见指征。

102. 无症状的双束支传导阻滞患者在手术前是否需要安装临时起搏器？

无症状的双束支传导阻滞患者发展为全心阻滞的概率很低。此外，目前为止没有任何临床症状可以成为发生全心阻滞的风险预警，因此，并不推荐对于无症状的双束支阻滞患者常规实施起搏器植入。围术期的观察性研究发现，全身麻醉后发生完全性心脏传导阻滞的概率很低，并不推荐患者在全身麻醉前安装临时起搏器，但建议在术中预备体外起搏器。

103. NASPE/BPEG 起搏器编码 5 个字母代表什么含义？

第一个字母代表起搏器起搏的心腔（O＝无、A＝心房、V＝心室、D＝双腔）；第二个字母代表感知的心腔（O＝无、A＝心房、V＝心室、D＝双腔）；第三个字母代表起搏器感知心脏自身电活动后的反应（O＝无、T＝触发、I＝抑制、D＝T＋I）；第四个字母代表程控功能频率调整（O＝无、R＝频率调整）；第五个字母代表多点起搏（O＝无、A＝心房、V＝心室、D＝双腔）。

104. 起搏器中常见的频率调整性传感器有哪些？

已批准用于临床的有 5 种：振动传感器、运动传感器、分钟通气量（生物阻抗传感器）、QT 间期、右心室压力。

105. 永久性心脏起搏器的常见起搏模式有哪几种？

现代程控起搏器有下列三种模式：非同步化起搏、单腔起搏和双腔房室顺序起搏。

106. 永久性心脏起搏器的工作原理是怎样的？

非同步化起搏即固定节律模式起搏，不依赖心脏固有的节律而按照起搏器预设的节律工作。单腔起搏预设了一个起搏阈值，只有当心脏自身的节律低于该阈值时才工作。双腔顺序起搏具有两个起搏电极，分别位于右心房和右心室。起搏器首先刺激心房收缩，经过一个可调节的 PR 间期后，如果心室起搏线不能感受到心室电活动则会刺激心室收缩。

107. 如何判断患者安装的永久性起搏器的起搏类型？

心电监护仪多配有可以强化人工起搏电位的滤波器。心房起搏时，在 P 波出现前通常显示起搏波，如果心脏房室传导正常，P 波下传，下传的 QRS 波波形正常。心室起搏的心电图表现为起搏波后跟随一个宽大的 QRS 波。房室顺序起搏有两个起搏波，一个在 P 波前，一个在 QRS 波前。

108. 心室起搏的缺点是什么？

无论心室独立起搏还是心房顺序起搏，心室起搏都会导致左心室电活动和机械活动的功能不同步。在正常条件下，电活动是沿着希氏-浦肯野纤维网传导引起全部左心室电活动同步激动。当心室起搏时，会导致右心室首先激动，接着左心室游离壁被动激动。这种形式的收缩被认为不同步，可能加剧慢性心力衰竭，影响左心室射血分数（EF）。

109. 何为植入式心律转复除颤器？

植入式心律转复除颤器（implantable cardioverter defibrillator，ICD）适用于检测到的明确的、快室率性的快速性心律失常（尤其是室性心动过速和室颤）。治疗包括快速起搏、低能量同步电击或高能量非同步电击。

110. 通常永久性起搏器和植入式心律转复除颤器的使用寿命为多长？

目前起搏器的电池多为锂电池，寿命可达 7～10 年，而 ICD 的寿命不仅取决于锂电池的性能，还要看高压电容器的寿命，一般可使用 5～8 年。

111. **NASPE/BPEG 通用除颤器编码 4 个字母代表含义是什么?**

第一个字母代表电击心腔;第二个字母代表抗心动过速起搏心腔;第三个字母代表心动过速监测方式;第四个字母代表抗心动过缓起搏心腔。

112. **装有 CIED 患者术前评估应详细了解哪些内容?**

① 确定患者是否装有 CIED;② 确定患者安装的是何种类型的 CIED;③ 明确患者对 CIED 的依赖性;④ 确定 CIED 的功能和程序设置细节;⑤ 确定 CIED 对于磁铁反应,手术日是否需要重新更改程序。

113. **麻醉医师应关注起搏器的哪些重要信息?**

① 电池寿命;② 程控起搏模式,如 VVIR 等;③ 起搏器依赖性;④ 固有节律;⑤ 磁铁频率和节律;⑥ 以往心律失常事件;⑦ 起搏电极导线参数(包括起搏阈值、感应能力和电极导线阻抗等)。

114. **如何判断患者安装 CIED 的类型?**

可通过以下方法:① 患者大多携带卡片,卡片上有装置和电极型号的数字,植入日期和植入的心脏科医生,也明确了最后一次对该装置进行程控的日期;② 胸片对装置和潜在的起搏功能提供了清晰的信息。如果所有电极都很细,那么是起搏器,如果所有电极很粗,有密集不透射线部分(通常在上腔静脉或右心室),那么是 ICD。胸片上还能显示区分制造厂商和型号的字母/数字编码,在网上可以找到有关装置功能的信息。

115. **如何判断患者是否依赖 CIED 的起搏功能?**

可通过下述情况判断: ① 患者曾出现心动过缓导致晕厥或其他需要植入 CIED 的症状;② 患者曾进行过房室结消融术并植入 CIED 设备;③ 当 CIED 不工作或设定为最低起搏心率时,临床证据显示血流动力学异常;④ 心电图或心电监测,如果每一个或大多数 P 波或 QRS 波前面均可见起搏波则应视为起搏依赖。

116. **如何设置经皮体外起搏器和除颤器?**

术前将除颤电极贴在患者身体适当部位,并连接好除颤器/起搏器。电极位置应尽量远离 CIED。推荐的电极放置方法有:① 前后位放置,RA 电极放在左肩胛骨下方,LL 电极放置在心尖;② 尖前位放置,RA 电极放在右锁骨下方,LL 电极放置在心尖；③ 尖后位放置，RA 电极放在右肩胛骨下方，LL 电极放置在心尖。

117. 术中哪些情况可能导致起搏器失灵？

下述情况可能干扰起搏器功能：① 手术电刀的电干扰；② 血钾过低或过高会改变起搏电极引起心肌去极化的阈值；③ 心肌缺血或梗死以及瘢痕形成会使起搏器阈值升高。

118. 术中电刀会对起搏器和 ICD 造成何种影响？

电刀会产生强大的电磁干扰使起搏器发生：抑制起搏、非同步性起搏、复位到备份状态、心肌烧伤（罕见）、室颤（罕见）；使 ICD 发生：抑制起搏、非同步性起搏、不适当的心动过速治疗、抑制心动过速治疗。

119. 术中起搏器失灵应采取哪些措施？

可采取下述措施：① 吸入纯氧，检查连接点和发生器电池；② 将发生器调至非同步起搏，输出功率调至最大；③ 调整起搏电极位置；④ 在起搏问题解决前使用药物治疗（阿托品、异丙肾上腺素、肾上腺素）可能有用；⑤ 药物治疗无效的情况下立即心肺复苏直至起搏器问题解决；⑥ 采用经皮起搏替代。

120. 如何防范电刀对 CIED 设备的电磁干扰？

双极电刀的电流是在靠近的两个电极之间流动，每个电极产生的信号极性相反，相互抵消对 CIED 产生的干扰极小。单级电刀对 CIED 的电磁干扰，由电刀的部位、持续时间和电极片贴放部位等决定。在脐以下使用单极电刀时，出现电磁干扰致过度感知的可能性非常小。在脐以上使用单极电刀时（上腹部、胸部、上肢和头颈部），出现 EMI 致过度感知的风险较高，此时需要选择应用磁铁或再程控。

121. CIED 设备在术后的管理？

大多数 CIED 植入患者在术后 1 个月内需要到心脏门诊接受评估。对于术中在 CIED 附近使用单极电刀的患者，术后应确认电磁干扰没有引起装置或电极的损害或导致恢复默认设置。对于进行了心脏电复律/除颤、术中出现严重血流动力学问题（胸外按压、大出血、长时间低血压）、患者进行了射频消融、放置中心静脉导管以及在手术室内对于装置功能有疑虑的，需要立即咨询专家，并在患者离开监护之前检查起搏器，调整装置的特性和参数。

122. 何为心脏再同步化治疗装置?

正常人的室间隔和左心室游离壁几乎为同时收缩,长期以来人们发现对于心室内传导异常的患者,左心室游离壁收缩存在延迟,左心室收缩功能容易受到损害。纠正这种不同步收缩的方法是安装双室起搏器/ICD,使心室收缩再同步化。这两种装置能够同时起搏室间隔(通过位于右心室的起搏电极)和左心室游离壁(位于冠状静脉窦的起搏电极),从而使整个左心室同时激活,称为心脏再同步化治疗(cardiac resynchronization therapy,CRT)装置。

123. 起搏器或 ICD 上放置磁铁有何作用?

普通起搏器应用磁铁后即转换为非同步状态,而 ICD 放置磁铁后则将关闭心律失常检测功能,但不影响起搏功能。应用磁铁的优势主要体现在发生室性心动过速及心室颤动时,可以移除磁铁启动 CIEDs 诊断和治疗功能。

124. 何为室上性心动过速(supraventricular tachycardia, SVT)?

异位激动源于希氏束分叉上方产生的心动过速。大多数 SVT 继发于折返激动或自律性的提高。围术期可采用同步电复律处理 SVT 导致的血流动力学崩溃。

125. 室性心律失常如何分类?

① 根据血流动力学表现:血流动力学稳定的室性心律失常(无症状或极微症状)、血流动力学不稳定的室性心律失常(晕厥前期、晕厥、心源性猝死、突发心跳停搏);② 根据心电图分类:非持续性室速、持续性室速、束支折返性室性心动过速、双向室速、扭转性室速、心室扑动、心室颤动。

126. 房颤患者如何进行卒中风险分层?

临床以 CHA_2DS_2VASc 评分作为风险分层。1 分:心力衰竭、高血压、年龄 65~74 岁、糖尿病、血管性疾病、女性;2 分:年龄>75 岁、TIA/CVA 病史。总评分越高,卒中风险越高。

127. 术后新发房颤如何处理?

可按以下步骤处理:① 鉴别诱因;② 评估患者耐受程度(症状、低血压、心力衰竭或心肌缺血证据等);③ 超声心动图检查评估左心室射血分数和瓣膜情况;④ 快速心室率房颤须控制心率(首选静脉抗心律失常药);⑤ 当考虑控制心律时,心内科会诊获得药物复律和电复律的建议。

128. 新型口服抗凝药有哪些?

新型口服抗凝药(novel oral anticoagulant,NOACs)是相对于传统抗凝药华法林而言。目前为止,全球范围内共有 4 种批准上市的新型口服抗凝药:利伐沙班、阿哌沙班、艾多沙班、达比加群酯。

129. 口服抗凝药的作用机制是什么?

华法林是多靶点作用的口服抗凝药,通过抑制维生素 K 依赖的凝血因子 Ⅱ、Ⅶ、Ⅸ、Ⅹ 的肝脏合成发挥抗凝作用。新型口服抗凝药是单靶点作用的抗凝药。利伐沙班、阿哌沙班、艾多沙班通过抑制凝血因子 Ⅹa 来发挥抗凝作用。达比加群酯在体内转化为达比加群,通过抑制凝血因子 Ⅱa(凝血酶)发挥抗凝作用。

130. 合并房颤的患者行非心脏手术前评估的注意点?

① 鉴别房颤是阵发性还是持久性;② 了解目前药物治疗情况,注意控制心率药、抗心律失常药、抗凝药或抗血小板药的使用情况;③ 回顾以往超声心动图;④ 了解以往是否有中断抗凝史,以及肝素桥接治疗史;⑤ 行完整的心血管体格检查;⑥ 评估动脉血栓风险(CHA$_2$DS$_2$VASc 评分);⑦ 安静状态下如心率>100 次/min 被认为是"心脏不稳定状态",应进行术前干预。

131. 抗心律失常药物的分类?

心律失常是心动频率和节律的异常,它可分为快速型与缓慢型两类。缓慢型心律失常可用阿托品或拟肾上腺素类药物治疗。抗快速型心律失常药物,根据药物的作用机制,可分为四类即 Ⅰ~Ⅳ类。

132. Ⅰ类抗心律失常药物的作用机制及代表药物?

Ⅰ类阻断心肌和心脏传导系统的钠通道,根据药物对钠通道阻滞作用的不同,又分为三个亚类,即 Ⅰa、Ⅰb、Ⅰc。① Ⅰa 类中度阻滞钠通道,复活时间常数 1~10 s,以延长 ERP 最为显著,药物包括奎尼丁、普鲁卡因胺、丙吡胺等;② Ⅰb 类轻度阻滞钠通道,复活时间常数<1 s,降低自律性,药物包括利多卡因、苯妥英钠、美西律等;③ Ⅰc 类高度阻滞钠通道,复活时间常数>10 s,减慢传导性的作用最强。药物包括普罗帕酮、恩卡尼、氟卡尼等。

133. Ⅱ类抗心律失常药物的作用机制及代表药物？

Ⅱ类：β受体阻滞药,抑制交感神经兴奋所致的起搏电流、钠电流和L-型钙电流增加,表现为减慢4相舒张期除极速率而降低自律性,降低动作电位0相上升速率而减慢传导性。药物包括普萘洛尔、阿替洛尔、美托洛尔等。

134. Ⅲ类抗心律失常药物的作用机制及代表药物？

Ⅲ类：延长动作电位时程药,抑制多种钾电流,药物包括胺碘酮、索他洛尔、溴苄铵、依布替利和多非替利等。

135. Ⅳ类抗心律失常药物的作用机制及代表药物？

Ⅳ类：钙通道阻滞药,主要是抑制心肌去极化过程中第二时相钙离子内流,降低细胞内钙,使窦房结自律性下降,房室传导减慢,包括维拉帕米和地尔硫草等。

136. 什么是心力衰竭？

心力衰竭(heart failure,HF)是一种复杂的临床综合征,其病因可以是任何导致心室充盈或射血能力障碍的器质性或功能性心脏病变。心力衰竭的主要临床表现是呼吸困难和疲劳,活动耐量下降,体液潴留,肺水肿和外周性水肿。

137. 慢性心力衰竭的分级标准是什么？

美国纽约心脏学会(NYHA)按照患者能胜任的体力活动程度将心脏功能分为四级：第Ⅰ级日常活动无症状(疲劳、心悸、呼吸困难及心绞痛)；第Ⅱ级日常活动时有症状,静息时无症状,体力活动轻微受限；第Ⅲ级低于日常活动即有症状,静息时无症状,体力活动显著受限；第Ⅳ级静息状态下也有症状,不能从事任何体力活动。

138. 什么是急性心力衰竭？

急性心力衰竭(acute heart failure,AHF)是指继发于心功能异常而急性发作或恶化的症状和体征并伴有血浆利钠肽水平的升高。临床上最为常见的AHF是急性左心衰,急性右心衰虽较少见,但近年来有增加的趋势。

139. 心力衰竭的病因有哪些？

最常见的心力衰竭病因有：冠心病、高血压、扩张性心肌病、心脏瓣膜病等。

140. 急性左心衰竭常见诱因?

① 慢性心力衰竭药物治疗依从性差;② 心脏容量超负荷;③ 严重感染:肺炎、败血症;④ 严重颅脑损伤或剧烈的精神心理应激;⑤ 麻醉及手术;⑥ 高心排出量综合征如甲状腺功能亢进危象、严重贫血、妊娠;⑦ 应用负性肌力药物,如β受体阻滞剂、维拉帕米、地尔硫䓬等;⑧ 嗜铬细胞瘤。

141. 急性右心衰竭的病因和诱发因素?

急性右心衰竭多见于右心心肌梗死、急性大块肺栓塞和右心瓣膜病等。

142. 心脏病患者拟行非心脏手术时,术前患者风险如何评估?

① 高危:不稳定性心绞痛、急性心肌梗死(7 天以内)、近期发生心肌梗死(7 天至 1 个月)、失代偿性心力衰竭、严重心律失常、严重心瓣膜病;② 中危:缺血性心脏病史、心力衰竭或心力衰竭失代偿史、脑血管病(短暂性脑缺血发作、脑卒中)、糖尿病以及肾功能不全;③ 低危:年龄＞70 岁、心电图异常(左心室肥厚、完全性左束支传导阻滞、非特异性 ST-T 改变等)、非窦性心律以及未经控制的高血压。

143. 合并心力衰竭患者的手术时机?

根据患者可能发生急性心力衰竭的风险,术前可作出危险评估。除非急诊手术,高危患者应推迟或取消手术;中、低危患者应做好充分的术前准备。

144. 合并慢性心力衰竭患者的术前准备?

术前准备包括:① 治疗基础疾病,如控制高血压、改善心肌缺血、控制血糖、保护肾功能;② 药物应用,围术期应用 β 受体阻滞剂可减少心肌缺血和心肌梗死危险,并降低冠心病死亡率,但要警惕脑缺血事件的发生,不推荐术前临时加用 β 受体阻滞剂;③ 治疗已有的慢性心力衰竭,利尿剂、ACEI、β 受体阻滞剂、血管紧张素受体拮抗剂等,术前不必停药,以减少围术期心血管事件的发生率。应注意与麻醉药物的协同作用,避免血压过度下降。

145. 合并慢性心力衰竭患者的围术期麻醉管理?

① 麻醉方式的选择,根据患者的具体情况并结合手术部位及手术方式等多重因素选择适当的麻醉方式;② 麻醉药物的选择,宜选用对心功能及血流动力学影响小的药物,遵循个体化用药原则;③ 加强围术期监测;④ 维持血流动力学稳定;

⑤ 避免增加心脏做功;⑥ 积极治疗急性心力衰竭。

146. 常见的心肌病有哪些?

最常见的心肌病包括:扩张性心肌、肥厚性心肌病、围生期心肌病以及伴有限制性病理生理改变的限制性心肌病。

147. 何为扩张性心肌?

扩张性心肌病是一类以左心室或双心室扩大伴收缩功能障碍为特征的心肌病,除外高血压、心脏瓣膜病、先天性心脏病或缺血性心脏病等导致的继发性心肌病。是心肌病最常见的类型。

148. 扩张性心肌病患者麻醉管理有哪些原则?

扩张性心肌病患者主要的血流动力学特征是充盈压升高,心肌收缩功能障碍,每搏量和后负荷之间显著负相关。扩张性心肌病患者麻醉原则包括:维持心肌收缩力,避免使用能降低心肌收缩力的药物,维持舒张压正常以保证冠脉灌注压,维持前负荷,防止液体超负荷;预防后负荷增加,避免心律失常、心动过速以及预防血栓栓塞。

149. 扩张性心肌病患者围术期液体管理原则?

扩张性心肌病患者,由于心脏射血不良、心室增大和充盈压升高,围术期液体超负荷可能导致心力衰竭和肺水肿。但过分的液体限制会减少心排量,液体管理应充分通过中心静脉压、尿量、乳酸、血流动力学指标来判断。术中经食管超声是评估心室充盈的更准确工具。要考虑术前给予的液体量,控制晶体液数量,必要时输注血液制品,可以通过呋塞米来防止液体超负荷,但应注意电解质变化。

150. 何为肥厚型心肌病?

肥厚型心肌病是一种原因不明的心肌疾病,特征为心室壁呈不对称性肥厚,常侵及室间隔,心室内腔变小,左心室血液充盈受阻,左心室舒张期顺应性下降。根据左心室流出道有无梗阻分为梗阻性及非梗阻性肥厚型心肌病,可能与遗传等有关,是一种常染色体显性遗传疾病。肥厚型心肌病有猝死风险,是运动性猝死的原因之一。

151. 何为二尖瓣收缩期前向运动(systolic anterior motion, SAM)现象?

梗阻性肥厚型心肌病可导致左室流出道狭窄,从而产生一个跨流出道的压力梯度,收缩期血流经此狭窄通道后前向血流速度增加,血流速度增加会产生文丘里效应将二尖瓣前瓣或腱索推入流出道导致机械性和动力性左室流出道梗阻。此外,二尖瓣修补术后也可能出现医源性左室流出道梗阻。

152. 梗阻性肥厚型心肌病患者行非心脏手术麻醉管理核心是什么?

麻醉管理的核心在于减轻左室流出道梗阻程度,可通过:① 保证适当的前负荷,流出道梗阻在低容量时会加重;② 避免使用正性肌力药物,可以考虑使用β受体阻滞药,过度心脏收缩和心率加快会使梗阻加重;③ 避免降低后负荷,后负荷过低会加重梗阻,增加后负荷可以降低左室流出道压力梯度,可考虑使用去氧肾上腺素等缩血管药物;④ 持续而准确的经食管超声监测对优化管理十分重要。

153. 未经治疗可存活至成年的常见先天性心脏病有哪些?

主动脉瓣二叶畸形、主动脉缩窄、肺动脉瓣狭窄、继发孔型房间隔缺损、室间隔缺损、动脉导管未闭等。

154. 先天性心脏病如何分类?

可分为:(1) 导致流出道梗阻的缺损:① 左室流出道梗阻:主动脉缩窄、主动脉瓣狭窄;② 右室流出道梗阻:肺动脉瓣狭窄。

(2) 左向右分流:室间隔缺损、动脉导管未闭、房间隔缺损、心内膜垫缺损、部分肺静脉异位引流;

(3) 右向左分流:① 降低肺循环血量的缺损:法洛四联症、肺动脉瓣闭锁、三尖瓣闭锁;② 增加肺循环血量的缺损:大动脉转位、永存动脉干、单心室、右心室双出口、完全性肺静脉异位引流、左心发育不全。

155. 先天性心脏病术后存活患者常见的问题有哪些?

心律失常、低氧血症、肺动脉高压、残存分流、反常栓塞、细菌性心内膜炎。

156. 先天性心脏病进行非心脏手术的风险性如何分层?

高风险因素包括:肺动脉高压、发绀型先天性心脏病、心功能Ⅲ级或Ⅳ级、严重全心功能不全(EF<35%),严重左冠状动脉梗阻;中风险因素包括:人工瓣膜或

导管、心内分流、中度左冠梗阻、中度全心功能不全。

157. 对于先天性心脏病患者行非心脏手术,麻醉医师可以如何简单归类?

麻醉医师可简单将患者分为四类:① 已做过心脏纠治手术不需要再行心脏手术的患者;② 仅做过姑息性手术减轻症状的患者;③ 尚未做过心脏纠治手术的患者;④ 不适宜行心脏纠治术等待心脏移植的患者。

158. 何为动脉导管未闭?

肺动脉主干和主动脉之间持续存在的动脉导管通道,能产生限制性或非限制性左向右分流,称为动脉导管未闭。

159. 何为法洛四联症?

法洛四联症包括室间隔缺损、主动脉骑跨、肺动脉狭窄、右心室肥厚。由于同时存在右室流出道梗阻和室间隔缺损,主动脉不仅有氧合的左心室血液,而且还有未经氧合的右心室血液流入。

160. 法洛四联症患者麻醉管理的原则是什么?

法洛四联症患者麻醉管理要维持足够的血管内容量和体循环阻力,避免使肺循环阻力增高的因素,如酸中毒和气道压过高。此外右向左分流会减慢吸入麻醉药的摄取速度,但可能使静脉麻醉药起效加快。

161. 何为左心室发育不良综合征?

此综合征描述了一组以主动脉瓣闭锁和左心室明显发育不良为特征的缺损,右心室是体循环和肺循环提供泵动力的主要心腔。右心室将血液射入肺动脉,主动脉血液几乎全部来自动脉导管。外科治疗包括 Norwood 手术和使用杂交术式减轻症状。

162. 何为三尖瓣闭锁?

三尖瓣闭锁是一种发绀型先天性心脏病,主要病理改变是三尖瓣闭锁或三尖瓣口缺失,卵圆孔未闭或房间隔缺损,左心室扩大,右心室发育不良。胚胎在正常发育情况下心内膜垫融合,将房室管平均分成左右两个管口,并参与形成膜部心室间隔和闭合心房间隔第 1 孔。一般认为胚胎期前后心内膜垫融合部位偏向右侧,心室间隔右移造成房室口分隔不均等,右侧房室管口闭塞则日后形成三尖瓣闭锁。

163. 何为大动脉转位?

大动脉转位是由于胚胎期圆锥部发育异常,包括圆锥干扭转、分隔和吸收异常所引起的先天性心血管畸形。临床包括两大类型:完全性大动脉转位和矫正性大动脉转位。

164. 成人先天性心脏病患者行非心脏手术前评估要点有哪些?

① 是否存在发绀:发绀通常是复杂性先天性心脏病的标志;② 是否有心内或心外分流:明确分流大小(肺血流/体循环血流)、分流方向、心内缺损大小、下游腔室的扩大和压力升高程度、心外分流的来源(原发病变、外科建立、长期代偿);③ 是否合并肺动脉高压,肺动脉高压定义为静息时平均压>25 mmHg 或运动时平均压>30 mmHg;④ 是否有心室功能不全。

165. 何为静脉血栓栓塞症?

静脉血栓栓塞症(venous thromboembolism,VTE)是指血液在静脉内不正常地凝结,使血管完全或不完全阻塞,属于静脉回流障碍性疾病。

166. 深静脉血栓形成的定义?

深静脉血栓形成(deep vein thrombosis,DVT)是指血液在静脉内不正常地凝结,阻塞静脉腔,导致静脉回流障碍,可发生于全身各部位静脉,以下肢深静脉多见,常见于骨科大手术后。下肢近端(腘静脉或其近侧部位)DVT 是肺栓塞血栓栓子的主要来源,预防 DVT 可降低发生肺栓塞的风险。

167. 下肢深静脉血栓形成的临床表现是什么?

主要表现为下肢肿胀、疼痛、患侧肢体皮肤颜色变紫变暗。腓静脉型 DVT 多无临床症状,40%~50%有症状者血栓向近端延展。近端 DVT 患者出现患肢疼痛、肿胀等症状,其中近一半发生无明显临床症状的肺栓塞。

168. 深静脉血栓患者保守治疗的方式有哪些?

物理预防:卧床休息,抬高患肢,减轻肢体肿胀。也可以利用机械原理促使下肢静脉血流加速,减少血液滞留,方法包括足底静脉泵;间歇充气加压装置;梯度压力弹力袜等。药物治疗：抗凝为主。服用华法林或Ⅹa因子抑制剂（磺达肝癸钠/利伐沙班等），入院后用皮下注射低分子肝素进行桥接。肺动脉栓塞与下肢深静脉血栓关系密切，需提高警惕，并评估患者放置下腔静脉滤器的指征。

169. 术后 DVT 药物预防的注意事项是什么？

应注意：① 预防用药包括低分子肝素、Ⅹa因子抑制剂（间接Ⅹa因子抑制剂磺达肝癸钠，直接Ⅹa因子抑制剂利伐沙班等）、维生素 K 拮抗剂；② 由于每种药物作用机制、分子质量及抗Ⅹa和抗Ⅱa因子活性等存在差异，药物预防过程中只能使用一种药物，不能相互替换；③ 低分子肝素、磺达肝癸钠不适用于严重肾损害患者；④ 在进行椎管内置管操作（如手术、穿刺等）前、后的短时间内，应避免使用抗凝药物、并注意抗凝药物停药及拔管时机。

170. 接受不同抗凝药预防 DVT 的患者行椎管内麻醉前停药和麻醉后恢复用药时机分别是什么？

常见的几种抗凝药物参考时机如下：① 低分子肝素：阻滞前/拔管前停药 12 小时，阻滞后/拔管后 4 小时恢复用药；② 华法林：阻滞前/拔管前停药 4～5 天且 INR≤1.4，阻滞后/拔管后立即恢复用药；③ 磺达肝癸钠：阻滞前/拔管前停药 36～42 小时，阻滞后/拔管后 6～12 小时恢复用药；④ 利伐沙班：阻滞前/拔管前停药 24～48 小时，阻滞后/拔管后 6 小时恢复用药；⑤ 达比加群：阻滞前/拔管前停药 48～96 小时，阻滞后/拔管后 6 小时恢复用药。

171. 哪些深静脉血栓患者需行手术治疗？

DVT 一般不必手术取栓。髂股静脉血栓病程不超过 48 小时者，可尝试行导管取栓或溶栓术，效果较好。股青肿常需要手术取栓。

172. 下腔静脉滤网的放置指征有哪些？

指征包括：① 因出血风险大，绝对禁忌抗凝的急性近端深静脉血栓；② 术前 2 周内的急性深静脉血栓，静脉肝素抗凝有高出血风险；③ 大的肺栓塞和较差的心肺储备，不能耐受再发栓塞事件（即使可以抗凝）。若抗凝禁忌证是暂时的，可以选择临时下腔静脉滤网。一般 3 个月内取出。

173. 合并 VTE 接受抗凝治疗的患者围术期管理注意点？

应注意：① 手术时间越接近近期血栓栓塞事件，围术期再发风险越高；② 择期手术应避免在血栓栓塞发生后 1 个月内进行，3 个月内不推荐手术；③ 如果决定在华法林抗凝期间进行手术，应进行桥接治疗。

174. 接受抗凝治疗的 VTE 患者接受手术如何进行抗凝桥接治疗？

应根据具体患者血栓和出血风险个性化制定抗凝方法。桥接治疗有多种方法，常用的是静脉肝素或低分子肝素皮下注射进行桥接，之后继续华法林治疗。静脉肝素的优点是具有可逆性，低分子肝素不能用于肾功能减退的患者。

175. 如何诊断肺栓塞？

肺栓塞的临床表现和常规检查缺乏特异性，金标准"肺动脉造影"具有侵入性，不易普及。因此，对怀疑急性肺栓塞的患者采取"三步走"策略：① 采用 Wells 评分和修正 Geneva 评分行临床可能性评估；② 根据是否存在休克/持续低血压，进行初始危险分层，评估早期死亡风险；③ 对于高危患者，首选 CT 肺动脉造影，病情不稳定者选择床旁心超（TTE/TEE），并检查下肢静脉，病情稳定后行 CT 肺动脉造影。对于非高危患者，可行血 D-二聚体监测以排除。

176. 哪些临床表现提示有肺栓塞？

① 下肢无力，静脉曲张，不对称下肢水肿，血栓性静脉炎；② 外伤后呼吸困难，胸痛，咯血；③ 原因不明的呼吸困难或原有呼吸困难加重；④ 原因不明的低血压或休克；⑤ 晕厥发作；⑥ 低热、血沉增快、黄疸、发绀；⑦ 心衰时洋地黄治疗效果不佳；⑧ 原因不明的肺动脉高压，右室肥大；⑨ X 线片示肺部楔形影；⑩ 放射性核素检查显示肺灌注缺损。

177. 肺栓塞的内科治疗方法有哪些？

肺栓塞的治疗目的是使栓塞的肺动脉再通，并防止形成新的血栓，应根据病情严重程度制定个体化方案。一般治疗：严密监护生命体征，卧床休息，镇静，避免用力、镇痛止咳。保证通气和血流动力学稳定。抗凝治疗：口服或静脉注射抗凝药物可以防止血栓增大，阻止新血栓形成。

178. 肺栓塞的外科治疗方法有哪些?

① 溶栓:对于血流动力学不稳定的患者,需给予溶栓治疗。溶栓时机:症状发作后 14 天以内。药物:尿激酶、链激酶和 rt-PA 等。适应证:大面积肺栓塞;肺栓塞伴休克。禁忌证:活动性出血、近期自发性颅内出血、近期行大手术、消化道出血、严重创伤、严重高血压、心肺复苏、血小板减少等。② 取栓:对于栓子较大且存在溶栓禁忌证,经充分内科治疗病情仍迅速恶化的患者,考虑外科取栓;也可在局部溶栓的同时经导管取栓。

179. 肺栓塞物理预防的禁忌证是什么?

禁忌证包括:① 充血性心力衰竭、肺水肿或下肢严重水肿;② 下肢深静脉血栓症、血栓性静脉炎或肺栓塞等;③ 间歇充气加压装置和梯度压力弹力袜不适用于下肢局部情况异常(如皮炎、坏疽、近期接受皮肤移植手术);④ 下肢血管严重动脉硬化、其他缺血性血管病、下肢严重畸形。

180. 肺栓塞药物预防的禁忌证是什么?

绝对禁忌证:近期有活动性出血及凝血障碍;骨筋膜间室综合征;严重头颅外伤或急性脊髓损伤;血小板低于 $20 \times 10^9/L$;肝素诱发血小板减少症者;急性细菌性心内膜炎等,禁用肝素和低分子肝素;妊娠妇女禁用华法林。相对禁忌证:既往颅内出血;既往胃肠道出血;急性颅内损害或肿物;血小板减少$(20 \sim 100) \times 10^9/L$;类风湿视网膜病患者。

181. 常见的心包疾病有哪些?

心包疾病可分为急性心包炎(伴或不伴心包积液)、慢性心包积液、黏连性心包炎、亚急性渗出性缩窄性心包炎、慢性缩窄性心包炎等。临床上以急性心包炎和慢性缩窄性心包炎为最常见。根据病理变化,急性心包炎可分为纤维蛋白性和渗出性两种。

182. 纤维蛋白性心包炎的症状和典型体征是什么?

症状:① 胸膜性胸痛:出现在胸部中央并向后背和左斜方肌放射,性质尖锐,与呼吸运动有关,持续时间长于心肌缺血的间歇痛;② 肺淤血或支气管受压,可伴有不同程度的呼吸困难。典型体征:心前区心包摩擦音,因炎症而粗糙的壁层和脏层相互摩擦产生,当积液增多,摩擦音消失。

183. 渗出性心包炎的症状和典型体征是什么？

症状包括：呼吸困难，与支气管和肺受压及肺淤血有关，严重时出现端坐呼吸，面色苍白和发绀。典型体征：心脏叩诊浊音界向两侧扩大，触诊心尖搏动减弱，听诊心音低，出现心包积液征（Ewart 征）。

184. 什么是 Ewart 征？

Ewart 征是渗出性心包炎的体征：① 左肩胛下角听诊呈浊音；② 语颤增强；③ 支气管呼吸音。

185. 急性心包填塞的临床表现是什么？

急性心包填塞通常表现为突发的低血压、心动过速以及呼吸急促。体征包括颈静脉怒张、不能平躺、脉压差小以及心音遥远，出现心包摩擦音和奇脉。

186. 心包填塞患者常见的心超表现有哪些？

心超表现包括：① 环形心包积液：通常为中到大量；② 右心房收缩期塌陷：右心房游离壁内凹时间超过心室收缩期的 1/3；③ 右心室舒张期塌陷：舒张期右心室游离壁非生理性内向运动；④ 心室容量随呼吸的变异性：在心尖四腔心切面，吸气右心室容量增加，呼气时降低；⑤ 下腔静脉过度充盈：下腔静脉扩张且不随呼吸变化，超声在下腔静脉-右心房交接点远端 1~2 cm 测量扩张的下腔静脉直径吸气时降低<50%。

187. 什么是奇脉？

奇脉是指大量心包积液患者在触诊时桡动脉搏动呈吸气性显著减弱或消失，呼气时复原的现象，又称"吸停脉"。

188. 奇脉的形成机制是什么？

机制包括：① 吸气时右心室充盈增加，使室间隔向左心室移位，左心室充盈受限；② 吸气时胸腔内压降低，血液较易流入顺应性较大的肺静脉及左心房，减少了左心室充盈；③ 右心室充盈增加，心包内压升高，使左心室充盈进一步减少。上述因素最终使吸气时心搏量减少，出现奇脉。

189. 心包填塞患者的麻醉风险？

心包填塞患者全身麻醉诱导后可出现严重的低血压或心跳停止。原因有：心肌抑制、抗交感神经、静脉回流减少和心率变化。静脉麻醉药通常对心血管系统有抑制作用，表现为外周血管扩张和直接的心脏抑制作用，同时通过减弱压力感受器反射来抑制交感神经活性，心包填塞患者往往无法耐受这一血流动力学改变，最终导致静脉回流减少，血压下降，反射性心率加快，严重者可出现心率减慢，甚至心脏骤停。

190. 心包填塞患者一旦发生心跳停止，如何进行心肺复苏？

心包填塞患者一旦发生心跳停止，需要立即引流心包积液。在填塞解除前，正压通气造成胸腔内正压会进一步减少回心血量和心排量，相比之下自主呼吸产生的胸腔内负压更有利于增加心排量。因此，镇静加局麻下经剑突下切口行心包切开术是一种选择。可联合扩容、儿茶酚胺类、多巴酚丁胺、起搏等方法。

191. 如何使用心超评估心包积液？

正常心包腔约含有 10 mL 浆液，超声一般无法观察到。出现心包积液时，超声显示为包绕心脏的无回声（黑色）带，其将明亮的白色、高反射的壁层心包膜和不均质的灰色心肌分离。自由流动的心包积液早期在心包腔最低垂区域能检测到。剑突下切面可见积液是位于右心室游离壁和邻近肝脏心包的无回声带。胸骨旁长轴和短轴切面可见心包积液位于左心室后面。随着心包积液量的增加，积液变为环形。

192. 如何使用心超评估心包积液的严重程度？

可分为：① 微量心包积液：心超发现左室后壁房室沟处存在深度<5 mm 的液性暗区，液体量 30～50 mL，可能为正常情况；② 少量心包积液：心超发现左室后壁无回声，深度<10 mm，液体量约为 50～200 mL；③ 中量心包积液：当左室后壁无回声深度 10～20 mm，心包积液包绕心脏，液体量约为 200～500 mL；④ 大量心包积液：左室后壁无回声深度>20 mm，心包积液包绕心脏，多个切面均可显示，心脏出现摇摆征，液体量>500 mL。

193. 缩窄性心包炎的病因有哪些？

缩窄性心包炎是指心脏被致密厚实的纤维化心包所包围，使之在心脏舒张时不能充分扩展,致使心室舒张期充盈受限而产生一系列循环障碍的病征。缩窄性心包炎继发于急性心包炎,在我国仍以结核性为最常见,其次为化脓性或创伤性心包炎后演变而来。少数与心包肿瘤、急性非特异性心包炎及放射性心包炎有关。

194. 什么是 Kussmaul 征?

吸气时胸腔内负压导致周围静脉回流增加,但是缩窄的心包使心室失去适应性扩张的能力,回心血量并不增加,因此静脉压反而增高,形成了吸气时颈静脉更明显扩张的现象,称 Kussmaul 征。

195. 缩窄性心包炎患者的体征有哪些?

缩窄性心包炎的体征类似充血性心衰和慢性肝病。最常见的有颈静脉怒张、肝肿大、腹水、下肢水肿、心率增快。可见 Kussmaul 征。心脏体检:心尖搏动不明显,心浊音界不增大,心音减低,可闻及心包叩击音。脉搏细弱无力,收缩压降低,脉压变小。

196. 缩窄性心包炎患者的特征性 ECG 变化是什么?

二尖瓣型 P 波(P 波变宽,P 波时限≥0.11 s,可呈现双峰切迹)、QRS 低电压和 T 波倒置。

197. 缩窄性心包炎患者的特征性超声表现是什么?

增厚的心包、室间隔异常运动、下腔静脉扩张和舒张期左室后壁扁平。

198. 缩窄性心包炎患者为什么会发生室间隔的"弹跳"运动?

吸气时胸内压下降,肺循环系统压力随之下降,但增厚的心包阻碍这一压力下降传递给心室,使得吸气时左室充盈减少。心内空间是固定的,左室充盈减少允许了右室充盈的增加,导致吸气时室间隔向左室移动,肝静脉舒张期流量增加。相反,呼气时胸内压升高,肺血管系统压力增加,左室充盈增加,呼气时室间隔移向右室,胸内正压使右室充盈减少,肝静脉内舒张期血流逆转。连续几个心动周期,就观察到室间隔在左右心室间来回"弹跳"。

199. 心包切除患者术后死亡的主要原因是什么?

心包切除术后立即发生的低心排量是术后死亡的主要原因。占术后立即死亡患者的 14%～28%。这是由于心包打开后心肌功能是保证心排量的决定因素,而心包填塞患者往往合并左室收缩和舒张功能异常,这一点往往在术前评估时容易忽略。

200. 缩窄性心包炎患者行心包切除术的麻醉管理目标是什么?

围术期维持血流动力学平稳,密切关注和防止心动过缓和心肌抑制,以及前、后负荷降低引起的循环障碍。

201. 什么是 Beck 征?

Beck 三联征用于诊断急性心包填塞,即:① 动脉压下降;② 静脉压升高;③ 小而不显著的心脏。

202. 心包引流的超声指征有哪些?

超声发现积液＞20 mm,即为心包引流的指征。若以诊断为目的,如心包积液细胞学检查和心外膜或心包膜活组织检查,更少量积液也可以进行。

203. 主动脉瘤和假性动脉瘤的病理区别是什么?

主动脉瘤:局部的主动脉扩张,其直径增加至少 50%,有三层管壁。假性动脉瘤:局部扩张的主动脉,但不具有完整的三层血管壁,而是由结缔组织和血凝块构成。

204. 主动脉夹层和主动脉壁内血肿的病理区别是什么?

主动脉夹层:由于主动脉内膜撕裂,主动脉内的血液在搏动的压力下进入病变的主动脉中层所致。血液可能不进入真正的主动脉腔而撕裂主动脉壁形成的假腔。主动脉壁内血肿(IMH):主动脉夹层的一种变异。IMH 没有内膜摆动,主动脉成像没有明显的内膜撕裂口。

205. 主动脉破裂和穿透性粥样硬化性溃疡的病理区别是什么?

主动脉破裂:绝大多数主动脉破裂继发于创伤,可能由于运动物体的突然急性减速对相对固定的主动脉壁产生巨大的机械力,多数病例因主动脉破裂即刻大量出血而死亡。相对固定的部位最容易破裂,如有韧带固定的左锁骨下动脉起始部位以远的峡部以及升主动脉。穿透性粥样硬化性溃疡:粥样硬化病变部位形成的孤立性主动脉壁内膜破损，并穿透内膜到主动脉血管外膜，也可伴有肌内血管瘤或假性动脉瘤。

206. 主动脉夹层如何分型？

Debakey 分型：Ⅰ型：累积整个主动脉；Ⅱ型：范围局限于升主动脉；Ⅲ型：内膜撕裂源于降主动脉，向远端或反向延伸。其中，仅累及降主动脉为ⅢA；累及降主动脉和腹主动脉为ⅢB。Stanford 分型：A 型：累及升主动脉或主动脉弓，而无论其起源部位或累及范围。B 型：累及范围局限于左锁骨下动脉以下的胸降主动脉。

207. 如何控制主动脉夹层患者术前的血压？

目标血压：130/80 mmHg 以下。药物：① 吗啡：镇痛镇静；② β-受体阻滞剂：如艾司洛尔；③ 血管舒张药：硝普钠应在负性肌力药物后再使用，因其可增加主动脉 dP/dt；④ 二氢砒啶类钙拮抗剂：尼卡地平用于 β-受体阻滞剂不耐受的患者，且可不引起反射性心动过速；⑤ ACEI：依那普利对于肾动脉性难治性高血压有效；⑥ 升血压时优先选择去氧肾上腺素和去甲肾上腺素，因其较少引起主动脉 dP/dt 升高。

208. 主动脉瘤最常侵犯的部位是哪里？

主动脉瘤最常侵犯的部位是腹主动脉，但也可累及主动脉的任何一个部位。

209. 真性与假性主动脉瘤如何通过心超进行鉴别？

真性动脉瘤：① 瘤壁由主动脉壁构成，回声厚度、构成特征与主动脉壁基本一致，可见边缘与主动脉壁延续，内膜、中膜和外膜都完整存在。② 主动脉呈梭形或囊袋状局限性扩张，内径≥正常值的 1.5 倍。假性动脉瘤：① 瘤壁由血栓及周围机化软组织构成，厚薄不一、回声不均，与主动脉壁不连续。② 主动脉壁出现连续中断，其外周有一液性暗区的腔室包绕。③ 瘤腔通过主动脉壁上的连续中断处与主动脉腔相通。

210. 哪些是主动脉夹层的高危患者？

① 高血压病（72%）；② 动脉粥样硬化（31%）；③ 吸烟；④ 二叶式主动脉瓣畸形；⑤ 主动脉狭窄；⑥ 减速性损伤；⑦ 服用可卡因等毒品；⑧ 妊娠；⑨ 医源性（经

皮心脏和主动脉或瓣膜手术);⑩ 家族性遗传病(马方综合征、EhlersDanlos 综合征、主动脉环扩张和家族性主动脉夹层);⑪ 血管炎症(白塞综合征、梅毒性主动脉炎、多发性大动脉炎和巨细胞性动脉炎)。

211. 主动脉夹层的病理生理机制是什么?

① 内膜逐渐被撕裂、剥离,中间层暴露于血流冲击下。血流向正向或者反向两个方向纵向地分开了内膜和中膜,形成了一个新的腔或假腔,从真血管腔中分离;② 主动脉夹层的发展与平均动脉压、最高动脉压、舒张期反冲动脉压及动脉压上升率有关;③ 常发生侧支循环灌注不足,由于内膜管腔的闭塞或假性管腔压迫了真性管腔;④ 主动脉夹层最常发生于升主动脉(65%),接着为降主动脉(20%)、主动脉弓(10%)和腹主动脉(5%)。

212. 心超检查时需评估哪些急性主动脉综合征的早期并发症?

需评估:① 出血致心包填塞;② 急性心肌梗死主动脉夹层延伸至冠状动脉;③ 大量主动脉反流(急性主动脉瓣环扩张撕脱的内膜,进入左室流出道主动脉瓣夹层);④ 个别情况下,当血液进入固有腔隙时会引起失血性休克,并导致循环衰竭、纵隔出血、胸膜腔积血。

213. 升主动脉瘤的手术方式有哪些?

采用胸骨正中切口,根据主动脉瘤病变的不同、是否累及瓣膜及瓣环,行单纯升主动脉置换、升主动脉和主动脉瓣置换加冠状动脉移植、升主动脉置换加主动脉瓣成形等不同术式。升主动脉夹层病例,需切开主动脉根部,明确内膜撕裂的部位,切除包含内膜撕裂的主动脉,缝合真腔与假腔的边缘,用人工血管代替切除的主动脉。升主动脉或股动脉插管,右房或股静脉插管建立体外循环。

214. 升主动脉瘤手术的麻醉特点有哪些?

(1) 监测:病变往往累及右锁骨下动脉,需行左桡动脉或股动脉置管监测血压。高龄或心功能不全、伴有严重系统性疾病者,可放置 Swan-Ganz 导管。瘤体较大时需小心放置 TEE 探头,以防破裂。用鼻咽温度评估脑温,探头要放置准确。

(2) 降温和复温:升主动脉瘤手术多采用低温体外循环,如果累及主动脉弓则需要深低温停循环。如采用股动脉插管,降温和复温会较慢。

(3) 涉及冠状动脉时需注意有无心肌缺血,尤其在脱离体外循环困难时,密切关注心电图变化。

215. 主动脉弓部动脉瘤的手术方式有哪些?

采用胸骨正中切口,根据病变情况的不同,行全弓或半弓移植术,因手术方式的不同,术中供应脑部血管被部分或完全阻断,借以切除动脉瘤或主动脉弓夹层的节段。多数病例经股动脉插管行深低温停循环,部分病例经右腋动脉插管行深低温停循环和选择性脑灌注。

216. 主动脉弓部动脉瘤的麻醉特点有哪些?

① 监测:无名动脉或锁骨下动脉未被累及者,可选左、右桡动脉穿刺置管;如果均已累及,需同时行股动脉置管测压,并以主动脉根部压力作为对照。选择性采取必要的脑监测措施(脑电图、脑氧饱和度、连续颈静脉窦血氧饱和度、颈静脉窦血氧分压或体感诱发电位等);② 多数患者需采取深低温停循环和选择性局部脑灌注技术,需将鼻咽温度降至 15～22 ℃,取头低位和头部冰帽,使用必要的脑保护药物,避免使用含糖溶液等。

217. 胸、降主动脉瘤的手术方式有哪些?

采用左侧第 4、第 5 肋间胸部切口,阻断病变近端及远端,切开主动脉,用人工血管置换病变部分。部分病例需要在体外循环下进行,目的在于保证远端灌注及近端解压,通过股静脉插管入右房或左房直接插管引流,环路内是否应用氧合器取决于引流血是否为氧合血,血液引流到体外泵内,通过股动脉或其他插管部位灌注阻断以远的主动脉。

218. 胸、降主动脉瘤的麻醉特点有哪些?

① 监测:阻断近端主动脉时可能累及左锁骨下动脉,用右桡动脉或肱动脉置管监测阻断处以上的血压,同时监测阻断部位以下的血压(股动脉或足背动脉置管)。对心功能欠佳者,可放置 Swan-Ganz 导管。涉及肾动脉手术时尤其注意尿量。② 单肺通气:由于瘤体常压迫左主支气管,建议使用右侧双腔管,术后充分吸痰后换成单腔气管导管。③ 主动脉阻断及开放。④ 脊髓保护。⑤ 肾保护。

219. 为什么降主动脉手术要选右侧桡动脉压监测?

局限于降主动脉的手术一般不需要体外循环的条件就可以完成,但必须在病变血管之上与病变血管之下实施主动脉阻断,有时会阻断左锁骨下动脉,因此动脉压监测应该选择右侧桡动脉。

220. 降主动脉手术在主动脉阻断后的血流动力学如何改变?

主动脉被阻断后,近端主动脉高血压,左室后负荷会突然增加,心输出量降低,左室舒张末压力及容积增加,导致主动脉瓣反流加重,肺循环淤血,可导致急性左心衰、灾难性脑血管意外(脑动脉瘤破裂)。而远端明显低血压,阻断远端的平均动脉压仅为近端的 $10\%\sim20\%$,主动脉缺血,阻断位置越高,血流动力学波动越大,可导致肾、脊髓血流量下降和内脏器官缺血。

221. 降主动脉手术在主动脉阻断后对代谢有何影响?

主动脉阻断后,全身氧摄取率和氧耗量下降、SvO_2 升高、血内儿茶酚胺升高、全身二氧化碳产量下降,容易引起呼吸性碱中毒合并代谢性酸中毒。

222. 降主动脉手术在主动脉阻断前后麻醉管理要点有哪些?

处理原则:维持循环稳定,阻断近端 MBP 在 $90\sim100$ mmHg,减轻后负荷、维持正常的前负荷、扩张冠脉、维持心肌收缩力。硝普钠、七氟烷、米力农均可用于降低后负荷。主动脉阻断前:适当控制血压,静注硝普钠或硝酸甘油,防止阻断后近端严重的高血压。主动脉阻断后:低灌注常引起代谢性酸中毒,应监测血气。控制近端高血压的同时,应意识到远端血流会同步减少。阻断时间宜<30 分钟,以预防截瘫发生。

223. 降主动脉手术主动脉开放期的血流动力学如何改变?

主动脉开放引起的血流动力学改变主要取决于阻断水平、阻断时间、血容量等。以低血压最常见,原因有阻断远端反应性充血、手术野血液的大量丢失导致相对或绝对低血容量、外周阻力的突然下降等;从缺血组织中冲洗出来的乳酸、氧自由基、前列腺素、中性粒细胞、激活的补体、细胞因子和心肌抑制因子的毒性等。

224. 降主动脉手术主动脉开放期对代谢有何影响?

全身氧耗量、血乳酸、前列腺素、激活的补体、心肌抑制因子等增加,SvO_2 降低,机体表现为代谢性酸中毒。

225. 降主动脉手术主动脉开放后麻醉管理要点有哪些?

此阶段的麻醉管理要点是防止主动脉阻断开放后的低血压:① 补足血容量,增加液体输入;② 纠正酸中毒,考虑使用碳酸氢钠;③ 减少或暂停扩血管药物,必要时给予缩血管药物,使血压回升至一定水平;④ 减少吸入性麻醉药的使用;⑤ 缓慢开放主动脉,严重低血压者可用手指夹闭主动脉或重新阻断,再补充更多血容量;⑥ 血流动力学平稳后,考虑使用甘露醇,防止脑水肿,改善肾功能,平衡血容量。

226. 胸主动脉阻断的主要并发症是什么?

胸主动脉阻断的主要并发症是脊髓缺血和截瘫,术后短暂神经功能障碍与截瘫的发生率分别是 11% 和 6%,阻断时间超过 30 分钟,手术剥离过于广泛,以及急诊手术的发生率会更高。典型症状为发生脊髓前动脉综合征。

227. 脊髓前动脉综合征的临床表现是什么?

脊髓前动脉综合征表现为脊髓前动脉分布区域受累,运动觉和浅感觉消失,振动觉和本体感觉保留,出现肢体瘫痪、痛觉、温觉障碍、直肠膀胱括约肌障碍。

228. 胸腹主动脉瘤修补术术后截瘫的核心原因和主要部位是什么?

远端主动脉灌注的暂时中断,以及修补术中损失的脊髓节段动脉,是导致脊髓缺血和截瘫的核心原因。脊髓缺血的主要部位在中胸段。脊髓依赖两条脊髓后动脉和一条脊髓前动脉供血,沿途接受根动脉的血液供应。而中胸段($T_2 \sim T_8$)的脊髓前动脉通常只接受一根肋间动脉发出的传入血管,与脊髓后部的侧支循环也很少。如果主动脉阻断部位较高,就可能发生脊髓缺血。

229. 如何预防胸腹主动脉瘤修补术术后截瘫?

① 利用体外循环支持阻断远端主动脉的灌注可以减少截瘫的发生,但需考虑肝素化增加的出血风险;② 采用肝素涂层管道的临时分流技术,不需要肝素化。其近端通常置入升主动脉、左锁骨下动脉或左室心尖部,远端置入髂总动脉;③ 限制阻断时间、防止阻断期血压过低(远端主动脉血压尽量维持在 40～60 mmHg)、脑脊液引流、中度低温、加强脊髓缺血的监护;④ 药物:甲泼尼龙、甘露醇、巴比妥类、钙通道阻滞剂、氧自由基清除剂和镁离子等。

230. 如何预防胸腹主动脉瘤修补术术后肾衰竭？

急诊手术、阻断时间过长、低血压时间过长、伴肾脏基础疾病的患者，主动脉术后肾衰竭的发生率增加。麻醉中必须维持良好的心功能（前负荷、收缩力与全身灌注压）。阻断前输注甘露醇（0.5 g/kg），主动脉开放后辅助使用小剂量多巴胺，非诺多巴扩张肾动脉，增加肾血流，可降低术后肾功能损害，此外，低温和选择性肾动脉灌注也对肾保护有利。

231. 腹主动脉瘤的手术方法有哪些？

腹部正中切口，充分显露动脉瘤后，解剖近端瘤颈和双侧髂动脉，分别阻断瘤体近端和双侧髂动脉，切开动脉瘤，选择恰当的分叉血管植入。

232. Stanford A 型主动脉夹层的手术治疗方法有哪些？

切除近端扩张的夹层，用带主动脉瓣的人工血管修补。如果累及冠脉开口，需行冠脉搭桥术。胸降主动脉段也可以在行切开主动脉弓修补术中逆行置入胸降主动脉支架。

233. Stanford B 型主动脉夹层的综合治疗原则是什么？

单纯 Stanford B 型主动脉夹层主要是内科治疗，控制高血压和预防主动脉瘤形成、主动脉瘤破裂和主动脉瘤的增大。联合用药包括利尿剂、β 受体阻滞剂、ACEI 或其他抗高血压药物，维持血压不超过 130/80 mmHg。存在危及生命的并发症时，主动脉夹层腔内修复术（TEVAR）是替代手术的治疗方法。

234. 合并主动脉夹层患者的血流动力学管理目标是什么？

最先考虑的是血流动力学的稳定、镇痛和控制血压。通常收缩压维持在 100～120 mmHg，维持有效的终末器官灌注。

235. 颈动脉狭窄患者围术期血压如何维持？

颈动脉狭窄患者，围术期以避免低血压发生为目标。在颈动脉短暂阻断时，可耐受"诱导性高血压"。颈动脉内膜剥脱术（carotid endarterectomy, CEA）需了解手术操作有无损伤颈动脉窦神经，如果窦神经功能正常，内膜斑块剥离后对压力感受器刺激增强，发挥"降压反射"，容易出现低血压；如果损伤窦神经，使"降压反射"功能受损，导致术后高血压，加剧脑灌注综合征。术后需要严密监测血压并及时处理。

236. 合并颈动脉狭窄患者可采用哪些方法监测脑功能？

监测方法包括：① 监测脑血流灌注，避免脑灌注不足或过度：经颅多普勒超声（TCD）、颈内静脉血氧饱和度（$SjvO_2$）、颈内动脉阻断远端压；② 电生理监测，加强脑保护，判断有无神经功能缺陷：脑电图、脑电双频谱指数（BIS）、皮层诱发电位。

237. 合并颈动脉狭窄的患者术前评估重点是什么？

需评估：① 了解患者脑血管病变情况：根据症状，结合"金标准"——血管造影，判断患者的双侧颈动脉、椎动脉及 Willis 环的侧支循环等血管情况；② 了解患者有无心血管疾病。伴有冠心病的患者，围术期并发症和死亡率明显升高；③ 高血压作为心脑血管损害的危险因素增加了围术期脑梗死的发生率。持续使用心脏治疗药物和抗高血压药物，制定高血压患者个性化血压管理方案；④ 了解术前抗凝情况，做出适当调整。除非有禁忌，不应停用阿司匹林。

238. 颈动脉阻塞性疾病对脑血管自动调节功能有哪些影响？

脑血管自动调节：平均动脉压在很广的范围内（50～150 mmHg）变动时，脑血管自动收缩或舒张，保持脑血流相对稳定[50～70 mL/(100 g·min)]。颈动脉的狭窄或梗死可以引起阻塞部位后的血管内压力降低，为了保持脑血流的恒定，避免脑缺血，脑血管就会扩张；当颈动脉的阻塞进一步加重后，其后的脑血管就会最大限度地扩张。这时脑血管失去自动调节的能力，脑血流变得被动、并依赖于体循环的压力（血压）。

239. 颈动脉阻塞性疾病患者脑血管对高二氧化碳血症和低二氧化碳血症的反应性改变？

血中二氧化碳分压对脑血管正常的调控表现为：高二氧化碳血症，能强烈扩张脑血管；低二氧化碳血症，脑血管收缩。当脑缺血、脑血管扩张的区域达最大范围时，上述调节关系被破坏，脑血管对高、低碳酸血症的反应可能变得混乱。高二氧化碳血症：缺血区域以外的正常反应血管扩张→血液从缺血区域流走→灌注更加不足→脑内盗血症。低二氧化碳血症：缺血区域和处于临界灌注状态区域的血管收缩→使临界灌注区域变成真正的缺血区域→"逆盗血症"效应。

240. 颈动脉阻塞性疾病患者如何平衡围术期心肌保护和脑保护？

动脉粥样硬化病变常为全身性,颈动脉狭窄的患者往往伴有冠心病。冠心病的心肌保护措施包括减慢心率、降低血压、降低心肌收缩力,减少心肌氧耗。而颈动脉阻塞后脑血管失去自动调节的能力,脑血流灌注被动依赖于体循环压力(血压),常需要运用血管活性药物增强心肌收缩力,收缩血管,升高血压。因此,心脑保护会呈现矛盾。因此,术前评估需了解患者的血压、心率、心功能以及脑血管造影的情况,确定围术期可接受的心血管调控范围。

241. 急性下肢动脉栓塞的病因是什么？

原因包括：① 心源性：过去以风湿性心脏病为主,尤其是二尖瓣狭窄的患者,易形成心房附壁血栓。近年来,冠心病患者比例有所增加;② 血管源性：动脉瘤、动脉硬化时动脉硬化粥样物质形成的栓塞,脱落到动脉循环;③ 医源性：心脏人工瓣膜置换、人工血管移植,动脉造影、血管透析的动静脉瘘。动脉内留置导管、动脉疾病的腔内治疗,都可能引起动脉栓塞。

242. 合并急性下肢动脉栓塞的术前评估要点有哪些？

应评估：① 了解病史,患肢疼痛持续时间、合并症及治疗情况,分析动脉栓塞的病因;② 心血管系统疾病及其治疗情况;③ 肝肾功能;④ 关注实验室检查结果,此类患者往往合并血红蛋白增多症、红细胞增多症、血小板增多症;⑤ 局麻下行有创动脉血压监测及血气分析,了解其内环境。

243. 什么是心脏神经官能症？

以心脏疾病的有关症状为主要表现的临床综合征,是神经症的一种类型。病理上无器质性心脏病证据。

244. 哪类人群易发生心脏神经官能症？

大多发生在青年和壮年,以 20～40 岁者最多见。女性多于男性,尤其是更年期妇女更多见。

245. 心脏神经官能症患者的主要症状是什么？

主诉症状多而分散,缺乏内在联系,症状多变而客观检查无疾病证据。发病时主诉以心血管疾病症状为主,如心悸、呼吸困难、心前区痛、疲乏无力,同时伴多种神经症症状,如自主神经功能紊乱、失眠、多梦、头晕、头痛、食欲不振等。

246. 如何对心脏神经官能症和心绞痛进行鉴别诊断?

心绞痛患者年龄较大,多为男性,有冠心病易患因素,主要发生在运动或情绪激动时,疼痛部位较固定,持续时间不超过 15 分钟,含硝酸甘油常可缓解。必要时可作运动心电图、[201] 铊心肌显像等检查,也可做冠脉造影。

247. 围术期如何预防和治疗心脏神经官能症?

① 使患者了解本症的性质,以解除其顾虑;② 寻找可能的诱发因素并尽可能解除;③ 鼓励患者进行运动锻炼;④ 药物对症治疗,如镇静剂、β 受体阻滞剂、抗抑郁药等。

(高蕾 顾卫东 蒋琦亮 吴镜湘)

参考文献

[1] Michael A. Gropper 著,邓小明,黄宇光,李文志,译. 米勒麻醉学(第九版)[M].北京:北京大学医学出版社,2021.

[2] Lee A Fleisher, Kirsten E Fleischmann, Andrew D Auerbach, Susan A Barnason, Joshua A Beckman, Biykem Bozkurt, Victor G Davila-Roman, Marie D Gerhard-Herman, Thomas A Holly, Garvan C Kane, Joseph E Marine, M Timothy Nelson, Crystal C Spencer, Annemarie Thompson, Henry H Ting, Barry F Uretsky, Duminda N Wijeysundera. 2014 ACC/AHA guideline on perioperative cardiovascular evaluation and management of patients undergoing noncardiac surgery: executive summary: a report of the American College of Cardiology/American Heart Association Task Force on Practice Guidelines. Circulation. 2014; 130 (24): 2215 – 2245. doi: 10.1161/CIR. 0000000000000105.

[3] Levine GN, Bates ER, Bittl JA, Brindis RG, Fihn SD, Fleisher LA, Granger CB, Lange RA, Mack MJ, Mauri L, Mehran R, Mukherjee D, Newby LK, O'Gara PT, Sabatine MS, Smith PK, Smith SC Jr. 2016 ACC/AHA Guideline Focused Update on Duration of Dual Antiplatelet Therapy in Patients With Coronary Artery Disease: A Report of the American College of Cardiology/American Heart Association Task Force on Clinical Practice Guidelines: An Update of the 2011 ACCF/AHA/SCAI Guideline for Percutaneous Coronary Intervention, 2011 ACCF/AHA Guideline for Coronary Artery Bypass Graft Surgery, 2012 ACC/AHA/ACP/AATS/PCNA/SCAI/STS Guideline for

the Diagnosis and Management of Patients With Stable Ischemic Heart Disease, 2013 ACCF/AHA Guideline for the Management of ST-Elevation Myocardial Infarction, 2014 AHA/ACC Guideline for the Management of Patients With Non-ST-Elevation Acute Coronary Syndromes, and 2014 ACC/AHA Guideline on Perioperative Cardiovascular Evaluation and Management of Patients Undergoing Noncardiac Surgery. Circulation. 2016;134(10): e123 - 55. doi: 10. 1161/CIR. 0000000000000404.

[4] Yancy CW, Jessup M, Bozkurt B, Butler J, Casey DE Jr, Colvin MM, Drazner MH, Filippatos GS, Fonarow GC, Givertz MM, Hollenberg SM, Lindenfeld J, Masoudi FA, McBride PE, Peterson PN, Stevenson LW, Westlake C. 2017 ACC/AHA/HFSA Focused Update of the 2013 ACCF/AHA Guideline for the Management of Heart Failure: A Report of the American College of Cardiology/American Heart Association Task Force on Clinical Practice Guidelines and the Heart Failure Society of America. Circulation. 2017;136(6): e137 - e161. doi: 10. 1161/CIR. 0000000000000509.

[5] Whelton PK, Carey RM, Aronow WS, Casey DE Jr, Collins KJ, Dennison Himmelfarb C, DePalma SM, Gidding S, Jamerson KA, Jones DW, MacLaughlin EJ, Muntner P, Ovbiagele B, Smith SC Jr, Spencer CC, Stafford RS, Taler SJ, Thomas RJ, Williams KA Sr, Williamson JD, Wright JT Jr. 2017 ACC/AHA/AAPA/ABC/ACPM/AGS/ APhA/ASH/ASPC/NMA/PCNA Guideline for the Prevention, Detection, Evaluation, and Management of High Blood Pressure in Adults: A Report of the American College of Cardiology/American Heart Association Task Force on Clinical Practice Guidelines. Hypertension. 2018; 71(6): e13 - e115. doi: 10. 1161/HYP. 0000000000000065.

[6] Whitlock RP, Sun JC, Fremes SE, Rubens FD, Teoh KH. Antithrombotic and Thrombolytic Therapy for Valvular DiseaseAntithrombotic Therapy and Prevention of Thrombosis, 9th ed: American College of Chest Physicians Evidence-Based Clinical Practice Guidelines. Chest. 2012; 141(2 Suppl): e576S - e600S. doi: 10. 1378/chest. 11 - 2305.

第三章

合并呼吸系统疾病患者的
麻醉管理

1. 慢性阻塞性肺疾病是什么？

慢性阻塞性肺疾病（chronic obstructive pulmonary diseases，COPD），包括慢性支气管炎和阻塞性肺气肿，是一种持续性的呼吸道症状和气流受限，通常是由于大量接触香烟烟雾等有毒颗粒或气体而引起的异常炎症反应，可进一步发展为肺心病和呼吸衰竭，是老年人常见的、可预防和治疗的疾病。

2. 什么是慢性支气管炎？

慢性支气管炎是气管、支气管黏膜及其周围组织的慢性非特异性炎症，诊断为连续两年，每年至少持续 3 个月，排除了其他原因（如支气管扩张、支气管哮喘、心功能不全等）的慢性咳嗽、咳痰、喘息。

3. 慢性阻塞性肺疾病肺功能分级？

患者行肺功能检查存在气道阻塞的证据（$FEV_1/FVC < 70\%$），根据 FEV_1 占预计值的百分比进行分级：Ⅰ级（轻度）$FEV_1 \geqslant 80\%$ 预计值；Ⅱ级（中度）$50\% \leqslant FEV_1 < 80\%$ 预计值；Ⅲ级（重度）$30\% \leqslant FEV_1 < 50\%$ 预计值；Ⅳ级（极重度）$FEV_1 < 30\%$ 预计值或 $FEV_1 < 50\%$ 预计值伴呼吸衰竭。

4. 慢性阻塞性肺疾病患者常见症状有哪些？

慢性咳嗽咳痰、气短、呼吸困难、胸闷喘息、乏力消瘦等。

5. 慢性阻塞性肺疾病患者常见体征是什么？

桶状胸，呼吸变浅变快，严重者可有缩唇呼吸；叩诊肺部过清音；听诊双肺呼吸音减弱,部分可闻及干湿啰音。

6. 慢性阻塞性肺疾病患者如何治疗?

戒烟,肺康复训练,长期家庭氧疗等支持治疗,药物治疗包括:支气管扩张剂,糖皮质激素,镇咳祛痰,抗感染等。

7. 合并慢性阻塞性肺疾病患者可以做手术吗?

需根据患者术前的情况和手术类型决定。患者术前肺功能情况是术后肺部并发症的一个已知危险因素。对于术前严重慢性阻塞性肺疾病患者,需先改善肺功能,推迟手术。

8. 麻醉医师术前应该了解慢性阻塞性肺疾病患者哪些病史?

患者咳嗽咳痰、气短、呼吸困难等临床表现,吸烟情况,患者活动耐量,慢性阻塞性肺疾病的治疗方法,近一周上呼吸道感染情况。

9. 合并慢性阻塞性肺疾病患者术前需要哪些检查?

血常规+C反应蛋白(感染情况),血糖(长期使用糖皮质激素患者),血气分析,血氧饱和度,胸片(怀疑感染),肺功能检查。

10. 合并慢性阻塞性肺疾病患者术前需要做哪些准备?

积极戒烟,至少6~8周;术前常用药物持续至术日晨;积极控制上呼吸道感染,排出和减少分泌物,择期手术需感染控制一周以上进行;对于高危患者考虑术前呼吸肌训练和胸部物理治疗,纠正低氧血症。

11. 合并慢性阻塞性肺疾病患者麻醉方式的选择?

根据手术选择麻醉方案,允许情况下尽量选择区域麻醉,区域麻醉时可使用镇痛镇静药物,并给予面罩吸氧或使用无创通气。高位硬膜外麻醉可能导致支气管痉挛,应慎用。

12. 合并慢性阻塞性肺疾病患者全身麻醉需要注意什么?

尽量避免气道刺激,避免气道压力过高,术中注意低流量吸氧,避免使用有组胺释放作用的药物、巴比妥类药物。

13. 合并慢性阻塞性肺疾病患者全身麻醉的呼吸管理需要注意什么？

术前阿片类、镇静用药尽量避免使用；持续正压通气预给氧可减少肺不张的发生；尽可能使用喉罩代替气管插管；术中小潮气量（6～8 mL/kg）通气，考虑延长呼气时间，不用或较低的外源性 PEEP；允许性高碳酸血症。

14. 合并慢性阻塞性肺疾病患者术中液体管理要点？

限制性补液可降低患者术后肺水肿的风险，根据手术类型及患者的一般状况制定补液计划。

15. 合并慢性阻塞性肺疾病患者术后拔管要求？

合并慢性阻塞性肺疾病的老年患者拔管要求更严格，需无残留麻醉药物，肌肉松弛完全逆转，无支气管痉挛，无过多分泌物。拔管前可常规使用支气管扩张药物。新斯的明可能引起支气管痉挛，需提前静注阿托品预防。高危患者拔管后可能需持续应用无创通气过渡。

16. 合并慢性阻塞性肺疾病患者术后管理？

持续雾化吸入促进排痰，加强胸部物理治疗，给予患者良好的术后镇痛，鼓励患者主动咳痰。

17. 什么是肺气肿？

肺气肿是一个病理学诊断，是指终末细支气管远端的气道弹性减退，持续异常含气量过多、过度膨胀、充气和肺容积增大，同时伴有气道壁破坏的病理状态。

18. 肺气肿的分类？

根据解剖学部位，可分两类：肺泡性肺气肿：病变发生于肺腺泡。间质性肺气肿：常由于胸部外伤或者肋骨骨折引起。

19. 肺气肿有哪些临床症状？

劳力性呼吸急促，随着疾病进展，呼吸困难加重，可表现为休息时气短、胸闷。典型肺气肿患者胸廓前后径增大，呈桶状胸，呼吸音减低，心音远。患者可能伴随乏力、体重下降、上腹胀痛等表现，重症患者可能出现水肿、心悸、神志恍惚甚至昏迷。

20. 什么叫缩唇呼吸?

缩唇呼吸指的是吸气时用鼻子,呼气时嘴呈缩唇状施加一些抵抗,慢慢呼气的方法。这个方法可在气管支气管内产生压力差,防止细支气管由于失去放射牵引和胸内高压引起的塌陷。缩唇呼吸是严重肺气肿患者一种康复训练方法。

21. 肺气肿可能有哪些并发症?

自发性气胸,肺源性心脏病,呼吸衰竭等。

22. 合并肺气肿患者术前需要完善哪些检查?

除了血常规、血生化、凝血功能、血气分析等,还需完善胸片或胸部 CT、心脏彩超等,以及肺功能检查,明确术前有无呼吸衰竭、肺心病、心力衰竭等。

23. 合并肺气肿患者术前需要哪些准备?

一般情况治疗:包括营养改善,纠正水、电解质紊乱等;化痰止咳,控制感染;激素治疗患者可考虑术中继续用药;康复训练,呼吸训练,肢体运动锻炼,持续至少6~8 周。

24. 合并肺气肿患者麻醉方式选择?

尽量选择非全身麻醉的方式,以减轻对患者肺功能的影响。

25. 合并肺气肿患者全身麻醉需要注意什么?

肺气肿患者由于肺泡壁塌陷,呼气时气道阻力增加及动态性气道受压,将导致肺内气体潴留,出现呼气末正压(PEEP)。影响内源性 PEEP 的因素有:气管导管内径,呼吸模式、频率、潮气量、吸呼比。机械通气原则是尽量减少气压伤和内源性 PEEP。

26. 什么是通气相关肺损伤?

机械通气时出现的气压伤、容量伤、不张伤和生物伤统称为通气相关肺损伤。

27. 保护性肺通气策略包括哪些?

为减少肺气肿患者手术期间机械通气肺损伤,需要采取保护性肺通气策略。包括:潮气量<6~8 mL/kg,呼吸频率<6~12 次/min,吸呼比 1∶2~4,气道峰

压<3.92 kPa,适度外源性 PEEP<0.785 kPa,允许性高碳酸血症维持 pH>7.20~7.25。

28. 合并肺气肿患者全身麻醉术中和术后的心血管考虑?

肺气肿患者由于肺过度充盈,可能出现静脉回流减少,右心房心包填塞效应,肺动脉高压,纵隔偏移导致左心功能不全,甚至心搏骤停。临床表现主要有突发房颤及其他室上性心律失常,也有术后出现肺动脉高压和右心功能不全等。

29. 什么是哮喘?

哮喘是一种以慢性气道炎症为特征的异质性疾病,通常表现为广泛而多变的可逆性呼气气流受限,导致反复发作的喘息、呼吸短促、胸闷和咳嗽,这些症状随时间和强度而变化。

30. 哮喘的分期?

哮喘可分为急性发作期、非急性发作期(慢性持续期)。

31. 哮喘急性发作期的分级?

哮喘急性发作期是指气促、咳嗽、胸闷等症状突然发生或症状加重,常有呼吸困难,以呼气流量降低为其特征,多因接触变态原等刺激物或治疗不当所致。根据哮喘发作时严重程度可分为轻度、中度、重度和危重 4 级。

32. 哮喘非急性发作期的控制水平分级?

根据患者症状、夜间觉醒情况、短效支气管扩张剂需求、肺功能异常程度、急性发作情况,可将非急性发作期哮喘控制水平分为控制、部分控制和未控制 3 个等级。

33. 哮喘如何诊断?

肺活量测定是诊断哮喘的首选方法,典型表现为 1 秒用力呼气容积(FEV_1)与用力肺活量(FVC)之比降低,比值低于 0.7 表示气流阻塞。但是肺活量结果正常不能排除哮喘。对于典型症状和体征的患者,鉴别诊断后可作出临床诊断;对于不典型病例,应进行支气管舒张试验或激发试验,阳性者可确诊。

34. 哮喘如何治疗?

吸入激素是长期抗炎的基础治疗,常用药物有布地奈德、莫米松等;吸入 β_2 激动剂是应急缓解症状等首选药物;长期吸入激素病情控制不佳,需加用吸入长效 β_2 激动剂、茶碱、白三烯调节剂;重症哮喘患者可大剂量激素冲击治疗,病情稳定后,逐渐减少激素用量。

35. 老年哮喘患者多吗?

随着全球人口老龄化,国内外有关老年性哮喘的流行病调查显示,老年患者哮喘逐年增加。但因为老年患者常常合并其他内科疾病,因此老年哮喘往往容易被误诊和漏诊。

36. 老年性哮喘的发病因素有哪些?

与儿童哮喘的病因不同,长期吸烟、反复的上呼吸道感染、胃食管反流、β 受体阻滞剂的应用、非甾体类抗炎药物的应用、冷空气刺激、运动、过敏等,都是老年性哮喘等发病因素。

37. 老年性哮喘的临床表现有哪些特点?

咳嗽、咳痰、气短、阵发性夜间喘息。由于老年患者全身器官系统功能的退行性病变,对症状的反应迟缓,容易出现重症哮喘、呼吸衰竭及猝死。

38. 老年性哮喘需要与哪些疾病鉴别?

心血管疾病如高血压心脏病、心功能不全等;呼吸系统疾病如慢性支气管炎、COPD、肺栓塞、肺癌等。有时哮喘与其他疾病往往同时存在,需仔细鉴别。

39. 哮喘患者可以做手术吗?

需根据患者术前的情况和手术类型决定。急性发作期或者重度哮喘是不建议行择期手术的,需控制稳定后行择期手术治疗。手术的风险主要取决于术前哮喘控制的情况,和术前术中的准备。

40. 麻醉医师术前应该了解哮喘患者哪些病史?

需要了解患者咳嗽、咳痰、喘息情况(尤其是夜间发作情况),近期是否有加重,伴发诱因,治疗情况(激素类用药情况),患者活动耐量,是否有急诊或重症病发住院史,是否气管插管,最近一周上呼吸道感染情况。

41. 哮喘患者术前需要哪些检查?

血常规＋C反应蛋白(感染情况),血糖(长期使用糖皮质激素患者),血气分析,胸片(怀疑感染),肺功能检查。

42. 哮喘患者术前如何用药?

对于慢性哮喘患者,长期哮喘用药:β_2激动剂、糖皮质激素、抗生素,无论是吸入还是口服,需持续应用至术日晨。β_2激动剂是一种有效的预防性干预用药,可降低麻醉诱导后支气管痉挛的风险。

43. 术前新诊断的哮喘患者如何用药?

术前3～5天口服糖皮质激素,如强的松20～60 mg/d。

44. 术前患有上呼吸道感染的哮喘患者可否行手术治疗?

需感染完全控制后1周以上,方可行择期手术治疗。对于急诊手术,麻醉诱导后、术后拔管时支气管痉挛风险高,术中血氧饱和度维持困难,术后长期呼吸机支持等风险,需向患者及家属充分交代。

45. 哮喘患者有哪些用药禁忌?

β受体阻断剂、血管紧张素转化酶抑制剂、非甾体类抗炎药物。

46. 哮喘患者术中避免使用药物?

吗啡,非甾体类抗炎药物。艾司洛尔作为超短效的β_1受体阻断剂,小剂量应用是安全的。

47. 哮喘患者麻醉方法的选择?

根据手术情况,尽量选择区域麻醉,给予充分的镇痛、镇静,避免对患者的刺激。

48. 哮喘患者全身麻醉需要注意什么?

给予充分镇痛、镇静,尽量减少或避免使用组胺释放的药物,减少气道刺激,插管、吸痰操作需要在深麻醉下进行,拔管操作需在深麻醉下或患者完全清醒后进行。

49. 哮喘患者术中需要使用激素吗?

需要。麻醉诱导前给予地塞米松 5 mg 或甲泼尼龙 40 mg 或氢化可的松 100 mg 是必要的。

50. 什么是呼吸衰竭?

任何原因引起的肺通气和/或换气功能严重障碍,导致缺氧伴/或不伴二氧化碳潴留。呼吸衰竭不是一种疾病,是由多种疾病引起的一系列生理功能和代谢紊乱的临床综合征。

51. 呼吸衰竭分哪几类?

按动脉血气分析分类:Ⅰ型呼吸衰竭:动脉血氧分压 $PaO_2 < 60$ mmHg,动脉血二氧化碳分压 $PaCO_2$ 降低或正常;指单纯缺氧,不伴有二氧化碳潴留。Ⅱ型呼吸衰竭:动脉血氧分压 $PaO_2 < 60$ mmHg,动脉血二氧化碳分压 $PaCO_2 > 50$ mmHg;指不仅有低氧血症,而且还存在高碳酸血症。按起病缓急、病程长短分类:急性呼吸衰竭:指数小时或数天内出现的呼吸衰竭,病情危重。慢性呼吸衰竭:指数周及以上缓慢进展的疾病,机体可能出现代偿。

52. 呼吸衰竭的临床表现有哪些?

急性呼吸衰竭主要为缺氧所致的临床症状,如呼吸困难、紫绀等,同时可伴有循环系统、精神神经系统、消化系统及泌尿系统等症状。慢性呼吸衰竭除了缺氧,还会出现二氧化碳潴留的临床症状,如浅慢呼吸、外周毛细血管扩张、心动过速等。

53. 呼吸衰竭可能的原因有哪些?

严重肺部疾病如肺炎、肺气肿、肺纤维化、肺栓塞等,或者其他严重的致病因素如休克、创伤、急性气道阻塞等,都可能导致呼吸衰竭。

54. 呼吸衰竭如何治疗?

积极治疗原发病,去除诱因;保证呼吸道通畅,维持有效通气量;纠正低氧血症;纠正酸碱平衡紊乱等并发症。

55. 什么是急性呼吸窘迫综合征?

急性呼吸窘迫综合征是指由于严重的感染、创伤等因素导致剧烈的炎症反应,出现肺泡毛细血管的通透性增加,造成肺泡的换气功能障碍,从而导致严重的低氧血症。

56. 急性呼吸窘迫综合征与呼吸衰竭的关系?

急性呼吸窘迫综合征可能会造成比较严重的呼吸障碍,但是呼吸衰竭的原因不仅有急性呼吸窘迫综合征,其他原因比如气道梗阻、COPD等都可能是呼吸衰竭的原因。

57. 呼吸衰竭患者可以做手术吗?

应根据患者术前一般状态和手术类型综合决定。急性呼吸衰竭起病急、症状重,老年患者往往同时合并多种其他疾病,可迅速出现多脏器功能障碍,可迅速导致死亡,此时应先积极治疗呼吸衰竭及原发病。慢性呼吸衰竭的老年患者,机体有一定的代偿,对于急诊手术和限期手术,可在术前积极控制患者的症状,调整呼吸功能在最好状态下,行手术治疗。

58. 呼吸衰竭患者手术麻醉的选择?

在手术允许的情况下,尽量选择区域麻醉方式进行。因全身麻醉需要控制通气,呼吸衰竭患者本身呼吸功能差,全身麻醉后拔管困难、长期带管呼吸机支持的可能性大。

59. 呼吸衰竭患者椎管内麻醉注意事项?

注意小剂量低浓度缓慢给药,尽量维持麻醉平面不要过高,减少循环波动,减少呼吸肌抑制。

60. 呼吸衰竭患者术中液体管理理念是什么?

手术的操作、麻醉的处理依然可能对患者呼吸功能造成影响,术中尽量保证患者出入量平衡,适当的"限制"液体输入,减少肺水肿。

61. 呼吸衰竭患者行区域麻醉会有加重呼吸衰竭的风险吗?

还是有可能的。手术的时长、手术操作、麻醉的处理、循环的波动都可能加重呼吸衰竭。

62. 什么是上呼吸道感染？

上呼吸道感染简称"上感"，是鼻腔、咽部、喉部急性炎症的总称。广义的上呼吸道感染包括急性鼻咽炎，病毒性咽炎、喉炎、疱疹性咽峡炎，细菌性扁桃体炎等；狭义的上呼吸道感染又称普通感冒，是最常见的呼吸道感染性疾病。

63. 急性上呼吸道感染的特点？

急性上呼吸道感染发病率较高，全年皆可发病，70%以上由病毒引起，多呈自限性，一般 7～10 天可自愈。

64. 急性上呼吸道感染患者能做手术吗？

患者正处在急性上呼吸道感染期，是需要推迟择期手术的。但是急诊手术，需要平衡手术的风险与获益，才能决定是否推迟手术。

65. 为什么上呼吸道感染患者需要推迟手术？

上呼吸道感染急性期，患者气道处于高反应性，容易在麻醉过程中出现喉痉挛、支气管痉挛、肺不张、咳嗽、缺氧等风险。上感和手术的双重应激可能会诱发术后呼吸衰竭等严重并发症。

66. 上呼吸道感染对术后恢复有哪些影响？

患者处在上感期，机体处在对炎症的免疫反应阶段，此刻进行手术，有可能增加术后感染的风险，需要更长时间恢复。

67. 上呼吸道感染患者手术需要推迟多久？

循证医学证据表明，气道高反应性在上呼吸道感染后可持续 2～4 周。手术推迟时间越久，气道并发症的风险越低。如果患者合并有哮喘、COPD、心脏疾病、免疫疾病等，会增加围术期并发症的风险，建议推迟择期手术，直到感染消退后 4 周。但如果患者一般状况好，又是限期手术，在感染完全消退后即可行手术治疗。

68. 上呼吸道感染患者术前访视需要特殊了解哪些问题？

除了常规病史采集，还需要了解患者上感的原因，发生的时间，治疗的过程，目前感染控制情况,是否还有咳嗽、咳痰、发热等上感症状,使用何种药物,目前血常规指标等。

69. 上呼吸道感染患者术中需要哪些特殊准备?

主要注意气道高反应性,尤其在气管插管和拔管时要注意喉痉挛、支气管痉挛等。

70. 上呼吸道感染患者术后需要去监护室吗?

上呼吸道感染急性期麻醉结束后立即拔管会增加气道并发症的风险,如果条件允许,尽可能术后入监护室,待患者完全清醒后,再拔除气管导管。

71. 什么是阻塞性睡眠呼吸暂停?

阻塞性睡眠呼吸暂停(obstructive sleep apnea,OSA)是指成人每晚睡眠过程中,每小时睡眠中有 15 次以上阻塞性事件发生,或者每小时有 5~15 次阻塞性事件但同时伴有白天嗜睡或伴有高血压、房颤等并发症。

72. 什么是阻塞性睡眠呼吸暂停低通气综合征?

阻塞性睡眠呼吸暂停低通气综合征(obstructive sleep apnea hypopnea syndrome,OSAHS)是指患者睡眠时反复发生的上气道塌陷、阻塞,主要表现为睡眠打鼾、呼吸暂停、白天嗜睡,造成间歇性缺氧、高碳酸血症以及睡眠结构紊乱,严重时可出现高血压、冠心病、脑血管病、认知功能障碍等多器官损害。

73. 阻塞性睡眠呼吸暂停严重程度分级?

轻度:每小时睡眠中阻塞性事件<15 次;中度:每小时睡眠中阻塞性事件≥15 次但<30 次;重度:每小时睡眠中阻塞性事件≥30 次。

74. 阻塞性睡眠呼吸暂停发病率?

普通人群中 0.3%~5%中患有日间症状的 OSA,而 30~60 岁人群中无日间症状的 OSA 女性患病率高达 9%,男性患病率高达 24%。

75. 哪些人群更容易出现阻塞性睡眠呼吸暂停?

肥胖、老年人、心肌梗死及中风后患者更容易出现 OSA。

第三章

76. 阻塞性睡眠呼吸暂停有哪些症状？

夜间症状：夜间频繁觉醒，觉醒后窒息感，心动过速，打鼾（尤其是响亮而无节奏的），呼吸暂停；白天症状：晨起口干、头痛，白天嗜睡，单调情况下（如看电视时）容易入睡，认知功能障碍。

77. 阻塞性睡眠呼吸暂停有哪些并发症？

患者可能伴发或导致高血压、心律失常、心肌梗死、呼吸衰竭、肺动脉高压、内分泌紊乱、神经衰弱、抑郁、焦虑、脑卒中、认知功能障碍等。

78. 阻塞性睡眠呼吸暂停的诱发因素有哪些？

年龄、肥胖、男性、吸烟、过敏性鼻炎、鼻咽喉部位解剖结构异常、内分泌紊乱等。

79. 什么是无呼吸-低呼吸指数？

无呼吸-低呼吸指数（apnea-hypopnea index，AHI）是指平均一小时无呼吸及低呼吸事件的次数。是诊断 OSA 的量化指标。

80. 阻塞性睡眠呼吸暂停低通气综合征治疗方案？

减重，侧卧位睡眠，戒酒，抗焦虑药物，家用睡眠呼吸机，手术治疗。

81. 阻塞性睡眠呼吸暂停低通气综合征患者术前需要哪些评估？

包括术前患者一般状况评估，困难气道评估（包括电子鼻咽喉镜检查、困难气道麻醉史、颜面畸形、肥胖），重要脏器功能评估（包括心脏、肺、内分泌等）。如果条件允许，术前 3 个月可接受呼吸机辅助治疗、减重、纠正内分泌紊乱、纠正心血管功能紊乱等。

82. 阻塞性睡眠呼吸暂停低通气综合征患者应选择哪种麻醉方法？

在满足手术要求的情况下，首选区域麻醉，必须采用全身麻醉时，需做好困难气道的准备，必要时可采用清醒镇静下插管。

83. 阻塞性睡眠呼吸暂停低通气综合征患者术中麻醉重要的关注点有哪些？

良好的气道管理，保护性肺通气策略（肺复张及 PEEP 的应用），循环的管理，药物剂量的调整（总体重与标准化体重），拔管指证（再插管准备）。

84. 阻塞性睡眠呼吸暂停低通气综合征患者术后管理要点？

术后在外科允许情况下需采取侧卧位或者半坐位,持续监测生命体征,回病房指证：常规监测吸空气睡眠时血氧饱和度持续大于 90％,术后入 ICU 患者需至少保留气管插管至术后第一天。

85. 什么是肺动脉高压？

肺动脉高压(pulmonary arterial hypertension，PAH)是指在静息状态下平均肺动脉压持续＞25 mmHg,或运动状态下平均肺动脉压持续＞30 mmHg。

86. 肺动脉高压的分类？

世界卫生组织将肺动脉高压分为 5 类：① 动脉性 PAH：特发性 PAH;遗传性 PAH;相关疾病/因素所致 PAH;广泛肺静脉或毛细血管受累疾病相关性 PAH;新生儿持续性 PAH;② 静脉性 PAH：左心疾病相关的 PAH;③ 低氧血症相关 PAH;④ 慢性血栓或(和)栓塞性 PAH;⑤ 其他原因导致的 PAH。

87. 肺动脉高压临床症状有哪些？

肺动脉高压症状并不特异,有明确临床症状时可能已经是疾病进展期,主要包括呼吸困难、乏力、活动耐量降低、胸痛、咯血、右心衰竭表现等。

88. 肺动脉压如何诊断？

有肺动脉压相关疾病的患者,行超声心动图可筛查出肺动脉高压人群(推荐标准为肺动脉收缩压≥40 mmHg),确诊需行右心导管检查,测量平均肺动脉压＞25 mmHg。

89. 合并肺动脉高压患者围术期并发症特点？

肺动脉高压患者围术期并发症的发生率和死亡率比较高,由于有些肺动脉高压术前并未及时发现,隐匿性肺动脉高压可能风险更大,并且可能意外出现围术期失代偿。

90. 老年患者肺动脉高压的特点？

老年患者往往合并多种基础疾病,肺动脉高压多以继发为主,且肺动脉高压进展缓慢,发现时可能肺动脉压力很高而症状轻微,可通过超声心动图筛查发现。

91. 合并肺动脉高压患者术前访视需要注意哪些症状？

如果患者主诉劳力性呼吸困难、嗜睡、疲劳等，原有疾病无法解释的，需要进一步检查确定是否存在肺动脉高压。如果出现了右心室后负荷过大相关的临床表现时（如胸痛、上腹痛、下肢水肿等），提示肺动脉高压已经比较严重。

92. 合并肺动脉高压患者术前检查有哪些特征？

术前心电图表现为电轴右偏、右束支传导阻滞、V_1 和 V_2 导联高 R 波和 II、III、aVF、V_1 导联峰值 P 波。超声心动图可以筛查肺动脉压力、评估右心室功能、识别左心衰竭。有明确超声心动图结果可随后做右心导管检查。

93. 合并肺动脉高压患者术前如何控制肺动脉高压？

尽快查明肺动脉高压原因，积极治疗原发病，同时对症支持治疗如给予氧疗、预防感染、康复运动训练等，药物治疗包括肺血管扩张剂、控制右心衰竭药物以及抗凝药物等。

94. 合并肺动脉高压患者术前可能应用哪些药物？

包括磷酸二酯酶抑制剂（西地那非等）、内皮素受体拮抗剂（波生坦等）、利尿剂、钙通道阻滞剂、前列环素激动剂（伊洛前列素），这些药物在围术期都需要继续使用，任何短暂停药都可能造成灾难性后果。

95. 合并肺动脉高压患者麻醉管理要点是什么？

维持术中循环系统的稳定是肺动脉高压患者麻醉管理的要点和难点。

96. 为什么要重视肺动脉高压？

肺循环兼有维持血氧饱和度和维持血流动力学稳定的作用，肺循环障碍可导致低氧血症，还会导致左心回心血量减少，从而导致血流动力学不稳定。肺动脉高压与体循环高压（高血压）同样有害，甚至危害更大。

97. 肺动脉高压术中可能出现哪些并发症？

肺动脉高压可能导致肺血流量减少，肺换气功能降低，低氧血症，左心回流减少，心输出量降低，体循环压力降低（低血压），右心压力升高影响冠状静脉回流从而影响心肌血供，进一步加重心功能不全。

98. 合并肺动脉高压患者麻醉方式的选择？

在外科手术允许情况下,区域麻醉优于全身麻醉,硬膜外麻醉缓慢给药优于蛛网膜下腔麻醉。不管何种麻醉方式,维持循环稳定是第一位。避免肺动脉压升高的因素,如缺氧、二氧化碳蓄积、呛咳等。

99. 合并肺动脉高压患者麻醉药物选择？

选择对血流动力学影响小的药物,比如麻醉诱导期间可考虑使用依托咪酯(不用氯胺酮),考虑使用强心剂如多巴酚丁胺和血管加压素,但需同时考虑避免增加后负荷的问题。笑气会增加肺血管阻力,应避免使用。

100. 合并肺动脉高压患者术中通气策略？

目标是避免缺氧、避免高碳酸血症和避免胸内压力增加。维持通气在最佳的功能残气量是重要的,适当增加呼吸频率维持 $PaCO_2$ 正常或轻度降低,增加氧气流量和 PEEP 减少肺不张的发生。

101. 合并肺动脉高压患者拔管要注意什么？

咳嗽、呛咳会导致肺内压力突然增高,在充分镇静下拔除气管导管,或者患者完全清醒后拔除气管导管,可最大限度地减少咳嗽和呛咳的发生。

（洪洪　李春晶）

参考文献

［1］ 邓小明,姚尚龙,于布为,等. 现代麻醉学(第 4 版)［M］.北京：人民卫生出版社,2014.

［2］ Michael A. Gropper 著,邓小明,黄宇光,李文志,译. 米勒麻醉学(第九版)［M］.北京：北京大学医学部出版社,2021.

合并消化系统疾病患者的麻醉管理

1. 什么是 Zenker 憩室？

Zenker 憩室实际上是低咽憩室。它邻近食管，源自甲咽肌和环咽肌交界处的薄弱点。由于它靠近食管上段，并且发病原因可能是由于吞咽时食管上段括约肌不能松弛所致，因而人们普遍认为它是食管病变。

2. Zenker 憩室有何症状？

Zenker 憩室的早期症状可能是非特异性的，包括吞咽困难及咽喉部异物感。随着憩室扩大，患者的症状多种多样，如未消化食物反流，仰卧位时反复咳嗽，甚至发展成吸入性肺炎。

3. Zenker 憩室切除术的麻醉注意要点是什么？

Zenker 憩室切除术的麻醉方面主要关注的是在全身麻醉诱导时存在误吸的可能。即使长时间的禁食也不能确保憩室是空的。排空憩室内容物的最好的方法是让患者在麻醉诱导前快速吐出内容物，因而要求许多憩室患者在家里做这些常规训练。由于憩室口几乎总是高于环状软骨水平，压迫环状软骨并不能防止误吸，憩室内容物还是可能进入气道而导致误吸。

4. 什么是胃食管反流病？

胃食管反流病（gastroesophageal reflux disease，GERD）是指过多胃、十二指肠内容物反流入食管引起的疾病，常有烧心、反酸等症状，并可导致食管炎和咽、喉、气道等食管以外的组织损害。由于内窥镜的普及应用，发现尚有部分有反流症状，但镜下无食管黏膜炎性病变的患者，故反流性食管炎不能代表本病，现更名为胃食管反流病,包括反流性食管炎和内镜阴性的胃食管反流病两个方面。

5. 胃食管反流病的临床表现?

　　胃食管反流病临床表现多样,轻重不一,有些症状较典型,如烧心和反胃,有些症状则容易混淆,无特征性,从而忽略了对本病的诊治。多数患者呈慢性复发过程。其临床表现可分为四组:① 胃反流症状,如反胃,反酸;② 由于反流物刺激食管引起的症状,如烧心,胸痛,吞咽时胸痛;③ 食管以外的刺激症状,如咳嗽、气喘及咽喉炎等症状;④ 并发症症状。

6. 胃食管反流病患者的治疗原则?

　　胃食管反流病的治疗原则:① 祛除病因,控制病状;② 改善食管下段括约肌抗反流功能;③ 积极治愈食管炎、减少复发和防止并发症。

7. 合并胃食管反流病患者手术麻醉应注意什么?

　　预防反流误吸是合并胃食管反流病患者麻醉管理的核心问题。术前严格禁食禁水,并可给予抗酸药,提高胃液 pH;此外还可放置胃管,充分吸引胃内容物。采用快速序贯诱导气管插管,环状软骨加压,避免诱导时误吸。麻醉苏醒期,应在患者清醒,肌力及气道保护性反射充分恢复的情况下,拔除气管导管。术后,应注意恶心呕吐的预防及处理。

8. 什么是内镜黏膜下剥离术?

　　内镜黏膜下剥离术(endoscopic submucosal dissection,ESD)是指在内镜比如胃镜、肠镜下进行早期消化道肿瘤切除。

9. 内镜黏膜下剥离术有哪些优势?

　　优势有:① 创伤小;② 患者可接受多部位多次治疗;③ 可获得完整的组织病理标准;④ 对于面积较大形态不佳或合并溃疡、瘢痕的肿瘤进行 96% 以上的切除率,减少复发率。

10. 内镜黏膜下剥离术适合什么病变?

　　① 消化道早期肿瘤。若肿瘤局限于黏膜层没有淋巴结转移的黏膜下层,内镜黏膜下剥离术切除肿瘤可达到外科手术同样的效果;② 巨大平坦息肉,尤其是超

过 2 cm 无蒂或广基的平坦息肉;③ 黏膜下肿瘤,如超声内镜诊断的脂肪瘤、间质瘤、类癌等。

11. 内镜黏膜下剥离术麻醉如何选择?

内镜黏膜下剥离术时间较长,需要在消化道内充气,故而建议采用气管插管全身麻醉。尤其在上消化道手术时首选气管插管全身麻醉,也有少部分简单易行者采用深度镇静/麻醉,但因操作会在胃及食管内充气,误吸风险较大。下消化道肿瘤也可在深度镇静/麻醉下完成,但手术时间长,术中经常要变动体位,选择气管插管全身麻醉会更方便。

12. 内镜黏膜下剥离术麻醉时注意事项是哪些?

在上消化道内镜黏膜下剥离术时,若采用深度镇静/麻醉,首先要注意误吸。若采用管插管全身麻醉,术中气道压突然升高、呼末二氧化碳分压显著变化时,应警惕穿孔的可能。术中出血量较大,一时难于止血的,如原先采用深度镇静/麻醉的应及时气管插管控制呼吸,避免误吸。

13. 超声内镜推荐用何种麻醉?

中度镇静为超声内镜(endoscopic ultrasonography, EUS)检查较为推荐的方法。病变若位于食管下端/胃,或行大探头超声内镜,建议用深度镇静/麻醉。预计操作时间较长、存在困难气道、通气/供氧有问题及有反流现象的患者需气管插管全身麻醉。

14. 超声内镜麻醉要注意什么?

超声内镜术中可能要穿刺,此时需要胃肠道蠕动减弱或消失,以便穿刺定位,也不能发生呛咳,故需加深麻醉。在注水前需将患者上身抬高 15°～30°,有利于引流。注水前加深麻醉,避免出现躁动或呃逆,增加反流误吸风险。

15. 内镜下食管静脉曲张静脉套扎(endoscopic ligation of esophageal varices, EVL)采用什么麻醉方式?

ASA Ⅰ～Ⅲ级能良好合作的可采用中度镇静,已行胃镜检查,无活动行出血的患者可予深度镇静/麻醉,而小儿、有严重腹水、活动性出血、困难气道及操作不耐受患者建议予气管插管全身麻醉。

16. 内镜下食管静脉曲张静脉套扎麻醉注意要什么？

接受内镜下食管静脉曲张静脉套扎的患者一般有肝硬化食管胃底静脉曲张，术前访视要注意患者肝性脑病、凝血功能、白蛋白、腹水等情况，麻醉用药需注意肝肾代谢药物使用和代谢。围术期注意出血情况，必要时与气管插管。

17. 什么是内镜下逆行胰胆管造影术？

内镜下逆行胰胆管造影术（retrograde endoscopic pancreatography of the bile duct，ERCP）包括乳头括约肌切开术（EST）、内镜乳头球囊扩张取石、鼻胆管引流、胆管支架治疗等。

18. 内镜下逆行胰胆管造影术麻醉怎么选择？

内镜下逆行胰胆管造影术手术患者合并症多，操作时间长，麻醉风险大，一般建议予气管插管全身麻醉，安全性较好。中度镇静虽然对麻醉医师依赖性低，周转快，但部分患者不能耐受，迷走反射的发生率高。深度镇静/麻醉易导致呼吸抑制且处理不便，建议由高年资麻醉医师谨慎选择实施。

19. 目前常规内镜下逆行胰胆管造影术深度镇静麻醉方法是哪种？

内镜下逆行胰胆管造影术深度镇静麻醉方法是侧俯卧位、舒芬太尼＋丙泊酚＋右美托咪定。

20. 贲门失弛缓症是什么？

贲门失弛缓症又称贲门痉挛、巨食管，是由于食管贲门部的神经肌肉功能障碍所致的食管功能障碍引起食管下端括约肌弛缓不全，食物无法顺利通过而滞留，从而逐渐使食管张力、蠕动减低及食管扩张的一种疾病。其主要特征是食管缺乏蠕动，食管下端括约肌高压和对吞咽动作的松弛反应减弱。

21. 贲门失弛缓症的常见症状是什么？

常见的临床表现为吞咽困难、胸骨后疼痛、食物反流以及因食物反流误吸入气管所致咳嗽、肺部感染等症状。

22. 贲门失弛缓症的常见外科手术方式是什么？

贲门肌层切开术（Heller 手术）是目前最常用的术式。可经胸或经腹手术，也可在胸腔镜或者腹腔镜下完成。远期并发症主要是反流性食管炎，因而有不少人主张附加抗反流手术，如胃底包绕食管末端 360°（Nissen 手术）、270°（Belsey 手术）、180°（Hill 手术）或将胃底缝合在食管腹段和前壁（Dor 手术）。

23. 什么是经口内镜下食管括约肌切开术？

经口内镜下食管括约肌切开术（peroral endoscopic myotomy，POEM）是一种治疗贲门失迟缓症微创方法，它在内镜下将食管黏膜层距离胃食管交界处（GEJ）上方 8～10 cm 处切开，分离黏膜下层，从胃食管交界处上方 7～8 cm 纵行切开环形肌到胃食管交界处下方 2 cm，最后金属夹关闭黏膜层切口。

24. 经口内镜下食管括约肌切开术麻醉管理有何特殊？

建议患者术前 2 天予以流食，术前禁食禁饮至少 8 小时，术前 1 天开始用质子泵抑制剂。通常采用气管插管全身麻醉，诱导时有反流误吸的风险，术中可能需要抗胆碱能药物解除胃肠道痉挛。

25. 经口内镜下食管括约肌切开术的常见并发症？

经口内镜下食管括约肌切开术常见并发症有皮下气肿、纵隔积气、气腹、气胸。如果发生皮下气肿、纵隔积气一般不需要处理，气腹导致气道压升高 20% 以上的考虑腹腔穿刺减压。围术期气胸发生率可达 25%，术中要密切观察，必要时胸腔闭式引流。

26. 经口内镜下食管括约肌切开术导致皮下气肿后一般采用哪种方式评估术后拔管的风险？

经口内镜下食管括约肌切开术导致皮下气肿后一般做气囊漏气试验评估术后拔管的风险。

27. 什么是气囊漏气试验？

机械通气时，把气管插管的气囊放气以检查有无气体泄漏的试验。可以用来评估上气道的开放程度和判断撤机的成功率，通常以≤110 mL 作为气囊漏气试验阳性，提示上呼吸道存在阻塞。

28. 什么是食管裂孔疝？

膈肌是一块扁、薄圆顶状肌肉，分隔胸腔和腹腔。食管在胸腔内顺行向下通过膈肌裂孔进入腹腔，与胃相连。食管裂孔疝是指除食管以外的任何腹腔组织结构通过扩大的膈肌食管裂孔进入胸腔形成的疝。

29. 食管裂孔疝的分型？

根据解剖类型可分为Ⅰ、Ⅱ、Ⅲ、Ⅳ型。Ⅰ型：胃食管连接部迁移疝至膈肌上方。胃保持正常的形态，胃底低于胃食管连接部，这种类型最常见，约占95%。Ⅱ型：胃食管连接部保持在其正常的位置，一部分胃底通过膈肌裂孔食管旁疝入胸腔。Ⅲ型：是Ⅰ型和Ⅱ型的混合型疝，胃食管连接部和胃底一起通过食管裂孔疝入胸腔，胃食管连接部和胃底均位于膈肌以上。Ⅳ型：Ⅳ型食管裂孔疝的特点是除了胃以外，疝囊内还有腹腔内其他脏器。

30. 食管裂孔疝的有哪些症状？

可分为：① 胃食管反流性症状：该症状表现为反酸和烧心，尤其是夜间平卧位或头低位时加重；② 压迫和梗阻症状：该症状可表现为呼吸困难，吞咽困难，恶心、呕吐，胸痛等，尤其是饱餐后加重；③ 伴随症状：呕血、黑便、贫血。

31. 食管裂孔疝患者围术期风险？

应仔细评估患者反流误吸的风险，心脏压迫导致血流动力学不稳定的风险，纵隔占位导致肺部并发症风险。

32. 食管裂孔疝患者麻醉应注意什么？

麻醉诱导时充分给氧去氮，避免面罩加压给氧，避免心动过缓，术中尽量维持腔镜手术血压平稳，术后警惕复张性肺水肿。

33. 食管裂孔疝术后并发症有哪些？

常见并发症包括：① 吞咽困难：早期吞咽困难与术后食管、胃水肿相关，通过促胃动力药物和调整饮食，通常在几周后可得到缓解。极少数吞咽困难不缓解，可通过内镜食管扩张进行治疗；② 出血：目前腹腔镜食管裂孔疝修补是首选的术式，一般不需要输血；③ 气胸：气体较少时可自行吸收，极少数情况需放置胸腔闭式引流管进行治疗；④ 术后复发：补片加强修补可显著降低术后疝复发率，可将复发风险降低到 5% 以下。

34. 食管狭窄常见原因是什么？

食管狭窄可由先天性食管狭窄(又称先天性食管环和食管蹼)导致,也可由食管癌、食管炎症,或吞咽腐蚀性物质后造成的瘢痕组织导致(继发性狭窄)。

35. 良性食管狭窄的常见手术方式是什么？

食管扩张术是治疗食管狭窄、食管环和食管蹼最常见的方法。

36. 食管穿孔和破裂的常见原因是什么？

食管穿孔的主要原因有：① 医源性食管穿孔,主要在食管内镜检查等诊治过程中发生,多因操作不慎或食管有潜在病变而导致穿孔。其发生率占食管穿孔的 60%～70%;② 异物性食管穿孔,异物性食管穿孔发生率仅次于医源性食管穿孔;③ 损伤性食管穿孔,可由枪弹伤、刀刺伤引起,临床见到的多为颈部食管穿孔;④ 腐蚀性食管穿孔,吞服大量强酸或强碱性腐蚀剂,可造成食管穿孔;⑤ 自发性食管穿孔,原因尚不清楚。

37. 食管穿孔和破裂术前准备需要什么？

禁食并放置鼻胃管减压。嘱伤者尽量将唾液及口腔分泌物吐出,应用抗生素液漱口,保持口腔清洁,以免大量含细菌的口腔分泌物由破口流入纵隔或胸腔,加重感染。有液气胸者,术前应放置胸腔闭式引流。输血、输液、维持水及电解质平衡。给予大剂量广谱抗生素。

38. 食管穿孔和破裂麻醉时需要注意什么？

做好术前胸腔引流可缓解胸液和积气对心肺的压迫。注意皮下气肿对麻醉的影响,尽量维持呼吸循环的稳定。

39. 食管穿孔和破裂的手术方式是什么？

经胸食管破裂修复术。上胸段及中段食管穿孔多采用右胸后外侧切口,下段食管穿孔采用左胸后外侧切口。

40. 食管穿孔和破裂的手术时机？

胸内食管穿孔由于污染严重，食管局部炎性水肿明显，食管修补应在穿孔后12 小时以内进行。

41. 食管癌的流行病学？

食管癌是原发于食管的恶性肿瘤，以鳞癌多见，临床以进行性吞咽困难为其最典型的症状。我国是食管癌的高发国家，也是世界上食管癌高死亡率的国家之一，年均死亡率为 1.3～90.9/10 万，其流行病学特点：地区性分布，男性高于女性，中老年易患。

42. 微创食管切除术是什么？

微创食管切除术（minimally invasive esophagectomy，MIE）是指联合胸腔镜、腹腔镜的食管切除和重建，减少了与开放性手术相关术后并发症的发生。微创食管切除术的多种术式与经典开放性手术相似，目前以改良 Ivor-Lewis 法最常用，患者取左侧卧位，采取胸腹多孔入路。

43. 与开放性手术相比微创食管切除术有什么优点？

微创食管切除术患者的术后死亡率、并发症发生率、再住院率较开放性手术患者均明显降低，且淋巴结清扫数目增加，患者住院时间缩短，术中输血以及术后肠梗阻、切口感染的发生减少。在外科年鉴食管切除术循证指南中，微创食管切除术已经达到 A 级推荐。总而言之，微创食管切除术患者的住院总时间较短，术后死亡率较低，5 年生存率升高。

44. 与开放性手术相比微创食管切除术有什么缺点？

与开放性手术相比，微创食管切除术手术时间更长，再手术和脓胸发生风险更高。

45. 食管肿瘤手术围术期镇痛一般采用何种方式？

胸段硬膜外镇痛（thoracic epidural analgesia，TEA）仍是围术期食管切除术的主要镇痛方式，是开放性食管切除术术后疼痛管理的金标准。食管切除术快速康复指南推荐，胸段硬膜外镇痛应将硬膜外导管置于 $T_6 \sim T_8$。但胸段硬膜外镇痛禁用于使用抗凝药物的患者，并可因解剖异常或术后导管移位等导致胸段硬膜外镇痛失败，胸段硬膜外镇痛的技术性失败率高达 17%～22%。椎旁镇痛是一种可行的替代开胸手术胸段硬膜外镇痛的疼痛管理。

46. 椎旁镇痛在食管切除术后镇痛的价值？

食管切除术后椎旁镇痛患者的镇痛效果、肺功能恢复、住院时长均优于纯阿片类药物静脉镇痛者。椎旁镇痛可单侧或双侧应用，根据手术部位选择；可在术中直视下放置镇痛导管；使用抗凝药物、脊柱解剖异常、胸段硬膜外镇痛操作失败患者均可采用椎旁镇痛。与胸段硬膜外镇痛相比，椎旁镇痛术后患者开始自主活动的时间较早，近年来椎旁镇痛逐渐得到广泛的应用。微创食管切除术的最佳疼痛管理策略尚不确定，目前多推荐胸段硬膜外镇痛。

47. 食管切除术后发生吻合口瘘和吻合口狭窄的主要原因是什么？

吻合口的低血流灌注是导致瘘、狭窄的主要原因。

48. 食管切除术中低血流灌注的原因是什么？

全身麻醉或椎管内麻醉相关的低血压、术中失血、血管收缩产生的内源性或外源性儿茶酚胺是潜在的非手术原因缺血因素。胸段硬膜外麻醉所致的低血压也会减少胃食管的血供。

49. 食管切除术中低血流灌注如何处理？

胸段硬膜外麻醉所致的低血压可使用去氧肾上腺素迅速纠正。与去氧肾上腺素相比，去甲肾上腺素对维持心排血量、减少内脏血管收缩、降低乳酸水平的作用较强，故去甲肾上腺素可能比去氧肾上腺素更适于纠正术中低血压。在正常血容量下，血管升压药物对胃微循环血流无不良影响，还可能改善其微循环状态。未发现去氧肾上腺素或麻黄碱与术后吻合口瘘发生的因果关系。

50. 食管癌患者围术期过量液体治疗会造成什么后果？

食管癌患者围术期过量液体治疗与发生食管切除术后呼吸系统并发症的相关性较高。容量负荷过重可能导致肺水肿、吻合口水肿、吻合口瘘，甚至是急性肺损伤和肾脏灌注过多，易导致呼吸系统并发症，增加患者发生急性肾损伤的风险。

51. 食管癌患者围术期限制性液体治疗有何缺点？

与术中开放性液体治疗[10.9 mL/(kg·h)]患者相比，术中限制性液体治疗

[6.5 mL/(kg·h)]患者术后急性肾损伤的发生率更高,且手术切口及吻合口的感染率更高,可能由切口或吻合口的低灌流所致。相关研究证实,适度自由的液体管理较限制性治疗更安全。

52. 食管癌患者围术期液体治疗的策略?

目标导向液体治疗一般观察每搏输出量和脉压的变化,但由于胸腹联合食管癌手术需要开胸,所以并不能预测其开胸手术后患者的容量反应性,故尚无法确定需要术后大量补液治疗的患者类型。麻醉手术期间液体治疗指南推荐,术中补充 2~3 mL/(kg·h)维持性液体量,并适当输注晶体或胶体补偿失血量,术中补液量应维持 3~10 mL/(kg·h)。

53. 食管肿瘤手术术后并发症现状如何?

食管切除术的术后并发症发生率高达 60%,其中呼吸系统并发症占 25%,心血管并发症约占 12%,吻合口瘘约占 16%,约 50%食管切除术患者的术后死亡由肺部并发症引起。多项研究表明,食管切除术患者的预后与围术期麻醉管理质量密切相关。遵循以患者为中心,以循证医学为基础的外科临床麻醉路径,可降低食管切除术预后不良高风险人群的术后并发症的发生率和死亡率。

54. 食管切除术术后最严重的肺部并发症是什么?

急性呼吸窘迫综合征的术后发生率高达 25%,还延长了患者的重症监护治疗和住院时间。研究发现,食管切除术术后早期急性呼吸窘迫综合征可能与术中机械通气所致肺损伤有关,特别是术中单肺通气患者。一项回溯性研究发现,潮气量、通气压力、单肺通气持续时间是肺损伤发展的危险因素。

55. 如何降低食管癌患者术后肺部并发症?

研究证实,保护性单肺通气可减少食管切除术后炎症介质的释放,并可改善患者术后肺功能,故可将其作为术中通气策略的常规组成部分。对三孔入路微创食管切除术的随机对照试验证实,与潮气量 8 mL/kg 且不使用呼气末正压通气(positive end expiratory pressure,PEEP)组食管癌患者相比,采用低潮气量 5 mL/kg 并 PEEP 食管癌患者术后肺部并发症的发生率较低。此外,食管切除术中对萎陷侧肺行持续正压通气可减少萎陷侧肺的炎症反应,可能成为进一步减少肺损伤的通气策略。

56. 食管肿瘤切除术单肺通气的常规策略是什么？

可将低潮气量(4～5 mL/kg)、PEEP(0.49～0.98 kPa)、常规肺复张、允许的轻度高碳酸血症、减少单肺通气时长作为食管切除术单肺通气的常规策略。研究表明，肺功能相对正常的胸外科手术患者行单肺通气肺复张时，0.49 kPa 的 PEEP 无法成功肺复张，应根据动态肺顺应性选择个体化 PEEP 水平。

57. 什么是胃炎？

胃炎是各种原因引起的胃黏膜炎症，为最常见的消化系统疾病之一。

58. 胃炎的分类？

按临床发病的缓急，一般可分为急性和慢性胃炎两大类型；按病因可分为幽门螺杆菌相关性胃炎、应激性胃炎、自身免疫性胃炎等。急性胃炎根据其病理改变又可分为单纯性、糜烂出血性、腐蚀性、化脓性胃炎等，慢性胃炎根据其病理改变可分为非萎缩性、萎缩性和特殊类型胃炎三大类。

59. 消化性溃疡的流行病学？

消化道溃疡主要指发生在胃和十二指肠的慢性溃疡，亦可发生于食管下段、胃空肠吻合口周围及含有异位胃黏膜的美克尔憩室。这些溃疡的形成与胃酸和胃蛋白酶的消化作用有关，故称消化性溃疡。本病的总发病率占人口的 5%～10%，十二指肠球部溃疡较胃溃疡多见，以青壮年多发，男多于女，儿童亦可发病，老年患者所占比例亦逐年有所增加。胃溃疡患者的平均年龄高于十二指肠球部溃疡患者约 10 年。

60. 消化性溃疡的临床有哪些表现？

局限于上腹部的腹痛是消化道溃疡常见的临床表现，具有局限性、缓慢性和节律性的特点。胃溃疡的局限性疼痛多位于剑突下正中或偏左；起病多缓慢，病程长达数年或数十年，疼痛发作的规律是进食→疼痛→缓解。当溃疡较深，特别是穿孔性者，疼痛可涉及背部。十二指肠球部溃疡疼痛发作规律为疼痛→进食→缓解。约半数患者有午夜痛，患者常可痛醒。此外患者还可伴有反酸、嗳气、上腹胀等症状。

61. 消化性溃疡的治疗？

治疗目的是消除病因(停用非甾体抗炎药、根治幽门螺旋杆菌)、缓解症状、愈合溃疡、防止复发和防治并发症。针对病因治疗如根除幽门螺旋杆菌,有可能彻底治愈溃疡病,是消化性溃疡治疗的一大进展。

62. 常用的抑制胃酸分泌的药物?

临床上抑制胃酸分泌的药物,按作用机理可分为两大类:第一类,质子泵抑制剂,其抑酸的效果好,目前使用比较广泛。常见的药物有奥美拉唑、雷贝拉唑、泮托拉唑、埃索美拉唑镁肠溶片或艾普拉唑等。第二大类,H_2受体阻滞剂,这类药物抑酸的效果相对差,目前使用也相对比较窄。常见的有雷尼替丁、西咪替丁、尼扎替丁、法莫替丁等。

63. 常用的保护胃黏膜药物药物有哪些?

胃黏膜保护药主要通过促进胃黏液和碳酸氢盐分泌,促进胃黏膜细胞前列腺素的合成,增加胃黏膜血流量,从而发挥预防和治疗胃黏膜损伤、促进组织修复和溃疡愈合的作用。临床常用的保护胃黏膜的药物有硫糖铝、胶体铋、枸橼酸铋钾、米索前列醇、替普瑞酮。

64. 合并胃炎和/或消化性溃疡患者的围术期麻醉如何管理?

手术麻醉不可避免伴有严重的应激反应,因此合并胃炎和/或消化性溃疡患者围术期麻醉管理的核心是预防应激性溃疡的发生,防止已存在的溃疡出现出血、穿孔等严重并发症。其处理要点包括:① 积极处理基础疾病和危险因素,控制围术期应激反应;② 加强胃肠道监护;③ 尽早开始肠内营养;④ 合理使用抗酸药和胃黏膜保护剂,其中质子泵抑制剂是预防应激性溃疡的首选药物。

65. 胃穿孔常见病因是什么?

胃穿孔最常见的原因是消化性溃疡。由于溃疡不断加深,穿透肌层,浆膜层,最后穿透胃或十二指肠壁而发生穿孔。穿孔后可发生几种不同后果,如:慢性穿孔,少数病例可有胃结肠瘘,大多发生在胃、十二指肠后壁溃疡穿孔,如溃疡穿孔后迅速与大网膜或附近脏器发生粘连,则可形成穿孔周围脓疡。

66. 胃穿孔常见症状是什么?

突然发生剧烈腹痛,疼痛最初开始于上腹部或穿孔的部位,常呈刀割或烧灼样痛,一般为持续性,但也可以有阵发性加重。疼痛很快扩散至全腹部,可扩散到肩部呈刺痛或酸痛感觉。穿孔后剧烈的化学性刺激可引起休克症状。患者出现烦躁不安、呼吸浅促、脉快、血压不稳等表现。随着腹痛程度的减轻,情况可趋稳定。此后,随着细菌性腹膜炎加重,病情又趋恶化,严重者可发生感染(中毒)性休克。

67. 胃穿孔手术麻醉需注意什么?

胃穿孔手术一般需气管插管全身麻醉。应按饱胃患者的全身麻醉处理,同时注意全身性炎症反应综合征(或脓毒症)的预防和处理,注意维持循环稳定,注意水电解质酸碱平衡。

68. 胃出血的治疗原则?

特指胃部疾病导致胃脏出血,与上消化道出血是不同的概念,后者范围更大,包括食管、十二指肠等的出血。胃出血常见病因为胃溃疡、急性出血性胃炎、肝硬化致食管胃底静脉曲张破裂出血等。小量出血不至于危及生命,但若大量出血,必须及时采取抢救措施,否则容易并发失血性休克、窒息死亡。

69. 胃出血内镜下止血常见方式有哪些?

常见有胃镜下局部止血可选用喷洒止血剂,如去甲肾上腺素或凝血酶;或者注射止血剂,如肾上腺素加入盐水,作分点注射;或高频电凝止血;或微波止血;或激光止血。

70. 胃出血内镜下止血一般需要哪种麻醉?

一般胃出血内镜下止血手术静脉麻醉即可,但需要注意患者低血容量和反流误吸的风险。

71. 什么是多发性内分泌肿瘤综合征?

多发性内分泌肿瘤综合征(multiple endocrine neoplasia, MEN)是一种累及多种内分泌器官的伴有常染色体显性遗传的遗传性肿瘤综合征,临床表现多样,两个或两个以上的内分泌腺体同时或先后发生功能性肿瘤,引起相应激素过剩的临床症候群。分为多发性内分泌肿瘤综合征-1型、多发性内分泌肿瘤综合征-2A型、多发性内分泌肿瘤综合征-2B型、多发性内分泌肿瘤综合征-1和多发性内分泌肿瘤综合征-2混合型四型。

72. 什么是多发性内分泌肿瘤综合征-1 型综合征？

多发性内分泌肿瘤综合征-1 型的特征是主要累及甲状旁腺、内分泌胰腺、垂体前叶，肾上腺皮质、胸腺等内分泌组织的多灶性内分泌肿瘤，其中肾上腺皮质疾病占 20%～40%，常为双侧增生性、无功能病变。多发性内分泌肿瘤综合征-1 型综合征在遗传方式上属常染色体显性遗传，而在肿瘤的发生机制上却是隐性的，需两个等位基因均发生突变。此病多为家族性遗传，亦有新突发的散在病例。

73. 什么是多发性内分泌肿瘤综合征-2 型综合征？

多发性内分泌肿瘤综合征-2 型综合征为一常染色体显性遗传疾病。其患病率约占普通人群的 1～10/10 万，携带有多发性内分泌肿瘤综合征 2 缺陷基因者，其疾病外显率高于 80%。多发性内分泌肿瘤综合征-2 型综合征可分为两种独立的综合征：多发性内分泌肿瘤综合征 2A，包括甲状腺髓样癌、嗜铬细胞瘤及甲状旁腺功能亢进症；多发性内分泌肿瘤综合征 2B 包括甲状腺髓样癌、嗜铬细胞瘤及一些身体异常表现，但甲状旁腺功能亢进症少见。

74. 胃泌素瘤发病有何特点？

20%～40%患者有多发性内分泌肿瘤综合征-Ⅰ，其发病率年龄比不并有多发性内分泌肿瘤综合征-Ⅰ者小，而且 70%为良性、多发性瘤，分布可超出胰腺范围。18%的胃泌素瘤有骨质疏松、肾结石和肾钙化等甲状旁腺功能亢进症状。5%～19%可伴有 Cushing 综合征。

75. 胃泌素瘤的临床特点？

胃泌素瘤又称 Zollinger-Ellison 综合征，其特征主要是暴发性消化性溃疡，是胃泌素高分泌使胃酸分泌过度造成的结果。

76. 胃泌素瘤患者术前准备应注意什么？

有严重并发症的消化性溃疡的患者，术前应用 H_2 受体阻滞剂治疗一段时间，待全身情况稳定，择期手术比急症手术的效果好。使用 H_2 受体阻滞剂控制胃液 pH 5.5 以上最为理想。

77. 胃泌素瘤手术麻醉需要注意什么？

需要做好术前评估，了解有无合并其他神经内分泌症状，调整水电解质平衡，抑酸治疗,术中预防反流误吸以及低血容量。

78. 胃间质瘤是什么?

胃肠道间质瘤于 1983 年被首次提出,指原发于胃肠道、大网膜和肠系膜的 c-KIT(CD117,干细胞因子受体)染色阳性的梭形细胞或上皮样细胞的一组间叶源性肿瘤。间质瘤最常发生在胃,发病率为 60%～70%,为胃间质瘤。间质瘤是一种交界性肿瘤,一般分为低度恶性和高度恶性。

79. 胃癌的流行病学?

胃癌是发生于胃黏膜的恶性肿瘤,是我国常见肿瘤之一。男性胃癌的发病率和死亡率高于女性,男女之比约为 2∶1。发病年龄以中老年居多,35 岁以下较低,55～70 岁为高发年龄段。

80. 胃癌的治疗方法?

早期胃癌没有淋巴转移时,可采取内镜治疗;进展期胃癌,可考虑手术治疗、化疗及放疗等综合治疗。

81. 腹腔镜胃癌根治术麻醉时需要注意什么?

腹腔镜胃癌根治术常采用反屈氏位(头高脚低),对呼吸有利,但减少回心血量,易发生容量性低血压。CO_2 气腹会使腹内压上升,吸收后导致高碳酸血症和呼酸,还易发生气体栓塞。腹内压高会导致肾血流阻力增加,肾灌注减少,出现少尿。腹腔镜手术时间长易发生低体温和下肢静脉栓塞。

82. 什么是毕氏Ⅰ式手术?

毕氏Ⅰ式是在胃大部切除后将胃的剩余部分与十二指肠切端吻合,在此原则下有多种变式。此法的优点是:操作简便,吻合后胃肠道接近于正常解剖生理状态,所以术后由于胃肠道功能紊乱而引起的并发症少。

83. 什么是毕氏Ⅱ式?

毕氏Ⅱ式是在胃大部切除后,将十二指残端闭合,而将胃的剩余部分与空肠上段吻合。此法优点是:胃切除多少不因吻合的张力而受限制,胃体可以切除较多。缺点是:手术操作比较复杂,胃空肠吻合后解剖生理的改变较多,引起并发症的可能性较多,有的并发症甚为严重。

84. 什么是倾倒综合征?

倾倒综合征是指胃部分切除术后,胃容积缩小,幽门括约肌功能丧失,导致食物迅速从残胃腔内排入肠道内引起高渗、高糖状态,使血管内的液体迅速地转移到肠道内从而引起一系列的消化道和全身症状。毕氏Ⅱ式术后高发。

85. 什么是炎症性肠病?

炎症性肠病,病因未明,主要分为克罗恩病(Crohn 病)和溃疡性结肠炎,一般认为这两者是同一疾病的不同亚类,均属肠道免疫炎症性疾病。克罗恩病是胃肠道慢性炎性肉芽肿性疾病,病变多见于末段回肠和邻近结肠,但从口腔至肛门各段消化道均可受累,呈节段性或跳跃式分布的全壁炎。溃疡性结肠炎是直肠和结肠炎性疾病,病变主要限于大肠黏膜与黏膜下层。

86. 克罗恩病有什么临床表现?

临床表现:发作性腹痛、腹泻,伴有间歇期不等的无症状期。患者可出现全身表现,如低热(约 1/3)、体重减轻、贫血、乏力不适。约 1/3 的患者可合并肠道外临床表现,如皮肤病变、关节炎和关节痛、葡萄膜炎和虹膜炎、肝炎、口腔炎等。

87. 克罗恩病的主要并发症是什么?

肠梗阻和肠穿孔。肠梗阻主要是由于慢性炎症造成肠壁纤维化,引起肠腔狭窄。极少数患者局部炎症导致肠穿孔,甚至与邻近器官形成内瘘,如小肠结肠瘘、小肠膀胱瘘、小肠阴道瘘甚至小肠皮肤瘘等。少数患者穿孔至腹腔引发弥漫性腹膜炎。

88. 合并克罗恩病患者术前麻醉评估要点有哪些?

应评估:① 疾病的严重程度:腹泻(增加的频率、液状、量)、腹胀、急性加重的疼痛、极度活跃的肠鸣音、感染、便血、恶心呕吐、体重减轻等;② 患者血管内液体状态及电解质异常;③ 营养状况、营养治疗情况,有无肠外表现(口腔溃疡、眼部炎症、皮肤及关节病变、贫血、肝肾并发症等);④ 长期类固醇药物治疗引起的相关症状。

89. 合并克罗恩病患者麻醉诱导时的注意事项是什么？

应注意：① 低血容量者诱导前补充足够的液体；② 备好升压药，可选择依托咪酯或氯胺酮进行诱导；③ 严重的贫血患者，诱导前考虑先予以输血；④ 插管时避免口腔创伤，轻柔操作，慎用牙垫。

90. 合并克罗恩病患者术中液体管理的注意事项是什么？

可使用晶体液补充容量或不显性失水，患者第三间隙效应和肠水肿风险较高，需避免使用低渗透压的液体。

91. 长期使用激素的克罗恩病患者围术期管理要点是什么？

应注意：① 患者可能会出现骨质疏松，围术期需注意轻柔搬运患者的肢体；② 患者可能会有出血倾向，建立人工气道时需尽量避免损伤黏膜；③ 需监测血糖，必要时使用胰岛素；④ 长期使用激素可能会诱发和加重感染，引起消化道出血和穿孔；⑤ 围术期合理的补充糖皮质激素，预防急性肾上腺皮质功能不全。

92. 长期服用激素的克罗恩病患者围术期如何补充激素？

长期服用糖皮质激素（泼尼松＞20 mg/d，持续 2 周以上），下丘脑-垂体-肾上腺轴受抑制程度较重，应在诱导后补充等效剂量的静脉制剂。术中出现顽固性低血压，可能是由于肾上腺皮质功能不全，需额外补充激素。小手术静注氢化可的松 25 mg 或甲泼尼龙 5 mg；中手术静注氢化可的松 50 mg 或甲泼尼龙 10～15 mg，1～2 天后恢复原口服剂量；大手术给予氢化可的松 100～150 mg，2～3 天后每天减量 50%，直至术前状态。

93. 溃疡性结肠炎与克罗恩病的鉴别诊断？

主要的鉴别依据：① 溃疡性结肠炎的病变是连续的、互相连接的，炎症常仅局限于结肠和直肠的黏膜层，相对比较表浅。而克罗恩病的病变则呈斑片状或鹅卵石样，常为透壁性病变，发生穿孔的概率更高；② 克罗恩病常出现肠腔狭窄，而溃疡性结肠炎较少出现；③ 克罗恩病更容易出现瘘管、肛周病变和腹部包块，而溃疡性结肠炎罕见上述症状。

94. 溃疡性结肠炎患者的术前评估应该关注哪些伴随的器官功能改变？

应注意评估：① 眼睛：巩膜外层炎、葡萄膜炎、眼干燥症；② 肝脏：黄疸、液体潴留、原发性硬化性胆管炎；③ 骨骼系统：包括强直性脊柱炎在内的关节炎，可致关节活动性下降和疼痛，以致活动减少。慢性电解质异常和营养吸收不良可致代谢性骨病；④ 血液系统：自身免疫性溶血性贫血；⑤ 皮肤系统：结节性红斑、坏疽性脓皮症。

95. 溃疡性结肠炎的手术指征是什么？

绝对指征：致命性大出血、穿孔和癌变。相对指征：① 经内科治疗 5～7 天无效，病情急剧恶化；② 内科治疗无效，营养状态差并且严重影响生活质量；③ 肠腔狭窄伴部分肠梗阻；④ 中毒性巨结肠；⑤ 可能发生癌变者；⑥ 难以忍受的肠道外并发症，如关节炎、坏疽性脓皮病、溶血性贫血、结膜炎、硬化性胆管炎等，切除病变结肠后，对缓解和控制肠外症状很有价值；⑦ 青少年患者出现生长发育障碍。

96. 慢性腹泻的发病机制是怎样的？

腹泻分为四种类型：① 渗透性：肠腔内存在大量不能吸收、有渗透活性的溶质；② 分泌性：肠腔内电解质的过度分泌；③ 渗出性：炎症所致病理渗出物大量渗出；④ 运动功能异常：肠道运动功能失调而致肠蠕动亢进。

97. 慢性腹泻患者围术期麻醉管理有哪些注意点？

应注意：① 有无合并恶心呕吐，警惕反流误吸的风险；② 根据腹泻的量、进食情况、血压、心率、尿量等估计容量情况，警惕诱导后低血压发生；③ 监测血气及电解质，及时纠正酸碱失衡和电解质紊乱；④ 肠道内细菌毒素吸收可引起败血症及感染性休克。

98. 肠梗阻从病因上如何分类？

根据病因，肠梗阻可分为：① 机械性肠梗阻：机械性因素引起肠腔狭小或不通：粘连、疝嵌顿、肿瘤压迫等；肠套叠、肠扭转、先天畸形等；蛔虫、异物、粪块、胆石堵塞等；② 动力性肠梗阻：神经抑制或毒素刺激导致肠壁平滑肌运动紊乱，但无器质性肠腔狭小；③ 血运性肠梗阻：肠系膜血管栓塞或血栓形成，肠管失去蠕动能力；④ 假性肠梗阻：无明显病因，可能为肠平滑肌纤维或肠壁内神经节细胞异常所致。

99. 肠梗阻患者出现围术期误吸时,哪三个因素决定肺损伤的严重程度?

决定肺损伤的严重程度的三个因素是误吸的量、pH 及误吸物的性质。误吸少量酸性胃内容物引起的化学性炎症,大多于 24~48 小时好转,不需要抗生素治疗;pH<2.5 的胃内容物>25 mL(或 0.3 mL/kg)可造成最严重的后果;误吸含细菌的口咽部分泌物可造成下呼吸道细菌性感染;低位肠梗阻者的误吸引起的细菌性感染更为严重。

100. 肠梗阻患者如何实施快速序贯诱导?

预估肠梗阻导致肺误吸增加的风险,考虑:① 安置鼻胃管,并在诱导前吸引;② 头高位,充分预吸氧后诱导;③ 准备吸引设备;④ 避免面罩通气;⑤ 环状软骨加压不松手,直至气囊充气,导管位置被二氧化碳波形图和听诊证实;⑥ 评估容量,诱导可使用依托咪酯或氯胺酮代替丙泊酚,避免严重低血压;⑦ 肌肉松弛药选择罗库溴铵 0.6~1.2 mg/kg;⑧ 一旦发生误吸,快速变为头低足高位。

101. 肠梗阻患者在苏醒拔管期需要注意什么?

应注意:① 确保食管及胃内容物已被充分吸引;② 吞咽及呛咳反射恢复、肌力恢复,充分清醒可以做指令性动作时才能考虑拔管;③ 苏醒延迟可能是由于代谢的原因,需考虑酸中毒、血流动力学不稳定和 V/Q 失衡等因素。

102. 肝硬化的定义?

肝硬化(hepatic cirrhosis)是有一种或多种原因引起的、以肝组织慢性纤维化、假小叶和再生结节为组织学特征的进行性慢性肝病。早期无明显症状,后期因肝脏变形硬化、假小叶结构和血液循环途径显著改变,临床以门静脉高压和肝功能减退为特征,常并发上消化道出血、肝性脑病、继发感染等而死亡。

103. 引起肝硬化的病因有哪些?

肝硬化的病因包括病毒性肝炎、长期大量饮酒、任何原因引起的胆汁淤积和内外胆道梗阻、肝脏瘀血、药物或化学毒物引起的肝损伤、风湿免疫性肝病、寄生虫感染、遗传和代谢疾病、营养障碍和原因不明的隐源性肝硬化。其中,我国主要以病毒性肝炎为主,欧美国家以酒精性肝硬化为主。

104. 肝功能减退的主要表现有哪些?

早期患者可无症状或症状较轻,可有腹部不适、乏力、食欲减退、消化不良和腹泻等症状,多为间歇性。进入失代偿期后主要表现为消化吸收不良、营养不良、黄疸、出血和贫血、内分泌失调、不规则低热和低蛋白血症。

105. 肝硬化患者心血管系统的主要变化是什么?

肝硬化患者血管阻力降低(外周血管扩张、动静脉分流增加);循环容量增加;心排量增加;动脉血压、灌注压及心率早期正常,晚期则下降;可能伴有心肌病;动静脉氧含量差降低及静脉氧含量升高;对儿茶酚胺敏感性降低;内脏脏器(除肝脏)及骨骼肌、皮肤血流增加;门脉供肝血流减少;肝动脉血流不变或减少;肾血流不变或减少。

106. 肝硬化患者肺功能的主要变化是什么?

肝硬化患者氧解离曲线右移;通气血流比失调(肺低氧性肺血管收缩受损);腹水引起通气不足;细胞外液体增加导致肺部弥散功能下降;肺内右向左分流增加(肺内蜘蛛痣、门肺静脉交通、激素物质导致血管扩张)。

107. 肝硬化患者的肾功能变化是什么?

肝硬化患者肾血管阻力增加,肾皮质血流下降,肾脏发生低灌注,进而引起肾功能不全。晚期肝衰竭患者还可因交感兴奋,肾血流自动调节曲线右移、肾素-血管紧张素-醛固酮系统激活,导致肾脏灌注进一步降低。

108. 肝硬化患者的血液及凝血改变是什么?

肝硬化患者因慢性病程、营养不良、慢性失血等最常发生贫血;由于肝肾综合征引起红细胞生成素水平下降引发红细胞生成减少;部分酒精性肝硬化患者还可因缺乏维生素 B_{12} 及其他维生素,造成巨细胞性贫血;血小板功能下降及凝血因子合成减少导致凝血酶原时间和部分凝血活酶时间延长,凝血功能障碍。

109. 肝硬化患者的代谢改变有哪些?

肝硬化患者的蛋白质代谢障碍是首要代谢改变,主要表现在:低蛋白血症、甲胎蛋白重现、血浆氨基酸含量升高、尿素合成减少;糖代谢方面主要表现为低血糖、糖耐量降低,血中乳酸和丙酮酸水平增加;脂质代谢方面主要表现在脂肪肝形成和胆固醇代谢障碍;激素代谢方面主要为甲状腺激素、胰岛素、雌激素、皮质醇、醛固酮和抗利尿激素灭活减少,引起机体一系列内分泌异常。

110. 经肝脏代谢的麻醉药物有哪些?

吸入麻醉药中,氟烷及甲氧氟烷短时间的多次吸入可引起肝细胞损伤导致"氟烷肝炎",恩氟烷、异氟烷和七氟烷大部分原型经肺排除,小部分在体内代谢,对肝功能影响不大,其中以七氟烷影响最小。静脉麻醉药中,硫喷妥钠、丙泊酚、氯胺酮、依托咪酯、苯二氮䓬类及部分阿片类药物(除瑞芬太尼)、酯类及酰胺类局麻药、部分肌肉松弛药(维库溴铵及罗库溴铵)等均经肝代谢或排出。

111. 吸入麻醉药对肝功能有什么影响?

几乎所有吸入麻醉药均能产生剂量依赖性的肝脏血流降低,这可能影响肝脏对其他药物的消除作用。但吸入麻醉药在临床中对肝功能的影响并不突出,其潜在的肝毒性因不同吸入麻醉药而有所不同。其中,氟烷在短时间内多次吸入可能引发肝损伤、恩氟烷、异氟烷、七氟烷、地氟烷均没有明显肝毒性。

112. 静脉麻醉药对肝功能有什么影响?

静脉麻醉药中,丙泊酚、巴比妥类、苯二氮䓬类、阿片类(除瑞芬太尼外)、氯胺酮、依托咪酯、右美托咪定、氟哌利多等,其代谢消除经肝脏,但对肝脏没有明显毒性,对肝功能的影响也较轻微。因肝功能降低时药物代谢和消除作用减弱,肝硬化患者在使用这些药物时可考虑适当减少用量。

113. 肌肉松弛药对肝功能有什么影响?

肌肉松弛药对肝功能没有直接影响,没有明显的肝毒性。但罗库溴铵、维库溴铵、瑞库溴铵主要经肝代谢或排出。

114. 对肝硬化患者的患者围术期宣教主要有哪些方面?

对肝硬化患者的宣教包括注意休息,避免体力劳动和高强度锻炼;严格禁酒并不服用对肝脏有损伤的药物;合理进食,避免硬质、粗糙、带刺、骨等食物,以易消化、产气少的食物为主,保持大便通畅;适当低盐饮食,并控制水分摄入(经皮门静脉下腔静脉分流术后患者可不限);避免感染、充分告知患者及家属病情。

115. 肝硬化有哪些常见并发症?

肝硬化的常见并发症包括上消化道出血(包括食管胃底静脉曲张出血、消化性溃疡和急性出血性和糜烂性胃炎、门静脉高压性胃病)、胆石症、感染(包括自发性细菌性腹膜炎、胆道感染、肺部、肠道及尿路感染)、门静脉血栓形成或海绵样变、电解质和酸碱平衡紊乱、肝肾综合征、肝肺综合征、原发性肝癌和肝性脑病。

116. 肝硬化的治疗原则有哪些?

肝硬化的治疗根据病情的进展程度不同而有所不同,主要分为三个方面:① 保护并改善肝功能:包括去除或减轻肝炎等病因治疗;慎用或不用损伤肝脏的药物;维护肠内营养;采用保护肝细胞的特异性药物;② 治疗门静脉高压及并发症;③ 针对其他并发症的治疗:包括胆石症、感染、门静脉血栓形成、低钠血症、肝肾和肝肺综合征等。

117. 肝硬化的 Child-Pugh 分级包含哪些评分指标?

Child-Pugh 的评分指标包括:血清胆红素、血浆白蛋白、凝血酶原延长时间、腹水、肝性脑病。

118. Child-Pugh 分级如何评估肝功能?

上述五个指标,按照不同状态分为三个层次,分别记以 1 分,2 分和 3 分,然后 5 个指标计分进行相加,总和最低分为 5 分,最高分为 15 分,从而根据该总和的多少将肝脏储备功能分为 A、B、C 三级,预示着三种不同严重程度的肝脏损害(分数越高,肝脏储备功能越差)。

119. 什么是门静脉压? 正常范围是多少?

门静脉压是指在门静脉系统内测得的静水压。门静脉压的正常压力为 1.27~2.35 kPa,平均值为 1.76 kPa。

120. 门静脉压力测量的方法有哪些?

门静脉测压分为有创和无创两种方法。有创测压法包括门静脉导管术、超声引导下经皮门静脉穿刺法、术中门静脉直接测压法。无创测压法包括:多普勒超声法、放射性核素直肠-门静脉显像法、螺旋 CT 门静脉血管造影法、磁共振门静脉血管造影法。

121. 门静脉高压的主要表现有哪些？

门静脉高压的主要表现是脾大、脾功能亢进、呕血或黑便、腹水以及疲乏、嗜睡、厌食等非特异性全身症状。症状严重的还包括黄疸、腹水、蜘蛛痣、腹壁静脉曲张等。

122. 门脉高压症的主要病理变化是什么？

门静脉高压主要发生以下病理生理学变化：脾大和脾功能亢进、门静脉四大交通支扩张、腹水。严重者还包括门脉高压性胃病、肝性脑病等。

123. 门脉高压症需要做哪些辅助检查？

应进行以下检查：① 血常规：由于脾功能亢进，患者血细胞计数减少，以白细胞和血小板降低明显；② 肝功能：血浆白蛋白降低而球蛋白升高，白球蛋白比例倒置；③ 凝血功能：凝血酶原时间延长；④ 腹部超声：可显示腹水、肝密度及质地异常、门静脉扩张；⑤ 食管吞钡 X 线检查：可显示虫噬样食管静脉改变。

124. 食管胃底曲张静脉破裂出血如何治疗？

对于有黄疸、大量腹水和肝功能严重受损的患者（Child-Pugh C 级），应以非手术治疗为主：扩充血容量、采用药物止血、内镜下止血及三腔管压迫止血；对于没有黄疸、没有明显腹水的患者（Child-Pugh A、B 级）应及时采用手术治疗，包括分流手术和断流手术。

125. 食管胃底曲张静脉破裂出血的急诊手术指征是什么？

急诊手术的指征包括：① 患者既往有大出血病史，且此次出血量大或复发出血的；② 经反复内科治疗后 48 小时内仍不能控制出血或再发出血的。

126. 门脉高压症的主要手术术式有哪些？

针对食管胃底静脉曲张破裂出血的患者，主要包括：① 非选择性门体分流手术：包括门静脉与下腔静脉端侧分流术和门静脉与下腔静脉侧侧分流术。非选择性门体分流术治疗出血效果好，但容易引起肝性脑病；② 选择性门体分流手术：远端脾-肾静脉分流术。该术式肝性脑病的发生率低，但大量腹水和脾静脉口径较小的患者不适用；③ 断流手术：脾切除加贲门周围血管离断术最为常见。

127. 什么是门-奇静脉断流术?

以手术方式阻断门奇静脉间的反常血流,达到止血目的的一类手术。包括:脾切除与食管胃底外周血管离断术(Hassab 手术)、管状吻合器行食管下端横断加脾切除术、食管胃底外周血管离断及胃底环形钉夹术、经胸腹途径行脾切除、贲门外周血管离断及食管下端横断术(Sugiura 手术)、经腹脾切除后胃冠状静脉栓塞术、胃底横断术、食管下端胃底切除术等等。

128. 在门-奇静脉断流术患者 Child 分级有何意义?

C 级患者死亡率极高,不宜手术。A、B 级患者在术前必须进行良好的准备,特别要加强保肝治疗改善全身状况。

129. 门-奇静脉断流术的患者多数有何症状?

门-奇静脉断流术患者多半由于肝硬化,导致食管胃底静脉曲张破裂反复出血。所以他们一般具有肝功能不全和肝硬化的常见症状,比如凝血功能障碍,黄疸,低蛋白血症等。

130. 门-奇静脉断流术麻醉术中需要注意哪些?

应注意:① 麻醉药物与肝功能之间的相互影响:绝大部分麻醉药物对肝脏器质性及长期损害较小,但肝功能低下时药物的降解和消除速度减慢,血浆白蛋白减少,游离的药物增多药效增加;② 肝脏的保护:肝脏对低氧和低灌注敏感,肝门阻断时间尽量<20 分钟;③ 监测患者凝血功能:术中及术后可能发生凝血功能障碍;④ 迷走反射:黄疸患者易出现胆心反射;⑤ 术后易出现急性肾功能不全。

131. 肝性脑病是指什么?

肝性脑病又称肝性昏迷,是指严重肝病引起的、以代谢紊乱为基础的中枢神经系统功能失调的综合征,其主要临床表现是意识障碍、行为失常和昏迷。有急性与慢性脑病之分。

132. 肝性脑病的病因是什么?

引起肝性脑病的原发病有重症病毒性肝炎、重症中毒性肝炎、药物性肝病、妊娠期急性脂肪肝、各型肝硬化、门-体静脉分流术后、原发性肝癌以及其他弥漫性肝病的终末期,而以肝硬化患者发生肝性脑病最多见,约占 70%。

133. 肝性脑病的诱因有哪些?

诱发肝性脑病的因素很多,如上消化道出血、高蛋白饮食、大量排钾利尿、放腹水,使用安眠、镇静、麻醉药,便秘、尿毒症、感染或手术创伤等。

134. 肝性脑病的发病机制是什么?

肝性脑病的发病机制主要包括:氨中毒学说、神经递质变化学说和锰离子学说。目前认为这三种机制均参与了肝性脑病的发病。

135. 肝性脑病的临床表现是什么?

肝性脑病主要表现为高级神经中枢的功能紊乱(如性格改变、智力下降、行为失常、意识障碍等)以及运动和反射异常(如扑翼样震颤、肌阵挛、反射亢进和病理反射等),临床表现分为 5 期,分别为 0 期至 4 期,症状逐渐加重。

136. 肝性脑病的治疗原则有哪些?

及早识别及去除肝性脑病发作的诱因、营养支持治疗、减少肠内氮源性毒物的生成与吸收、促进体内氨的代谢、调节神经递质、治疗基础疾病等。

137. 肝囊肿有哪些类型?

肝囊肿是较常见的肝脏良性疾病,可分为寄生虫性和非寄生虫性肝囊肿。非寄生虫性肝囊肿是常见的良性肿瘤,又可分为先天性、炎症性、创伤性和肿瘤性肝囊肿,临床上先天性肝囊肿比较多见。

138. 肝囊肿的病因有哪些?

肝囊肿多为先天性原因所导致,由胚胎时期胆管发育异常造成;小部分肝囊肿由创伤和炎症所致。

139. 肝囊肿的临床表现有哪些?

囊肿较小者一般无症状;囊肿增大后,可出现肝大、右上腹不适、腹胀、腹部钝痛及腹部包块;合并感染者可出现发热、疼痛;如囊肿出血或扭转可出现急性腹部剧痛。

140. 肝囊肿的治疗原则有哪些?

囊肿较小而无症状,一般无需处理,定期随访即可;囊肿较大压迫症状明显者,主要行囊肿开窗术治疗;对于并发感染、囊内出血、囊液有胆汁者可行开窗术后置管引流;若病情局限在肝一叶,可考虑做肝叶切除;广泛的多囊肝可做肝移植;年老体弱或重要器官功能不全者不宜手术。

141. 肝肿瘤有哪些常见的临床表现?

肝肿瘤分恶性和良性两种。常见的肝恶性肿瘤又叫肝癌,包括原发性肝癌和转移性肝癌。肝肉瘤比较少见。肝癌早期缺乏典型的临床表现,出现症状和体征时多已发展为中、晚期。常见的临床表现包括:肝区疼痛、以消瘦、乏力、腹胀为主的全身及消化道症状、肝大。部分发生脏器转移的患者还有对应脏器的特异性症状。

142. 肝癌的病因、分期和类型有哪些?

目前认为,肝癌的发生与肝硬化、病毒性肝炎、黄曲霉素等化学物质有关。肝癌的病理形态分为结节型、巨块型和弥漫型。按照肿瘤大小分为小肝癌(直径≤5 cm)和大肝癌(≥5 cm),新分类中另外还有微小肝癌(<5 cm,≥2 cm)及巨大肝癌(>10 cm)。从病理组织分型上,还分为肝细胞癌,胆管细胞癌和混合型,其中肝细胞癌占到91.5%。

143. 肝癌的转移途径是什么?

肝癌细胞极易经门静脉系统在肝内播散,主要为肝内转移。形成癌栓后可阻塞门静脉主干,从而引起门静脉高压。肝癌的血行转移多见于肺部,其次为骨、脑等器官。肝癌经淋巴转移的相对少见。在中晚期肝癌中,肿瘤可直接侵犯邻近的脏器、横膈或发生腹腔种植性转移。

144. 肝癌手术切除的适应证是什么?

患者一般情况较好,无明显心、肺、肾等重要脏器器质性病变;肝功能正常或仅有轻度损害,按肝功能分级属 A 级;或 B 级,经短期护肝治疗后功能恢复到 A 级;肝外无广泛转移性肿瘤。

145. 除手术治疗外,肝癌还有哪些治疗方法?

除手术治疗外,肝癌还可采用肿瘤消融(包括微波、射频、冷冻、无水乙醇注射等)、放射治疗、经肝动脉和(或)门静脉区域化疗或经肝动脉化疗栓塞、全身药物治疗(包括生物和分子靶向药、中医药治疗等)。

146. 肝癌的并发症有哪些?

终末期肝癌常伴随严重的并发症,包括肝性脑病、上消化道出血、肝癌结节破裂出血和继发性感染等。

147. 肝癌的诊断标准是什么?

满足三项中的任一项即可诊断肝癌,包括:具有两种典型影像学表现(超声、增强 CT、MRI 或选择性肝动脉造影)且病灶>2 cm;一项典型的影像学表现且病灶>2 cm 且 AFP>400 ng/L;肝脏活检阳性。

148. 肝癌的鉴别诊断有哪些?

肝癌需与以下疾病鉴别:继发性肝癌、肝硬化结节、活动性病毒性肝炎、肝脓肿、肝包虫病、其他肝脏良性肿瘤或病变。

149. 肝肿瘤患者的麻醉前准备要注意哪些?

重点检查心肺肝肾等脏器功能,进行全面内科治疗;评估凝血功能,适当补充维生素 K;术前评估肝肾综合征风险,术中术后注意维护肝肾功能;阻塞性黄疸患者可有心动过缓,术前应注意评估风险;术前纠正水电解质失衡。

150. 肝肿瘤患者术中麻醉选择及处理有哪些要点?

胆囊三角区迷走神经丰富,可发生胆心反射,术中应注意及时纠正处理;吗啡、芬太尼等可导致胆总管括约肌和十二指肠乳头部痉挛,且不能被阿托品解除,麻醉前禁止使用;术中观察凝血及出血情况,及时纠正凝血异常;避免使用对肝功能损伤的药物,避免发生术后肝衰竭。

151. 肝肿瘤患者术后管理应注意什么?

术后密切监测血压等生命体征并持续鼻导管吸氧;按时检查血红蛋白及水电解质平衡,及时纠正内环境紊乱;术后进行保肝、保肾治疗,预防肝肾综合征;预防肺部并发症的发生。

152. 转移性肝癌的临床表现有哪些?

　　转移性肝癌的临床表现常较轻,病程发展较隐蔽。当癌肿个数不多、体积不大时,转移性肝癌常以其他器官的原发性癌肿所引起的症状为主要表现,比如结直肠癌的便血、消瘦、腹胀、肠梗阻,胰腺癌的黄疸、腹痛或腰背部疼痛,乳腺癌的乳房肿块,胃癌的腹痛、黑便,肺癌的咳嗽、咯血、胸痛等等。但肝脏的转移病灶逐渐长大后,患者也可出现如消瘦、乏力、肝区疼痛、肝区肿块、甚至腹水、黄疸等类似于原发性肝癌的表现。

153. 转移性肝癌的治疗策略有哪些?

　　转移性肝癌需根据原发性肿瘤的治疗情况,统筹计划进行综合性治疗。如转移灶为孤立性且原发肿瘤已被切除,患者全身情况允许手术时,可进行手术切除治疗。若原发灶和转移灶同时被发现且均可切除,可进行同期手术切除;对于不适宜进行手术治疗的患者,应根据情况选择区域灌注治疗、射频消融或冷冻等局部治疗。

154. 肝海绵状血管瘤的临床表现有哪些?

　　本病的临床表现随肿瘤大小、发生部位、生长速度、患者全身情况及肝组织损害程度而不同。肿瘤小时无任何临床症状,多因其他疾病行 B 超、CT 和 MRI 等影像学检查或行剖腹术时被发现。在有症状的血管瘤患者中,最常见的症状为腹痛,表现为慢性隐痛或急性剧烈绞痛,多因瘤体生长迅速,牵拉肝包膜或合并血栓形成所致。当肿瘤逐渐增大,压迫邻近器官时,可出现上腹部不适、腹胀、上腹隐痛、嗳气等症状。

155. 肝海绵状血管瘤的治疗策略有哪些?

　　肝海绵状血管瘤的治疗取决于肿瘤的大小、部位和生长速度等。对于血管瘤直径<5 cm 且无任何临床症状又生长于肝实质内者,可以门诊随访,B 超观察瘤体的变化,无需特殊处理;而直径>5 cm 或有临床症状者,因瘤体增大出现对周围脏器的压迫症状和对心血管系统的不利影响,或可能出现瘤破裂危及生命,应该进行有效的治疗。目前,对肝血管瘤的治疗方法,主要有肝叶切除术和血管瘤捆扎术。

156. 什么是急性肝功能衰竭(Fulminant hepatic failure，FHF)？

急性肝功能衰竭又称爆发性肝衰竭，指无既往肝病史的患者在发病 8 周内出现的以肝性脑病为主的急性肝功能失代偿表现。

157. 急性肝功能衰竭的病因有哪些？

急性肝功能衰竭的病因有很多，包括病毒感染、药物中毒、Wilson 病等。

158. 急性肝功能衰竭的病理生理改变有哪些？

急性肝功能衰竭会引起中枢神经损害、代谢紊乱、凝血功能障碍、心功能不全和急性肾功能衰竭等。其中中枢神经功能损害是最主要的问题，凝血功能障碍是最严重的表现，急性肾功能衰竭是最常见的死亡原因。

159. 常见的肝功能术前评估的评分工具有哪些？

术前肝功能评估可采用 Child-Pugh 分级和终末期肝病模型(model for end liver disease，MELD)评分。

160. 终末期肝病模型评分如何计算？

终末期肝病模型评分的计算公式为：终末期肝病模型评分 $=9.6\times\ln($血清肌酐 mg/dL$)+3.8\times($胆红素 mg/dL$)+11.2\times\ln($INR$)+6.4$。终末期肝病模型评分的分值范围是 $6\sim40$ 分，>40 分者记为 40 分。

161. 终末期肝病的标志是以心血管并发症有哪些？

终末期肝病以高心排出量、低动脉血压和低外周血管阻力为特征的高动力循环。肺动脉压可轻度增高，肺血管阻力通常正常。部分患者合并有肝硬化性心肌病，包括心肌收缩和舒张功能不全等。

162. 终末期肝病的肺部并发症有哪些？

$50\%\sim70\%$ 的慢性肝病患者有气短的表现，部分门脉高压患者还可能存在肝肺综合征和门脉性肺动脉高压。肝肺综合征主要表现为门脉高压、吸入室内空气时血氧分压低于 80 mmHg(或肺泡-动脉血氧分压差 >15 mmHg)或伴有肺内血管舒张。

163. 终末期肝病的肺部氧合有什么变化?

由于肺毛细血管舒张和高动力循环导致的血流加快,肺部毛细血管床的氧气弥散时间减少,血液氧合不良,出现功能性分流,可通过纯氧来纠正。肝肺综合征常常导致进行性低氧血症,进行肝移植后可部分改善。

164. 什么是门脉性肺动脉高压?

门脉性肺动脉高压是指门脉高压患者在没有其他潜在诱因时出现肺动脉高压。依据欧洲呼吸协会诊断标准:有门脉高压的临床证据;静息时平均肺动脉压达 25 mmHg 或活动时达 30 mmHg;平均肺动脉楔压<15 mmHg 或跨肺压差(平均肺动脉压-肺动脉楔压)>12 mmHg;肺血管阻力>240 dyn·s·cm^{-5} 或者 3 个 wood 单位。

165. 终末期肝病肾功能不全有哪些表现?

由于肾脏低灌注及钠潴留,终末期肝病患者常出现肝肾综合征,是一种肾前性异常。同时,终末期肝病患者还可能出现其他肾脏病变,包括肾实质病变、脓毒症、肾毒性损害和低血容量。

166. 终末期肝病患者的腹水有何特点?

腹水是终末期肝病患者最常见的并发症之一,其特点是血清-腹水白蛋白差值>1.1 mg/dL。

167. 终末期肝病患者的出凝血有何特点?

由于除Ⅲ因子和Ⅳ因子外,几乎其他所有凝血因子均在肝内合成并清除,所以终末期肝病患者通常有出血倾向。同时,由于门脉高压导致脾亢进,血小板减少也是终末期肝病的特点。终末期肝病患者的纤溶系统存在较多异常,发生弥散性血管内凝血(disseminated intravenous coagulation,DIC)的风险增加。

168. 肝移植手术的适应证是什么?

原则上,所有终末期肝病,采用其他内外科方法不能治愈、预计在短期内无法避免死亡者都是肝移植的适应证。严重的黄疸、胆汁淤积、肝脏合成功能明显受损、难治性静脉曲张和难以控制的肝性脑病等经内科治疗和手术治疗无效时即可考虑。

169. 肝移植手术的禁忌证是什么？

肝移植的禁忌证在全球各个中心有所不同。一般认为,肝移植的绝对禁忌证是指患者在一定的临床情况下,肝移植的疗效或预后极差而不应该成为治疗方式予以选择。同时,肝胆以外的难以控制的全身性感染、难以根治的恶性肿瘤、难以戒除的酗酒或吸毒、除肝以外存在重要的脏器功能衰竭、艾滋病病毒感染或活动性肺结核患者、难以控制的心理变态或精神病、持续性低氧血症、HBsAg 和 HBeAg 均为阳性的肝硬化患者等同样是手术的禁忌证。

170. 肝移植手术主要分为哪几期？

肝移植手术主要分为三个阶段：无肝前期、无肝期和新肝期。无肝前期指手术开始至下腔静脉阻断;无肝期指下腔静脉阻断至肝门静脉血流开放;新肝期也称再灌注期,指肝脏血液循环重新建立至手术结束。

171. 肝移植手术无肝前期的病理生理学特点有哪些？

无肝前期的病理生理学特点包括失血引起的心排量减少、血压下降、快速输血导致的高钾、低钙等并发症、术前出凝血障碍导致的术中凝血异常、肾脏相对缺血导致的肾功能不全等。

172. 肝移植手术无肝前期的术中管理有何要点？

无肝前期的术中管理要点包括搬动肝脏、阻断腔静脉及腹水被吸出可导致低血压,术中应采用胶体液积极补充容量,纠正低血压;密切观察右心功能,避免血栓脱落引起的肺栓塞等并发症;手术早期开始利尿可对无肝前期的肾功能有一定的保护作用。

173. 肝移植手术无肝期的手术术式有哪几种？分别有哪些特点？

无肝期术式分为标准术式和背驮式。标准术式要完全阻断肝动脉、门静脉、肝下下腔静脉和肝上下腔静脉。而背驮式肝移植保留受体的肝后下腔静脉,在无肝期部分或全部阻断下腔静脉。

174. 肝移植手术无肝期的循环特点有哪些？

无肝期由于下腔静脉被阻断,血流动力学发生剧烈变化,包括：回心血量减少、心排量减少、内脏和下腔静脉压力增加、肾灌注压降低、严重的酸中毒、体循环动脉压下降及心率加快。

175. 肝移植手术无肝期的术中处理要点有哪些?

无肝期前应给予一定液体负荷,但要防止液体过多导致静脉开放后导致的心力衰竭和肺水肿;无肝期输血应预防枸橼酸和血中钙离子结合导致的严重低钙血症;无肝期患者可发生严重低体温,应积极采取保温加温措施;无肝期应积极监测血电解质、酸碱平衡、容量情况及凝血功能。

176. 什么是肝移植手术无肝期的静脉-静脉转流技术?

很多肝移植中心在无肝期会采用静脉-静脉转流技术(venous-venous bypass,VVBP),把股静脉和门静脉的血液引流到腋静脉、锁骨下静脉或颈静脉,通过上腔静脉回流入心脏。

177. 肝移植手术静脉-静脉转流技术的优缺点有哪些?

静脉-静脉转流技术能够增加血流动力学稳定、改善无肝期各个器官特别是肾脏的灌注压、改善腹腔脏器的回流、减少输血输液引起的代谢障碍和肺水肿的发生。缺点是导致体温进一步的降低并增加空气栓塞及血栓形成的风险。

178. 肝移植手术新肝期的循环特点有哪些?

新肝期最危险的时刻为移植肝脏开放后,瞬间或几分钟内发生剧烈的血流动力学波动,包括严重的低血压、高钾血症、严重的酸中毒、体温过低和凝血功能障碍,有时甚至出现心搏骤停。

179. 肝移植手术再灌注综合征是什么?

再灌注综合征是指肝门静脉再灌注 5 分钟内体循环血压下降 30%,肺动脉压力升高并持续 1 分钟以上。其特征为平均动脉压、全身血管阻力及心肌收缩力降低,肺血管阻力和肺毛细血管充盈压升高。

180. 如何预防肝移植手术再灌注综合征?

预防再灌注综合征的方法有:在进入新肝期前纠正低钙血症,提高碱剩余(BE);适当增加血容量和提高平均动脉压;纠正和预防低体温;通过肝下腔静脉放出一定量的供肝和肝门静脉的血液;调整通气参数,维持 $PaCO_2$ 在正常水平;尽量减少无肝期的时间。

181. 肝移植手术新肝期的凝血紊乱原因及处理？

新肝期（再灌注期）出现凝血紊乱导致出血或广泛渗血的原因是：肝内参与的肝素释放、凝血因子的稀释和消耗、血小板聚集、内源性肝素样物质生成等。处理上可以输注新鲜冰冻血浆、血小板、冷沉淀、凝血酶原复合物、纤维蛋白原等；如检测到纤溶亢进，可选用氨甲环酸、氨基己酸等拮抗；如怀疑残余肝素作用可用鱼精蛋白拮抗。

182. 肝移植手术的液体管理需要注意哪些方面？

应根据患者具体情况、监测指标、临床需要和实验室检查结果来指导输血输液。术中补液以胶体液为主，包括 5％白蛋白或人造血浆代用品；胶体液应严格按照血容量需求进行补充，可参照 CVP、PAWP 的变化指导；输入液应尽量不包含乳酸；密切监测血清钙离子水平，即使纠正低钙血症；术中血红蛋白应维持在 90～100 g/L 以上，无肝期尽量不输库存血，减少酸中毒、高血钾和低血钙的发生。

183. 什么是肝移植手术控制性低中心静脉压技术？

为达到减少手术出血和输血的目的，术中将中心静脉压维持在正常水平以下，通常在 0.29～0.49 kPa，同时维持动脉收缩压≥90 mmHg 及心率稳定。

184. 如何做到控制性低中心静脉压技术？

为达到低中心静脉压，一方面限制液体的输入并使用利尿剂，另一方面可应用硝酸甘油等扩张血管；还可加深麻醉如增大吸入麻醉药浓度。降低 CVP 时应维持动脉血压，可通过应用血管活性药物增加心排量等。

185. 肝移植手术患者术后管理要点有哪些？

肝移植患者术后应尽量早期拔管，与其他腹部大手术患者相比，肝移植患者对镇痛药的需求明显减少，PCA 应减量使用；术后注意进行肾功能保护，维持尿量在 1～2 mL/(kg·h)以上；进行抗感染治疗；术后 72 h 可开始静脉内营养并尽早开放消化道；术后采用规范免疫抑制治疗。

186. 胆道的解剖结构分为哪些？

胆道起源于毛细胆管，汇集成小叶间胆管，肝段、肝叶胆管及肝内左右胆管。左右胆管出肝后，在肝门部汇合成肝总管，肝总管再与下端的胆囊管汇合为胆总管。胆总管后与胰管汇合，开口于十二指肠乳头部。

187. 胆道系统的生理功能有哪些？

胆道系统的生理功能分为分泌、贮存、浓缩与输送胆汁；包括由肝细胞生成分泌胆汁、胆管细胞分泌黏液参与胆汁形成、胆囊储存、浓缩并排出胆汁，最终经十二指肠乳头进入小肠参与消化。

188. 胆汁的组织及生理作用有哪些？

胆汁由胆盐、胆色素、胆固醇、卵磷脂、钾、钠、钙等组成，但胆汁中无消化酶。胆盐、胆固醇和卵磷脂等都可作为乳化剂而乳化脂肪，以减小脂肪的表面张力，使之成为微滴分散于水溶液中，从而增加胰脂肪酶的作用面积。胆汁酸可以与脂肪酸结合形成水溶性复合物，以促进脂肪酸的吸收。此外，胆汁对促进脂溶性维生素（维生素 A、维生素 D、维生素 E、维生素 K）的吸收也具有重要意义。

189. 胆道系统的特殊检查有哪些？

胆道系统检查中最常见的为超声检查。此外，还有腹部平片、静脉胆道造影、经皮肝穿刺胆管造影、内镜逆行胰胆管造影、胆道手术术中及术后胆管造影、核素扫描、术中及术后胆道镜检查以及 CT、MRI 或磁共振胰胆管造影。

190. 先天性胆道闭锁有何临床表现？

先天性胆道闭锁占新生儿长期阻塞性黄疸的半数病例，胆道闭锁的典型病例婴儿为足月产，大多数并无异常，粪便色泽正常，黄疸一般在生后 2～3 周逐渐显露，有些病例的黄疸出现于生后最初几天当时误诊为生理性黄疸。粪便变成棕黄、淡黄米色，以后成为无胆汁的陶土样灰白色。同时伴有营养及发育不良、肝脾肿大。

191. 先天性胆管扩张有何临床表现？

腹痛、黄疸及腹部包块为本病的 3 个典型症状，但多不同时具有上述的"三主征"，临床上常以其中 1～2 种表现就诊。腹痛多局限在上腹、右上腹部或脐周围。

疼痛性质以绞痛为多,也可表现为持续性或间歇性的钝痛、胀痛或牵拉痛。包块多于右上腹部或腹部右侧有一囊性感光滑包块,上界多为肝边缘所覆盖,大小不一,偶见超过脐下接近盆腔的巨大腹部包块病例。可有轻重不一的触痛。黄疸主要以间歇性为特点,多数病例均存在此症状。

192. 胆石病包含哪些种类?

胆石病就是人们平常所说的"胆结石",又常被称作胆石症。它是指胆囊、肝脏、胆总管等部位发生了结石。根据发生结石的部位,胆石病常常可分为胆囊结石病、胆总管结石病、肝胆管结石病或者上述多部位同时并发。

193. 胆石常分为哪几种类型?

胆石种类分为胆固醇结石、胆色素结石和以碳酸钙、磷酸钙或棕榈酸钙为主的其他类型结石。其中以胆固醇结石最为常见。

194. 胆囊结石的临床表现有哪些?

胆囊结石的主要临床表现有:胆绞痛、上腹隐痛、胆囊积液、少数情况下可出现黄疸或者胆源性胰腺炎或胆石性肠梗阻。

195. 胆囊结石的手术适应证有哪些?

胆囊结石的手术适应证包括结石数量多及结石直径≥2~3 cm;胆囊壁钙化或瓷性胆囊;伴有胆囊息肉>1 cm;胆囊壁增厚(>3 mm)即伴有慢性胆囊炎。

196. 胆囊结石的手术类型有哪些?

胆囊结石的手术治疗首选腹腔镜胆囊切除(laparoscopic cholecystectomy, LC)。预估手术难度较大,胆道存在异常的也可行开腹胆囊切除术。根据需要,术中还可同时行胆总管探查术。

197. 术中胆总管探查术的手术指征有哪些?

术中胆总管探查指征包括:术前病史及检查提示胆总管有梗阻,或胆总管结石伴有反复发作的胆绞痛、胆管炎及胰腺炎;术中证实胆总管病变;胆总管扩张直径超过1 cm;胆囊结石小,有可能通过胆囊管进入胆总管的。

198. Charcot 三联征是指什么？

Charcot 三联征是指在肝外胆管结石时可出现的以"腹痛""寒站高热"和"黄疸"为主要临床表现的三联征。

199. 肝外胆管结石中 Charcot 三联征的具体表现是什么？

腹痛主要发生在剑突下或右上腹，多为绞痛，阵发性发作或者持续性疼痛阵发性加剧，可向右肩或背部放射，常伴有恶心呕吐。寒战高热一般表现为弛张热，体温可高达 39～40 ℃。黄疸的严重程度与梗阻程度相关，可呈间歇性和波动性。

200. 肝外胆管结石手术治疗的手术类型有哪些？

肝外胆管结石的术式主要包括：胆总管切开取石、T 管引流术和胆肠吻合术。

201. 肝内胆管结石的临床表现有哪些？

肝内胆管结石病根据病程及病理不同，其临床表现是多方面的：上腹部疼痛，可能为典型胆绞痛或持续性胀痛，周期发作；可有长期的胆道病史、或伴有寒战发热、黄疸的急性胆管炎史；患侧肝区及下胸部有经常性疼痛不适，常放射至背、肩部；一侧肝管梗阻时，可无黄疸或黄疸甚轻；急性期，可出现急性化脓性胆管炎的症状，或不同程度的 Charcot 三联征；肝区压痛和叩击痛明显，肝脏呈不对称性肿大并有压痛。

202. 治疗肝内胆管结石的术式有哪些？

治疗肝内胆管结石的术式包括：胆管切开取石术、胆肠吻合术、肝切除术、术中胆道镜检查或碎石治疗及术后的胆道镜检查或引流管溶石治疗。

203. 胆道感染主要分为哪几种类型？

胆道感染主要是胆囊炎和不同部位的胆管炎，分为急性、亚急性和慢性炎症，常见的类型包括：急性胆囊炎、慢性胆囊炎、急性梗阻性化脓性胆管炎、原发性硬化性胆管炎等。

204. 急性胆囊炎的手术适应证是什么？

急性胆囊炎急诊手术的适应证为：发病在 48～72 h 内；经非手术治疗无效或病情恶化者；有胆囊穿孔、弥漫型腹膜炎、并发急性化脓性胆管炎、急性坏死性胰腺炎等并发症。

205. 急性胆囊炎的手术类型有哪些?

急性胆囊炎的手术方法包括：胆囊切除术、部分胆囊切除术、胆囊造口术、超声引导下经皮经肝胆囊穿刺引流术等。

206. 急性梗阻性化脓性胆管炎的发病基础是什么?

急性梗阻性化脓性胆管炎是急性胆管炎的严重阶段,也称急性重症胆管炎。其发病基础是胆道梗阻及细菌感染,其梗阻未解除或感染未得到及时控制,可威胁患者生命。

207. 什么是 Reynolds 五联征?

Reynolds 五联征是在 Charcot 三联征(腹痛、寒战高热、黄疸)以外,还出现休克和神经中枢系统受抑制的表现。

208. 急性梗阻性化脓性胆管炎的临床表现有哪些?

急性梗阻性化脓性胆管炎主要表现为 Reynods 五联征,其中神经系统症状表现为神情淡漠、嗜睡、神志不清甚至昏迷;合并休克可表现为烦躁不安、谵妄等,脉搏快而细速、血压低。

209. 急性梗阻性化脓性胆管炎的治疗流程是什么?

非手术治疗阶段即是术前准备阶段,包括：尽快恢复血容量;足量应用抗生素;纠正水电解质紊乱和酸碱失衡;对症治疗;应用血管活性药物进行循环支持;以上治疗无效时应抗休克同时进行紧急胆道引流及后续手术。

210. 胆道疾病常见的并发症有哪些?

并发症包括：胆囊穿孔、胆道出血、胆管炎性狭窄、胆源性肝脓肿和胆源性急性胰腺炎。

211. 术后即发性(＜3 周)黄疸发生的病因有哪些?

病因包括：溶血、麻醉、低血压及血容量不足、药物、感染及脓毒症、出血及血中重吸收、胆管结扎,狭窄及手术损伤、肝动脉结扎、胆总管结石残留、术后胰腺炎或胆囊炎、急性病毒性肝炎、Gilbert 综合征、炎症性肠道综合征、心力衰竭、肺性术后黄疸、输血等。

212. 术后迟发性(＞3 周)黄疸发生的病因有哪些？

病因包括：药物性因素、输血、肠旁路术后、全胃肠外营养等。

213. 围术期可能导致溶血及黄疸的药物有哪些？

包括对乙酰氨基酚、头孢菌素类、肼屈嗪、布洛芬等非甾体类抗炎药、胰岛素、静脉造影剂、青霉素类、普鲁卡因胺、雷尼替丁、硫喷妥钠等。

214. 胆囊癌的手术术式有哪些？

胆囊癌的手术术式根据胆囊癌分期进行确定，包括：单纯胆囊切除术、胆囊癌根治性切除术(包括胆囊切除加肝Ⅳb 段及Ⅴ段切除及胆囊区淋巴结清扫)、胆囊癌扩大切除术(扩大至肝右三叶切除甚至肝＋胰十二指肠切除)及姑息性手术。

215. 胆管癌的手术术式有哪些？

手术术式包括胆管癌根治性切除手术、扩大根治术(如肝右三叶切除和肝-胰十二指肠联合切除)以及姑息性的减黄手术和胃空肠吻合术。

216. 脾亢进患者主要的血液学改变有哪些？

脾脏是人体的血液储存及调节器官，有清除和调节血细胞及产生自身免疫抗体的功能。脾亢进患者所有脾大、红细胞、白细胞和血小板三系减少以及骨髓造血细胞增生的表现。

217. 脾脏手术患者术前准备要关注哪些方面？

脾脏手术患者应关注血常规中相关指标的异常情况，有严重贫血，特别是溶血性贫血的患者应输血治疗；血小板减少或凝血时间异常的患者，考虑输注新鲜血或浓缩血小板，并辅助以维生素 K 治疗。

218. 脾亢进患者的基本病因有哪些？

原发性脾亢进的病因至今未明，继发性脾亢进的基本病因常包括：急慢性感染性疾病、门脉高压症、血液系统相关免疫性疾病、充血性心衰或缩窄型心包炎、溶血性贫血或恶性血液病、脾脏增生性疾病或肿瘤、脂质贮积病等。

219. 脾亢进的手术适应证有哪些?

手术适应证包括:脾大并造成明显压迫、严重的溶血性贫血、显著的血小板减少引起出血、粒细胞减少并发反复感染等。

220. 不适宜进行手术治疗的继发性脾亢进有哪些?

不适宜进行手术治疗的脾亢进病因包括:骨髓纤维化、慢性粒细胞白血病、某些非血液疾患引起的脾功能亢进,如脓毒症、黑热病、梅毒等。

221. 脾脏切除术的手术适应证有哪些?

脾外伤、游走脾(异位脾)、脾局部感染、肿瘤、囊肿、胃体部癌、肝内型门静脉高压症合并脾功能亢进者、其他脾功能亢进性疾病(原发性血小板减少性紫癜、先天性溶血性贫血、原发性脾性中性白细胞减少症、原发性全血球减少症、再生障碍性贫血、后天性溶血性贫血)。

222. 脾脏切除术的可能并发症有哪些?

腹部并发症:出血、膈下感染或脓肿、术后急性胰腺炎等;肺部并发症:肺不张、肺炎以及反应性胸腔积液;其他并发症包括:脾静脉炎、术后黄疸和肝昏迷等。

223. 脾破裂的损伤如何分级?

脾损伤Ⅳ级分级法:Ⅰ级:脾被膜下破裂或被膜及实质轻度损伤,手术所见脾裂伤长度<5.0 cm,深度≤1.0 cm;Ⅱ级:脾裂伤总长度>5.0 cm,深度>1.0 cm,但脾门未累及,或脾段血管受累;Ⅲ级:脾破裂伤及脾门部或脾脏部分离断,或脾叶血管受损;Ⅳ级:脾广泛破裂,或脾蒂、脾动静脉主干受损。

224. 脾破裂的临床表现是什么?

脾破裂的临床表现以内出血及血液对腹膜引起的刺激为主要特征,并常与出血量和出血速度密切相关:出血量大且血流速度快者,很快就会出现低血容量性休克,表现为肤色苍白、全身出汗、脉搏细速、四肢冰凉、神志淡漠、意识障碍等,伤情十分危急;出血量少而慢者症状轻微,除左上腹轻度疼痛外无其他明显症状,不易诊断;随时间的推移,出血量越来越多,会逐渐出现出血性休克的表现。

225. 脾破裂的伴随症状有哪些？

脾破裂的伴随症状包括血液对腹膜的刺激而引起的腹痛，以左上腹最为明显，并伴有腹膜刺激征。同时还可有左肩牵涉痛，深呼吸时加重，此即克尔征（Kehr征）阳性。

226. 脾破裂的手术并发症有哪些？

并发症主要包括发热、左膈下感染、左肺不张、凶险性感染（脾切除术后最严重的并发症，与免疫力下降有关，发生率较低，主要发生于婴幼儿）。

227. 实质性脏器损伤的临床表现主要有哪些？

主要临床表现为腹腔内或腹膜后的出血、面色苍白、脉率加快，严重时脉搏微弱、血压不稳甚至休克；一般伴有持续性腹痛，体征最明显处即为损伤所在。部分器官损伤伴有放射痛。

228. 哪些征象应考虑创伤合并腹内脏器损伤？

早期出现休克征象，尤其是出血性休克者；有持续性或进行性加重的腹部剧痛伴恶心、呕吐等消化道症状者；有明显腹膜刺激征者；有气腹者；腹部出现移动性浊音者；有便血、呕血或血尿者；直肠指诊发现前壁有压痛或波动感。

229. 肝脏损伤的非手术指征有哪些？

非手术治疗的指征包括Ⅰ级、Ⅱ级或Ⅲ级血肿（AAST分型）无活动出血，血肿不进行性扩大的患者；血流动力学稳定者，出血量不超过 600 mL；腹膜炎症状轻，患者神志清楚能配合体检者；无腹内合并伤者。上述情况可在动态监测生命体征、血红蛋白、腹围的情况下，暂不手术治疗。

230. 胰腺外伤的临床表现有哪些？

胰腺损伤患者一般需经过 8～12 小时才出现症状，其主要的临床表现是胰液性腹膜炎及内出血，尤其见于严重胰腺损伤或主胰管破裂时。胰液外溢刺激腹膜出现腹上区疼痛是早期症状，随着病情发展，患者可出现进行性腹胀，上腹疼痛加剧，并放射至肩背部，可同时伴恶心、呕吐等。体征主要与腹膜炎相关，表现为腹部压痛、反跳痛和肌紧张等，以及肠鸣音减弱或消失。另外，患者可因内出血和体液大量丢失而出现休克。脐周皮肤变色。

231. 胰腺外伤的相关并发症有哪些？

胰腺外伤的并发症包括胰瘘、胰腺脓肿、腹部出血、胰腺假性囊肿和胰腺功能不全。

232. 胆道外伤的临床表现有哪些？

胆管破裂的主要表现是胆汁外溢,伤后早期伤口处流出胆汁或出现胆汁性腹膜炎,均为胆管损伤的典型表现。胆管损伤的后期症状总的表现是胆道感染,胆管狭窄梗阻性黄疸或胆道瘘等。

233. 急性胰腺炎的危险致病因素有哪些？

急性胰腺炎的致病因素包括胆道疾病;过量饮酒;十二指肠液反流;代谢性疾病;医源性原因;药物因素;创伤;胰腺血液循环障碍等。国内主要以胆源性为主,占到50%以上。

234. 急性胰腺炎的临床表现有哪些？

急性胰腺炎临床表现包括腹痛;腹胀;恶心、呕吐;腹膜炎体征;以及发热等其他症状。

235. 急性胰腺炎的临床分型有哪些？

分为轻型急性胰腺炎(多为水肿性胰腺炎);重症急性胰腺炎(多为出血坏死性胰腺炎)。

236. 急性胰腺炎的临床分期分为哪几期？

分为急性反应期:发病至2周左右,可有休克和器官功能衰竭症状;全身感染期:发病2周至2个月左右,以全身细菌感染和深部真菌感染为主要并发症;残余感染期:发病至2~3个月后,是手术后的特殊表现,营养不良、腹腔残余感染或脓肿等。

237. 急性胰腺炎的局部并发症有哪些？

局部并发症包括胰腺和胰周组织坏死;胰腺及胰周脓肿;胰腺假性囊肿;胃肠道瘘;出血等。

238. 急性胰腺炎的非手术治疗有哪些？

非手术治疗的方法包括禁食和胃肠减压；抗休克治疗及补液；镇痛解痉；抑制胰腺分泌；肠外营养支持；应用抗生素等。

239. 急性胰腺炎的手术适应证是什么？

手术适应证包括急性腹膜炎不能排除其他急腹症时；胰腺和胰周坏死组织继发感染；伴胆总管下端梗阻或胆道感染；合并肠穿孔、大出血和胰腺假性囊肿。

240. 急性胰腺炎最常见的手术治疗及方法是什么？

最常见的手术方式为坏死组织清除加引流术，进入网膜囊清除胰周和腹膜后的渗液、脓液以及坏死组织，彻底清洗后放置多根引流管从腹壁或腰部引出，以便术后灌洗和引流。

241. 慢性胰腺炎的主要病理改变是什么？

典型病理改变是胰腺萎缩，呈不规则结节样变硬；胰管狭窄伴有阶段性扩张，可有胰石或囊肿形成。

242. 慢性胰腺炎的四联症是什么？

慢性胰腺炎腹痛是最为常见的体征，腹痛、体重下降、糖尿病和脂肪泻为慢性胰腺炎的四联症。

243. 慢性胰腺炎手术治疗的目的及类型有哪些？

慢性胰腺炎的手术治疗目的是减轻疼痛，延缓疾病进展，但不能逆转病理过程。手术类型包括胰管引流术、胰腺切除术，后者包括胰体尾切除术、胰腺次全切除术、胰十二指肠切除术、保留十二指肠的胰头切除术及全胰切除术。

244. 胰腺癌的病理特征有哪些？

胰腺癌包括胰头癌和胰体尾部癌。多为导管细胞腺癌。胰头癌占到胰腺癌的70%～80%，常见淋巴转移和癌浸润。早期诊断困难，手术切除率低，预后很差。

245. 胰腺癌的临床表现有哪些？

临床表现包括上腹疼痛不适、黄疸、食欲不振等消化道症状、消瘦乏力和部分累及胆道的症状。

246. 胰头十二指肠切除术（Whipple 手术）的切除范围包括哪些？

Whipple 手术切除范围包括胰头（含钩突）、远端胃、十二指肠、上段空肠、胆囊和胆总管。并需同时切除周围淋巴结。切除后再将胰腺、胆总管和胃与空肠重建。

247. Whipple 手术的适应证包括哪些？

Whipple 手术适应证包括：胆总管中、下段癌；壶腹周围癌；十二指肠恶性肿瘤；胰腺头部癌早期；严重胰十二指肠伤。

248. Whipple 手术的禁忌证包括哪些？

禁忌证包括：肿瘤已有广泛转移；胰腺癌侵犯肠系膜上血管；患者不能承受重大手术。

249. Whipple 手术的术前准备包括哪些？

术前准备包括完善心、肺、肝、肾等重要器官功能检查；胸部 X 线摄片；提高凝血酶原活动度；纠正常有的低钾和低钠等电解质紊乱；静脉内补充营养，输全血及血浆以纠正贫血及低蛋白血症；对有梗阻性黄疸患者，术前 1 周口服胆盐制剂；术前晚服雷尼替丁以降低胃酸；应用预防性抗生素；术前放置胃肠减压管。

250. Whipple 手术的术后并发症有哪些？

并发症包括腹腔内出血；手术后消化道出血；胰瘘；胆瘘；吻合口瘘，吻合口溃疡；腹腔内感染；急性肾衰竭；肝功能衰竭；胃潴留等。

251. Whipple 手术的术后需注意哪些方面？

术后患者均应住入外科重症监护病室；保持血压稳定，尿量＞1 500 mL/d，保持电解质平衡；确保肾脏灌注；持续胃肠减压至胃肠功能恢复；避免使用有肾毒性的抗生素；术后 2 周内主要经肠道外提供营养支持；雷尼替丁等抑酸药静脉内注入预防溃疡。

252. 胰腺体尾部切除术的适应证有哪些？

适应证包括胰腺体尾部多发腺瘤或增生性胰岛素瘤；胰岛素瘤直径＞3 cm，且靠近胰腺体尾部的主胰管；胰腺体尾部胰岛细胞增生；胰腺体尾部胰岛细胞癌；伴有多发性内分泌肿瘤综合征-Ⅰ型的胰腺体尾部胰岛细胞瘤。

253. 胰腺内分泌肿瘤的种类有哪些？

胰腺内分泌肿瘤主要包括胰岛素瘤、胃泌素瘤、胰高血糖素瘤、血管活性肠肽瘤、生长抑素瘤、无功能性内分泌肿瘤等。

254. 胰岛素瘤的临床特点有哪些？

胰岛素瘤患者主要表现为低血糖，表现为头晕、眼花、心悸、出汗等。临床上多有 whipple 三联征：空腹发病、发病时血糖低于 2.2 mmol/L、静脉注射葡萄糖立即见效等。

255. 胰岛素瘤患者麻醉前准备要点有哪些？

术前预防低血糖的发生，采用少量多餐或者夜间加餐、术前禁食期间补充葡萄糖，术前 2～3 小时应补充葡萄糖，但用量不宜过大。

256. 胰岛素瘤患者术中血糖监测和管理要点有哪些？

监测血糖变化主要目的为及时发现低血糖并判断肿瘤是否完全切除。肿瘤切除后血糖升高至术前 2 倍或切除 1 h 内上升 5.6 mmol/L，即可认为完全切除。术中应避免外源性葡萄糖引起的血糖波动，但在低血糖时应输注葡萄糖。

（曹建平　顾卫东　蒋政宇　许迎华）

参考文献

［1］　Michael A. Gropper 著，邓小明，黄宇光，李文志，译. 米勒麻醉学（第九版）［M］. 北京：北京大学医学出版社，2021.
［2］　邓小明，姚尚龙，于布为，等. 现代麻醉学（第 5 版）［M］. 北京：人民卫生出版社，2021.

合并泌尿系统疾病患者的
麻醉管理

1. 外科患者术前肾功能的评价指标有哪些?

肾脏功能评价主要包括肾小球的滤过功能、肾小管的重吸收功能和肾血流量。术前肾功能的常规检查包括:尿常规、血清肌酐(Scr)、尿素氮(Bun)、肌酐清除率(Ccr)、电解质、肾脏 B 超和/或肾动态显像等。肾血流量一般不作为常规检查要求。

2. 什么是肾小球滤过率?

肾小球的滤过功能以肾小球滤过率(GFR,mL/(min·1.73 m²))表示,GFR指单位时间内经肾小球滤过的血浆量。正常成年人 GFR 为 125 mL/min,女性较男性略低。GFR 不能直接测定,只能用某种标志物的肾清除率或血浆清除率来推测。

3. 什么是肌酐清除率?

当 GFR 下降到正常的 1/3 时,血清肌酐才开始升高。因此,肌酐清除率(Ccr)是评价 GFR 的常用指标,Ccr(mL/min)=尿肌酐×24 小时尿量(mL)/(血肌酐×1 440)。目前常用 Cockcroft 公式计算肌酐清除率,考虑了性别、年龄和体重对肌酐的影响,其敏感性高于 Scr,其表达式为:[(140-年龄)×体重(kg)]/[72×血肌酐(μmol/L)],女性按结果×0.85 进行计算。

4. 什么是血清胱抑素 C?

胱抑素 C(Cystatin C)是半胱氨酸蛋白酶抑制物蛋白,自有核细胞释放至血浆,经肾小球滤过后全部被肾小管重吸收并完全代谢分解。其血清浓度由肾小球滤过决定,不受性别、年龄和饮食的影响,是与 GFR 相关性最好的内源性标志物。因此是评价 GFR 的理想指标,可反映早期肾功能损伤,敏感性优于血肌酐。

5. 什么是 N-乙酰-β-D-葡萄糖苷酶(NAG)?

尿 NAG 是近端肾小管溶酶体酶,是肾小管损伤的敏感指标。危重患者尿 NAG 升高早于血肌酐。AKI 患者尿 NAG 越高,预后越差。但尿 NAG 活性可能被内源性尿素以及许多肾毒性物质、重金属抑制;类风湿关节炎、糖耐量受损、甲状腺功能亢进等病理情况也可出现假阳性,表明其特异性不足。

6. 肾脏病患者术前准备的基本原则是什么?

术前根据病史、全身体格检查结果和肾功能评估,对患者机体承受麻醉及手术刺激的能力做出正确判断。肾脏病患者术前准备的基本原则是保护肾功能,维持正常的肾血流和肾小球滤过率。主要有以下几点:① 术前避免低血量;② 避免大剂量使用缩血管药物;③ 纠正水电解质和酸碱代谢紊乱;④ 慎重选择术前镇静药物;⑤ 慢性肾衰患者容易出现感染,用具、操作应严格无菌,且选择对肾功能影响小的抗生素。

7. 老年患者肾功能的变化有哪些?

老年患者肾脏体积及功能均逐渐下降,肾脏萎缩主要原因是肾小球数目减少所致,GFR 约每 10 年下降 8 mL/(min·1.73 m^2)。Ccr 从 30 岁开始下降,平均每 10 年减少 16.6 mL/(min·1.73 m^2)。老年患者肾脏保钠能力下降,易出现低钠血症;肾浓缩功能降低,储水能力下降,又易发生高钠血症。因此,老年患者围术期应注意维持水电解质和酸碱平衡,适当调整经肾排泄的药物剂量,避免使用有肾毒性的药物。

8. 什么是挤压综合征?

在第二次世界大战期间,Bywathe EGL 和 Besll D 报告,挤压患者可迅速发生少尿、无尿及急性尿毒症。挤压综合征也称为创伤性横纹肌溶解症,原因是挤压伤导致横纹肌溶解,继而引起系统性损伤包括:低血容量休克、急性肾衰竭、电解质紊乱、脓毒血症、急性呼吸窘迫综合征、弥散性血管性凝血、心力衰竭、心律失常等。

9. 什么是横纹肌溶解症?

指任何原因引起的广泛横纹肌细胞坏死,肌细胞内容物外漏至细胞外液和血液循环中,并可导致急性肾衰竭、电解质紊乱等一系列并发症。常见于地震、剧烈运动、挤压创伤以及遗传性疾病。高钾、低钙和血容量不足是患者早期死亡的原因。由于肌酸激酶(CK-MM)代谢缓慢,而且不容易被透析清除,测定血清 CK-MM 比测定肌红蛋白更容易确诊横纹肌溶解,通常在横纹肌溶解后 24 小时达峰。

10. 横纹肌溶解症患者发生急性肾损伤的原因是什么?

1/3 横纹肌溶解症患者会发生急性肾损伤(AKI),其中 5%~30% 的患者死亡。急性肾损伤发生机制有三方面:肾血管收缩,肾小管内管型形成和肌红蛋白的直接细胞毒作用。疾病初期由于大量水分进入肌细胞内,导致有效循环容量不足和低血压,增加 AKI 的发生率。

11. 横纹肌溶解症的治疗原则是什么?

治疗原则是去除病因,防止肌肉进一步损伤;液体复苏和碱化尿液防治 AKI。早期液体复苏,维持有效循环血容量,提供肾灌注,促进肌红蛋白排泄是治疗的关键。应在受伤 6 小时以内开始输入等渗盐水,1 L/h 或 10~15 mL/(kg·h),保证尿量 200~300 mL/h。通过使用碱性药物,将尿 pH 调整到 6.5~7.0,可以阻止肌红蛋白和尿酸在肾小管的沉积,缓解高钾血症,但可加重低钙血症。

12. 什么是肾病综合征?

肾病综合征是由多种疾病、不同病因和病理引起的一组综合征,和"发热""贫血"等名词一样,不是疾病的最后诊断。诊断标准是:① 大量蛋白尿(>3.5 g/d);② 低蛋白血症(<30 g/L);③ 水肿;④ 高脂血症。①和②为诊断所必需。

13. 什么是 IgA 肾病?

是最常见的肾小球肾炎,是以免疫病理显示 IgA 为主的免疫复合物沉积在肾小球系膜区为特征的多种临床和病理表型组成的一组临床-病理综合征。临床表现主要为血尿,可伴有不同程度的蛋白尿,高血压和肾功能损害。可发生在任何年龄,16~35 岁患者占发病患者总数的 80%,是导致终末期肾病的常见原发性肾小球疾病。

14. 什么是狼疮性肾炎?

系统性红斑狼疮(SLE)是最常见的自身免疫性疾病,其突出表现是血清中多种自身抗体形成及全身多脏器受累。狼疮性肾炎是 SLE 较常见、且严重的并发症,是我国最常见的继发性肾小球肾炎。至少 50% 以上的 SLE 患者临床上有肾脏受累的证据。狼疮性肾炎既可与 SLE 的其他表现同时出现,也可为首发表现。肾活检可确定狼疮性肾炎的病理分型、提供活动度和慢性化程度的相关信息。

15. 什么是抗肾小球基底膜病?

抗肾小球基底膜(GBM)病是指循环中的抗 GBM 抗体在脏器中沉积引起的一组自身免疫性疾病。特点是:外周血可以检测到抗 GBM 抗体,和(或)肾活检 GBM 见到 IgG 呈线样沉积。主要累及肺和肾脏。病变局限在肾时称为抗 GBM 肾炎,肺肾同时受累称为 Goodpasture 病,统称为抗 GBM 病。临床表现为急进性肾炎综合征和肺出血,标准治疗方案是血浆置换、糖皮质激素和环磷酰胺治疗。

16. 什么是过敏性紫癜性肾炎?

过敏性紫癜属于系统性小血管炎,主要侵犯皮肤、胃肠道、关节和肾。病理特点为含有 IgA 的免疫复合物沉积于受累脏器的小血管并引起炎症反应。因此,过敏性紫癜也称为 IgA 血管炎。过敏性紫癜伴有肾损害者称为过敏性紫癜性肾炎。

17. 过敏性紫癜性肾炎的预后如何?

该病好发于儿童,约 1/4 有过敏史,急性期近一半患者血清 IgA 升高。肾脏受累率从 20%~100% 不等,多发生于全身脏器受累后数天至数周。诊断依赖于典型的临床表现及 IgA 沉积为主的系膜增生性肾小球肾炎。对多数患者而言,本病属于自限性疾病,无需特殊治疗而短期内可好转。对有明确肾损害的患者,应给予血管紧张素转化酶抑制剂(ACEI)或血管紧张素受体拮抗剂(ARB)、糖皮质激素以及免疫抑制剂等治疗。

18. 什么是糖尿病肾病?

糖尿病肾病(DKD)是糖尿病最常见和最严重的合并症之一,其诊断:在排除其他原因导致的慢性肾脏病的前提下,1 型或 2 型糖尿病患者,间隔 3 个月以上的两次检测均发现微量蛋白尿(尿白蛋白肌酐比≥30 mg/g)或者 eGFR 下降(<60 mL/min·1.73 m^2)。在我国,糖尿病肾病已经是患者住院的首位病因。

19. 糖尿病肾病临床是如何分期的?

分 5 期,Ⅰ期为肾小球高滤过期,GFR 升高伴或不伴肾体积增大;Ⅱ期为正常白蛋白尿期,尿蛋白排泄正常或呈间歇性微量白蛋白尿;Ⅲ期为早期糖尿病肾病期,出现持续性微量白蛋白尿;Ⅳ期为显性糖尿病肾病期,尿蛋白增加,可进展为肾病综合征;Ⅴ期为终末期肾病,需要肾替代治疗。

20. 糖尿病肾病患者的血糖控制目标?

DKD 患者随着 GFR 下降,低血糖风险增加。因此,对于 DKD 患者 HbA1c 的靶目标可以相对宽松,保持 7%～8% 比较适宜,但需要考虑个体间差异。血糖管理采用多模式策略,包括减重、运动、饮食管理和药物治疗,其中生活模式的调整以及二甲双胍是一线治疗方法,胰高血糖素样肽 1 受体激动剂、钠葡萄糖共转运体 2 抑制剂对糖尿病肾病具有内在保护作用,列为二线药物。

21. 糖尿病肾病患者的血压控制目标?

根据改善全球肾脏疾病预后组织(KDIGO)指南,建议糖尿病患者血压控制在 140/90 mmHg 以下。对于合并蛋白尿的 DKD 患者,在权衡获益与风险后可考虑将血压降至 130/80 mmHg,但避免将 SBP 低于 120 mmHg。对于非透析 DKD 患者,肾素-血管紧张素-醛固酮系统(RAS)抑制剂是一线推荐降压药物。

22. 糖尿病肾病患者是否需要降血脂治疗?

糖尿病是心血管疾病的高危因素,DKD 患者心血管事件和心血管死亡风险更高。改善全球肾脏疾病预后组织(KDIGO)指南建议,非透析 DKD 患者使用他汀类或他汀联合依折麦布治疗,目的是减少心血管风险,降脂目标是: LDL<2.6 mmol/L。

23. 抗磷脂综合征肾脏受累是什么表现?

抗磷脂综合征(APS)肾脏受累表现为严重高血压、蛋白尿、肾功能受损等。肾小球毛细血管血栓形成主要见于系统性红斑狼疮(SLE)伴有 APS 患者,肾动脉血栓形成可以表现为肾血管性高血压和肾梗死,肾静脉血栓可出现蛋白尿和肾功能不全。

24. 抗磷脂综合征和系统性红斑狼疮(SLE)的关系是什么?

SLE 患者中 25%～45% 存在抗磷脂抗体,但多数患者不一定有 APS 的临床表现。约 10%～30% 的狼疮性肾炎患者肾活检可见到肾小球内有微血栓或者血管闭塞性病变,且与高血压和血肌酐升高有关。

25. 抗磷脂综合征的治疗原则是什么?

APS 的主要临床表现是血栓形成,口服抗凝剂可有效预防血栓性合并症的发生。无症状者不需要治疗,有高度危险者则需要终身应用口服抗凝药。如有严重血小板减少则不应进行抗凝治疗。对于继发性 APS,应积极治疗原发病。

26. 什么是血栓性微血管病?

血栓性微血管病(TMA)是一组涉及不同病因的临床病理综合征,主要表现是微血管病性溶血、血小板减少以及微血栓造成的器官受累。经典的血栓性微血管病主要指溶血尿毒症综合征(HUS)和血栓性血小板减少性紫癜(TTP)。

27. 溶血尿毒症综合征的主要临床表现是什么?

溶血尿毒症综合征(HUS)主要表现为微血管病性溶血、血小板减少、急性肾损伤;可表现为严重高血压,甚至恶性高血压,肾受累严重,常不可恢复。实验室检查血小板可低至 $(3～10)\times10^9/mL$,可有网织红细胞升高、乳酸脱氢酶(LDH)升高、间接胆红素升高。90% 病例病初即有血小板减少,平均值为 $75\times10^9/L$。

28. 什么是 Alport 综合征?

Alport 综合征又称为遗传性进行性肾炎,是最常见的遗传性肾脏病之一。遗传方式可为 X 连锁显性遗传、常染色体隐性或常染色体显性遗传。编码Ⅳ型胶原 $\alpha_3～\alpha_5$ 链的基因突变,使基因编码蛋白的结构及功能异常,导致包括肾、眼、耳蜗等基底膜结构的改变,临床主要表现为血尿、进行性肾功能减退、感音神经性耳聋和眼部异常(前圆锥形晶状体、黄斑周围视网膜病变等)等。患病率约为 1/5 万,多数在青春期发病,男性多见。

29. 什么是 Denys-Drash 综合征?

是常染色体显性遗传疾病,是肾病综合征、泌尿生殖器畸形和肾母细胞瘤组成的三联征。通常在出生后 1 个月内发现肾病综合征,病程迅速,很快进展为终末期肾病,激素耐药,肾小球的特征性病变为弥漫性系膜硬化。

第五章

30. 什么是 Frasier 综合征？

一种罕见的遗传性肾脏病，为常染色体显性遗传。临床特征为男性假两性畸形、性腺肿瘤和进展性激素耐药性肾病综合征。多数患者在 2～6 岁发病，可有蛋白尿，随着年龄增大加重且对大多数治疗无反应，进展为终末期肾病较缓慢。

31. 什么是 Pierson 综合征？

是常染色体隐性遗传疾病，是编码层黏连蛋白 β_2 的基因突变所致。临床表现以先天性肾病综合征、小瞳孔、晶状体形状异常、白内障等眼部异常为主要特征，通常快速进展为肾功能衰竭。典型肾脏病理为弥漫性系膜硬化。

32. 什么是指甲–髌骨综合征？

是常染色体显性遗传疾病，临床主要表现是指甲发育不全、髌骨缺失或发育不良、桡骨头和（或）肱骨小头发育不全（伴或不伴脱位）和髂骨角四联征，部分伴有眼部异常及肾受累。30%～40% 的患者有肾脏病变，表现为蛋白尿、血尿，可进展为肾衰竭。

33. 什么是肌阵挛–肾衰竭综合征？

本病是一种因溶酶体功能改变导致的贮积性疾病，主要特征是脑部的退行性病变，是常染色体隐性遗传疾病。临床特征为进行性肌阵挛伴肾衰竭。首发表现是蛋白尿，发病年龄为 15～20 岁，局灶塌陷性肾小球硬化是最常见的病理特征。

34. 什么是 Fabry 病？

是仅次于 Gaucher 病的第二常见溶酶体贮积性疾病。这是一种 X 连锁方式遗传代谢缺陷疾病，是溶酶体水解酶 α-半乳糖苷酶 A（α-Gal A）缺乏或缺陷，导致酰基鞘鞍醇三己糖（Gb_3）末端的半乳糖水解分裂，导致 Gb_3 在多种细胞的溶酶体内蓄积，从而产生多种临床表现。大约 50% 的受累男性在 35 岁前出现肾脏症状，最终会发生终末期肾病。

35. Fabry 病如何确诊？

有以下特征的患者应怀疑此病：① 间歇性发作性肢端剧烈疼痛或感觉异常；② 皮肤血管病变，血管角皮瘤；③ 排汗减少；④ 成年早期出现病因不明的左心室肥厚；⑤ 成年早期出现病因不明的脑卒中；⑥ 成年早期出现病因不明的慢性肾脏病;⑦ 偶然发现的多发性肾窦囊肿。男性可通过检测白细胞或血浆 α-半乳糖苷酶 A(α-Gal A)活性,女性可通过检测血、尿酰基鞘鞍醇三己糖(Gb_3)和血浆脱乙酰基 Gb_3 进行确诊。

36. 什么是药物性肾损伤?

药物性肾损伤是指肾脏对治疗剂量药物的不良反应和因药物过量和不合理应用而出现的毒性反应。常见导致药物性肾损伤的药物有:抗生素、NSAID 类药物、中药等。两种以上药物联合应用时会增强肾毒性。

37. 什么是肝肾综合征?

肝肾综合征是指失代偿性肝硬化、严重肝病时,由于肾灌注压低下而引起的功能性肾前性急性肾损伤。这种肾损伤是严重肝功能不全时表现出来的可逆性急性、亚急性或进行性 GFR 下降,而无急性肾小管坏死或其他病理性改变。可能机制是:严重肝功能障碍导致肾脏血流动力学的改变,造成肾内血管收缩及肾内血液由肾皮质向髓质分流,肾血流减少,入球小动脉收缩、肾小球 GFR 下降等。

38. 什么是乙肝肾?

乙型肝炎病毒(HBV)相关性肾炎是国内常见的继发性肾小球肾炎,多见于儿童及青少年,男性居多,多数表现为肾炎综合征合并肾病综合征。诊断标准包括:① 血清 HBV 抗原阳性;② 患膜性肾病、膜增生性肾炎、IgA 肾病或局灶性节段性肾小球硬化,并除外狼疮性肾炎等继发性肾小球疾病;③ 肾组织切片上找到 HBV 抗原。

39. 慢性肾脏病(CKD)的定义是什么?

① 肾损害≥3 个月,有或无肾小球滤过率(GFR)降低。肾损害指肾脏的结构或功能异常,表现为肾脏形态学和/或病理异常,或具备肾损伤的指标,包括血、尿成分异常或肾影像学检查异常。② GFR<60 mL/min·1.73 m² ≥3 个月,有或无肾损害表现。患者通常是无症状的,或者出现疲劳,厌食等非特异症状。

40. 慢性肾脏病的分期标准是什么?

2012 年 KDIGO 对 CKD 进行了详细分类,根据 GFR 分为六类,并,详细如下:G1:GFR≥90 mL/(min·1.73 m²);G2:GFR 60~89 mL/(min·1.73 m²);G3a:

GFR 45~59 mL/(min・1.73 m^2);G3b：GFR 30~44 mL/(min・1.73 m^2);G4：GFR 15~29 mL/(min・1.73 m^2);G5：GFR<15 mL/(min・1.73 m^2)或需要进行透析治疗。

41. 慢性肾脏病的蛋白尿程度分类？

根据蛋白尿水平(尿白蛋白/肌酐比值,ACR),慢性肾脏病可分为三类：A1：ACR<30 mg/g(3.4 mg/mmol);A2：ACR 30~299 mg/g(3.4~34 mg/mmol);A3：ACR>300 mg/g(>34 mg/mmol)。

42. 慢性肾脏病各期的诊治要点是什么？

G1：GFR 正常或增加,慢性肾脏病的病因诊断和治疗;G2：GFR 轻度下降,估计疾病是否会进展和进展速度;G3：GFR 中度下降,评价和治疗并发症;G4：GFR 重度下降,准备肾脏替代治疗;G5：肾衰竭,肾脏替代治疗。

43. 尿毒症患者肾移植术前病史应询问哪些项目？

肾移植术患者绝大多数为慢性肾衰竭、晚期尿毒症患者,病情复杂,常合并高血压、心脏病、糖尿病、贫血、低蛋白血症、水电解质紊乱和凝血功能障碍等。术前访视应询问肾衰竭病因;是否合并糖尿病、系统性红斑狼疮、血管炎;心脑血管合并症控制情况、是否有心衰史、脑出血史;术前是否使用糖皮质激素、免疫抑制剂、促红细胞生成素等药物;术前透析方式和时间、有无并发症;动静脉瘘所在侧肢体应避免穿刺和测量血压。

44. 慢性肾脏病患者高血压的特点是什么？

高血压是慢性肾脏病常见并发症,约 80%~85%的患者会发生高血压。其特点是：① 血压难以控制,容易发展成恶性高血压;② 心血管并发症发生率高;③ 高血压与脑卒中发生呈"S"形关系,收缩压(SBP)在 120~130 mmHg 时发生率最低,当 SBP>130 mmHg 和<120 mmHg 时脑卒中发生率均明显升高;④ 加速肾功能恶化进展。

45. 慢性肾脏病患者血压控制的目标是什么？

2012 年改善全球肾脏病预后组织(KIDGO)发布了非透析慢性肾脏病患者的血压管理靶目标为 130/80 mmHg。随着临床数据的更新,尤其是收缩压干预试验

(SPRINT)结果的公布,2021 年进行了指南更新,将未行肾移植或透析的 CKD 合并高血压的成人患者靶目标设置为 SBP＜120 mmHg。对于血压控制的下限,目前推荐,应尽量避免收缩压(SBP)＜110 mmHg,舒张压(DBP)＜60 mmHg,以免血压过低影响肾灌注。尽管制定了靶目标,但是仍应结合患者的特征、耐受性和偏好制定个体化的降压目标。

46. 慢性肾脏病患者血压控制的原则是什么?

患者降压治疗的目的是预防心、脑血管并发症以及尽可能延缓 CKD 的进展。降压原则包括:① 生活方式改变,包括限盐摄入;② 药物选择应首选肾素血管紧张素醛固酮系统(RAS)阻滞剂,尤其是伴有蛋白尿的患者;③ 需要多种降压药联合治疗。

47. 肾素血管紧张素醛固酮系统(RAS)阻滞剂是否可用于所有慢性肾脏病患者?

① 对于糖尿病肾病,ACEI 和 ARB 均有降低蛋白尿和肾脏保护作用。② 对于非糖尿病肾病,不伴蛋白尿的患者,ACEI 或 ARB 类药物对于肾功能的保护作用是否优于其他降压药仍存在争议。

48. 肾素血管紧张素醛固酮系统(RAS)阻滞剂是否可以预防慢性肾脏病发生?

目前研究表明,ACEI 或 ACEI 联合噻嗪类利尿剂可以降低糖尿病患者新发蛋白尿的发生率;但是,ARB 类药物仅在糖尿病伴有心血管高危因素人群中具有类似效应,对于早期患者(例如,1 型糖尿病无微量蛋白尿、血压正常者)不具有预防效应。对于非糖尿病肾病,例如 IgA 肾病蛋白尿＜0.5 g/d、血压正常患者,早期使用雷米普利并不能预防蛋白尿或高血压的发生。

49. 慢性肾脏病晚期患者是否仍可用肾素血管紧张素醛固酮系统(RAS)阻滞剂?

对于慢性肾脏病晚期患者使用 ACEI 或 ARB 应持谨慎态度。晚期患者应首先合用利尿剂,采用低钾饮食,及时随访,发现高钾血症的发生。晚期糖尿病肾病合并 4 型肾小管酸中毒时,更容易发生高钾血症。

50. ACEI 和 ARB 类药物是否同等有效?

2017 年一项 meta 分析表明,ACEI 类药物能够显著降低慢性肾脏病患者死亡率,而 ARB 类药物未达到统计学意义,间接比较显示 ACEI 在肾保护效应上具有更有效的趋势。美国 2017 年高血压指南建议对于非糖尿病肾病的患者优选

ACEI,不耐受的情况下,则选择 ARB 类药物,而糖尿病肾病则选择 ARB 或 ACEI 类药物。

51. 慢性肾脏病患者使用肾素血管紧张素醛固酮系统(RAS)阻滞剂剂量偏大吗?

改善全球肾脏疾病预后组织(KDIGO)临床指南推荐,加用中大剂量 ACEI 或 ARB,以更好地降低蛋白尿和保护肾功能。通常使用常规剂量 2 倍以上,有助于进一步降低肾小球内压及蛋白尿。非糖尿病肾病患者采用大剂量贝那普利和氯沙坦,与常规剂量比较,肌酐倍增或终末期肾病(ESRD)发生率降低 47%～50%。

52. ACEI 和 ARB 联合使用是否优于单药治疗?

尽管双阻断治疗在降低蛋白尿方面优于单药治疗,但是对于肾功能保护作用仍然没有明确定论。对于伴有显性蛋白尿的糖尿病患者,联合用药与单药比较,明显增加急性肾损伤和高钾血症的风险。因此,现有指南不推荐 RAS 双阻滞治疗。

53. 慢性肾脏病患者降压可以使用利尿剂吗?

水负荷过多是造成肾病高血压的最重要机制,通过有效应用利尿剂可以减轻水负荷,达到"干体重",有助于控制血压。对于限盐不足的患者通过使用利尿剂可以减轻盐的负荷,增强 ACEI 和 ARB 药物降压和降尿蛋白的疗效。通常在血肌酐<159 μmol/L 时可用噻嗪类利尿剂,血肌酐>159 μmol/L 时可用袢利尿剂。

54. 慢性肾脏病患者降压可以用钙拮抗剂吗?

钙拮抗剂(CCB)分为二氢吡啶类(DCCB)和非二氢吡啶类(NDCCB)。二氢吡啶类包括硝苯地平、尼卡地平、拉西地平等;非二氢吡啶类包括地尔硫䓬等。CCB 降压作用强,不受食盐摄入量影响,在肾性高血压患者中应用较广。推荐在 ACEI 和利尿剂应用后血压仍不达标时,或者血压达标而尿蛋白不达标时,加用 NDCCB。

55. 慢性肾脏病患者高血压的治疗特点是什么?

① 限盐;② 多数需要联合使用 2～3 种降压药;③ ACEI 或 ARB 加量过程中应注意监测血肌酐,如果血肌酐较基线升高超过 20%～30%,这常见于用药 2～4 周内,加用 NSAID 或利尿剂时,出现呕吐、腹泻等脱水状态时,则应减量或停药;④ 晚期慢性肾脏病患者应用 ACEI 或 ARB 时应监测血钾,防止出现高钾血症,避免合用 NSAID 药物。

56. 慢性肾脏病患者肾性贫血的原因是什么？

患者伴随肾功能下降会出现贫血，GFR 为 60 mL/(min·1.73 m²) 时，患病率为 1%；GFR 降至 30 mL/(min·1.73 m²) 时，患病率为 9%；GFR 降至 15 mL/(min·1.73 m²) 时，患病率增至 33%～67%。肾性贫血的原因包括：促红细胞生成素(EPO)相对或绝对不足；尿毒症毒素使红细胞脆性增加、寿命缩短；血液透析丢失和铁摄入不足；铁的吸收和利用下降等。

57. 肾性贫血的诊断标准是什么？

改善全球肾脏疾病预后组织(KDIGO)发布的慢性肾脏病贫血定义为：成年男性血红蛋白<130 g/L，成年女性血红蛋白<120 g/L。诊断肾性贫血时，还应检查以下项目，对贫血原因、程度及铁储备进行评估，包括血常规、网织红细胞、血清铁蛋白、叶酸、维生素 B_{12} 水平、甲状旁腺素(iPTH)、C 反应蛋白(CRP)和便潜血。

58. 肾性贫血的治疗目标是什么？

肾性贫血的治疗目标是血红蛋白 110～120 g/L，在此范围内患者有较低的死亡率、住院率及心血管事件发生率。不推荐使用促红细胞生成素将血红蛋白维持在 130 g/L 以上，因为有可能增加血栓形成风险，增加心脑血管事件发生率和死亡风险。

59. 慢性肾脏病患者促红细胞生成素(EPO)如何使用？

透析患者及透析前的慢性肾脏病患者，当血红蛋白<100 g/L 时开始 EPO 治疗，同时补充铁剂，以保证 EPO 的疗效。EPO 的初始剂量是每周 80～120 IU/kg，分 2～3 次皮下注射。维持剂量约为初始剂量的 75%。治疗应使血红蛋白每月上升 10～20 g/L，如果任意 2 周内血红蛋白增加≥20 g/L，减少剂量 25%。如果在铁储备充足情况下 4 周内血红蛋白增加<10 g/L，则增加剂量 25%。血液透析患者每月监测 Hb 水平，非透析及腹膜透析患者每 3 个月监测 1 次血红蛋白水平。

60. 促红细胞生成素(EPO)治疗的不良反应有哪些？

① 高血压，是最常见的不良反应，发生率为 20%～50%，EPO 治疗中应监测血压，并调整降压药的剂量；② 透析通路血栓；③ 高钾血症；④ 纯红细胞再生障碍性贫血，较少见。

61. 慢性肾脏病患者肾性贫血如何补铁剂?

2012 年改善全球肾脏疾病预后组织(KDIGO)指南建议,慢性肾脏病贫血患者开始 EPO 治疗前,如果铁蛋白≤500 ng/mL,血清转铁蛋白饱和度(TSAT)≤30%,应先尝试补铁。成人慢性肾脏病贫血患者应用 EPO 治疗,未接受过铁剂治疗,如果希望增加血红蛋白浓度或减少 EPO 剂量,且 TSAT≤30% 和铁蛋白≤500 ng/mL,建议尝试补铁。口服铁剂吸收差,胃肠道不良反应发生率高,指南建议血液透析患者采用静脉补充铁剂。

62. 静脉蔗糖铁如何使用?

蔗糖铁虽较右旋糖酐铁发生过敏反应少,但第一次使用前建议给予一个小剂量进行测试。常用剂量是:铁蛋白<200 ng/mL 时,每次 100 mg,透析结束后使用,连续 10 次;以后根据铁蛋白水平每 1~2 周 1 次。铁蛋白 200~600 ng/mL 时,每 1~2 周 1 次。腹膜透析及透析前患者可以每 1~3 个月静脉注射 200 mg。铁剂治疗中应注意监测,避免发生铁负荷过多。

63. 什么是慢性肾脏病矿物质和骨代谢异常(CKD‐MBD)?

改善全球肾脏疾病预后组织(KDIGO)的定义为:由慢性肾脏病引起的矿物质代谢紊乱和骨病,表现为以下一种或多种:① 钙、磷、甲状旁腺激素(PTH)、成纤维生长因子 23 或维生素 D 代谢异常;② 骨转换、骨矿化、骨容积、骨线性生长或骨强度异常;③ 骨外钙化,血管或者其他软组织钙化。临床表现:骨折、骨痛、骨骼畸形、肌无力、自发性肌腱断裂等。慢性肾脏病矿物质代谢异常与血管钙化的发生及严重程度以及心血管疾病发生率、死亡率有相关性。

64. 慢性肾脏病患者为什么会发生继发性甲状旁腺功能亢进?

继发性甲状旁腺功能亢进是慢性肾脏病矿物质和骨代谢异常的一个主要特征,早期慢性肾脏病就可以发生,其患病率随着肾功能下降而增加。由于肾功能下降,肝脏合成的 25(OH)D,不能在肾脏内被进一步羟基化,具有生物活性的 1,25(OH)$_2$D 生成减少,其抑制甲状旁腺作用减弱,因此出现继发性甲状旁腺功能亢进。

65. 慢性肾脏病患者高磷血症的原因是什么?

患者低钙和高磷很常见,高磷血症和透析患者的总死亡率以及心血管疾病的发病率和死亡率直接相关。高磷血症的原因有:磷从肾排出减少,肾小管对 PTH

的反应下降、磷摄入过多、维生素 D 的应用增加了肠道对磷的吸收。

66. 什么是肾性骨营养不良?

KDIGO 推荐采用 3 个参数来评价骨骼病理特征,包括骨转化、骨矿化和骨量(即 TMV 系统)。按骨组织转化状态的异常,分为高转运性骨病、低转运性骨病、和混合性骨营养不良。确诊的金标准是骨活检。

67. 什么是甲状旁腺功能亢进性骨病?

是慢性肾脏病的特征性骨组织学异常,属于高转运性骨病,特点是:破骨细胞数量和活性增加,骨重塑率增加和骨量异常,以纤维性骨炎为主。发生机制:维生素 D 可通过与甲状旁腺上的维生素 D 受体结合而抑制甲状旁腺激素分泌。肾脏疾病时,$1,25(OH)_2D$ 生成减少,甲状旁腺激素分泌增多,患者骨骼生长发育障碍,表现为肾性骨营养不良。

68. 什么是骨软化症?

属于低转运性骨病,特点是:骨矿化和骨形成减少,成骨细胞和破骨细胞活性下降。铝中毒可以引起骨软化症,如果血铝 $>50\ \mu g/L$,iPTH$<150\ pg/mL$,应怀疑铝中毒性骨病,需要骨活检,并消除铝的来源,尤其是透析液中的铝。

69. 什么是无动力性骨病?

属于低转运性骨病,特点是:成骨细胞数量减少,骨矿化减少。病因包括持续的高钙血症、铝蓄积、高龄、糖尿病以及对继发性甲状旁腺功能亢进的过度治疗。患者对钙的缓冲能力下降,血钙容易波动,容易出现持续性高钙血症,心血管钙化的风险增高。

70. 慢性肾脏病患者发生骨外钙化的表现是什么?

慢性肾脏病患者尤其是透析患者,容易出现骨外钙化。存在血管或者瓣膜钙化的慢性肾脏病 3~5 期患者是心血管疾病的最高危人群。患者不仅可以发生内膜钙化,还常常伴有中膜钙化和小动脉钙化。心脏瓣膜钙化可参与心力衰竭的发生,并增加心内膜炎发生的风险。慢性肾脏病 3~5 期患者中,约有 20%~25% 出现瓣膜钙化。透析人群中,钙化发生率可达 32%。心脏瓣膜钙化与冠状动脉钙化明显相关,与全因死亡率和心血管死亡率明显相关。

71. 慢性肾脏病的矿物质和骨代谢异常(CKD‑MBD)如何治疗?

应根据患者肾功能、代谢异常、骨病和骨外钙化情况,实验室指标、影像学监测,动态监测以上指标,调整治疗方案。① 控制高磷血症;② 纠正低钙,防止高钙血症;③ 补充维生素 D,当 25(OH)D<30 ng/mL 时需要补充,当校正血钙>2.55 mmol/L 或持续存在高磷时应停止补充。当 iPTH>300 ng/mL 时,应用骨化三醇抑制 PTH 的合成和分泌;④ 钙敏感受体激动剂,抑制甲状旁腺素分泌;⑤ 纠正酸中毒,维持二氧化碳结合力>22 mmol/L;⑥ 二磷酸盐治疗骨质疏松。

72. CKD‑MBD 进行甲状旁腺切除的指征是什么?

对于高钙和(或)高磷血症、药物治疗无效的严重的继发甲状旁腺功能亢进患者,当 iPTH 持续>800 ng/mL 时应考虑甲状旁腺次全切除术。围术期需要监测血钙和血磷,避免发生严重的低钙血症。术后应监测血钙、血磷、iPTH 和碱性磷酸酶。

73. 慢性肾脏病患者为什么会发生血脂异常?

患者由于肾功能下降、内环境紊乱、蛋白尿、胰岛素抵抗等原因,普遍存在脂代谢异常。肾病综合征、透析患者通常伴有胆固醇、甘油三酯和低密度脂蛋白升高,高密度脂蛋白降低。患者血脂异常,是心血管疾病的独立危险因素,可加速动脉粥样硬化,增加心肌梗死、脑卒中和血栓形成风险。同时,脂代谢异常可通过损伤肾小球内皮细胞和系膜细胞、促进趋化因子形成等途径,促使肾小球硬化,加快慢性肾脏病进展。

74. 慢性肾脏病患者降脂治疗的目标是什么?

患者应通过调整生活方式和积极使用降脂药物的方式来调整血脂。他汀类药物除降脂作用外,还具有改善内皮功能、抗炎、稳定斑块等作用,可减少慢性肾脏病患者的全因死亡率和心血管死亡率。患者作为心血管疾病的高危人群,应强化降脂,将低密度脂蛋白胆固醇(LDL‑C)控制在 2.6 mmol/L 以下。

75. 慢性肾脏病患者使用降脂药物是否应该根据肾功能调整剂量?

对于 1~2 期患者,可使用一般人群的推荐剂量。eGFR<60 mL/(min·1.73 m²)者给予中等剂量他汀类药物治疗,CKD 患者应避免他汀类药物与贝特类药物联合使用。透析患者他汀治疗后虽然血清甘油三酯、低密度脂蛋白和总胆固

醇降低,但是并未能降低全因死亡率和心血管死亡率。部分他汀类药物在肾功能下降的患者中应减量使用。

76. 肾移植手术患者术前应完善哪些检查?

除常规检查外,还应完善心脑血管相关检查[超声心动、颈部血管和下肢血管超声、心肌酶、钠尿肽(BNP)、脑磁共振检查],评估有无心室肥厚、舒张功能障碍、肺动脉高压、心律失常和严重瓣膜功能不全;完善糖尿病相关检查(糖化血红蛋白和糖化白蛋白);完善系统性红斑狼疮和血管炎的相关检查(抗核抗体、补体和免疫球蛋白)等。

77. 肾移植手术术前准备有哪些注意的问题?

① 根据病史和术前检查结果评估患者对麻醉和手术的耐受性,尤其是合并冠心病、糖尿病、心衰、脑出血史的患者;② 术前纠正水电酸碱平衡失调、纠正贫血及低蛋白血症;③ 术前纠正血容量不足,谨慎调整入量,避免肺水肿;④ CKD 患者容易出现感染,应严格无菌操作,选用对肾功能影响最小的抗生素;⑤ 术前一天应常规进行透析。

78. 慢性肾衰竭患者的肾替代治疗何时开始?

终末期肾病(ESRD)是开始维持性肾替代治疗的指征。肾替代治疗包括血液透析、腹膜透析和肾移植。ESRD 患者开始透析的时机取决于多方面因素,包括:患者疾病严重程度、经济和医疗保险状况、患者对透析的认识和态度、医疗资源是否充足以及医生的态度。通常建议非糖尿病患者 eGFR $<$ 10 mL/(min · 1.73 m^2)、糖尿病患者 eGFR$<$15 mL/(min · 1.73 m^2)时开始透析。

79. 围术期患者常用的透析治疗方法有几种?

目前临床常用的透析治疗有:血液透析、血液滤过(持续肾脏替代治疗,CRRT)和腹膜透析三种。不论是溶质的清除还是超滤脱水的效率,血液透析都比腹膜透析技术要高很多。血液滤过的超滤脱液效率与血液透析相似。但是研究表明,急性肾损伤患者采用三种方式透析的死亡率是相似的。原因之一是,腹膜透析和血液滤过对溶质的清除及超滤脱液平稳缓和,因此引起的并发症程度和发生率较低。

80. 什么是血液透析？

是使用低通量透析器、通过扩散机制清除小分子毒素。血液中的尿素、肌酐、钾离子、磷酸根等小分子溶质顺浓度梯度扩散至透析液侧，透析液中较高浓度的碳酸氢盐、钙离子等扩散至血液中，从而清除小分子尿毒症毒素、纠正酸中毒和电解质紊乱。

81. 血液透析的基本方式有哪些？

根据治疗中毒素清除主要机制不同以及是否使用透析液或置换液，可以将广义的血液透析分为血液透析、血液滤过、血液透析滤过和单纯超滤。

82. 透析的抗凝方法有哪些？

透析中抗凝剂的使用既要保证治疗中充分抗凝，又要避免过度抗凝导致机体出血。应在治疗前对患者的凝血功能和有无出血倾向进行全面评估，然后选择适宜的抗凝方法。常用抗凝方法有：常规肝素抗凝、小剂量肝素抗凝、低分子肝素抗凝、阿加曲班、体外局部枸橼酸抗凝、无抗凝剂透析等。

83. 什么是无抗凝剂透析？

是透析器及管路用肝素盐水（3 000～5 000 IU/L）预冲，使部分肝素结合在透析膜上，随后用盐水冲洗后进行透析。适用于大部分高出血风险的患者。治疗中尽量提高血流速，定时用盐水冲洗透析器，避免治疗时间长，有利于减少凝血。

84. 血液透析的常见并发症有哪些？

① 低血压，发生率约 25%～55%，严重者可晕厥；② 肌肉痛性痉挛，发生率 5%～20%。可能与缺钠或迅速脱水有关；③ 恶心及呕吐，发生率 5%～15%；④ 头痛，常见原因为精神紧张、高血压和颅内出血等；⑤ 其他还有胸痛（2%～5%）、背痛（2%～5%）、瘙痒（5%）和发热及寒战等。

85. 血液透析中发生低血压的原因是什么？

发生机制有：① 血管内容量快速下降；② 血管张力下降；③ 透析中的心脏收缩和舒张功能异常。可从合理评估干体重、透析期间降低脱水速率、降低血管内容量下降速度、提高外周血管张力、纠正贫血等措施来预防。

86. 血液透析患者使用中心静脉导管有哪些注意事项?

中心静脉导管可作为肾衰竭患者的临时或长期的透析通道,但因常合并导管相关的血流感染、导管功能不良、中心静脉狭窄等并发症,KDIGO 指南及我国血管通路专家共识均推荐尽量减少中心静脉导管的使用。围术期作为临时血液透析通道时,无隧道颈部中心静脉导管使用不得超过 4 周,每次使用前均应观察导管位置有无变化、有无扭曲、打折、脱出、局部有无出血或渗液,透析结束后按照导管上标注的容量将 1 000～5 000 U/mL 肝素分别注入导管的动静脉端。

87. 血液透析患者的中心静脉导管在术中使用时应该注意什么?

血液透析患者的中心静脉导管在使用前应注意以下方面:① 无菌操作的原则;② 连接输液或测压装置前,应先使用注射器抽出肝素封管液、避免将封管肝素液冲入体内;③ 使用完毕应用 1 000 U/mL 的肝素液封管。

88. 围术期患者什么情况下使用血液透析?

除术前透析患者外,血液透析可以用于以下临床情况的急性肾损伤患者:① 分解代谢型急性肾损伤;② 急需溶质清除,如高钾或高钙血症的急性肾损伤;③ 摄入了可被透析清除的毒性物质;④ 腹膜透析或血液滤过失败,或因不能建立血管通路或接受必需的抗凝措施而不能进行血液滤过,以及因腹部手术或感染而不能进行腹膜透析的急性肾损伤患者。

89. 什么是血液滤过?

是采用高通量透析器,在治疗中从体外循环管道持续补充一定量的置换液,与血液充分混合后再以相同的速度进行超滤。一次治疗总置换液量可达 20～30 L,可以清除分子量 20～30 KD 以下的溶质,包括白介素、肿瘤坏死因子等。其特点为:不用透析液、脱水性能优异、与血液透析相比血流动力学更稳定。

90. 血液滤过的适应证有哪些?

血液滤过主要用于以下临床情况:① 血流动力学不稳定但需要进行超滤脱液和/或溶质清除的患者;② 排尿量恒定但需要超滤的非少尿型患者;③ 需要每天进行超滤脱液的患者;④ 需要紧急透析治疗,但无进行血液透析和腹膜透析的条件者等。

91. 什么是血液透析滤过？

是采用高通量透析器，将血液透析和血液滤过结合，既有透析液在透析膜外流动，通过扩散清除 BUN、Scr、钾离子等小分子毒素，又有置换液进入血液增加对流，增加化学物质、胆红素、细胞因子等中分子毒素的清除，是较为理想的血液净化方式。其特点是：具有透析和滤过两种效果、脱水性能好、可除去小分子和大中分子物质、治疗时间短。

92. 什么是单纯超滤？

单纯超滤既没有透析液也没有置换液，以清除患者体内过多的水分为主要治疗目的，通常用于肾功能正常或仅轻度受损的顽固性心力衰竭患者和严重水肿的肾病综合征患者。

93. 连续性肾替代治疗(CRRT)的治疗模式有哪些？

有连续静脉静脉血液滤过（CVVH）、连续静脉静脉血液透析滤过（CVVHDF）、连续静脉静脉血液透析（CVVHD）、缓慢持续超滤（SCUF）等。

94. 连续性肾替代治疗(CRRT)的抗凝方法有哪些？

CRRT 的抗凝治疗方案必须权衡体外循环抗凝与患者出血风险。抗凝方法有：局部枸橼酸抗凝（RCA）和全身系统性抗凝（肝素、低分子肝素、阿加曲班等）。进行 CRRT 治疗的患者通常病情危重并存在活动性出血或凝血功能障碍，全身抗凝会增加出血事件。改善全球肾脏疾病预后组织（KDIGO）指南建议 CRRT 首选 RCA。RCA 的缺点是：操作复杂、容易发生代谢性碱中毒、血钙异常和高钠血症。

95. 连续性肾替代治疗(CRRT)、间歇性血液透析(IHD)与延长的间歇性肾替代治疗(PIRRT)对急性肾损伤患者预后影响有何不同？

目前研究表明，重症 AKI 患者采用 CRRT、IHD 或 PIRRT 的生存期和肾功能均相近。但是，CRRT 更适合 ICU 中那些不能耐受液体快速清除、渗透压、溶质快速变化以及同时进行体外循环生命支持的重症 AKI 患者，利于患者摆脱透析。对于大多数相对非危重的 AKI 患者，采用 IHD 或 PIRRT 可能有更佳的卫生经济学效益。

96. AKI 患者接受肾替代治疗(RRT)的预后如何？

AKI 患者接受 RRT 治疗并存活的患者存在较高的远期死亡率及 CKD 风险。90 天存活的患者中约 1/3 在随访 3～4 年内死亡,约 50％患者发生进展性 CKD,2％～29％患者肾功能没有恢复,需要长期维持性透析。

97. 腹膜透析有哪几种方式？

① 间歇性腹膜透析,每天 10～20 次,适用于急性肾衰患者;② 连续性非卧床腹膜透析,每天 4～6 次,适用于慢性肾衰竭患者;③ 连续循环式腹膜透析,夜间用透析机进行交换腹透液 4～6 次,适用于坚持工作者;④ 夜间间歇性腹膜透析,每晚透析 8～10 次,适用于腹膜易吸收葡萄糖患者、疝气患者;⑤ 潮式腹膜透析,适用于体表面积较大、腹膜透析不充分的患者,多数在晚间进行。

98. 腹膜透析的并发症有哪些？

① 与操作技术相关的并发症:切口出血、透析液外漏、透析管堵塞或引流不畅、内脏损伤及腹腔感染;② 体内生化改变发生的并发症:高钠、低钾、高钾及高血糖;③ 腹腔内压增高导致的渗漏、胸腔积液、生殖器水肿和腹壁疝;④ 腹痛及迷走神经反射引起的低血压、心动过缓或呼吸困难;⑤ 蛋白质、维生素丢失导致的营养障碍。

99. 什么是血浆置换？

是一种用来清除血浆中大分子物质的体外循环血液净化技术。通过离心或膜分离技术分离并清除患者体内的血浆,补充以同等体积的新鲜冰冻血浆或白蛋白溶液或盐水,以清除患者血浆内的自身抗体、免疫复合物、内外源性毒素等。因此,血浆置换主要用于治疗自身免疫性疾病或肾移植后排斥反应引起的急性肾损伤。主要并发症有:出血或凝血功能障碍、低钙血症、低血压、低蛋白血症等。

100. 肾移植手术患者术前是否可以给麻醉前用药？

麻醉前用药可以减轻术前患者焦虑,避免患者因紧张、恐惧引起的交感兴奋出现的高血压、心动过速等情况。肾移植患者一般状况较差,对镇静药物更敏感,使用时应注意剂量调整,避免出现呼吸和循环的抑制。

第五章

101. 血液透析患者术前准备有哪些注意事项?

血液透析患者术前应规律透析,纠正水电解质紊乱,保持酸碱平衡,改善氮质血症,增加对手术和麻醉的耐受力。术前应纠正贫血,血红蛋白至少 80 g/L。术前可加透析 1 次,确保血钾在正常范围。特别是血管内容量过高、高钾和酸中毒患者,应透析后再行手术。麻醉前应该了解最后一次透析的超滤量、患者的净容量状态、红细胞压积、电解质和透析后的"干重"等,以利于术中麻醉管理和液体治疗。

102. 血液透析患者全身麻醉时应注意哪些问题?

血液透析可改善尿毒症患者预后,但是应注意:① 血液透析也常常会导致患者血容量和渗透压的剧烈改变,发生低血压和心律失常等并发症。在血液透析和围术期,避免低血压是防止肾脏损害恶化的重要手段。② 血液透析并不具备肾脏的全部功能,特别是重吸收、代谢、维持内环境稳定和内分泌等重要的生物功能。

103. 肾移植手术可选择硬膜外麻醉吗?

肾移植手术目前以选择全身麻醉居多,过去椎管内麻醉是常用的麻醉方法。椎管内麻醉降低肾血管交感神经兴奋性,可以减轻因儿茶酚胺释放增加所致的肾血管收缩。硬膜外麻醉肌肉松弛、麻醉用药少,对机体应激反应较小,并能提供满意的术后镇痛,术中麻醉平面不宜超过 T_5。腰硬联合麻醉起效迅速,肌肉松弛完善,但应注意避免出现长时间的低血压。伴有心功能衰竭、凝血功能障碍、低血容量的患者不宜选择椎管内麻醉。

104. 肾移植患者的麻醉药物选择有哪些注意事项?

肾移植患者应选择:不经肾排泄或少量经肾排泄;对肾没有直接毒性;体内代谢产物对肾无毒性作用;不减少肾血流量和滤过率的全身麻醉药。

105. 肾移植患者的全身麻醉药物选择有哪些注意事项?

吸入麻醉药的无机氟代谢产物可引起肾小管损伤导致多尿性肾衰竭,可选用异氟烷、恩氟烷或氧化亚氮,禁用肾毒性强的甲氧氟烷。七氟烷的代谢产物可能有肾毒性,但目前无证据表明七氟烷对移植肾有害。丙泊酚大部分经肝脏代谢,肾衰竭患者丙泊酚的药代动力学没有明显变化,对肾功能无不良影响,可用于麻醉诱导和维持。

106. 肾移植患者全身麻醉时的肌肉松弛剂如何选择?

阿曲库铵、顺式阿曲库铵等苄异喹啉类药物由 Hoffmann 方式降解和血浆胆碱酯酶消除,作用时间不受肝肾功能影响,是肾功能衰竭患者首选的肌肉松弛剂。琥珀胆碱可使血清钾水平增高约 0.5 mmol/L,如血钾＜5.5 mmol/L,对于高误吸风险患者也可考虑选用琥珀胆碱作快速序贯诱导。

107. 肾移植手术患者全身麻醉机械通气应注意哪些问题?

机械通气宜保持轻度过度通气,维持呼气末二氧化碳分压($PaCO_2$)在 32～35 mmHg。通气量不足出现呼吸性酸中毒可加重高钾血症,过度通气导致呼吸性碱中毒则会氧解离曲线左移,减少组织氧供,对贫血患者不利。

108. 肾移植手术患者术中血压管理应注意哪些问题?

围术期循环管理的重点是保证肾的组织灌注和氧供需平衡。在移植过程中既要避免肾脏移植和血管扩张出现的低血压,又要防止交感神经活动亢进导致的肾血管收缩。在血管吻合完毕开放血流前,血压不应低于基础值的85%。如果发生低血压,一般可输入晶体液扩容或静滴多巴胺,较少使用收缩性血管活性药物,以防止肾血管过度收缩进而降低肾灌注和肾小球滤过率。

109. 肾移植手术患者血管吻合开放前应注意什么?

肾移植手术主张在血管吻合时开始扩容治疗,维持足够的血容量,增加肾血流,提高早期移植肾功能。术中扩容一般首选晶体液。在血管吻合开放前,依次静脉给予甲泼尼龙 6～8 mg/kg、呋塞米 100 mg,以及环磷酰胺 200 mg 静脉滴注。若血压偏低,可少量多巴胺静脉滴注。

110. 肾移植手术患者术中应进行哪些项目的监测?

除血压、心电图、脉搏氧饱和度、尿量等常规监测项目外,还应监测中心静脉压(CVP)、体温、动脉血气分析和电解质。术中维持较高的 CVP(12～14 cmH_2O)可降低术后发生器官衰竭的可能。

111. 肾移植患者术后常用的免疫抑制剂有哪些?

肾移植患者术后需要终身服用免疫抑制剂,目前多数移植中心选用一种 CNI(环孢素或他克莫司)、一种抗代谢类药物(吗替麦考酚酯、硫唑嘌呤)以及激素来预防排斥反应,称为标准的"三联"免疫抑制方案。

112. 术前使用糖皮质激素的患者应注意有哪些不良反应?

糖皮质激素常见不良反应有:感染、糖耐量下降或糖尿病、骨质疏松、血压升高、与 NSAID 合用时增加消化道溃疡和上消化道出血发生率、四肢肌肉无力、眼压升高、白内障、失眠、谵妄、躁狂、白细胞增多、皮肤变薄、伤口愈合延缓、水钠潴留、低钾等。服用激素的患者,围术期应按手术大小,适量给予氢化可的松进行替代治疗。

113. 术前使用环磷酰胺患者有哪些注意事项?

环磷酰胺属于烷化剂,通过杀伤多种免疫细胞而抑制机体免疫功能。作为免疫抑制剂,主要用于治疗血管炎、类风湿关节炎、系统性红斑狼疮、肾病综合征。较轻的不良反应有恶心呕吐、脱发,较重的有骨髓抑制、膀胱毒性、生殖毒性和致癌风险。应用环磷酰胺治疗时应注意水化,监测血常规和肝功能。

114. 术前使用硫唑嘌呤患者有哪些注意事项?

硫唑嘌呤是嘌呤拮抗剂,能抑制 DNA、RNA 及蛋白质的合成,从而抑制淋巴细胞的增殖,产生免疫作用。主要用于器官移植时的抗排异反应,多与皮质激素并用。也广泛用于类风湿性关节炎、系统性红斑狼疮、重症肌无力等自身免疫性疾病。主要不良反应:骨髓移植、肝功能损害、增加感染风险和致畸性。通常是在单用皮质激素不能控制时才使用。全身麻醉时可能增强琥珀胆碱的神经肌肉阻滞作用。

115. 术前使用环孢素患者有哪些注意事项?

环孢素主要用于:器官移植、骨髓移植、狼疮肾炎和难治性肾病综合征。最常见的不良反应有:多毛、震颤、胃肠道不适、齿龈增生以及肝、肾毒性。使用时应监测血药浓度,避免与肾毒性药物一起使用,例如:氨基糖甙类抗生素、两性霉素 B、甲氧苄啶和苯丙氨酸氮芥等。

116. 术前使用他克莫司患者有哪些注意事项?

他克莫司(tacrolimus),又名 FK506,是从链霉菌属中分离出的发酵产物,是一种大环内酯类抗生素,为一种强力的新型免疫抑制剂,主要通过抑制白介素-2(IL-2)的释放,全面抑制 T 淋巴细胞的作用,较环孢素强 100 倍。主要不良反应有：增加感染风险、升高血糖、震颤、头痛、焦虑和失眠等。

117. 术前使用吗替麦考酚酯患者有哪些注意事项？

吗替麦考酚酯是通过淋巴细胞嘌呤代谢产生免疫抑制作用。主要用于预防同种肾移植患者的排斥反应，及自身免疫性疾病。通常与环孢素和/或激素同时应用。主要不良反应有：胃肠反应，骨髓抑制和增加感染风险。

118. 肾移植术后患者行其他手术时术中应注意哪些问题？

移植肾的肾小球滤过率以每年 $1.4\sim2.4$ mL/min 的速度降低。心血管疾病是肾移植后患者死亡的主要因素，围术期应重点监测患者的心功能状态。肾移植患者术后需要长期使用免疫抑制剂进行抗排异治疗，围术期要特别注意防治感染及药物之间的相互影响。麻醉应尽量避免使用肾毒性药物。

119. 合并肾功能障碍患者选择吸入全身麻醉药物时应注意什么？

卤族类吸入麻醉剂的代谢物主要为无机氟化物，人体内无机氟化物肾脏毒性阈值为 $50\ \mu$mol/L。吸入麻醉剂可以引起短暂的、可逆的肾脏功能抑制，肾小球滤过率和肾血流量下降。有报道认为，在长时间吸入七氟烷后血浆无机氟化物的浓度接近肾毒性水平。但目前没有证据显示吸入麻醉药对肾功能有远期的损害。

120. 合并肾功能障碍患者选择静脉全身麻醉药物时应注意什么？

硫喷妥是一种巴比妥类镇静药，其钠盐中加入 6% 无水碳酸钠作为缓冲剂，因此硫喷妥钠溶液是碱性的。其白蛋白结合率高（75%～85%）。尿毒症患者白蛋白浓度显著降低，酸血症将导致更多的非离子化、活性的硫喷妥。因此，CKD 患者诱导和维持麻醉所需药量减少。丙泊酚是非巴比妥类静脉药物，主要经肝脏代谢，仅 0.3% 以原形在尿液中存在，其清除依赖肾血流而不受肾衰的影响，可安全用于肾功能障碍患者。

121. 肾功能障碍对哪些阿片类药物影响较大？

肾功能衰竭会影响吗啡、哌替啶和氢吗啡酮的临床作用，对芬太尼类药物影响不大。吗啡的活性代谢产物 6-葡萄糖醛酸吗啡主要依赖肾清除，肾功能衰竭患者可能由于 6-葡萄糖醛酸吗啡蓄积而引起呼吸抑制。哌替啶的活性代谢产物去甲哌替啶，需经肾排泄，其蓄积可以引起中枢神经系统兴奋作用。氢吗啡酮的代谢产物氢吗啡酮-3-葡糖苷酸(H3G)在肾功能障碍患者会蓄积导致神经兴奋现象,如震颤、肌阵挛、躁动、认知功能障碍。

122. 肾功能障碍是否影响芬太尼类药物的剂量?

尽管在肾衰竭患者由于血浆蛋白结合率降低而影响芬太尼类药物的游离部分,但这些药物的临床药理作用整体上不受影响。芬太尼仅 7% 以原形排泄于尿中,与血浆蛋白结合率低,适用于肾衰竭患者。芬太尼在 CKD 患者体内的消除半衰期可能会延长。舒芬太尼和阿芬太尼的药代动力学和药效动力学在肾功能降低患者与正常个体之间没有显著差异。瑞芬太尼由血浆特异性酯酶代谢,其药代动力学和药效动力学不受肾脏疾病影响。

123. 肾功能障碍患者使用肌肉松弛剂是否可以选择琥珀胆碱?

琥珀胆碱用于肾功能障碍患者时需要考虑两方面:① 血钾水平,琥珀胆碱的去极化作用使肌细胞内钾离子外流,可短暂升高血钾 0.5 mmol/L 左右。尿毒症透析患者全身麻醉前应复查血钾在正常范围方可使用;② 琥珀胆碱主要经血浆胆碱酯酶代谢分解,极少部分经肾脏排出。长期血液透析患者血浆胆碱酯酶减少,活性降低,可能会延长其作用时间。

124. 肾功能不全患者使用肌肉松弛剂为什么优选苄异喹啉类?

阿曲库铵和顺式阿曲库铵是中效苄异喹啉类非去极化肌肉松弛剂,其优点是在体内消除不依赖肝肾功能,而是通过非特异性酯酶水解和 Hofmann 消除自行降解,适用于肝肾功能不全患者。

125. 米库氯铵可以用于肾功能不全患者吗?

米库氯铵是短效苄异喹啉类非去极化肌肉松弛剂,消除半衰期约 2 分钟,主要被血浆胆碱酯酶分解,其速率为此酶分解琥珀胆碱的 70%～80%。米库氯铵在体内消除不直接依赖肝肾功能,但肾功能衰竭时,胆碱酯酶活性降低 30%～50%,其作用时间延长,因此肾功能障碍患者剂量应减少。

126. 肾功能不全患者使用胆碱酯酶拮抗剂应注意什么?

胆碱酯酶拮抗剂主要经肾消除,新斯的明、溴吡斯的明和依酚氯铵/滕喜龙分别有 50%、75% 和 70% 排泄入尿中,滕喜龙时效最短,溴吡斯的明时效最长,与其消除半衰期长短有关。肾功能受损患者这三个胆碱酯酶抑制剂的清除率下降,消除半衰期延长,拮抗肌肉松弛的时效也会延长。

127. 肾功能不全患者使用舒更葡糖钠有哪些注意事项?

舒更葡糖钠是一种新型肌肉松弛药拮抗剂,仅能快速有效拮抗甾体类肌肉松弛药,对罗库溴铵的拮抗效果最好,与维库溴铵的结合力比罗库溴铵小 2.5 倍。舒更葡糖钠对苄异喹啉类肌肉松弛药几乎无效。舒更葡糖钠在体内极少代谢,大部分以舒更葡糖钠-罗库溴铵螯合物的形式经肾脏清除。但是肾功能障碍患者能否完全清除该复合物尚不明确。因此,在肌酐清除率低于 30 mL/min 或需要透析的患者,不推荐使用舒更葡糖钠。

128. 肾功能不全患者全身麻醉时不推荐使用哪些药物?

肾功能不全患者全身麻醉尽量避免使用经肾脏清除、减少肾脏血流和具有肾毒性的药物,例如泮库溴铵、筒箭毒碱、甲氧氟烷、恩氟烷。有些药物,如芬太尼和羟考酮使用时应减少剂量,避免药物蓄积和过量。氢吗啡酮因其代谢物 H3G 蓄积导致震颤、肌阵挛、躁动等神经兴奋现象,应慎用。

129. 肾功能不全患者可以使用右美托咪定吗?

右美托咪定可以通过多种途径发挥抗炎和抗交感作用,从而保护肾脏。且有显著的利尿作用,能够通过减少血管加压素分泌、增加肾血流量、从而增加肾小球滤过,引起利尿,表现出肾脏保护作用。

130. 什么是急性肾损伤?

2012 年《改善全球肾脏疾病预后组织(KDIGO)急性肾损伤临床实践指南》将急性肾损伤(AKI)定义为:① 48 小时内血清肌酐(Scr)上升≥26.5 μmol/L;② 7 天内 Scr 上升至≥1.5 倍基础值;③ 连续 6 小时尿量<0.5 mL/(kg·h)。

131. 急性肾损伤的病因有哪些?

根据病因不同,急性肾损伤可以分为三大类:① 肾前性损伤,由于各种原因引起肾脏灌注不足导致;② 肾性损伤,由于内源性肾毒性物质(肌球蛋白、血红蛋白、免疫球蛋白轻链等)、外源性肾毒性物质(药物、食物、生物毒素、重金属等)及缺血导致的肾实质损伤;③ 肾后性损伤,由于急性尿路梗阻(结石、肿瘤等)导致。

132. 术后急性肾损伤的危险因素有哪些?

① 术前因素：术前肾功能障碍,高龄,缺血性或充血性心脏病,吸烟,糖尿病, ASA 分级 4 级或 5 级;② 术中因素：急诊手术、腹部手术、开胸手术、大量失血和输血、使用正性肌力药、肾动脉阻断时间、心肺转流;③ 术后因素：输血、使用缩血管药物、使用利尿剂、使用抗心律失常药物。

133. 肾毒性药物有哪些?

围术期患者可能使用的肾毒性药物有：① 新霉素、多粘菌素、万古霉素、两性霉素、四环素和氨基糖苷类抗生素;② 顺铂、丝裂霉素等化疗药物;③ 环孢素、FK506 等免疫抑制剂;④ 阿司匹林、布洛芬、保泰松等非甾体类抗炎药。

134. 如何预防肾前性损伤?

正常情况下,肾脏灌注压在 $80 \sim 180$ mmHg 范围内变化,肾小球入球小动脉和出球小动脉通过自身调节能保持肾灌注的相对稳定。如果平均动脉压 $<$ 80 mmHg,超出肾血流自身调节范围,入球小动脉和出球小动脉间的压差下降,肾小球滤过率减少导致少尿。肾血流降至正常值20%时,可引起肾小管的损伤,进展为急性肾损伤。动脉压低至 $40 \sim 50$ mmHg 时,可导致无尿。因此,肾功能不全或严重感染的患者,围术期应监测血压在正常范围,避免低血压导致的肾灌注不足。

135. 急性肾损伤如何进行分期的?

1 期：血肌酐升高达基础值的 $1.5 \sim 1.9$ 倍,或升高 $\geqslant 26.5$ μmol/L,尿量 $<$ 0.5 mL/(kg·h)持续 $6 \sim 12$ 小时;2 期：血肌酐升高达基础值的 $2.0 \sim 2.9$ 倍,尿量 <0.5 mL/(kg·h)持续 $\geqslant 12$ 小时;3 期：血肌酐升高达基础值的 3 倍,或升高 $\geqslant$ 353.6 μmol/L,或开始肾替代治疗,或年龄 <18 岁的患者 eGFR <35 mL/(min· 1.73 m²),尿量 <0.3 mL/(kg·h)持续 $\geqslant 24$ 小时,或无尿 $\geqslant 12$ 小时。

136. 急性肾损伤的治疗原则是什么?

① 明确 AKI 的病因,针对不同病因进行治疗;② 支持、对症治疗,根据血容量、尿量、心功能状态维持体液平衡,纠正电解质和酸碱平衡紊乱;③ 对于严重肾功能损害、高钾血症、酸中毒、伴心功能损害者,给予肾替代治疗。

137. 急性肾损伤的紧急透析指征是什么？

① 急性肺水肿或充血性心力衰竭；② 严重高钾血症，血钾＞6.5 mmol/L 或者心电图出现明显异位心律，伴 QRS 波增宽。

138. 急性肾损伤的一般透析指征是什么？

① 少尿或无尿 2 天以上；② 出现尿毒症症状，如呕吐、神志淡漠、烦躁或嗜睡；③ 高分解代谢状态；④ 出现体液潴留现象；⑤ 血 pH＜7.25，HCO_3^-＜15 mmol/L，或二氧化碳结合力＜13 mmol/L；⑥ 血尿素氮＞17.8 mmol/L，或血肌酐＞442 μmol/L；⑦ 非少尿患者出现体液过多，眼结膜水肿，心脏奔马律，或中心静脉压高于正常，血钾＞5.5 mmol/L。

139. 肾功能不全患者围术期如何预防急性肾损伤的发生？

① 术中应保证肾脏灌注和氧供，避免低血压。术中需要持续监测 MAP，维持 MAP 值至少应达到 60～65 mmHg。对于老年慢性肾病患者尤为重要，老年和高血压患者的 MAP 应该更高（＞75 mmHg）。② 血管活性药推荐使用去甲肾上腺素，可改善肾血流量和肾小球滤过率，并增加尿量。低剂量多巴胺有可能降低肾灌注，不建议应用低剂量多巴胺来预防或治疗 AKI。③ 停用可能造成肾损害的药物。

140. 肾功能不全患者术中如何进行液体管理以预防急性肾损伤的发生？

低血容量是急性肾损伤发展的重要危险因素。液体复苏的时机非常重要，早期液体复苏能够恢复循环血量和肾脏灌注，减少肾脏炎症，改善微循环，降低肾毒性。但也要避免过度补液带来肾间质水肿的风险，因此，肾功能障碍患者推荐目标导向的液体复苏，避免容量过负荷。推荐使用晶体液，避免使用羟乙基淀粉，慎用明胶或右旋糖酐。在低渗性低血容量时，推荐使用白蛋白。

141. 麻醉方式是否影响肾功能不全患者术后结局？

目前的临床证据表明，麻醉方式不会影响患者的术后 30 天死亡率。没有证据表明麻醉技术会对患者术后心肌梗死、脑卒中、肾脏并发症、肺栓塞或周围神经损伤有影响。多项研究证实吸入麻醉剂、丙泊酚、右美托咪定和阿片类镇痛药具有肾脏保护的效果。

（耿志宇）

参考文献

［1］ 邓小明,姚尚龙,于布为,等.现代麻醉学(第5版)［M］.北京：人民卫生出版社,2020.

［2］ 赵明辉.肾脏病临床概况(第2版)［M］.北京：北京大学医学出版社,2020.

［3］ Michael A. Gropper 著,邓小明,黄宇光,李文志,译.米勒麻醉学(第九版)［M］.北京：北京大学医学出版社,2021.

第六章

合并内分泌及代谢疾病患者的麻醉管理

1. 内分泌疾病的常见病因?

内分泌疾病主要是由内分泌腺以及内分泌组织和细胞的分泌功能以及结构异常而出现的一些疾病。常见病因包括内分泌腺体功能亢进、功能减退或腺体功能正常但腺体组织结构出现了异常。

2. 内分泌疾病的诊断内容

内分泌疾病的诊断包括功能诊断、定位诊断、病因诊断三方面。功能诊断包括患者临床表现、实验室检查(各项物质代谢水平改变、激素水平改变、动态功能测定);定位诊断包括影像学检查、放射性核素检查、细胞学检查、静脉导管检查等;病因诊断包括自身抗体检测、染色体检查、HLA 鉴定。

3. 内分泌疾病的治疗方法?

对于内分泌腺功能亢进疾病,治疗方法包括:手术切除肿瘤或增生组织、放射治疗损毁肿瘤或增生组织、针对内分泌腺体的药物治疗、针对激素受体的药物治疗、针对内分泌肿瘤的化疗以及放射性核素治疗等。对于内分泌腺功能减退疾病,治疗方法包括:外源性激素代替或补充治疗、补充激素产生的效应物质以及内分泌腺体组织移植等。

4. 垂体瘤的分类?

根据激素分泌细胞,可分为单一激素性和多激素性;根据有无功能,可分为功能性垂体腺瘤、无功能性垂体腺瘤;根据肿瘤大小,可分为微腺瘤(直径<10 mm)、大腺瘤(10 mm≤直径≤30 mm)、巨大腺瘤(直径>30 mm);根据侵袭性,可分为无

第六章

侵袭性垂体腺瘤、侵袭性垂体腺瘤、垂体腺癌；根据发生部位，可分为鞍内垂体瘤、鞍外垂体瘤、异位垂体瘤；根据病理表现，可分为嗜酸性细胞瘤、嗜碱性细胞瘤、嫌色性细胞瘤、混合性细胞瘤等等。

5. 垂体瘤的临床表现有哪些？

可表现为：① 占位效应：增大的瘤体导致的压迫症状，如颅高压症状、视力或视野损害、运动症状、精神症状等；② 垂体功能不全，如 ACTH 分泌不足导致肾上腺皮质功能减退、肾上腺危象；GH 分泌不足导致侏儒症；TSH 分泌不足导致继发性甲减；ADH 分泌不足导致尿崩症等；③ 垂体功能亢进，如 GH 分泌增加导致肢端肥大；ACTH 分泌增加导致 Cushing 病；TSH 分泌增加导致垂体性甲亢、甲状腺危象；PRL 分泌增加导致闭经、泌乳。

6. 什么叫垂体危象？

垂体功能减退性危象简称垂体危象。在全垂体功能减退症基础上各种应激如感染、败血症、腹泻、呕吐、失水、饥饿、寒冷、急性心肌梗死、脑血管意外、手术、外伤、麻醉及使用镇静药、安眠药、降糖药等均可诱发垂体危象。

7. 垂体危象的临床表现有哪些？

临床表现：① 高热型（＞40 ℃）；② 低温型（＜30 ℃）；③ 低血糖型；④ 低血压、循环虚脱型；⑤ 水中毒型；⑥ 混合型。各种类型可伴有相应的症状，突出表现为消化系统、循环系统和神经精神方面的症状，诸如高热、循环衰竭、休克、恶心、呕吐、头痛、神志不清、谵妄、抽搐、昏迷等严重垂危状态。

8. 垂体瘤的治疗方案有哪些？

可采取：① 手术治疗：垂体瘤压迫中枢神经，药物治疗无效或不能耐受者均考虑手术治疗；② 药物治疗：首选溴隐亭，使大多数患者血中催乳素水平降至正常、肿瘤缩小，疗效优于手术，但停药后易复发，故需长期服用。其他药物还包括培高利特、卡麦角林、奥曲肽等；③ 放射治疗：常作为手术治疗的辅助，但解除组织压迫的效果缓慢；④ 基因治疗：传统治疗无效可考虑。

9. 垂体瘤患者术前注意事项？

应评估患者视觉功能、颅内压升高的体征和症状、内分泌功能。ACTH 减少患者要特别注意可能出现的急性肾上腺皮质危象,术前应对肾上腺皮质功能低下及合并的低钠血症予以纠正。甲状腺功能低下患者常不能耐受麻醉药物的心血管抑制作用,应予以纠正。同时也应注意激素分泌亢进的表现:分泌 ACTH 的腺瘤通常伴有高血压、糖尿病和向心性肥胖。进行性肢端肥大的患者可出现舌体肥大和声门狭窄,应进行气道评估。

10. 垂体瘤手术治疗的入路有哪些?

　　包括:① 经颅入路:适用于晚期、肿瘤较大、向鞍上发展、质地坚硬的垂体瘤,术后易出现脑脊液漏,且并发症多、创伤大;② 经蝶入路:是垂体瘤手术的首选入路,因侵袭性小,应用最为广泛;③ 经内眦—筛窦入路:到达肿瘤路径最短,但该术式影响美观,术野暴露差,易导致一侧嗅觉丧失及鼻泪管破坏等。

11. 垂体瘤患者气管插管注意事项?

　　仔细评估困难气道可能性。肢端肥大症的气道受累有四个等级:1 级:无明显受累;2 级:鼻咽黏膜肥大但声带和声门正常;3 级:声门受累,包括声门狭窄或声带麻痹;4 级:合并 2 级和 3 级,即声门和软组织异常。对于预计气道管理困难的患者,应考虑清醒纤支镜插管,插管喉罩气道也已成功用于肢端肥大症患者,3级和 4 级患者可考虑气管切开术。气管导管的位置不应干扰神经外科医生的手术操作。

12. 垂体瘤患者术中监测注意事项有哪些?

　　手术时通常需要向鼻黏膜注入含有肾上腺素的局麻药,尽管肾上腺素的加入限制了局麻药的全身吸收,但仍和心律失常和心肌梗死风险相关,推荐患者使用有创动脉监测;切除较大肿瘤时,如涉及海绵窦,可能导致严重的出血;患者头部向上倾斜,应考虑监测静脉空气栓塞。

13. 垂体瘤手术的体位和注意事项?

　　经蝶窦手术是在患者仰卧的情况下进行的,头向上倾斜度适中。头部可以稍微转向一侧以方便手术进入。气管导管和麻醉回路应远离手术区域。垂体区域的经颅手术也是在患者仰卧位的情况下进行的。额下手术是在头部处于中线位置的情况下进行的,但翼点入路需要转动头部,应注意确保颈部静脉不被扭曲。

14. 垂体瘤患者维持麻醉的注意事项有哪些?

建议使用全静脉麻醉,避免使用氧化亚氮导致颅内压升高。在经蝶窦手术期间,维持正常二氧化碳分压,避免过度换气使肿瘤向鞍上移位。经蝶窦入路可能有强烈刺激,应酌情使用阿片类药物。手术结束前可使用长效阿片类药物,减轻患者苏醒期疼痛。局麻阻滞双侧上颌神经也能够在全身麻醉期间预防经蝶窦手术引起的高血压。

15. 垂体瘤术后并发症有哪些?

包括:① 手术并发症:术中损伤颈动脉,术后发生颈动脉瘤风险;额叶缺血性损伤;视交叉创伤;术后癫痫;② 激素并发症:激素并发症很少见,但需仔细发现和及时治疗,多见:尿崩症,通常发生在最初的 24 小时内,与超过 80% 的合成加压素的神经元破坏或暂时失去功能有关;垂体术后低钠血症,最常见原因是过度使用去氨加压素。

16. 垂体瘤患者术后气道管理的注意事项有哪些?

术后鼻咽部和口咽部血液的存在、鼻塞以及肢端肥大症患者存在的气道阻塞都会影响气道通畅,所有患者手术后都必须密切观察直到完全清醒。对肢端肥大症患者,尤其是有睡眠呼吸暂停病史的患者,术后第一个晚上在 ICU 中进行观察,警惕通气不足和呼吸道阻塞。

17. 腺垂体功能减退有哪些表现?

腺垂体主要分泌的激素有促甲状腺激素、促肾上腺皮质激素、促性腺激素、生长激素、催乳素、促黑素。腺垂体激素分泌减少,可原发于垂体病变,也可继发于下丘脑病变,表现为甲状腺、肾上腺、性腺等靶腺功能减退和(或)鞍区占位性病变,导致甲状腺功能减退症、肾上腺功能减退、性腺功能减退等临床表现。

18. 什么是尿崩症?

尿崩症是指精氨酸加压素(arginine vasopressin,AVP)又称抗利尿激素(antidiuretic hormone,ADH)严重缺乏或部分缺乏,或肾脏对 AVP 不敏感,导致肾小管重吸收水的功能障碍,从而引起多尿、烦渴、多饮与低比重尿和低渗尿为特征的一组综合征。

19. 尿崩症的诊断依据有哪些?

尿崩症的诊断依据有：① 尿量多,一般 4～10 L/d;② 低渗尿,尿渗透压<血浆渗透压,一般低于 200 mmol/L,尿比重多在 1.005～1.003 以下;③ 禁水试验不能使尿渗透压和尿比重增加;④ ADH 或去氨加压素(DDAVP)治疗有明显效果。

20. 尿崩症的分类有哪些?

包括：① 垂体尿崩症：由抗利尿激素产生和分泌不足引起;② 妊娠尿崩症：由胎盘中产生的酶降解精氨酸加压素引起;③ 原发性烦渴：摄入过多液体抑制精氨酸加压素产生;④ 肾源性尿崩症：由肾脏对精氨酸加压素的抗利尿作用不敏感引起。

21. 为什么并发腺垂体功能减退的尿崩症患者临床表现较轻?

并发腺垂体功能减退的中枢性尿崩症患者临床表现较轻,一方面是由于糖皮质激素分泌减少时,该激素对肾集合管水分返回弥散的阻止作用消失,另一方面当糖皮质激素缺乏时,电解质的排泄减少也是一个原因。当中枢尿崩症患者的临床症状突然减轻,需考虑合并腺垂体功能减退的可能性。

22. 如何鉴别精神性烦渴、中枢性尿崩症与肾性尿崩症?

精神性烦渴主要表现为烦渴、多饮、多尿、低比重尿,与尿崩症极相似,但 ADH 并不缺乏。肾性尿崩症是一种家族性 X 连锁遗传性疾病,临床表现与尿崩症极相似。往往出生后即出现症状,多为男孩,并有生长发育迟缓。根据禁水-加压试验易于鉴别：精神性烦渴与正常人相似,禁水后尿量减少,尿比重超过 1.020,尿渗透压超过 800 mmol/L,不出现明显失水。注射加压素,尿渗透压一般不升高,仅少数人稍升高,但不超过 5%。

23. 尿崩症患者的液体选择?

患者丢失的液体通常为低渗和低钠溶液。补液的种类应根据患者电解质的检查结果而定。0.45%盐水和5%葡萄糖也通常用于液体的补充。当大量使用5%葡萄糖液时,应注意高糖血症的可能。如果患者每小时尿量超过 350～400 mL,通常使用去氨加压素。

24. 禁水-加压试验的原理?

正常人禁止饮水一定时间后,体内水分减少,血浆渗透压升高。禁水一定时间,当尿浓缩至最大渗透压而不能再上升时,正常人此时体内已有大量 AVP 释放,已达最高抗利尿状态,注射外源性 AVP 后,尿渗透压不再升高,而尿崩症患者体内 AVP 缺乏,注射外源性 AVP 后,尿渗透压进一步升高。

25. 禁水-加压试验的方法如何实施?

禁水前测体重、血压、尿量与尿比重或渗透压,禁水 8～12 小时,禁水期间每 2 小时排尿 1 次,测尿量、尿比重或渗透压,每小时测体重与血压。当尿渗透压达到高峰平顶,即连续两次尿渗透压差＜30 mmol/L,皮下注射加压素 5 U,测定注射后 1 小时和 2 小时尿渗透压。但患者排尿较多、体重下降 3％～5％或血压明显下降,应立即停止试验,让患者饮水。

26. 什么是抗利尿激素分泌失调综合征?

抗利尿激素分泌失调综合征(syndrome of inappropriate antidiuretic hormone secretion,SIADH)是指内源性抗利尿激素(ADH,即精氨酸加压素 AVP)分泌异常增多或作用增强,导致水钠潴留、尿排钠增多以及稀释性低钠血症等临床表现的一组综合征。

27. 甲状腺功能亢进症的定义?

甲状腺功能亢进症(hyperthyroidism)简称甲亢,是指甲状腺腺体本身产生甲状腺激素过多而引起的以神经、循环、消化等系统兴奋性增高和代谢亢进为主要表现的一组临床综合征。

28. 甲状腺功能亢进症的病因?

病因主要包括弥漫性毒性甲状腺肿(Graves 病)、结节性毒性甲状腺肿、垂体 TSH 瘤、甲状腺自主高功能腺瘤或甲状腺激素替代治疗过量等。

29. 甲状腺功能亢进症的诊断标准?

诊断标准包括:① 高代谢症状和体征;② 甲状腺肿大;③ 血清甲状腺激素水平增高、TSH 减低。具备以上 3 项时诊断即可成立。应当注意的是,淡漠型甲亢的高代谢症状不明显,仅表现为明显消瘦或心房颤动,尤其在老年患者;少数患者无甲状腺肿大;T_3 型甲亢仅有血清 TT_3 增高,T_4 型甲亢仅有血清 TT_4 增高。

30. 甲状腺功能亢进症的临床表现?

甲状腺激素水平过高的常见临床表现包括易激动、烦躁失眠、消瘦、怕热、乏力、多汗、食欲亢进、腹泻、反射亢进、神经质等。还有一些特殊的临床表现如甲状腺危象、甲状腺毒症心脏病、淡漠型甲亢、妊娠期甲亢、Graves 眼病。体格检查可发现细震颤、眼球突出或甲状腺结节,这三种临床表现在 Graves 病中表现更为突出。

31. 甲状腺功能亢进症的体征?

甲亢患者伴有不同程度的甲状腺肿大,肿块上下极可触及震颤,闻及血管杂音。心血管系统表现为心率增快,心律失常、心脏增大,脉压增大,心房颤动等。新发的心房颤动为甲状腺功能亢进的典型表现,其他的心脏征象还包括充血性心力衰竭。

32. 甲状腺功能亢进症患者的眼部表现有哪些?

眼部表现分为两类:一类为单纯性突眼,病因与甲状腺毒症所致的交感神经兴奋增高有关;另一类为浸润性突眼即 Graves 眼病。单纯性突眼包括下述表现:眼球轻度突出、眼裂增宽,瞬目减少。浸润性突眼眼球明显突出,超过眼球突度参考值上限的 3 mm 以上(中国人群突眼度女性 16 mm,男性 18.6 mm)。

33. 什么是淡漠型甲亢?

淡漠型甲亢(apathetic hyperthyroidism)多见于老年患者。起病隐袭,高代谢症状不典型,眼征和甲状腺肿均不明显。主要表现为明显消瘦、心悸、乏力、头晕、晕厥、神经质或神志淡漠、腹泻、厌食。可伴有心房颤动、肌肉震颤和肌病等体征,70% 患者无甲状腺肿大。临床上患者常因明显消瘦被误诊为恶性肿瘤,因心房颤动被误诊为冠心病,所以老年人不明原因的突然消瘦、新发生心房颤动时应考虑本病。

34. 什么是甲状腺功能亢进症伴发周期性瘫痪?

临床上患者除甲亢症状外,出现下肢和骨盆带肌肉对称性弛缓性麻痹,以下肢麻痹最多见,个别严重患者可有四肢麻痹及呼吸肌麻痹,若呼吸肌麻痹则可危及生命。麻痹发作时间最短者仅数十分钟,长者可达数日。发作的频率少者一年数次,多者 1 天可发数次。甲亢控制后,周期性瘫痪即不再发作,而甲亢尚未控制时,若麻痹发作仅需补钾即可纠正,普萘洛尔(心得安)可预防麻痹的发作。

35. 甲状腺功能亢进症的治疗方法有什么?

治疗方法包括:① 抗甲状腺药物治疗,也是甲亢的基础治疗,但治愈率仅有 40% 左右,复发率高,也作为 ^{131}I 和手术治疗前的准备;② ^{131}I 治疗,目的是破坏甲状腺组织,减少甲状腺激素的产生。治愈率可达 85% 以上,可能需终身使用甲状腺激素替代治疗;③ 手术治疗,通常采取甲状腺次全切除术,复发率为 8%,若甲状腺全切复发率为 0,手术可能损伤甲状旁腺、喉返神经。

36. 甲状腺功能亢进症手术治疗的适应证?

适应证为:① 甲状腺肿大显著(80 g),并伴有压迫症状;② 中、重度甲亢,长期服药无效,或停药后复发,或不能坚持服药者;③ 胸骨后甲状腺肿;④ 细针穿刺细胞学检查怀疑恶变者;⑤ 抗甲状腺药物治疗无效或过敏的妊娠期患者,手术需要在妊娠 4～6 个月施行。

37. 甲状腺功能亢进症手术治疗的禁忌证?

禁忌证为:① 重度活动性 Graves 眼病;② 合并较重的心脏、肝、肾疾病,不能耐受手术;③ 妊娠 1～3 个月或 7～9 个月。

38. 甲状腺功能亢进症患者的手术时机?

患者应达到:① 甲亢症状基本控制:体重增加或基本稳定不减轻。全身症状改善,情绪稳定,睡眠良好,手指震颤、失眠、腹泻等症状改善或消失;② 心率慢于 90 次/min 以下,血压正常,脉压减小,心脏收缩期杂音消失或减轻;③ 基础代谢率下降至+20% 范围内;④ 蛋白结合碘 4 小时<25%,24 小时<60% 后进行手术麻醉;⑤ 甲状腺激素水平在正常范围。

39. 甲状腺功能亢进症患者的麻醉选择?

甲亢患者原则上应选择全身麻醉,麻醉中应避免使用可能增强交感神经活性的药物(如氯胺酮等),同时提供足够的麻醉深度,以抑制交感神经对手术刺激的过度反应。如术中行喉返神经电生理监测,建议行全静脉麻醉,如怀疑有双侧喉返神经损伤,手术结束拔管时应做好气管造口的准备。

40. 甲状腺功能亢进症患者的术前检查?

应完成下列检查:① 甲状腺功能检查;② 心电图和超声心动图检查,评估心率、心律、心功能状态;③ 肝肾功能、电解质、酸碱平衡、血糖等检查;④ 气道检查:颈部 B 超、CT 等检查甲状腺肿大情况,对气道有无压迫等,评估气道风险。

41. 甲状腺功能亢进症患者术前的气道评估?

术前要结合病史(有无打鼾、憋气、呼吸困难等呼吸道梗阻症状,有无呛咳等)、体格检查、辅助检查(有无气道压迫、移位表现等)判断是否为困难气道。如存在困难气道时,可适当给予镇静镇痛,选择保留自主呼吸下纤支镜引导气管插管,口鼻咽腔局麻药喷雾表麻,减少插管不适。环甲膜穿刺时需注意不要损伤肿大的甲状腺以免出血,可适当避开,选择其他进路,或者放弃环甲膜穿刺,选用雾化吸入局麻药,备好气管切开等准备。

42. 甲状腺功能亢进症对吸入麻醉药物最低肺泡有效浓度(MAC)有何影响?

甲状腺功能亢进症不影响 MAC,但由于心排量增加,吸入麻醉诱导起效较快。

43. 甲状腺功能亢进症患者手术麻醉前有哪些注意事项?

甲亢患者手术应等待患者甲状腺功能治疗正常后,患者体内 T_3 和 T_4 水平应在正常范围内,无静息状态下心动过速。抗甲状腺药物、β 受体阻滞剂、丙硫氧嘧啶和甲巯咪唑均可服用至术晨,如甲亢患者需行急诊手术,可通过输注艾司洛尔控制患者的高动力循环状态。

44. 甲状腺功能亢进症患者术中麻醉管理有哪些注意事项?

对于术前心率、血压控制不佳的患者,术中最好避免使用肾上腺能受体激动剂或其他可刺激交感神经系统的药物。甲亢患者可能长期处于容量不足的状态,麻醉诱导时可能会出现血压大幅下降,在插管或切皮刺激前应保证达到足够的麻醉深度以避免剧烈的血流动力学改变。甲亢并不增加麻醉药的需求量,谨慎使用肌肉松弛剂以避免重症肌无力的发生。

45. 甲状腺功能亢进症患者的术后有哪些并发症？

甲状腺危象、双侧喉返神经麻痹、低钙抽搐及气管壁塌陷窒息是最严重的术后并发症。

46. 甲状腺功能亢进症患者术后喉返神经损伤可导致哪些问题？

单侧喉返神经损伤往往由于对侧声带代偿性的过度内收而被忽视。通常在术前和术后要求患者发"e"或"moon"音来检查声带功能。如果双侧喉返神经支配内收肌的神经纤维选择性损伤，则可导致外展肌相对紧张而有发生误吸的风险；选择性的支配外展肌纤维损伤可导致内收肌相对紧张，从而发生气道梗阻。

47. 甲状腺危象的定义？

甲状腺危象(thyroid crisis)又称甲亢危象，是甲状腺毒症急性加重的一个综合征，发生原因可能与循环中的甲状腺激素水平增高有关，多发生于较重甲亢未予治疗或治疗不充分的患者。

48. 甲状腺危象的流行病学？

甲状腺危象不常见，但病死率很高。甲亢危象一般可占住院甲亢患者数的1%～2%。近年来，随着医疗技术的普及、提高及甲亢患者手术前的充分准备，甲亢危象已很少发生。与甲亢一样，甲亢危象的发生女性明显高于男性。本症可发生于任何年龄，儿童少见，迄今文献报道仅有数例，最小者仅3～4岁。甲亢危象在老年人较多见。

49. 围术期甲状腺危象的原因？

围术期甲亢危象的原因有：① 甲亢未被控制而行手术：甲亢患者术前未用抗甲状腺药准备，或准备不充分，或虽用抗甲状腺药但停药过久，手术时甲状腺功能仍处于亢进状态，或是用碘剂做术前准备时，用药时间长，作用逸脱，甲状腺又能合成及释放甲状腺激素；② 术中释放甲状腺激素：手术本身的应激、手术挤压甲状腺使大量甲状腺激素释放入血中。

50. 甲状腺危象的常见诱因是什么？

常见诱因有感染、手术、精神刺激等，临床表现为高热、大汗、心动过速、烦躁、焦虑不安、谵妄、恶心、呕吐、腹泻，严重患者可有心衰、休克和昏迷等，其病死率在

20%以上。

51. 甲状腺危象的临床表现有哪些?

可分为:

(1) 活跃型危象:① 发热:体温>39 ℃,皮肤潮红,大汗淋漓;② 心血管表现:心动过速(140～240 次/min),心律失常,脉压差增大,心衰或休克;③ 胃肠道症状:食欲减退,恶心,呕吐及腹泻,黄疸和肝功损伤;④ 神经精神症状:烦躁不安、激动、定向力异常、焦虑、幻觉,谵妄和昏迷。

(2) 淡漠型危象:少部分中老年患者表现为神志淡漠、嗜睡、虚弱无力、反射降低、体温低、心率慢、脉压小,最后陷入昏迷而死亡。

52. 甲状腺危象与恶性高热的区别?

术中出现的甲状腺危象表现与恶性高热类似。与恶性高热不同的是,甲状腺危象并无肌肉僵直、肌酶升高、代谢性酸中毒(乳酸)及呼吸性酸中毒的表现。

53. 甲状腺危象的治疗方法?

治疗包括:① 抗甲状腺激素治疗:丙硫氧嘧啶(PTU)500～1 000 mg 口服,后续 250 mg/4 h,抑制甲状腺激素合成和抑制外周组织 T_4 向 T_3 转换;② 碘剂:服用 PTU 后 1 小时服用碘剂,250 mg/6 h,使用 3～7 天,抑制甲状腺激素释放;③ β受体阻滞剂;④ 糖皮质激素:氢化可的松 300 mg 首次静滴,以后 100 mg/8 h 静滴;⑤ 高热者予物理降温;⑥ 选用血液透析等措施迅速降低血浆甲状腺激素浓度。

54. 甲状腺危象为什么要使用糖皮质激素?

甲亢危象时肾上腺糖皮质激素的需要量增加,肾上腺糖皮质激素还可抑制 T_4 转换为 T_3。此外,甲亢患者糖皮质激素代谢加速,肾上腺存在潜在的储备功能不足,在应激情况下,难以代偿分泌更多的糖皮质激素,导致皮质功能衰竭。

55. 甲亢患者术后管理的注意事项?

甲亢患者术后应密切监测生命体征,防止甲状腺危象的发生。甲状腺切除术后可能会发生单侧喉返神经麻痹,导致术后声嘶,双侧喉返神经麻痹导致失音及喘鸣。伤口血肿可能会造成气道塌陷,特别是对于气管软化的患者,可能会压迫气道。切开血肿可能导致气道解剖变形,造成插管困难。甲状旁腺切除会造成甲状旁腺功能减退，导致术后 12～72 小时发生急性低钙血症。

56. 甲亢患者术后出现呼吸道梗阻的主要原因？

呼吸道梗阻的主要原因有切口出血、水肿、包扎过紧、气管软化塌陷、喉头水肿、声带麻痹以及喉痉挛等。拔管时应注意有无气管塌陷的可能或双侧喉返神经麻痹存在，必要时行气管造口术。对于因出血、渗出、水肿所引起的呼吸道梗阻，目前已较少发生，但仍有必要准备好气管插管和切开的急救器械。

57. 甲状腺功能减退症的定义？

甲状腺功能减退症（hypothyroidism）简称甲减，是由各种原因导致的低甲状腺激素血症或甲状腺激素抵抗而引起的全身性低代谢综合征。

58. 甲减的临床表现？

新生儿发育阶段，甲减导致呆小症，表现为生理及智力发育迟滞。成人甲减的症状包括不育、体重增加、畏寒、肌无力、嗜睡、便秘、反射减弱、表情呆板和抑郁。心率、心肌收缩力、每搏量和心输出量降低，常见胸腔、腹腔或心包积液。重度的甲减导致黏多糖堆积在组织和皮肤，造成黏液性水肿昏迷并导致死亡。

59. 甲减的病因？

甲减的主要病因是：① 自身免疫损伤，如桥本甲状腺炎、萎缩性甲状腺炎、产后甲状腺炎等；② 甲状腺破坏，如甲状腺切除术、^{131}I 治疗等；③ 碘过量；④ 抗甲状腺药物等。

60. 什么是原发性甲减？

原发性甲减（primary hypothyroidism）是指由于甲状腺腺体本身病变引起的甲减，占全部甲减的 95% 以上，且原发性甲减主要是由自身免疫、甲状腺手术和甲亢^{131}I 治疗所致。

61. 什么是中枢性甲减？

中枢性甲减（central hypothyroidism）由下丘脑和垂体病变引起的促甲状腺激素释放激素（TRH）或者促甲状腺激素（TSH）产生和分泌减少所致的甲减，垂体外照射、垂体大腺瘤、颅咽管瘤及产后大出血是其较常见的原因，其中由于下丘脑病变引起的甲减称为三发性甲减(tertiary hypothyroidism)。

62. 甲减危象昏迷的临床表现是什么?

甲减危象又称黏液性水肿性昏迷,表现为:低通气量、低体温、低血压、低血钠、低血糖("五低"),以及反应性迟钝,充血性心衰和肾上腺皮质功能不全。感染、手术或创伤易诱发黏液性水肿,在老年人中更为常见。甲减昏迷一旦发生,死亡率达 50%,必须及早治疗。治疗目的是迅速提高血中甲状腺素的水平,控制危及生命的合并症。

63. 甲减危象的诊断要点和抢救措施?

甲减危象是甲状腺功能低下失代偿的一种严重的临床状态,威胁患者生命。诊断要点:甲减患者突然出现精神异常(定向力障碍、精神错乱、意识模糊、嗜睡昏迷)、绝对低体温(<30~35 ℃),甲状腺激素水平明显减低。抢救措施:迅速补充甲状腺激素、糖皮质激素,保暖、抗感染。

64. 甲减危象的治疗?

治疗包括:① 补充甲状腺激素。L~T₄ 首次静脉注射 300~500 μg,以后每天50~100 pg,至患者清醒后改为口服。如无注射剂可给予片剂鼻饲;② 如果患者在24 小时无改善,可以给予 T₃(liothyronine)10 μg,每 4 小时 1 次,或者 25 μg,每 8小时 1 次;③ 保温、供氧、保持呼吸道通畅,必要时行气管切开、机械通气等;④ 氢化可的松 200~300 mg/d 持续静滴,患者清醒后逐渐减量;⑤ 根据需要补液,液体量不宜过多;⑥ 控制感染,治疗原发疾病。

65. 为什么甲减危象要给糖皮质激素替代治疗?

甲减患者往往伴有肾上腺皮质功能不足,应用甲状腺激素后,此现象更加明显。如果合并休克、低血糖和低血钠,糖皮质激素的应用更为必要。

66. 甲减危象的诱因?

常见诱因包括:① 季节;冬季气温降低会增加甲减危象的发生;② 感染;肺炎是最常见的感染,其次为泌尿系感染;③ 抑制呼吸和脑功能的药物,如镇静药、麻醉止痛药、抗抑郁药等,抑制了呼吸动力引起二氧化碳潴留,导致昏迷;④ 甲状腺素制剂用量不足或突然停药;⑤ 其他,如体温过低、水电解质失衡、酸中毒、低血压、低血糖等。

67. 甲减性心脏病是什么?

是指甲减患者伴心肌受损或心包积液,其原因可能与心肌代谢障碍及黏液水肿浸润有关。临床表现为心包积液,心脏扩大,心输出量减少,心电图示传导异常及肢体导联低电压。本病患者常合并高血压和冠心病,术前有心绞痛及高血压者可用硝酸甘油及β-受体阻滞剂等积极治疗。改善后方可行择期手术。心包积液伴心包填塞者,术前应行心包穿刺或先行心包部分切除术。

68. 甲减患者手术麻醉前气道评估?

应注意:① 口腔,舌及咽部组织黏液水肿可致上呼吸道狭窄及气管插管困难,必要时应在清醒下气管插管或采用纤支镜引导插管;② 肿大的甲状腺可能压迫气管;③ 胃排空障碍,麻痹性肠梗阻要注意呕吐误吸;④ 可能存在睡眠呼吸暂停综合征;⑤ 大量胸腔积液者,术前应行胸腔穿刺抽液;⑥ 合并肺部感染者应控制感染。

69. 甲减对吸入麻醉药 MAC 的影响?

甲状腺功能减退不影响吸入麻醉药 MAC 值,但临床上可见患者对麻醉药物敏感性有所增加,这是由于患者的低代谢状态而非 MAC 下降所致。

70. 甲减药物治疗对机体有何影响?

长期服用优甲乐可增加心肌耗氧量,增加心脏和肾脏负担,所以服用优甲乐的患者应关注有无心脏病和水肿。甲状腺素制剂应服用至手术当天早晨,由于麻醉手术应激反应等因素,术前可根据手术创伤大小适当增加用量(常增加全天量的一半剂量),术后应尽早口服或胃管给药。

71. 甲减患者是否需要延期进行择期手术?

轻、中度甲状腺功能减退不增加患者择期手术的风险,对于有症状的患者可待甲状腺功能正常后再行择期手术,心肺功能完全恢复需要 2～4 个月的替代治疗,TSH 恢复正常水平表明患者甲状腺功能减退的影响得到了纠正。

72. 甲减对麻醉有什么影响?

甲减可造成心率减慢、每搏量减少,导致心输出量下降。甲减还伴发血容量降低、压力感受器的功能障碍和心包积液,因此甲减患者对于具有降压作用的麻醉药物通常更为敏感。甲减患者低通气量的特征可能对低氧和高碳酸血症的呼吸调节反应下降,对麻醉药物的呼吸抑制作用更为敏感。甲减还降低肝、肾对于药物的清除作用,此外,由于低代谢率和热量产生减少,术中更易发生低体温。

73. 甲减的术前准备标准?

术前准备包括:① 全身症状改善:情绪稳定,睡眠良好,体重增加,基础代谢率在正常范围±10%,心率控制在 80 次/min 左右为宜;② 甲状腺功能,FT_3 和 FT_4 不受血中甲状腺激素结合球蛋白的影响,可直接反映甲状腺功能状态,TSH 是反应下丘脑-垂体-甲状腺轴功能的敏感指标;③ 常规电解质、凝血功能等检查;④ 纠正贫血,控制感染,纠正低血糖、电解质紊乱和酸碱失衡等。

74. 甲减患者手术麻醉前的注意事项?

严重的甲状腺功能减退或黏液性水肿昏迷的患者不应进行择期手术。急诊手术之前应静脉给予 T_3 进行治疗,轻到中度的甲状腺功能减退并非手术的绝对禁忌证。如需术前镇静,甲减患者通常给予最小量的术前镇静,因其容易出现药物诱导的呼吸抑制,且低氧状态下无法自主增加分钟通气量。

75. 甲减患者术中麻醉管理的注意事项?

甲减患者更易受到麻醉药物低血压效应的影响,具体原因与心输出量降低、压力感受器反射迟钝和血容量减少有关。其他潜在并发症包括:低血糖、贫血、低钠血症、舌体增大导致的插管困难、基础代谢率低导致的低体温等。

76. 甲减患者术后麻醉管理的注意事项?

甲减患者可能出现麻醉后苏醒延迟,主要原因是低体温、呼吸抑制和药物转化缓慢,因此需要较长时间的机械通气。多模式术后镇痛方法较单纯依赖阿片类药物镇痛更能减少呼吸抑制的发生率,适用于甲减患者术后镇痛。

77. 甲状旁腺激素的生理作用?

甲状旁腺激素(parathyroid hormone, PTH)是维持体内钙稳态的主要激素。它通过促进骨骼和牙齿钙的释放限制肾脏分泌钙以及影响维生素 D 代谢从而间接增加钙的胃肠吸收,最终增加血清钙的浓度。PTH 还通过增加肾分泌来降低血清磷的水平。

78. 甲状旁腺功能亢进的分类？

甲状旁腺功能亢进症(hyperparathyroidism)简称甲旁亢,可分为原发性、继发性和三发性 3 种。原发性甲旁亢是由于甲状旁腺本身病变(肿瘤或增生)引起 PTH 合成与分泌过多。继发性甲旁亢是由于各种原因导致低钙血症,刺激甲状旁腺代偿分泌 PTH,常见于肾功能不全、骨软化症和小肠吸收不良等。三发性甲旁亢是在继发性甲旁亢的基础上,部分增生组织转变为腺瘤,自主分泌过多 PTH,主要见于肾衰竭患者。

79. 甲状旁腺功能亢进的病因？

原发性甲旁亢的原因包括甲状旁腺腺瘤、甲状旁腺增生和甲状旁腺癌。继发性甲旁亢是肾衰竭或小肠吸收不良综合征等导致的低钙血症的适应证反应。异位甲旁亢是由于甲状旁腺以外的罕见瘤体分泌 PTH 所致。

80. 甲状旁腺功能亢进的临床表现是什么？

临床表现包括：心血管系统表现如高血压、室性心律失常、心电图改变(QT 间期缩短、T 波增宽)；肾脏系统改变如多尿、肾结石、脱水、肾衰竭、高氯性代谢性酸中毒等；胃肠道系统改变如便秘、恶心呕吐、厌食、胰腺炎、消化性溃疡；骨骼肌肉系统改变如肌肉无力、骨质疏松；神经系统改变如谵妄、神经错乱、昏迷等。

81. 什么是甲旁亢高钙危象？

甲旁亢患者血清钙＞3.75 mmol/L 时,可严重威胁生命,称高钙危象,伴明显脱水,威胁生命,应紧急处理。

82. 甲旁亢高钙危象的处理？

处理包括：① 大量滴注生理盐水,根据失水情况每天给 4～6 L,应严密监测电解质和心功能情况；② 二膦酸盐,如帕米膦酸钠 60 mg 或唑来膦酸钠 4 mg 静脉输注一次；③ 呋塞米 40～60 mg 静脉注射,但应适当补充镁与钾；④ 降钙素 2～8 U/(kg·d)皮下或肌内注射；⑤ 血液透析或腹膜透析降血钙；⑥ 迅速术前准备急诊手术治疗。

83. 甲状旁腺功能亢进患者麻醉的注意事项？

高钙血症患者使用生理盐水和利尿剂如呋塞米脱水通常能将血钙水平降低到可以接受的范围内（<3.5 mmol/L）。血钙水平升高易导致心律失常；术前存在高钙血症导致肌肉无力的患者对肌肉松弛剂的反应也可能改变；高钙血症所致的骨质疏松可能使患者在麻醉过程中体位变动导致椎体压缩或骨折的风险增加。

84. 哪些情况会切除甲状旁腺？

甲状旁腺腺瘤导致甲状旁腺功能亢进，是甲状旁腺切除的主要原因，甲状腺切除术中意外切除甲状旁腺的概率为 0.5%～5%。一般认为单侧甲状旁腺足以维持血清甲状腺激素和钙离子的正常水平。

85. 甲状旁腺功能减退的病因？

病因包括：① 继发性：甲状腺或颈部手术误将甲状旁腺切除或损伤、甲状旁腺手术或颈部放射治疗引起；② 特发性：1/3 可能与自身免疫有关，血中检出甲状旁腺抗体；③ 低镁血症性：镁离子为 PTH 释放所必须，严重低血镁暂时性抑制 PTH 的分泌，导致 PTH 明显降低或测不出；④ 新生儿甲旁减：因母亲患甲旁亢，高钙血症抑制胎儿甲状旁腺功能所致；⑤ 其他：肾衰竭、维生素 D 缺乏和急性胰腺炎引起。

86. 甲状旁腺功能减退的临床症状？

甲状旁腺切除导致的低钙血症可引起心血管系统表现，如心电图改变（QT 间期延长）、低血压、充血性心力衰竭；神经系统改变，如神经肌肉兴奋性增高（如喉痉挛、手足搐搦、痉挛），甚至引起神志改变（如痴呆、抑郁、精神错乱），静脉给予钙盐治疗能够治疗有症状的低钙血症。

87. 甲状旁腺功能减退的麻醉管理注意事项？

严重低钙血症出现心脏症状的患者需要进行治疗。麻醉过程中过度通气导致的代谢性碱中毒或使用碳酸氢盐治疗可能导致离子钙浓度进一步降低。由于白蛋白会结合钙导致钙离子浓度降低，因此需避免使用白蛋白。此外，钙离子不足可能引发凝血功能障碍，导致术中出血增加。

88. 钙离子浓度对肌肉松弛药的影响是什么？

钙离子在神经肌肉传递过程中起两种相对作用，在神经肌肉接头前抑制去极化程度，可拮抗非去极化阻滞；在接头后抑制乙酰胆碱所致的去极化，强化非去极化阻滞。因此，其对神经肌肉的全部影响难以预测。低与高血钙似乎强化非去极化肌肉松弛药的阻滞作用，存在肌无力、肌萎缩时强化作用更明显。

89. 呼吸参数会影响患者血钙浓度吗？

游离钙浓度和酸碱内环境相关：酸中毒减弱钙和白蛋白的结合，导致游离钙浓度增加。相反，碱中毒时钙浓度降低。所以患者血钙浓度低的时候，不要过度通气，维持呼气末二氧化碳在正常范围内。

90. 甲状旁腺功能减退导致低血钙危象的诊断要点是什么？

诊断要点主要为神经肌肉兴奋性增高；特征性的表现是发作性阵发性手足搐搦，严重者全身痉挛、喉头和支气管痉挛、惊厥，癫样抽搐见于部分患者；Chvostek 征和 Trousscau 征阳性；血清钙<1.25 mmol/L。

91. 甲状旁腺功能减退造成急性低血钙症的治疗方案？

当发生手足搐搦、喉痉挛、哮喘、惊厥或癫痫样发作时，可缓慢静脉注射 10% 葡萄糖酸钙 10～20 mL，必要时 4～6 小时重复注射。后持续静脉滴注 10% 葡萄糖酸钙 100 mL（含元素钙 900 mg，稀释于生理盐水或葡萄糖溶液 500～1 000 mL 内，速度以每小时不超过元素钙 4 mg/kg 为宜），并定期监测血钙水平，避免发生高钙血症。

92. 甲状旁腺功能减退间歇期的治疗方案是什么？

甲状旁腺功能减退应长期补充钙剂，每日服用含钙元素 1～1.5 g 的药物钙，孕妇、哺乳期妇女和小儿酌情增加。症状较重的患者除补充钙元素外还需加用维生素 D，增加维生素 D 剂量可加速肠道钙吸收，相应减少钙剂。对低镁血症者应以 25% 的硫酸镁 10～20 mL 加入 5% 葡萄糖盐水 500 mL 中静滴，可缓解低钙血症症状。

93. 什么情况下需要治疗高钙血症和低钙血症？

在严重的高钙症（血清钙>3.2 mmol/L）的时候，需要通过水化的方式来进行干预。低钙首先要排除因为白蛋白水平低而导致的假性低钙。血钙低于多少会发生症状并没有明确的界限,研究表明血钙<0.50 mmol/L 有可能发生致命的并发症。

94. 肾上腺分泌的激素种类?

肾上腺分为皮质和髓质,皮质主要分泌雄激素、盐皮质激素(如醛固酮)、糖皮质激素(如皮质醇),髓质主要分泌儿茶酚胺(主要是肾上腺素,也包括少量去甲肾上腺素和多巴胺)。

95. 肾上腺分泌的激素的生理作用?

醛固酮主要参与维持水和电解质平衡,糖皮质激素主要能够升高血糖,并促进排钾潴钠。儿茶酚胺的主要生理作用是兴奋血管的 α 受体,使外周及内脏血管收缩,并舒张心脏冠状血管。儿茶酚胺使心肌收缩力加强,心率加快,心搏出量增加,收缩压增高。

96. 下丘脑-垂体-肾上腺轴紊乱常见的病因有哪些?

下丘脑-垂体-肾上腺(the hypothalamic-pituitary-adrenal,HPA)轴紊乱的原因包括中枢神经系统的病变(肿瘤或脓肿)、颅脑损伤、蛛网膜下腔出血、肺结核、血管损伤、肾上腺因素(依托咪酯、感染、出血、自身免疫性炎症、转移瘤)、感染性休克和其他急性疾病。

97. 类固醇激素长期使用有哪些影响?

长期使用类固醇激素可因 ACTH 缺乏导致继发性肾上腺皮质萎缩,并导致长期肾上腺皮质功能不全,停药后也持续影响 1 年或更长时间。因此长期使用类固醇激素治疗患者不能突然停药,应缓慢减药。

98. 什么是库欣病?

库欣病指垂体 ACTH 分泌过多,伴肾上腺皮质增生,垂体多有微腺瘤,少数为大腺瘤,也有未能发现肿瘤者。

99. 什么是库欣综合征?

库欣综合征(cushing syndrome)为各种病因造成肾上腺分泌过多糖皮质激素

（主要是皮质醇）所致病症的总称，其中最多见者为垂体促肾上腺皮质激素（ACTH）分泌亢进所引起的临床类型，称为库欣病（cushing disease）。

100. 库欣综合征的临床表现是什么？

典型表现：向心性肥胖、满月脸、多血质、紫纹等。重型：体重减轻、高血压、水肿、低血钾性碱中毒，病情严重，进展迅速，摄食减少。早期病例：以高血压为主，可表现为均匀肥胖，向心性尚不典型。全身情况较好，尿游离皮质醇明显增高。以并发症为主如：心力衰竭、脑卒中、病理性骨折、精神症状或肺部感染等。周期性或间歇性：症状可反复发作，能自行缓解。机制不清，病因不明，一部分病例可能为垂体性或异位 ACTH 性。

101. 库欣综合征患者的麻醉和手术前准备是什么？

术前准备的重点是控制血压，纠正电解质及代谢紊乱，控制感染。应以蛋白质代谢、电解质平衡以及补充皮质激素为重点。此类患者麻醉药耐量减低，并与病情严重程度成正比，麻醉药物用量应减量。大多数患者肥胖，入睡后呼吸道不易保持通畅，对呼吸中枢抑制的术前用药应减量或不用。

102. 库欣综合征患者麻醉方法的选择？

首选全身麻醉，虽然脊椎及硬膜外麻醉可以满足部分手术的需要，但由于患者肥胖不利于定位与穿刺，局部的痤疮感染、骨质疏松，以及心、肺功能低下等也限制了其应用。

103. 库欣综合征患者的术中管理要点？

患者颈背与面颊部脂肪堆积可能导致插管困难。应进行有创血流动力学监测指导输血与补液，同时监测电解质和体内酸碱平衡。如发生原因不明的低血压休克症状，应考虑为急性肾上腺皮质功能不全的可能，及时使用皮质激素。此外，血糖的监测也是必要的。无论行单侧或双侧肾上腺切除，切除开始时就应常规补充糖皮质激素。

104. 库欣综合征患者进行垂体或肾上腺手术前后的处理？

一旦切除垂体或肾上腺病变，皮质醇分泌量锐减，有发生急性肾上腺皮质功能不全的危险，故手术前后需要妥善处理。于麻醉前静脉注射氢化可的松 100 mg，以后每 6 小时 1 次 100 mg,次日起剂量渐减,5～7 天可视病情改为口服生理维持剂量。剂量和疗程应根据疾病的病因、手术后临床状况及肾上腺皮质功能检查而定。

105. 库欣综合征患者麻醉药物的选择?

应选择对肾上腺皮质功能及心血管功能影响小的药物。苯二氮䓬类药物如咪达唑仑不抑制肾上腺皮质功能,氧化亚氮、硫喷妥钠对肾上腺皮质功能影响小,而依托咪酯能抑制肾上腺皮质功能。恩氟烷、异氟烷及七氟烷对肾上腺皮质功能无影响,氟烷、甲氧氟烷可抑制肾上腺皮质功能。常用的肌肉松弛药不影响肾上腺皮质激素的分泌。此类患者对所有肌肉松弛药的耐量均有减弱,肌肉松弛药剂量应减少。

106. 盐皮质激素分泌过量的临床表现?

盐皮质激素分泌增多,导致水、钠潴留、低血钾及体液容量扩增继而发生血压升高,并抑制肾素-血管紧张素系统即为原发性醛固酮增多症。临床表现有高血压(部分患者出现难治性高血压)、肌无力、手足搐搦及周期性瘫痪(低血钾所致)、夜尿多、口渴、肾功能减退、低钾型心电图改变、心律失常、糖耐量降低等。

107. 什么是原发性醛固酮增多症?

原发性醛固酮增多症(primary aldosteronism,PA)简称原醛症,是由肾上腺皮质病变引起醛固酮分泌增多,导致潴钠排钾、体液容量扩增、肾素-血管紧张素系统受抑制,表现为高血压和低血钾的临床综合征。以往认为其患病率占高血压患者的 0.4%～2.0%,近年发现在高血压患者中原发性醛固酮增多症患病率为 10% 左右。

108. 什么是特发性醛固酮增多症?

特发性醛固酮增多症(简称特醛症)亦多见。病因可能与对血管紧张素 Ⅱ 的敏感性增强有关。患者双侧肾上腺球状带增生,有时伴结节。血管紧张素转换酶抑制剂可使患者醛固酮分泌减少,高血压、低血钾改善。

109. 为什么原发性醛固酮增多症会引起肢端麻木和手足搐搦?

患者由于大量失钾引起一系列神经、肌肉心脏及肾的功能障碍。细胞外液钾

第六章

离子浓度降低,细胞内钾离子相继逸出,于是细胞内钾离子浓度降低。细胞内钾离子丢失后,钠、氢离子增加,细胞内 pH 下降,细胞外液氢离子减少,pH 上升呈碱血症。碱中毒时细胞外液游离钙减少,加上醛固酮促进尿镁排出,故可出现肢端麻木和手足搐搦。在低钾严重时,由于神经肌肉应激性降低,手足搐搦可较轻或不出现,而在补钾后,手足搐搦变得明显。

110. 原发性醛固酮增多症的麻醉及手术前准备?

术前准备的目的是纠正电解质异常及高血压,使血钾尽可能恢复至正常。对高血压的患者应给以低盐饮食,加用抗高血压药,一般不用耗竭体内儿茶酚胺的降压药,可选择加用钙通道阻断剂硝苯地平和血管紧张素转换酶抑制剂卡托普利等药物。麻醉前用药应适当减少剂量,为防止心率增快,抗胆碱药宜用东莨菪碱肌内注射。

111. 原发性醛固酮增多症麻醉方法的选择?

硬膜外阻滞与全身麻醉均可满足手术的要求,但由于血压控制困难以及体位会使患者不适,首选全身麻醉。临床上多选用静吸复合麻醉。恩氟烷可使醛固酮分泌增加,理论上不宜用于此类患者。由于低血钾和代谢性碱中毒,使神经肌肉接头的去极化容易受抑制,使肌肉松弛药作用增强,在使用肌肉松弛药时应注意减量。

112. 原发性醛固酮增多症患者术中监测要点?

高血压及低血钾造成心血管系统损害的发生率很高,应严密监测心电图及有创动脉血压,同时对术中输液进行监测管理。心电图的变化多半是因电解质的紊乱所造成(如 QT 间期的延长、ST 段与 T 波的改变以及出现明显的 U 波等),均为低血钾的表现,需及时发现与处理。手术中一过性的血压变化应切忌盲目使用降压药,当切除肾上腺后若发生不可解释的低血压时,应及时静脉注射氢化可的松 $100\sim200$ mg,并观察血压的变化。

113. 原发性醛固酮增多症患者的术后管理?

原发性腺瘤切除后电解质很快恢复正常,不再需要螺内酯治疗。有些患者术后则可能出现高血钾和低血钠,应及时给予调整。由于血浆醛固酮可出现暂时性分泌不足,潴钠排钾功能减退,少数病程长久的患者,术后可出现轻度的代谢性酸中毒,术后应严密监测水、电解质及酸碱平衡状态,并及时进行处理。

114. 盐皮质激素分泌过量的麻醉注意事项?

作为醛固酮抑制剂,应用螺内酯通过保钾利尿纠正术前存在的水电解质失衡,术前进行直立性低血压测试也可评估患者的血管内容量水平。

115. Addison 病的定义是什么?

Addison病一般指原发性慢性肾上腺皮质功能减退症,由双侧肾上腺绝大部分被毁所致,导致盐皮质激素和糖皮质激素的双相缺乏,下丘脑-垂体病变导致垂体分泌 ACTH 不足则引起继发性肾上腺皮质功能减退。

116. Addison 病的病因?

Addison病的病因包括肾上腺结核、感染、自身免疫性肾上腺炎、恶性肿瘤的肾上腺转移、放疗破坏、肾上腺酶抑制药物长期应用等。

117. Addison 病的临床表现?

患者表现为全身皮肤尤其是易摩擦处色素加深,口腔黏膜、齿龈、舌部等也表现出色素沉着。临床表现主要有以醛固酮缺乏为代表的低钠血症、血容量缺乏、低血压、高血钾、代谢性酸中毒和以皮质醇缺乏为代表的疲劳、乏力、低血糖和消瘦等。其他还包括食欲减退、消化不良、性功能减退、免疫力下降等。

118. 围术期 Addison 病诱发肾上腺危象的因素?

因感染、创伤、手术、胃肠紊乱、妊娠、分娩或停用激素等而诱发肾上腺皮质功能急性降低,发生肾上腺危象,表现为发热、腹痛、腹泻、严重脱水、血容量不足、精神失常,严重者可发展为休克、昏迷甚至死亡。

119. 肾上腺危象的诊断要点?

诊断要点:肾上腺皮质严重破坏或慢性肾上腺皮质功能减低者,突发极度乏力、高热(>40 ℃)、严重脱水、少尿无尿、心动过速(>160 次/min)、心律失常、虚脱休克、呕吐腹泻、严重腹痛、烦躁不安、意识障碍。实验室检查:三低(低血糖、低血钠、低皮质醇)、两高(高血钾、高尿素氮)和外周血嗜酸性粒细胞增高(>0.3×10^9/L)。

120. 肾上腺危象的治疗措施？

治疗包括：① 补充液体：于初治的第 1、第 2 天内应迅速补充生理盐水每日 2 000～3 000 mL。以糖皮质激素缺乏为主、脱水不甚严重者补盐水量适当减少。补充葡萄糖液以避免低血糖；② 糖皮质激素：立即静注氢化可的松 100 mg 使血皮质醇浓度达到正常人在发生严重应激时的水平，以后每 6 小时加入补液中静滴 100 mg，第 2、第 3 天可减至每天 300 mg，分次静滴。如病情好转，继续减至每日 200 mg，继而 100 mg。可进食者可改为口服；③ 积极治疗感染及其他诱因。

121. 糖皮质激素缺乏患者手术麻醉的管理注意事项？

糖皮质激素缺乏患者围术期需接受充分的激素替代治疗。成年人每天通常分泌 20 mg 皮质醇，但在手术刺激应激状态下分泌量可超过 300 mg。因此，传统方法推荐从术晨开始每 8 h 给予 100 mg 氢化可的松。另一种低剂量疗法是在诱导时给予 25 mg 氢化可的松，并在接下来 24 h 输注 100 mg 氢化可的松，能够维持血浆皮质醇水平与健康患者类似。由于皮质醇影响血糖的作用，因此低剂量疗法更适用于糖尿病患者。

122. 嗜铬细胞瘤的定义？

嗜铬细胞瘤（pheochromocytoma，PHEO）起源于肾上腺髓质（约占 80%～90%）、交感神经节或其他部位的嗜铬组织，瘤体持续或间断释放大量儿茶酚胺，引起持续性或阵发性高血压和多器官功能及代谢紊乱。

123. 嗜铬细胞瘤的心血管临床表现是什么？

阵发性高血压是特征性表现，发作时收缩压及舒张压骤高，伴剧烈头痛、大汗淋漓、心动过速，可伴有心前区疼痛、心律失常、焦虑、恶心、呕吐、视物模糊、复视等。发作后可出现皮肤潮红、全身发热、流涎等迷走神经兴奋症状。持续性高血压患者，对常规降压药效果不佳，但对 α 受体阻滞剂或钙通道阻滞剂有效。一些患者可能出现高血压和低血压交替出现的表现。儿茶酚胺还可引起儿茶酚胺性心肌病，可发生心肌肥厚、心脏扩大、心衰等。

124. 嗜铬细胞瘤发生低血压甚至休克的原因？

可能有以下原因：① 瘤体发生出血、坏死，导致儿茶酚胺释放停止；② 大量儿茶酚胺作用引起严重的心律失常或心力衰竭，导致心排量降低；③ 瘤体分泌肾上

腺素兴奋 β_2 受体,促使外周血管扩张;④ 大量儿茶酚胺使血管强烈收缩,导致组织缺氧,毛细血管通透性增加,血浆外溢,血容量减少;⑤ 瘤体分泌扩血管物质,如舒血管肠肽、肾上腺髓质素等。

125. 嗜铬细胞瘤的消化系统表现?

肠蠕动及张力减弱,可引起便秘甚至肠扩张。儿茶酚胺可使胃肠壁内血管发生增殖性及闭塞性动脉内膜炎,可造成肠坏死、出血、穿孔。胆石症发生率较高,与儿茶酚胺使胆囊收缩减弱、Oddi 括约肌张力增强,引起胆汁潴留有关。

126. 嗜铬细胞瘤的泌尿系统表现?

病程长、病情重者可发生肾功能减退。膀胱内嗜铬细胞瘤患者排尿时常引起高血压发作,可出现膀胱扩张,无痛性肉眼血尿,膀胱镜检查可作出诊断。

127. 嗜铬细胞瘤患者血红蛋白浓度和红细胞压积正常能否代表血容量正常?

长期血容量和红细胞数量的减少导致血容量严重不足,根据容量不足或贫血的严重程度,患者的红细胞压积可能正常或轻度升高,因此红细胞压积和血红蛋白不能代表患者的容量情况。

128. 嗜铬细胞瘤的术前准备标准?

术前准备包括:① 术前 24 小时内血压低于 160/90 mmHg;② 无低于 80/45 mmHg 的体位性低血压;③ 术前心电图显示无 ST 段或 T 波改变;④ 一分钟内不超过 5 个室性早搏;⑤ 血容量恢复:血细胞比容降低、体重增加、肢端温暖;⑥ 超声心动图有助于识别与儿茶酚胺升高有关的各种心脏结构变化,对诊断心脏副神经节瘤也很有用。

129. 嗜铬细胞瘤术前管理的注意事项?

术前管理的重点是使患者接受足够的 α 受体拮抗剂治疗和容量代替治疗。术前应用酚苄明—非竞争性 α 受体拮抗剂有效降低血压,减轻心脏负担,并能使原本缩减的血管容量扩大。每天口服 2 次,每次 10 mg,按需逐渐加量至获得满意血压。如需控制心率可使用 β 受体阻滞剂,但由于 α_1 血管收缩可导致严重的难治性高血压,因此 β 受体阻滞剂应在 α 受体拮抗剂已经使用后再使用。

130. 嗜铬细胞瘤发生高血压危象时的处理措施？

当患者发生血压骤升导致高血压危象时，应立即缓慢静脉注射酚妥拉明 1～5 mg，同时密切观察血压，当血压降至约 160/100 mmHg 时停止推注，继之以 10～15 mg 溶于 5% 葡萄糖氯化钠溶液 500 mL 中缓慢静滴，或硝普钠静脉泵注。对心律失常者应用 β 受体阻滞剂或利多卡因等抗心律失常药控制心率。

131. 嗜铬细胞瘤术中低血压的原因和处理？

低血压是患者术后早期死亡的主要原因。手术结扎肿瘤血管或切除肿瘤后，体内儿茶酚胺的浓度骤降，外周血管张力迅速减低，加上先前应用 α 或 β 受体阻滞药的残余作用以及血容量不足等，均可造成低血压。因此应提前防范，在结扎血管与切除肿瘤前数分钟就应停用 α 受体或 β 受体阻滞药，并开始加速补液与输血，以补充血容量。

132. 嗜铬细胞瘤术中低血压的处理？

处理方法：快速补充血容量，若血压仍明显下降，可结合监测的中心静脉压、肺动脉楔压、外周血管阻力以及心脏指数等血流动力学参数，应用血管活性药物辅助治疗，以避免过量液体输入导致肺水肿与心功能衰竭。通常应用去甲肾上腺素，若肿瘤以分泌肾上腺素为主，可给予肾上腺素。若术前应用大量的钙通道阻滞药，肿瘤切除后出现难以控制的低血压，应考虑应用氯化钙。常规补充糖皮质激素（尤其是双侧肾上腺切除）纠正低血压。

133. 嗜铬细胞瘤的麻醉前注意事项？

为应对可能发生的血压剧烈波动，术前必须建立有创动脉血压监测和足够的静脉通路。建立中心静脉通路和术中经食管超声（TEE）能够使合并心脏病变或怀疑心脏病变的患者获益，同时有助于指导液体管理。

134. 嗜铬细胞瘤静脉麻醉药的选择？

诱导时选用咪达唑仑或依托咪酯，对血流动力学影响较小，同时充分镇痛以减少气管插管的心血管反应，术中维持可使用丙泊酚持续泵注。氯胺酮升高动脉血压，增加心率，加重心脏负荷，大剂量氯胺酮还可刺激儿茶酚胺释放，并且具有直接心肌抑制效应，嗜铬细胞瘤患者应避免使用。

135. 嗜铬细胞瘤吸入麻醉药的选择？

氟烷可直接抑制心肌,降低心率,增加心肌对儿茶酚胺的敏感性,能诱发心律失常,通常在使用氟烷时应避免肾上腺素的剂量超过 1.5 μg/kg,嗜铬细胞瘤患者应避免使用。异氟烷和七氟烷对心肌收缩力和心率影响轻微,可用于嗜铬细胞瘤患者的术中维持。

136. 嗜铬细胞瘤患者肌肉松弛药的选择？

嗜铬细胞瘤患者应避免使用琥珀胆碱,因其可诱发肌颤而增高腹内压,机械性挤压肿瘤从而诱发儿茶酚胺的释放。大剂量阿曲库铵和米库氯铵会导致连续的组胺释放,也应避免使用。

137. 嗜铬细胞瘤术中的麻醉管理注意事项？

气管插管应在麻醉达到一定深度后再进行,避免血压剧烈波动。术中应避免使用促进或间接刺激儿茶酚胺释放的药物及操作,如麻黄碱、氯胺酮、氟烷等,导致高血压。瘤体摘除后通常面临的主要问题是低血压,主要原因为低血容量、α受体拮抗剂的持续效应和儿茶酚胺骤降。可根据手术失血量、中心静脉压及 TEE 指导调整液体复苏量,必要时静脉给予肾上腺素能受体激动剂。

138. 嗜铬细胞瘤手术时的麻醉监测？

除常规监测无创血压、心率、心电图、呼吸末二氧化碳、尿量外,还应动脉置管直接测定动脉压,颈内静脉或锁骨下静脉穿刺置管监测中心静脉压。直接动脉压测定应在麻醉诱导前完成。术中还应注意患者的呼吸管理,防止发生缺氧和二氧化碳蓄积而刺激嗜铬细胞瘤分泌儿茶酚胺,因此,术前应更换钠石灰,术中应行呼气末二氧化碳浓度监测及血气分析,以及时调整患者酸碱平衡和离子状态。

139. 嗜铬细胞瘤肿瘤切除术中注意的时间点？

术中最为关键的 3 个时刻是气管插管、肿瘤操作和肿瘤引流静脉结扎。在前两个时期,儿茶酚胺大量释放可能会引起高血压和心律失常。在最后一个时期,儿茶酚胺分泌不足会导致低血压。

140. 嗜铬细胞瘤术中出现高血压危象的药物选择？

治疗术中高血压可使用酚妥拉明、硝普钠、尼卡地平,硫酸镁也是高血压危象的辅助治疗药物。酚妥拉明选择性阻断 α_1 受体,同时阻断循环中多余的儿茶酚胺效应。尼卡地平等钙离子通道阻滞剂可快速有效的降低血压,术前和术中使用较多。硝普钠起效快、持续时间短,且作为一氧化氮供体可用于对钙通道阻滞剂无效的患者。镁离子可抑制儿茶酚胺性钙流入,静脉推注硫酸镁可减轻其心肌损伤。

141. 嗜铬细胞瘤患者麻醉血压维持水平?

嗜铬细胞瘤患者术中血压维持于不低于术前血压的 2/3 为宜,因为患者的组织器官已经适应了长期较高的血压水平。

142. 嗜铬细胞瘤患者血糖代谢异常及术中管理?

嗜铬细胞瘤体分泌儿茶酚胺类激素,交感神经兴奋,导致胰岛素抵抗,部分患者可出现糖尿病,应根据患者的身高、体重计算出每天需要的热量,按糖尿病饮食进餐,必要时加用降糖药物。术中血糖监测也是必要的。肿瘤切除后可能会发生低血糖,严重时可能出现意识丧失或呼吸骤停,术前应该避免输注葡萄糖溶液,术中严密检测血糖,随时做出调整。

143. 什么是多发性内分泌腺瘤病?

多发性内分泌腺瘤病(multiple endocrine neoplasia,MEN)是一组遗传性多种内分泌组织发生肿瘤综合征的总称,有 2 个或 2 个以上的内分泌腺体累及。

144. 多发性内分泌腺瘤病的分类有哪些?

MEN 可分为良性或恶性,可为有功能性或无功能性,总的来说 MEN 可分为两种类型:MEN1 及 MEN2,后者又分为两种亚型:MEN2A,MEN2B。此外,还有不能归属于 MEN1 或 MEN2 的混合型 MEN。

145. 多发性内分泌腺瘤病 1 型的临床表现有哪些?

MEN1 有多种临床表现,主要表现有① 甲状旁腺功能亢进症,一般最早出现,病理上为多个甲状旁腺增生,可使血胃泌素水平升高;② 肠胰内分泌瘤,可包括胃泌素瘤、胰岛素瘤、胰高血糖素瘤等;③ 垂体瘤,大多数为催乳素瘤,可伴或不伴生长激素增多,其次为生长激素瘤、无功能瘤及 ACTH 瘤伴 Cushing 综合征;④ 肾上腺腺瘤,包括分泌皮质醇的腺瘤。MEN1 中出现 Cushing 综合征有三种可能性:肾上腺腺瘤、垂体 ACTH 瘤和类癌伴异位 ACTH 综合征。

146. 多发性内分泌腺瘤病 1 型的治疗方案？

手术治疗是首选方案，特别是因肿瘤分泌过多出现了内分泌危象时，应尽早采取手术治疗。此病具有多个内分泌腺体病变的特点，治疗顺序应取决于每一种病变的严重程度及病情的轻重缓急。合并有甲状腺功能亢进的 MEN1 患者，应先治疗甲状旁腺功能亢进。胰腺内分泌肿瘤常为恶性、多灶性，且常有转移，故除应对整个胰腺、局部淋巴结、肝脏等部位进行仔细探查外，还应对手术切除后的组织进行仔细的病理，并检测血中有关激素水平。

147. 多发性内分泌腺瘤病 2 型的分类？

MEN2 是一种常染色体显性遗传疾病，携带有 MEN2 缺陷基因者，其疾病外显率高于 80%。MEN2 可分为两种独立的综合征：MEN2A，又称 Sipple 综合征，以及 MEN2B。

148. 多发性内分泌腺瘤病 2 型的临床表现？

MEN2A 的临床表现包括甲状腺髓样癌、嗜铬细胞瘤以及甲状旁腺功能亢进症；MEN2B 的临床表现包括甲状腺髓样癌、嗜铬细胞瘤以及一些身体异常表现，但甲状旁腺功能亢进症少见。

149. 多发性内分泌腺瘤病 2A 型治疗方案？

MEN2A 确诊后，首先应考虑进行肾上腺嗜铬细胞瘤切除术，否则在进行其他外科手术时可因强烈应激状态诱发致死性的严重高血压。术前准备同一般的嗜铬细胞瘤，因 50% 以上的嗜铬细胞瘤为双侧或两个腺瘤，手术时应仔细探查双侧肾上腺以免漏诊。如必须手术切除双侧肾上腺，术中及术后应补充肾上腺皮质激素。肾上腺嗜铬细胞瘤切除后，手术切除甲状腺及甲状旁腺以治疗甲状腺髓样癌和甲状旁腺功能亢进症。

150. 多发性内分泌腺瘤病 2B 型治疗方案？

甲状腺髓样癌和嗜铬细胞瘤的治疗原则同 MEN2A。类马方综合征体型不需要治疗，面神经瘤也可不处理，对神经瘤引起的肠憩室及巨结肠可手术切除。类马方综合征患者麻醉应为可能出现的困难气道做好充分准备；术中进行严密的心血管检测，避免导致心动过速和高血压，引发严重的心血管并发症；仔细固定患者四肢，以免关节损伤。

151. 伴瘤内分泌综合征的定义？

伴瘤内分泌综合征是指恶性肿瘤通过产生激素而导致相应临床表现的出现，又称为异位激素综合征，包括起源于非内分泌组织的肿瘤产生了某种激素，或是起源于内分泌腺的肿瘤（如甲状腺髓样癌）除产生此内分泌腺正常时分泌的激素（如降钙素）外，还释放其他激素（如 ACTH）。

152. 伴瘤内分泌综合征的发病机制？

伴异位激素分泌肿瘤大多起源于分布在体内多处的一个弥散性神经内分泌细胞系统，这些细胞大多数由神经嵴外胚层衍化而来，具有共同的组织化学及结构上的特征。此类细胞广泛分布于肺、胃肠道、甲状腺、胰腺、肾上腺髓质、乳腺等，产生如 ACTH、降钙素、舒血管肠肽激素等，另一类肿瘤多起源于鳞状上皮，产生甲状旁腺激素相关蛋白、血管加压素。

153. 伴瘤内分泌综合征的诊断依据？

诊断依据为：① 肿瘤和内分泌综合征同时存在，但肿瘤并非发生于分泌该激素的内分泌腺；② 肿瘤伴血或尿中激素水平显著升高；③ 激素分泌不能被正常的反馈机制所抑制；④ 排除其他可能引起有关综合征的原因；⑤ 肿瘤经特异性治疗（如手术、化疗、放疗）后，激素水平下降，内分泌综合征症状缓解。

154. 伴瘤内分泌综合征的临床表现？

主要临床表现包括：伴瘤高钙血症、异位 ACTH 综合征、异位抗利尿激素综合征、伴瘤低血糖症、异位人绒毛膜促性腺激素综合征、非垂体肿瘤所致肢端肥大症、非垂体肿瘤产生催乳素、肿瘤产生肾素引起高血压、肿瘤所致骨软化症。

155. 什么是胰岛细胞瘤？

胰岛细胞瘤（islet cell tumor）是起源于胰岛细胞的内分泌肿瘤。临床上以反复发作的低血糖综合征为特征，根据临床症状又分为功能性和无功能性两大类，其中功能性胰岛细胞瘤占多数，手术摘除是最有效的治疗方法。

156. 胰岛细胞瘤的病理生理改变和临床表现？

胰岛细胞瘤患者的主要特征是反复发作的空腹期低血糖综合征，发作时空腹血糖在 2.8 mmol/L 以下，该肿瘤多为良性，恶性肿瘤 10%～16%。临床表现为反复发作的低血糖症状,如精神症状、饥饿、软弱无力、面色苍白、出汗、心动过速甚至休克等,摄入糖后症状可以得到缓解。

157. 胰岛细胞瘤的麻醉前评估和准备?

麻醉前主要是控制低血糖的发生。可根据患者的发作情况给予葡萄糖输注,以纠正低血糖,同时注意监测血糖情况,必要时术晨给予糖皮质激素如醋酸可的松 100 mg。部分患者由于反复发作的低血糖造成中枢神经的损害,术前往往会有精神神经症状甚至癫痫发作,在麻醉前应该进行详细的病史询问,并仔细评估中枢神经系统功能,尤其在麻醉后应与麻醉药引起的认知功能障碍区分开来。

158. 胰岛细胞瘤麻醉方法的选择?

以往曾有选择连续硬膜外阻滞进行麻醉的报道,完善的硬膜外阻滞可产生理想的肌肉松弛效果,患者术后还可保持清醒状态,有利于观察低血糖反应。但目前多主张在全身麻醉下进行手术,患者无不舒适的感觉,而且可以避免由于硬膜外阻滞平面过广引起的血压波动。

159. 胰岛细胞瘤麻醉药物的选择?

麻醉药应选择对血糖无影响而且可以降低脑组织耗氧量的药物如地西泮、丙泊酚、硫喷妥钠等,术中以静吸复合麻醉为佳。

160. 胰岛细胞瘤术中管理要点?

管理要点包括:① 密切监测血糖。术中开腹探查或挤压肿瘤会造成胰岛素大量释放,引起严重的低血糖,一般血糖应维持在 2.8 mmol/L 以上,否则应及时给予 10%葡萄糖溶液输注,应注意由于全身麻醉会掩盖患者的临床症状,因此,严密监测血糖变化显得尤为重要;② 避免 $PaCO_2$ 过低。$PaCO_2$ 过低时,脑血管收缩会使脑血流减少,而减少葡萄糖的供应。婴儿降低血糖的供应,会对脑组织产生进一步的损害。

161. 胰岛细胞瘤的麻醉后处理?

肿瘤完全切除,患者几天内会出现高血糖或尿糖,可通过调节葡萄糖液的输入量和速度来控制,少数患者需要同时应用胰岛素。症状一般来说可在 15~20 天内得到缓解。部分患者在肿瘤切除术后症状重新出现,可能为多发性肿瘤术中有遗漏或术后肿瘤再生。另外,应注意区别患者术后因疼痛和应激反应引起的血糖升高,密切监测血糖的变化,及时找出原因并积极处理。术后还应注意体内酸碱环境平衡,以减少并发症的发生。

162. 糖尿病的定义?

糖尿病是一组以慢性葡萄糖(简称血糖)水平增高为特征的代谢性疾病,是由于胰岛素分泌和(或)作用缺陷所引起。糖尿病不是单一疾病,而是由复合病因引起的综合征,是包括遗传及环境因素在内的多种因素共同作用的结果。胰岛素由胰岛 β 细胞合成和分泌,经血循环到达体内各组织器官的靶细胞,与特异受体结合并引发细胞内物质代谢效应,整个过程中任一环节发生异常均可导致糖尿病。

163. 我国糖尿病的流行特点?

2015 至 2017 年中华医学会进行流行病学调查显示,我国 18 岁及以上人群糖尿病患病率占 11.2%。以 2 型糖尿病(T2DM)为主,1 型糖尿病(T1DM)和其他类型糖尿病少见,男性高于女性。经济发达地区的糖尿病患病率高于中等发达地区和不发达地区。未诊断的糖尿病比例较高,2015 至 2017 年调查结果新诊断的糖尿病患者占总糖尿患者数的 54%。肥胖和超重人群糖尿病患病率显著增加。

164. 糖尿病诊断依据?

糖尿病症状(多尿、多饮、难以解释的体重减轻)加任意时间血浆葡萄糖 $\geq$ 11.1 mmol/L(200 mg/dl),或空腹血糖 $\geq$ 7.0 mmol/L(126 mg/dl),或口服糖耐量试验(oral glucose tolerance test,OGTT)两小时血糖 $\geq$ 11.1 mmol/L(200 mg/dl),或糖化血红蛋白 $\geq$ 6.5%。无糖尿病典型症状者,需改日复查确认。

165. 糖尿病的治疗?

目标血糖浓度为空腹 8.3 mmol/L,餐后血糖不超过 10.0 mmol/L。治疗包括一般性治疗、饮食控制、口服降糖药、胰岛素治疗、手术治疗。一般治疗指避免紧张刺激、适当体力活动、防止感染等。口服降糖药有磺脲类和双胍类。术前停用口服降糖药后,改用胰岛素控制血糖。胰岛素的初始剂量为 0.6 U/(kg·d),分 3~4 次皮下注射,根据空腹及餐后血糖、尿糖情况调整胰岛素剂量。

166. 口服降糖药主要有哪些种类？

有六大类口服药物，包括：直接刺激胰岛素分泌（磺脲类、氯茴苯酸类）、抑制肝糖原过度释放的双胍类（二甲双胍）、增加胰岛素敏感性的噻唑烷二酮类药物（罗格列酮、吡格列酮）、延迟胃肠道葡萄糖吸收的 α-葡萄糖苷酶抑制剂（阿卡波糖、米格列醇）、二肽酶抑制剂（列汀类）、钠糖共转运体抑制剂（列净类）。

167. 糖尿病行代谢手术的适应证？

年龄 18～60 岁，一般状况较好，手术风险较低，经生活方式干预和各种药物治疗难以控制的 T2DM（糖化血红蛋白＞7.0%）或伴发疾病，并符合以下条件，可考虑行代谢手术治疗。BMI≥32.5 kg/m^2，有或无合并症的 T2DM，可行代谢手术；27.5 kg/m^2≤BMI＜32.5 kg/m^2 且有 T2DM，尤其存在其他心血管风险因素时，慎重选择代谢手术；BMI≤27.5 kg/m^2，暂不推荐手术治疗。

168. 糖尿病相关的急性并发症？

糖尿病相关的急性并发症包括：低血糖、酮症酸中毒以及高渗性高血糖状态。

169. 酮症酸中毒定义？

糖尿病酮症酸中毒（diabetic ketoacidosis，DKA）是由于胰岛素不足和升糖激素不适当升高引起的糖、脂肪和蛋白质代谢严重紊乱综合征，临床以高血糖、高血酮和代谢性酸中毒为主要特征。T1DM 和 T2DM 均可能发生 DKA。急性感染、胰岛素不适当减量或突然中断治疗、饮食不当、胃肠疾病、脑卒中、心肌梗死、创伤、手术、妊娠、分娩、精神刺激等均可能诱发 DKA。

170. 酮症酸中毒诊断？

血酮体升高（血酮体≥3 mmol/L）或尿糖和尿酮体阳性（＋＋以上）伴血糖增高（血糖＞13.9 mmol/L），血 pH（pH＜7.3）和（或）二氧化碳结合力降低（HCO3$^-$＜18 mmol/L），无论有无糖尿病病史，都可诊断为 DKA。

171. 酮症酸中毒治疗原则？

治疗原则是尽快补液以恢复血容量、纠正失水状态，降低血糖，纠正电解质及酸碱平衡失调，同时积极寻找和消除诱因，防治并发症，降低病死率。对无酸中毒的糖尿病酮症患者，需适当补充液体和胰岛素治疗，直至酮体消失。

172. 酮症酸中毒时如何进行补液?

补液速度先快后慢。第1个小时选择生理盐水,速度为 $15\sim20$ mL/kg·h(一般成人 $1.0\sim1.5$ L)。随后补液速度取决于脱水程度、电解质水平、尿量等。评估补液治疗是否奏效,要看血流动力学、出入量、实验室指标及临床表现。对有心肾功能不全者,在补液过程中要监测血浆渗透压,并经常对心脏、肾脏、神经系统状况进行评估以防止补液过快。

173. 酮症酸中毒时胰岛素治疗如何进行?

小剂量胰岛素连续静脉输注(0.1 U/kg·h),对于重症患者,可采用首剂 0.1 U/kg,随后以 0.1 U/(kg·h)速度持续输注,胰岛素静脉输注过程中需严密监测血糖,根据血糖下降速度调整胰岛素速度,保持血糖每小时下降 $2.8\sim4.2$ mmol/L。若第一小时内血糖下降速度 $<10\%$,且脱水已基本纠正,则增加胰岛素剂量 1 U/h。血糖降至 11.1 mmol/L 时,减少胰岛素输入量至 $0.02\sim0.05$ U/(kg·h),并开始给予 5% 葡萄糖液,使血糖维持在 $8.3\sim11.1$ mmol/L。持续进行胰岛素滴注直至 DKA 缓解。

174. DKA 缓解标准?

血糖 <11.1 mmol/L,血酮 <0.3 mmol/L,血清 $HCO_3^-\geqslant15$ mmol/L,血 pH >7.3,阴离子间隙 $\leqslant12$ mmol/L。

175. 高渗性高血糖状态(hyperosmolar hyperglycemic state, HHS)定义?

高渗性非酮症高血糖昏迷以严重高血糖而无明显 DKA、血浆渗透压显著升高、脱水和意识障碍为特征。

176. HHS 的诊断标准?

HHS 诊断标准如下: ① 血糖 $\geqslant33.3$ mmol/L;② 有效血浆渗透压 $\geqslant320$ mOsm/L;③ 血清 $HCO_3^-\geqslant18$ mmol/L 或动脉血 pH $\geqslant7.30$;④ 尿糖呈强阳性,而血酮体及尿酮阴性或为弱阳性;⑤ 阴离子间隙 <12 mmol/L。

177. HHS 治疗原则?

HHS 病情危重、并发症多,病死率高于 DKA,强调早期诊断和治疗。治疗原则同 DKA,主要包括积极补液,纠正脱水;小剂量胰岛素静脉输注控制血糖;纠正水、电解质和酸碱失衡以及去除诱因和治疗并发症。

178. HHS 时如何补液？

HHS 失水比 DKA 严重，第一个 24 小时总补液量一般为 100～200 mL/kg，推荐使用生理盐水。补液速度与 DKA 相似，第一小时给予 1～1.5 L，随后根据脱水程度、电解质水平、血渗透压、尿量等进行调整。渗透压下降速度为 3～8 mmol/(L·h)。当补足液体而血浆渗透压不下降或血钠升高时，考虑给予 0.45% 氯化钠溶液。补液本身可使血糖降低，当血糖下降至 16.7 mmol/L 时需补充 5% 含糖液，直到血糖得到控制。

179. HHS 时胰岛素治疗如何进行？

HHS 患者对胰岛素较为敏感，胰岛素用量相对较小。0.1 U/kg·h 持续静脉输注。当血糖降至 16.7 mmol/L 时，减慢胰岛素的滴注速度至 0.02～0.05 U/(kg·h)，同时续以葡萄糖溶液静滴，并不断调整胰岛素用量和葡萄糖浓度，使血糖维持在 13.9～16.7 mmol/L，直至 HHS 高血糖危象缓解。

180. HHS 缓解的表现？

经过降糖补液治疗，血糖逐渐下降，血渗透压水平降至正常、患者意识状态恢复正常。

181. 糖尿病相关的慢性并发症？

糖尿病慢性并发症是围术期糖尿病患者死亡的主要原因。① 关节强直综合征；② 心血管疾病，围术期心血管疾病的发生率和死亡率是非糖尿病患者的 2～3 倍。无痛性心肌缺血或心梗的发生率远大于非糖尿病患者；③ 自主神经病变，表现为静息状态下的心动过速、体位性低血压、便秘、胃轻瘫、神经血管功能障碍等；④ 肾病；⑤ 视网膜病；⑥ 感染及伤口愈合不良。

182. 合并糖尿病患者术前评估重点？

应评估：① 糖尿病的类型、病程、用药及血糖控制情况；② 有无急慢性合并症；③ 合并自主神经病变患者易出现围术期心律失常、低血压、胃轻瘫及无症状低血糖；④ 合并关节活动度受限综合征的患者应评估气道情况；⑤ 肾功能不良患者代谢胰岛素能力下降，应减少胰岛素用量；⑥ 术时应激反应导致血糖增高、降低对胰岛素的敏感性;⑦ 使用人低精蛋白锌胰岛素患者,使用鱼精蛋白时发生反应的风险增高。

183. 糖尿病患者术前血糖水平控制在什么范围?

术前血糖水平应达到多少目前尚无一致意见,一般不要求控制到完全正常水平,以免发生低血糖。一般认为:① 择期手术患者术前空腹血糖控制在8.3 mmol/L 以下,最高不应超过 11.1 mmol/L,或餐后血糖不超过 13.9 mmol/L;② 尿糖检查为阴性,24 小时尿糖在 0.5 g/dL 以下;③ 尿酮体阴性。

184. 各种不同胰岛素的起效和维持时间?

可分为:① 超短效胰岛素:包括门冬胰岛素和赖脯胰岛素,皮下注射后 10～20 分钟起效,1～3 小时达峰,降糖作用持续 3～5 小时;② 短效胰岛素:包括普通胰岛素等,皮下注射后 0.5 小时内起效,1～3 小时达峰,作用持续时间大约 8 小时;③ 中效胰岛素:包括重组人胰岛素:诺和灵 N、优泌林 N 等,皮下注射后平均 1.5 小时起效,4～12 小时达峰,作用持续时间 18～24 小时;④ 长效胰岛素即甘精胰岛素,一般为每天傍晚注射,起效时间 1.5 小时,作用可平稳保持 22 小时左右。

185. 术前口服降糖药需要停药吗?

如果患者手术前正在服用口服降糖药而不是使用胰岛素,那么口服降糖药可以持续应用到手术当日。但磺脲类和二甲双胍类在术前 24～48 小时停用,因为这两种降糖药作用时间较长,应该像使用中效胰岛素一样进行血糖监测和葡萄糖补充。在肾功能不全时,短效降糖药作用时间也可能延长。

186. 糖尿病患者手术麻醉方式如何选择?

麻醉方式的选择应根据病情、有无并发症以及并发症的严重程度、手术部位、大小以及手术要求等而定。理想的麻醉方式应有效地减少应激反应,避免影响机体代谢。局麻、神经阻滞、椎管内麻醉对代谢影响较小。但需鉴别患者本身是否存在周围神经病变,以便于与某些神经并发症相鉴别。糖尿病患者可能存在关节活动度受限综合征,应做好困难气道准备。

187. 糖尿病患者术中血糖管理?

尚不清楚围术期的最佳血糖目标,大部分指南的目标是将血糖维持在 7.8～

10 mmol/L。术中一般不输含糖液体，以免出现高血糖。可选用复方林格液或生理盐水。如需输注葡萄糖溶液时，应根据患者血糖结果按照一定比例同时输注葡萄糖和胰岛素。

188. 术中出现高血糖时如何处理？

当术中血糖增高至 14.0 mmol/L 以上时，需要进行处理。可静脉单次使用普通胰岛素(RI)，再持续静脉输注胰岛素治疗。将 250 U 的 RI 加在 250 mL 生理盐水中，起始速度为 0.1 U/(kg·h)，对胰岛素需求量个体差异很大，应严密监测血糖，调整胰岛素用量，将血糖维持在 7.8～10 mmol/L。

189. 糖尿病患者急诊手术的麻醉处理？

急诊手术使糖尿病发展成酮症酸中毒和高血糖脱水综合征的风险加大。如果病情允许，手术应推迟 4～6 小时，详细了解病情、进行必要的术前检查进行相应的实验室检查，对患者的代谢状况进行优化。

190. 糖尿病患者术后管理方案？

高血糖与术后危重患者预后较差有关。但是围术期最佳血糖值的限定很困难，尤其是对于初诊糖尿病与先前存在糖尿病的患者。美国糖尿病协会建议危重患者血糖水平维持在 7.8～10 mmol/L，如果血糖超过 10 mmol/L 应开始进行胰岛素治疗。

191. 血脂异常和脂蛋白异常血症？

血脂异常指血浆中脂质量和质的异常。由于脂质不溶或微溶于水，在血浆中必须与蛋白质结合以脂蛋白的形式存在，因此血脂异常实际上表现为脂蛋白异常血症。血脂是血浆中中性脂肪(甘油三酯和胆固醇)和类脂(磷脂、糖脂、固醇、类固醇)的总称。血浆脂蛋白是由载脂蛋白和甘油三酯、胆固醇、磷脂等组成的球形大分子复合物。

192. 血脂异常的分类？

临床常用的两种分类方法：① 按表型分类，临床上可简单将血脂异常可以分为四类：高胆固醇血症、高甘油三酯血症、混合性高脂血症以及低高密度脂蛋白血症。② 按是否继发于全身系统性疾病，可分为原发性血脂异常和继发性血脂异常。原发性高脂血症是动脉粥样硬化的一个主要危险因素,动脉粥样硬化又导致心血管事件发生,增加心血管事件死亡率。

193. 继发性血脂异常?

约有 30%患者的高脂血症继发于其他疾病。包括:二型糖尿病、酗酒以及其他一些内分泌疾病。除糖尿病以外的内分泌疾病,比如甲状腺功能减退、糖皮质激素过量、性激素过量等,可以导致高达 13%的继发性高脂血症。生长激素缺乏症以及甲状旁腺功能亢进时也可引起继发性血脂增高。继发性高脂血症与急性胰腺炎风险增加有关。血脂异常也可由药物引起,比如噻嗪类利尿剂、β受体阻滞剂、长期服用糖皮质激素等。

194. 血脂异常的临床表现?

脂质局部沉积,可引起黄色瘤。黄色瘤是一种异常的局限性皮肤隆起。严重的高甘油三酯血症可引起脂血症眼底改变。脂质在血管内皮沉积可引起动脉粥样硬化,引起早发性和进展迅速的心脑血管和周围血管病变。严重的高胆固醇血症有时可出现游走性多关节炎。严重的高甘油三酯血症可引起急性胰腺炎。

195. 高脂血症的治疗包括哪些?

高脂血症首要的治疗是饮食治疗,首先应限制脂肪摄入,尤其是限制饱和脂肪酸摄入,严格限制胆固醇的摄入也是非常重要的治疗举措。高脂血症的药物治疗是饮食治疗的补充,而不是替代。一般患者应先行严格饮食治疗 6 个月;有明确冠心病,低密度脂蛋白胆固醇(low density lipoprotein cholesterin, LDL-ch)≥4.1 mmol/L 或无冠心病,LDL-ch≥4.9 mmol/L 可在饮食治疗同时加用药物治疗。

196. 降脂药的种类?

降脂药包括:① 羟甲基戊二酰辅酶 A(Hydroxymethylglutaryl-coA, HMG-CoA)还原酶抑制剂(他汀类);② 苯氧芳酸类(贝特类);③ 烟酸类,可能与抑制脂肪组织脂解和减少肝脏中 VLDL 合成和分泌有关;④ 胆酸螯合剂(树脂类),促使胆酸排出,阻断胆固醇的重吸收;⑤ 依折麦布,肠道胆固醇吸收抑制剂;⑥ 普罗布考,通过渗入到脂蛋白颗粒中影响脂蛋白代谢;⑦ n-3 脂肪酸制剂,机制不明。

197. 合并高脂血症患者麻醉注意事项？

术前已用降血脂药物者，需注意降脂药 HMG - CoA 还原酶抑制剂（他汀类）可使琥珀胆碱引起严重的高血钾，降胆固醇药普罗布考长期应用有诱发心律失常的危险性，术中应加强心电图监测。麻醉诱导应避免使用异丙酚，文献报道，注入异丙酚后血浆胆固醇及甘油三酯浓度均升高，尤其甘油三酯浓度升高较为明显，有诱发急性胰腺炎的危险。评估有无动脉粥样硬化性心脏病可能。

198. 低血糖定义？

低血糖症（hypoglycemia）是一组由多种病因引起的以血浆葡萄糖（简称血糖）浓度过低，临床上以交感神经兴奋和脑细胞缺糖为主要特点的综合征。一般以血浆葡萄糖浓度低于 2.8 mmol/L 作为低血糖的标准。

199. 低血糖分级？

1 级低血糖，血糖＜3.9 mmol/L，且≥3.0 mmol/L；2 级低血糖，血糖＜3.0 mmol/L；3 级低血糖，没有特定血糖界限，伴有意识和（或）躯体改变的严重事件，需要他人帮助的低血糖。

200. 低血糖的原因有哪些？

根据低血糖发生时间与进食的关系分为空腹（吸收后）低血糖症和餐后（反应性）低血糖症。空腹低血糖症主要病因是不适当的高胰岛素血症，餐后低血糖症是胰岛素反应性释放过多。临床上反复发生空腹低血糖提示有器质性疾病；餐后引起的反应性低血糖症，多见于功能性疾病。某些器质性疾病（如胰岛素瘤）虽以空腹低血糖为主，但也有餐后低血糖发作。

201. 低血糖的临床表现？

低血糖是机体的反应个体差别很大，在不同的个体可不完全相同，但在同一个体可基本相似。主要表现在两个方面自主（交感）神经过度兴奋和脑功能障碍的表现。

202. 低血糖时自主(交感)神经过度兴奋表现有哪些症状？

低血糖时交感神经和肾上腺髓质释放肾上腺素、去甲肾上腺素和一些肽类物质，表现为出汗、颤抖、心悸、紧张、焦虑、饥饿、流涎、软弱无力、面色苍白、心率加快、四肢冰凉、收缩压轻度升高等。

203. 低血糖时脑功能障碍的表现有哪些症状?

初期表现为精神不集中、思维和语言迟钝,头晕、嗜睡、视物不清、步态不稳,可有幻觉、躁动、易怒、行为怪异等精神症状。皮层下受抑制时可出现骚动不安,甚至强制性惊厥、锥体束征阳性。波及延脑时进入昏迷状态,各种反射消失。如果低血糖持续得不到纠正,常不易逆转甚至死亡。

204. 低血糖时如何进行处理?

低血糖症患者手术时术中严密监测血糖。I型糖尿病患者需要 1 小时测一次血糖,II型糖尿病患者 2～3 小时测 1 次血糖。低血糖时应补充葡萄糖,轻者可口服葡萄糖水,但对于手术患者显然是不合适的,此时可快速输注葡萄糖,先静注50%葡萄糖 40～100 mL,必要时重复。然后继续输注 5%～10%葡萄糖 300～400 mL/h,直至血糖稳定。其他治疗还包括给予胰高血糖素、糖皮质激素等。

205. 全身麻醉状态下如何判断有无发生低血糖?

麻醉状态下低血糖诊断比较困难。低血糖时儿茶酚胺分泌可造成心动过速、泪腺分泌和血压升高,这些症状常被误认为麻醉深度不够。糖尿病患者应慎用 β 受体阻滞剂,因为在清醒及麻醉状态下都可以掩盖低血糖产生的交感神经反应。非胰岛素依赖的糖尿病患者也有发生低血糖的危险,因为口服降糖药一次剂量后其作用可延续 24～36 小时,特别在有肾功能不全的患者。

206. 行胰岛素瘤切除术患者术中应注意哪些事项?

胰岛素瘤切除术的患者,在处理肿瘤时可能会发生严重低血糖,在切除肿瘤后可能会发生高血糖。因此术中需严密监测血糖。切除肿瘤前根据血糖值必要时输注少量葡萄糖,维持血糖在 5.6 mmol/L 以上。可认为肿瘤完全切除的标志:肿瘤切除后血糖升高至术前 2 倍或切除术后一小时内上升至 5.6 mmol/L。

207. 末梢血糖和静脉血糖的差异?

末梢血糖是用血糖仪检测的毛细血管全血葡萄糖,静脉血糖指的静脉血清或血浆葡萄糖。由于临床上静脉血糖使用较为精密的生化仪测定,准确度较高,因此诊断糖尿病时必须使用静脉血糖。末梢血糖不能用于诊断糖尿病,只能用于评估糖尿病患者血糖控制情况。餐后或服糖后毛细血管葡萄糖会略高于静脉血糖。

208. 什么是痛风?

痛风是嘌呤代谢障碍引起的代谢性疾病,表现为高尿酸血症、急性关节炎、痛风石、慢性关节炎、关节畸形、慢性间质性肾炎和尿酸性尿路结石。

209. 痛风的分类?

分为原发性和继发性两大类,前者多由先天性嘌呤代谢异常导致,常与肥胖、糖脂代谢异常、高血压、动脉硬化和冠心病等聚集发生,后者则由某些系统性疾病或者药物引起,一般源于某种明显的诱发因素,如使用导致含有嘌呤细胞快速溶解从而引起高尿酸血症的化学治疗药物。

210. 高尿酸血症的治疗?

药物治疗分为三大类。① 排尿酸药,抑制近端肾小管对尿酸盐的重吸收,从而增加尿酸的排泄,降低尿酸水平,常用药物有苯溴马隆、丙磺舒;② 抑制尿酸生成的药物,如别嘌呤醇、非布司他;③ 碳酸氢钠,可碱化尿液,使尿酸不易在尿中聚积形成结晶。

211. 急性痛风性关节炎期的治疗?

绝对卧床,抬高患肢,避免负重,给予秋水仙碱。秋水仙碱是治疗急性痛风性关节炎的特效药物,通过抑制中性粒细胞、单核细胞释放白三烯 B_4、糖蛋白化学趋化因子、白细胞介素-1 等炎症因子,同时抑制炎症细胞的变形和趋化,从而缓解炎症。非甾体抗炎药吲哚美辛、布洛芬、塞来昔布等可以通过抑制环氧化酶活性,减少前列腺素合成达到消炎镇痛作用。上述药物治疗无效或不能使用上述药物时,可考虑使用糖皮质激素或 ACTH 短程治疗。

212. 痛风患者的麻醉前评估?

评估痛风关节以外的表现,考虑治疗药物的不良反应。痛风的临床表现常常加剧肾功能的恶化,因此需对肾功能进行评估;尿酸沉积于心肌,表现为心电图检查的异常;痛风患者中高血压、缺血性心脏病和糖尿病的发病率高,需注意;痛风性关节炎可使颞下颌关节活动受限;应用丙磺舒和秋水仙碱可能引起肝肾不良反应;长期服用碳酸氢钠,可能会引起代谢性碱中毒,并且因为钠负荷过重导致水肿。

213. 合并痛风患者的麻醉管理？

应注意：① 麻醉管理的重点在于预先补液促进尿酸排出，也可使用碳酸氢钠碱化尿液促进尿酸排泄。即使给予防范，有痛风病史患者仍可能在术后出现痛风发作；② 秋水仙碱可使中枢神经系统抑制药增效，导致过度镇静，拟交感神经药的反应性增强；③ 注意保护痛风结节处的皮肤，防止皮肤破溃。

214. 成人体液的容量和分布特点？

成人体液占体重 60%，其中细胞内液约占体重 40%，细胞外液约占体重 20%，细胞外液中的血浆占体重的 5%，其余 15% 为组织间液。组织间液中有极少一部分分布于一些密闭的腔隙（如关节囊、颅腔、胸膜腔、腹膜腔），称为第三间隙液体。

215. 体液总量的分布与年龄之间的关系？

体液总量的分布因年龄而不同。从婴儿到成年人，体液量占体重的比例逐渐减少。新生儿体液占体重 80%，婴儿占 70%，学龄儿童占 65%，成年人占 60%。

216. 体液总量的分布与胖瘦之间的关系？

脂肪组织含水量 10%～30%，肌肉组织含水量 25%～80%，体液总量随着脂肪增多而减少。因此肥胖的人体液总量占体重的比例比瘦的人少，瘦人对缺水有更大的耐受性。

217. 细胞外液的电解质成分？

细胞外液的血浆和组织间液的电解质组成基本相等，阳离子是 Na^+，其次是 K^+、Ca^{2+}、Mg^{2+} 等，阴离子主要是 Cl^-，其次是 HCO_3^-、HPO_4^{2-}、SO_4^{2-} 及有机酸和蛋白质。两者的区别在于血浆中蛋白质浓度较高（7%），而组织间液中蛋白质浓度较低（0.05%～0.35%）。

218. 细胞内液的电解质成分？

细胞内液中 K^+ 是重要的阳离子，其次是 Na^+、Ca^{2+}、Mg^{2+} 等，Na^+ 的浓度远低于细胞外液，主要阴离子是 HPO_4^{2-} 和蛋白质，其次是 Cl^-、HCO_3^-、SO_4^{2-} 等。

219. 正常血浆渗透压范围及估算公式？

血浆渗透压是由每千克溶剂中的全部渗透活性离子（如溶质）的数量来体现

的。正常范围 280～310 mmol/L。可通过四种溶质的摩尔浓度进行估算。

220. 围术期水、渗透压、电解质和酸碱平衡紊乱的常见病因有哪些？

常见病因包括：① 病源性：内分泌系统疾病、肾病、消化系统疾病；② 药源性：利尿药、皮质激素；③ 胃管引流；④ 外科手术：经尿道前列腺电切、组织创伤导致体液易位；⑤ 麻醉管理：静脉补液、肺泡通气、低体温。

221. 水钠代谢障碍的分类？

通常有两种分类方法。根据体液的渗透压来分：低渗性脱水、高渗性脱水、等渗性脱水、低渗性水过多（水中毒）、高渗性水过多（盐中毒）、等渗性水过多（水肿）；根据血钠的浓度和体液容量来分：低钠血症（低容量性低钠血症、高容量性低钠血症、等容量性低钠血症）、高钠血症（低容量性高钠血症、高容量性高钠血症、等容量性高钠血症）、正常血钠性水紊乱（等渗性脱水、水肿）。

222. 低血容量患者麻醉注意事项？

低血容量对吸入性麻醉药、巴比妥类和致组胺释放药物（吗啡、哌替啶、阿曲库铵）的血管扩张和负性肌力作用较敏感。由于血容量降低，因此药物的分布容积减少，药物使用剂量需降低。麻醉药物选择应使用对循环影响小的药物，比如氯胺酮、依托咪酯。在低血容量患者对于脊麻和硬膜外麻醉的交感阻滞作用异常敏感。对已经达到休克状态的患者，禁止行椎管内阻滞。

223. 血容量过多患者麻醉注意事项？

血容量过多应在术前使用利尿剂进行纠正。心、肝、肾的功能异常也应及早纠正。细胞外容量增加的主要危险是肺间质水肿、肺泡水肿或大量胸腔积液导致的气体交换障碍。

224. 低钠血症定义？

血清 Na^+ 浓度<130 mmol/L，伴或不伴有细胞外液量的改变，是临床上最常见的水钠代谢紊乱。根据细胞外液量的多少，分为低容量性低钠血症、高容量性低钠血症、等容量性低钠血症。低钠血症时血浆均为低渗状态。低钠血症的治疗取决于容量的状态。

第六章

225. 低容量性低钠血症的治疗?

治疗包括:① 防治原发病,去除病因;② 适当补液;③ 原则上给予等渗液以恢复细胞外液容量,如出现休克,要按休克的处理方式积极抢救。如果怀疑肾钠丢失,则不应忽视盐皮质激素缺乏症和肾上腺皮质功能不全的可能性。胰腺炎和烧伤合并第三间隙液体大量丢失时,应根据电解质情况进行个体化液体复苏。

226. 等容量及高容量低钠血症的治疗?

限制自由水摄入,并使用襻利尿剂促进自由水排出。症状明显时采用生理盐水治疗。重症患者也可用高渗盐水补充血清钠。

227. 临床使用的晶体液中等渗液、高渗液、低渗液都有哪些?

高渗液:3%氯化钠(1 026 mmol/L);等渗液:生理盐水(308 mmol/L);低渗液:乳酸钠林格液(273 mmol/L)。

228. 纠正低钠血症速度有什么要求?

过快纠正低钠血症,尤其是血Na^+在110~120 mmol/L,可能引起脑桥脱髓鞘损害,产生严重的永久性神经系统病变。纠正低钠血症的速度应根据症状的严重程度进行个体化。轻度症状:0.5 mmol/(L·h)或更低,中度症状:1 mmol/(L·h)或更低,严重症状:1.5 mmol/(L·h)或更低。

229. 低钠血症麻醉注意事项?

全身麻醉手术患者的血钠浓度高于130 mmol/L时通常是安全的。即使患者没有症状,择期手术患者血钠浓度都应纠正至130 mmol/L以上。低于这个浓度可导致明显脑水肿,术中可表现为肺泡最低有效浓度(MAC)降低或术后躁动、意识混乱或嗜睡。

230. 使用高渗盐(3% NaCl)的指征是什么?

血钠低于110 mmol/L,且出现明显症状。使用高渗盐应谨慎,因可诱发肺水肿、低钾血症、高氯性代谢性酸中毒和一过性低血压。

231. 高钠血症定义?

血清Na^+浓度>150 mmol/L,高钠血症患者血浆均为高渗状态。根据细胞外液量的多少,分为低容量性高钠血症、高容量性高钠血症、等容量性高钠血症。钠是维持细胞外液渗透压的主要物质,因此高钠血症及继发高渗透压可导致细胞脱水和皱缩。

232. 低容量性高钠血症治疗?

治疗包括:① 治疗原发病;② 补充体内缺少的水分,口服补水或者静脉滴注5%～10%葡萄糖溶液,需防止输入过多葡萄糖引起水中毒;③ 虽然血钠增高,但是体内总钠减少。缺水情况改善后,使用生理盐水补充 Na^+。

233. 高容量性高钠血症治疗?

治疗包括:① 防治原发病;② 肾功能正常时,可使用强效利尿剂,如呋塞米,除去过量的钠;③ 肾功能低下或对利尿剂反应差时,需要进行透析治疗。

234. 等容量性高钠血症治疗?

① 防治原发病;② 补充体内缺少的水分,口服补水或者静脉滴注 5%～10% 葡萄糖溶液。

235. 高钠血症麻醉注意事项?

如果条件允许,手术推迟至高钠血症被纠正为止。围术期加强血钠水平监测。有创血流动力学监测有助于评估容量状态。术中出现的急性高钠血症的纠正需要数小时,纠正血钠浓度不宜过急,防止脑水肿。

236. 高钾血症的定义?

血清钾浓度高于 5.5 mmol/L 称为高钾血症。高钾血症时极少伴有细胞内钾含量的增高,且也未必总是伴有体内钾过多。

237. 高钾血症的原因?

常见原因:① 钾摄入过多:常见于静脉输入过多钾盐或大量库血;② 钾排出减少:常见于肾功能衰竭、盐皮质激素缺乏、长期应用保钾利尿剂;③ 细胞内钾转运到细胞外:酸中毒、高血糖合并胰岛素不足、某些药物的使用(β受体阻滞剂、洋地黄类药物中毒、琥珀胆碱)、组织分解、缺氧、高钾性周期性麻痹;④ 假性高钾血症:测得的血清钾浓度增高而实际上血浆钾浓度并未增高。常见于血管穿刺造成的红细胞机械性损伤。

238. 高血钾的临床表现？

急性高钾血症时可表现为感觉异常、刺痛，重度高钾血症时表现为肌肉软弱无力乃至弛缓性麻痹。慢性高钾血症时很少出现神经-肌肉方面的症状。高钾血症发生致命性心室颤动和心脏骤停。

239. 高钾血症处理？

处理措施包括：① 去除引起高钾血症的病因；② 降低体内总钾量，利尿、用透析疗法和其他方法（口服或灌肠阳离子交换树脂）；③ 静脉输注葡萄糖加胰岛素（4～6∶1），促使钾向细胞内转移；④ 应用钙剂和钠盐拮抗高钾血症的心肌毒性；⑤ 纠正其他电解质紊乱，高钾血症很可能伴有高镁血症，应及时检查处理；⑥ 静脉输注碳酸氢钠可促进细胞摄钾；⑦ β受体兴奋剂促进钾向细胞内转移。

240. 高钾血症麻醉注意事项？

高钾血症患者如行择期手术，应暂缓手术；急诊手术患者高钾血症时，麻醉处理既要降低高钾血症，又要防止血钾进一步升高。严密监测心电图，禁用琥珀胆碱及含钾的静脉溶液，避免代谢性或呼吸性酸中毒以免血钾进一步身高，实施全身麻醉机械通气时可适当过度通气。高钾可加强肌肉松弛药的效能，加强神经肌肉功能监测。

241. 低钾血症定义？

血钾低于 3.5 mmol/L。血钾低于 2.5 mmol/L 为严重低钾。一般来说血清钾和体内钾的总储备成正比。血清钾由 4 mmol/L 降到 3 mmol/L 时，体内钾的总量约缺失 100～400 mmol。

242. 低钾血症的原因？

原因包括：① 摄入不足：如神经性厌食及禁食等；② 胃肠丢失：正常情况每升消化液中含钾 5～10 mmol。呕吐、腹泻、肠瘘、胆瘘等会造成大量钾的丢失；③ 肾性钾丢失：盐皮质激素分泌过多或者过多使用利尿剂；④ 钾从细胞外转运至细胞内：见于碱中毒、胰岛素治疗、应急状态下儿茶酚胺的分泌和低钾引起的周期性麻痹。

243. 何谓补钾的原则？

去除病因；轻度低钾血症，选择口服补钾。静脉补钾的注意事项包括：① 见尿补钾，每小时尿量 30～40 mL 时静脉补钾较为安全；② 补钾速度限制在每小时 0.5～1 mmol/kg 以下，以免发生高钾血症；③ 补钾浓度 20～40 mmol/L；④ 严密监测心电图及血钾；⑤ 低钾通常合并低镁，应同时补充镁剂。某些情况下，虽然持续补钾，补充的钾随尿排出或进入细胞内，血钾并不增高。

244. 低钾血症麻醉注意事项有哪些？

围术期低钾血症较常见。低钾血症可使地高辛中毒的风险增大，服用地高辛的患者宜将血钾浓度控制在 4 mmol/L 以上。3～3.5 mmol/L 血钾不会增加麻醉危险性，但是要考虑低钾血症发生的速度及是否存在其他脏器功能不全。术中严密监测心电图，如发生心律失常，应该进行静脉补钾。使用无糖静脉液体并且避免过度通气，从而防止血钾进一步降低。某些低钾患者对神经肌肉阻滞剂的敏感性增强。

245. 正常血浆钙浓度是多少？

成人正常血浆钙浓度为 2.25～2.75 mmol/L，儿童稍高，约 45％是游离 Ca^{2+}。发挥生理作用的主要是游离 Ca^{2+}。

246. 何谓高钙血症？

血钙＞2.75 mmol/L，或血清游离钙 Ca^{2+} 高于 1.25 mmol/L。

247. 高钙血症的病因？

常见病因：① 与甲状旁腺有关：原发性甲状旁腺功能亢进，包括单发的或多发的腺瘤；② 与维生素 D 有关：家族性低尿钙高血钙症，维生素 D 中毒；③ 伴有高度骨质转化：甲状腺功能亢进、免疫抑制，噻嗪类利尿药、维生素 A 中毒；④ 恶性疾病：转移性硬癌，能对高钙血症产生体液调节的硬癌，恶性血液病；⑤ 伴有肾功能衰竭：严重的继发性甲状旁腺功能亢进，铝中毒、碱乳综合征。

248. 高钙血症的临床表现？

高钙血症常引起食欲减退，恶心、呕吐、疲乏、多尿、共济失调、兴奋、昏睡、精神错乱、并很快发展为昏迷。高钙血症可增加心脏对洋地黄的敏感性。胰腺炎、消化性溃疡、肾衰竭时可伴有高血钙。

249. 高钙血症的治疗？

对有症状的高钙血症必须及时治疗，最有效的方法是静脉输注生理盐水，继而应用强效利尿剂加速钙排出。利尿同时，肾排钾和排镁增多，必须严密监测电解质水平。进一步治疗可应用二膦酸盐、降钙素以降低血清钙浓度。对于心衰和肾衰的患者可应用透析疗法。纠正高钙血症的同时应积极进行病因治疗。

250. 高钙血症麻醉注意事项？

高钙血症是临床急诊，因此在麻醉前需进行处理，并严密监测 Ca^{2+} 水平。若要进行外科手术，使用生理盐水、利尿同时警惕低血容量。避免酸中毒，以防止血钙水平进一步上升。

251. 低钙血症？

当血清蛋白浓度正常时，血钙低于 2.2 mmol/L，或血清游离 Ca^{2+} 低于 1 mmol/L。

252. 引起低钙血症的原因？

常见原因：① 维生素 D 代谢障碍；② 甲状旁腺功能减退；③ 慢性肾功能衰竭；④ 低镁血症。

253. 围术期低钙血症的原因？

大量输血时库血枸橼酸离子与钙结合；快速输注白蛋白也可引起一过性低钙血症；急性胰腺炎时脂肪分解酶释放，脂肪坏死并与钙结合沉淀形成钙皂；横纹肌溶解后在受损肌肉也可有钙沉积；脂肪栓塞时也可以出现钙沉积。

254. 低钙血症的临床表现？

麻痹、精神错乱、喉喘鸣（喉痉挛）、咬肌痉挛、惊厥、胆绞痛和支气管痉挛，心脏兴奋性增强导致心律失常，心脏收缩功能下降引起低血压和/或心衰。

255. 低钙血症的治疗？

有症状的低钙血症必须及时处理，静脉注射10％氯化钙3～5 mL 或10％葡萄糖酸钙 10~20 mL(10％氯化钙 10 mL 含 Ca^{2+} 272 mg,10％葡萄糖酸钙 10 mL 含 Ca^{2+} 93 mg)。为避免钙沉积,静脉应用钙剂时避免同时使用碳酸盐或磷酸盐溶液。持续监测血 Ca^{2+},必要时多次静注或持续补钙[Ca^{2+} 1~2 mg/(kg·h)],同时监测血镁浓度。

256. 低钙血症患者麻醉管理?

术前应纠正低钙血症。过度通气和使用碳酸氢钠后也会出现离子钙降低。快速大量输血或白蛋白时需静脉补钙。同时应警惕低钙血症可能加强吸入麻醉药的负性肌力作用。甲状腺切除术后或甲状旁腺切除术后早期可能因钙离子浓度降低引起喉痉挛。

257. 呼吸性酸中毒定义及常见原因?

肺泡通气下降导致 $PaCO_2$ 升高,使动脉血 pH 下降至 7.35。围术期常见的呼吸性酸中毒的原因是使用阿片类药物、镇静药物引起的呼吸抑制,机械通气过程中呼吸参数设定不当,哮喘持续状态,恶性高热,外伤等导致的通气受限。

258. 允许性高碳酸血症?

允许性高碳酸血症是近年提出的一种保护性通气策略。在目前允许性高碳酸血症的实践中,$PaCO_2$ 上限为 67 mmHg,pH 为 7.2。

259. 呼吸性碱中毒?

肺泡通气增加导致 $PaCO_2$ 下降,使动脉血 pH 上升至高于 7.45 即为呼吸性碱中毒。围术期最常见的呼吸性碱中毒的原因是全身麻醉时可能出现的医源性过度通气。妊娠期间呼吸性碱中毒可视为正常表现,呼吸性碱中毒作为重要的代偿反应可见于高海拔地区。

260. 呼吸性碱中毒如何治疗?

纠正导致肺泡过度通气的因素,通过调整呼吸机参数来降低肺泡通气。

261. 代谢性酸中毒?

细胞外液 H^+ 增加和(或)HCO_3^- 丢失而引起的以血浆 HCO_3^- 减少、pH 呈降低趋势为特征的酸碱平衡紊乱。一些病理过程导致代谢性酸中毒的机制为:① 不

挥发酸引起的 HCO_3^- 消耗；② 肾脏或胃肠道的碳酸氢盐丢失；③ 输注不含碳酸氢盐液体引起快速细胞外液间隙稀释。根据阴离子间隙（$AG = Na^+ - Cl^- - HCO_3^-$）的计算，以 $AG > 16 mmol/L$ 分为 AG 增高型代谢性酸中毒和 AG 正常型代谢性酸中毒。

262. 代谢性酸中毒引起哪些病理生理变化？

① 严重代谢性酸中毒能产生致死性室性心律失常，心肌收缩力降低以及血管对儿茶酚胺的反应性降低。② 可引起中枢神经系统的代谢障碍，表现为意识障碍、乏力，知觉迟钝，甚至嗜睡或昏迷，最后可因呼吸中枢和血管运动中枢麻痹致死。

263. 代谢性酸中毒如何治疗？

治疗原发病、去除引起代谢性酸中毒的发病原因，是治疗代谢性酸中毒的基本原则和主要措施，应用胰岛素和补液治疗糖尿病酮症酸中毒，乳酸酸中毒时改善组织灌注。同时纠正水和电解质紊乱，尤其是酸中毒纠正后可能出现低血钾和游离钙降低。首选的碱性药物是碳酸氢钠，在血气监护下分次补碱，量宜小不宜大。$HCO_3^- > 16 mmol/L$ 时，可以少补，甚至不补。

264. 代谢性酸中毒麻醉如何管理？

择期手术患者应推迟至酸中毒被纠正。伴有代谢性酸中毒患者行急诊手术时，需应用有创血流动力学监测来指导液体复苏，并在出现显著酸中毒时监测心功能。酸中毒可影响药物的离子化和非离子化状态比例。合并未纠正的低血容量的患者体内药物分布也可能受到影响。通气、容量状态、循环和给药的变化均会导致pH迅速变化，因此需频繁行血气分析。

265. 何谓代谢性碱中毒？

细胞外液 H^+ 减少或碱增多而引起的以血浆 HCO_3^- 增多、pH 呈升高趋势为特征的酸碱平衡紊乱。导致代谢性碱中毒的机制如下：① 酸性物质丢失过多，包括剧烈呕吐及胃液引流使富含盐酸的胃液丢失、应用利尿剂或因肾上腺皮质激素过多引起肾脏排酸增多；② HCO_3^- 过度负荷，如消化道溃疡患者服用过多的碳酸氢钠、代谢性酸中毒时滴注过多的碳酸氢钠、枸橼酸钠抗凝的库血；③ H^+ 向细胞内移动，见于低钾血症。

266. 代谢性碱中毒引起哪些病理生理变化？

代碱对生理功能影响包括：① 中枢神经系统功能改变,出现烦躁不安、精神错乱、谵妄、意识障碍等中枢神经系统症状；② 氧离曲线左移,血红蛋白不易将结合的 O_2 释放出来,造成组织供氧不足；③ 血浆游离钙减少,神经肌肉应激性增高,表现为腱反射亢进、肌肉抽动、手足抽搐；④ 低钾血症。低钾血症可引起肌肉无力,严重时可引起心律失常。

267. 代谢性碱中毒的治疗？

只有原发疾病得到治疗,代谢性碱中毒才能被完全纠正。控制呼吸时必须调整任何与碱血症相关的呼吸成分,降低分钟通气量使 $PaCO_2$ 达到正常。低氯性代谢性碱中毒可静脉给予氯化钠和氯化钾进行治疗；当胃液分泌过多时可给予 H_2 受体阻滞剂；伴有水肿的患者给予乙酰唑胺。碱中毒伴有原发性盐皮质激素活动增高对醛固酮拮抗剂(螺内酯)敏感,当动脉血 pH$>$7.6 时应给予盐酸(0.1 mol/L)、氯化铵(0.1 mol/L)、盐酸精氨酸或血液透析。

268. 代谢性碱中毒麻醉管理？

正确补充容量并根据需要补足氯、钾、镁。必须关注伴有慢性肺病和显著二氧化碳潴留的患者,以免使代偿性代谢性碱中毒恶化。

269. 肥胖定义？

肥胖是一种由环境、遗传和内分泌因素引起的人体生理功能障碍的疾病,见于长期食物热量摄入超过能量消耗的情况。脂肪组织的量和瘦体肌肉量相比异常增高(等于或大于理想体重的)20%。

270. 肥胖分级？

通常以体重指数(body mass index，BMI)来衡量体重状态。BMI＝体重(kg)/身高^2(m^2)。BMI 是一种较为粗略的指标,定义肥胖特异性高,敏感性低。世界卫生组织(WHO)及亚太地区对超重和肥胖的定义略有差别。肥胖程度可分为超重、轻度、中度以及重度肥胖,WHO 按照 BMI 值在 25、30、35、40 及 40 以上的标准,而亚太地区的 BMI 值标准为 23、25、30、35 以及 35 以上。

271. 什么是全体重?

全体重(total body weight,TBW)即患者实际体重。

272. 什么是理想体重?

理想体重(ideal body weight,IBW):按照正常体脂比,随年龄变化,可由身高和性别近似计算。男:身高-100(cm);女:身高-105(cm)。

273. 什么是瘦体重?

瘦体重(lean body weight,LBW):即去掉脂肪的体重,最常用的计算公式如下:男性瘦体重:$LBW = \dfrac{9\ 270 \times 实际体重(kg)}{6\ 680 + (216 \times BMI)}$,女性瘦体重:$LBW = \dfrac{9\ 270 \times 实际体重(kg)}{8\ 780 + (244 \times BMI)}$。

274. 什么是校正体重?

校正体重(adjusted body weight,ABW)调整体重的计算,考虑到肥胖患者瘦体重和药物分布容积的增加。$ABW(kg) = IBW(kg) + 0.4[TBW(kg) - IBW(kg)]$。

275. 代谢综合征?

代谢综合征的诊断标准:① 腹部肥胖:腰围男性>90 cm,女性>85 cm;② 血 TG≥1.7 mmol/L;③ 血 HDL-C<1.04 mmol/L;④ 血压≥130/85 mmHg;⑤ 空腹血糖≥6.1 mmol/L 或 OGTT 两小时血糖≥7.8 mmol/L 或有糖尿病病史。以上五项中具备三项及以上即可诊断为代谢综合征。

276. 肥胖-低通气综合征(obesity hypoventilation syndrome)?

旧称(Pickwickian 综合征)是极度肥胖的并发症,以高 CO_2 血症、紫绀诱发的红细胞增多症,右心衰竭和嗜睡为特征。此类患者通常呼吸驱动迟钝,睡眠时一般严重打鼾并有上呼吸道梗阻。

277. 肥胖患者手术死亡危险分层?

减肥手术死亡风险分层(obesity surgery mortality risk stratification, OS-MRS)分为五项,BMI>50 kg/m²、男性、年龄>45 岁、高血压、存在任意一项肺栓

塞危险因素(既往静脉血栓形成、腔静脉滤器植入、睡眠呼吸障碍或低通气、肺动脉高压)。有一项符合,计 1 分。共计得分 0~1 分为 A 级,死亡风险为 0.2%~0.3%。2~3 分为 B 级,死亡风险 1.1%~1.5%。4~5 分为 C 级,死亡风险为 2.4%~3.0%。OS-MRS 对肥胖患者行非减肥手术同样适用。

278. 阻塞性睡眠呼吸暂停低通气综合征(obstructive sleep apnea hypopnea syndrome, OSAHS)病情程度判断?

以呼吸暂停低通气指数(apnea hypopnea index, AHI)为判断依据时,AHI 5~15 为轻度 OSAHS,AHI 15~30 为中度 OSAHS,AHI>30 为重度 OSAHS。以最低氧饱和度为判断依据时,最低氧饱和度 85%~90% 为轻度,最低氧饱和度 80%~85% 为中度,最低氧饱和度<80% 为轻度。临床上出现 AHI 和最低氧饱和度程度不平行的情况时,推荐以 AHI 为标准对 OSAHS 病情程度进行评判。

279. 评估肥胖患者发生 OSAHS 的 STOP-BANG 评分?

包括八个问题,S(snoring)是否打鼾? 比讲话声音大,或在隔壁房间可以听到;T(tiredness)是否经常疲倦,或白天嗜睡;O(observed apnea)是否有人观察到睡眠中呼吸暂停;P(pressure)是否高血压;B(BMI)>35 kg/m^2;A(age)>50 岁;N(颈围)>40 cm;G(男性)。

280. 没有条件进行睡眠呼吸监测时,如何判定患者有无睡眠呼吸暂停?

STOP-BANG 评分小于 2 分,一定没有睡眠呼吸暂停;评分大于 6 分,一定有中重度呼吸暂停。

281. 肥胖的治疗?

包括非药物治疗、药物治疗、手术治疗。非药物治疗指减少热量饮食,增加体力活动,改变生活行为。药物治疗包括减少膳食脂肪吸收,增加饱腹感、抑制食欲、促进能量消耗等几大类药物。

282. 减重手术的指针?

BMI>40 kg/m^2,或者 BMI>35 kg/m^2 合并高血压、糖尿病、高脂血症。临床实践证实接受手术治疗的肥胖人群长期生存率要高于使用药物控制体重的人群。

283. 常见的减重手术术式有哪些?

减重手术有几种不同的手术方式。可以大致分为两大类,一种是单纯限制胃容量,比如袖状胃切除术,另一种是限制胃容量与降低营养吸收相结合,比如Roux-en-Y 吻合胃旁路术。

284. 肥胖患者术前评估重点内容?

所有肥胖患者均应进行全面的术前评估、病史采集和体格检查应着重于对呼吸系统、气道和心血管系统的评估,同时应重点识别和筛查 OSAHS 和高血栓风险的患者。

285. 肥胖患者如何实行椎管内阻滞?

① 蛛网膜下腔阻滞:肥胖患者操作比正常人困难得多,但肥胖患者脊柱中线的脂肪比两侧相对少和薄一些,故取坐位穿刺更容易成功。局麻药用量是正常人的 2/3。② 硬膜外阻滞:穿刺操作比蛛网膜下腔阻滞更困难,穿刺时易致硬膜外腔出血,用药量也仅为常用剂量的 2/3。

286. 肥胖患者手术前需考虑的问题包括哪些?

术前应考虑:① 不同手术台的承重能力有差异,如患者超过手术台承重能力,可能造成手术台坍塌而导致患者受伤;② 体位垫的放置可使肥胖患者获取最佳通气体位;③ 推荐使用宽大的袖带给肥胖患者进行无创血压测定,因为正常尺寸的袖带不能用于肥胖患者,且过紧的袖带影响血压准确性;④ 神经肌肉监测仪可指导肌肉松弛药用量,并确定手术结束时的拔管指针;⑤ 手术结束时如患者无法自行过床,使用充气的气垫便于完成。

287. 肥胖患者机械通气如何进行?

对机械通气的模式并无统一要求,容控、压控等通气模式均可用于肥胖患者。适当增加患者的吸入氧浓度($>50\%$),采用中低水平的 PEEP($5\sim10\,cmH_2O$),可能有助于改善肥胖患者术中及术后的氧合功能。PEEP 联合使用 $55\,cmH_2O$ 压力、时间 $10\,s$ 进行肺复张,可以防止肺不张的发展,改善氧合。动脉血气监测应作为肥胖患者监测的常规项目。

288. 肥胖患者哪些药物按照全体重计算用量？

丙泊酚（负荷剂量）、咪达唑仑、琥珀胆碱、阿曲库铵（负荷剂量）、顺式阿曲库铵（负荷剂量）、泮库溴铵。

289. 肥胖患者哪些药物按照瘦体重计算用量？

以下药物推荐按照瘦体重进行计算用量：① 丙泊酚（维持剂量）；② 芬太尼、舒芬太尼、瑞芬太尼；③ 罗库溴铵、维库溴铵；④ 阿曲库铵、顺式阿曲库铵（维持剂量）；⑤ 对乙酰氨基酚；⑥ 吗啡、利多卡因、布比卡因。

290. 肥胖患者术中液体治疗如何进行？

肥胖患者液体治疗应根据其瘦体重进行计算，以达到等量补液的目的。对合并心脏病的患者，不能很好耐受较大的液体负荷。肥胖患者的液体需求量大于正常 BMI 患者，要防止由于液体量不足导致的急性肾小管坏死。

291. 肥胖患者拔除气管插管有何特殊之处？

肥胖患者拔管后发生气道阻塞危险性显著增加，应在肌肉松弛监测下指导应用肌肉松弛拮抗剂，使患者在清醒前恢复肌力，恢复足够的潮气量，在清醒下半卧位拔管。拔管前应常规做好放置口咽通气道及鼻咽通气道的准备，并准备好双人辅助面罩通气，同时做好处理紧急气道的准备，如喉罩、再次行气管插管等。

292. 肥胖患者术后管理要点？

所有行手术治疗的肥胖患者术后均需进行氧疗维持术前氧饱和度水平，并保持半卧位或端坐位。如患者术前已使用 CPAP 治疗，术后有需要即恢复 CPAP。

293. 虚弱的定义？

虚弱（frailty）是一个多层面的综合征，特征是个体储备下降，使机体面对身体、生理或者心理压力时承受能力下降，而出现不良后果。它是年龄和疾病相关因素累积导致的风险的总和。目前认为虚弱是包括身体表现、营养状况、心理健康以及认知等相关缺陷的多因素总和。但如何对身体表现、营养状况、心理健康以及认知进行测量，尚未达成专家共识。

第六章

294. 虚弱定义的意义？

虚弱与残疾、合并疾病不是等同的概念，也不是衰老的同义词，它是用来鉴别在相对同龄人群中容易受伤害的个体。

295. 虚弱的发生率？

在一般人群中（非手术人群），虚弱患病率随着年龄呈指数增长。65 岁时发生率通常<10%，85 岁以上时发生率通常超过 50%。外科手术人群中虚弱发生率与普通人群相比有所差别。外科手术人群的虚弱发病率高于社区样本。在平均年龄在 70 岁左右的人群中非肿瘤手术患者虚弱发生率在 30%，肿瘤患者虚弱发生率为 50%。在类似年龄的社区样本中，虚弱发生率为 10%～15%。在急诊手术的情况下，虚弱患病率和严重程度会更高。

296. 虚弱的评估量表有哪些？

基于对文献的回顾，目前至少已有 40 种以上的虚弱的评估量表或措施。最为常用的评估量表包括 FP(frail phenotype)、CFS(clinical frailty scale)、FI (frailty index)、EFS(Edmonton frail scale)。不同的评估量表包含的条目不同，评估所需时间不一。

297. 虚弱对围术期结局有哪些影响？

虚弱的老年患者的住院费用、住院天数以及其他资源的使用指标增加 15%～60%。虽然虚弱的个体择期大手术术后 1 个月内死亡率相对较低（非心脏手术后一个月内死亡率<5%）。但是 1 年死亡率往往很高，肿瘤术后一年死亡率超过 40%。无论使用何种工具进行评估，更高的虚弱评分与更高的死亡风险相关。在虚弱的人群中并发症发生率超过 50%。虚弱是发生谵妄的强烈危险因素，与谵妄发生的相关性极强，仅次于有谵妄病史这一项。

298. 年轻人会不会合并虚弱？

虚弱不是老年人特有的综合征。有研究表明在虚弱的年轻人中产生不良结局的风险要比在老年个体高。

299. 术前虚弱的发生率与哪些因素有关？

与使用评估的量表有关；与手术类型有关；与手术是否为急诊手术有关。

300. 如何改善合并虚弱的手术患者的预后？

通过综合性措施对合并虚弱患者进行改善。每周进行 3 次以上有氧和力量训练，术前至少训练 2 周以上；每天补充 1.5 g/kg（理想体重）蛋白质，对缺铁性贫血患者进行铁剂补充；进行环境优化，避免谵妄发生；利用 PHQ‐2 量表对患者进行抑郁症筛查，并通过护理进行干预。

301. 什么是肌少症？

肌肉减少症（sacropenia）最早由美国 Posenberg IR 于 1989 年第一次提出，用来描述老年性的肌肉减少和力量衰减。最近欧洲老年人肌少症工作组（EWGSOP）制定了适用于临床及基础研究的肌少症定义，即指老龄化过程中以骨骼肌质量及其力量的下降为特征的临床综合征，并伴有生理性残疾、生活质量下降甚至死亡的相关风险。

302. 肌少症的发生率？

在＞65 岁以上人群总体发生率为 6％～22％，发生率随年龄增长而增加。随着全球老年人数量和比例的增加，合并肌少症的老年人数量也会持续增加。

303. 哪些人群应该进行肌少症筛查？

＞65 岁的老人应该每年进行 1 次肌少症筛查。发生重大的健康事件比如摔倒导致住院治疗后也应进行肌少症筛查。建议使用步态速度（gait speed）或者 SARC‐F 问卷进行筛查。

304. 什么是 SARC‐F 问卷？

问卷包括五项内容：S（strength）搬运十磅（4.5 kg）重物是否困难；A（assistance in walking）步行走过房间是否困难；R（rise from chair）从床上或椅子上起身是否困难；C（climb stairs）爬十级楼梯是否困难；F（fall）过去一年跌倒次数。前四个问题，无困难记 0 分，稍有困难有记 1 分，困难较大需辅助器具或他人帮助记 2 分。第五个问题，从没摔倒记 0 分，1～3 次记 1 分，大于等于 4 次记 2 分。五项内容得分大于 4 分为筛查阳性。

305. 简易体能评估法（short physical performance battery，SPPB）如何进行测试？

SPPB 是美国国家衰老研究院认可的老年人肌肉功能评定方法，包括三项内容,分别是平衡试验、4米定时行走试验及定时端坐起立试验。SPPB测试总分为12分,0~6分提示肌肉功能很差,7~9分提示肌肉功能中等,10~12分提示肌肉功能良好。

306. 平衡试验如何进行?

该试验要求受试者用3种姿势站立,分别为并脚站立、前脚脚后跟内侧紧贴后脚拇趾站立、双足前后并联站立。受试者可用手臂或其他方式保持平衡,但不能移动足底。当受试者移动足底、抓外物以保持平衡或者时间超过10秒时,停止计时。评分标准:第1、第2种姿势站立超过10秒得1分,少于10秒得0分;第3种姿势站立超过10秒得2分,3~10秒得1分,3秒以内得0分。

307. 4米定时行走试验如何进行?

该测试要求用胶带或其他任何方法在地面标注4米的直线距离,测试区域前后保留0.6米的无障碍空间。受试者可借助拐杖等工具完成4米行走,要求受试者用平常步速,每人走2次,以快的一次为准计时。评分标准:≤4.82秒得4分;4.82~6.20秒得3分;6.21~8.70秒得2分;>8.71秒得1分;不能完成得0分。

308. 定时端坐起立试验如何进行?

定时端坐起立测试可反映受试者的下肢力量、协调性以及平衡能力。受试者坐在距地面约40 cm的椅子上,椅子后背靠墙。要求受试者双手交叉放在胸部,以最快的速度反复起立/坐下5次,记录所需时间。评分标准:≤11.19秒,得4分;11.20~13.69秒,得3分;13.70~16.69秒,得2分;>16.7秒,得1分;>60秒或不能完成得0分。

309. 什么是肌少症性肥胖(sarcopenic obesity)?

在一些慢性疾病患者,比如在类风湿性关节炎患者中,肌肉减少,但是脂肪量保持不变或者增加,因此这些患者虽然肌肉量下降,但是体重并不减轻。肌少症性肥胖在肌肉功能、质量损害、以及心脏代谢和骨骼疾病的发展中起着重要的作用。

310. 肌少症的发生机制有哪些?

肌肉除了提供运动中的动力以外,它对机体代谢稳态也是很重要的。肌肉在葡萄糖摄取、糖原储存、脂质氧化、氨基酸释放和能量生成中起着关键作用。肌肉也参与了免疫反应,它是免疫活性细胞快速获得氨基酸的储存库。导致肌少症的机制相当复杂。① 年龄、活动减少、神经肌肉损伤;② 餐后合成代谢抵抗;③ 胰岛素抵抗、脂肪毒性、内分泌因素。

311. 肌少症的诊断要素?

诊断包括 3 个要素:肌量减少、肌力下降和肌肉功能的减退。2010 年 EWGSOP 的诊断标准:用双能 X 线吸收测定仪及生物电阻抗法测定肌肉量指数低于青年人群 2 个标准差为肌量减少;用肌力测定男性握力<30 kg,女性握力<20 kg 为肌力降低;用日常步速评估法测定步速低于 0.8 m/s,或简易机体功能评估法低于 8 分为肌肉功能下降。

312. 针对亚洲人群的肌少症诊断标准?

2014 年亚洲肌少症工作组(AWGS)针对亚洲人群诊断标准为:双能 X 线吸收测定仪测定 ALM/H^2(四肢肌量与身高平方指数,appendicular lean mass/height[2])男性≤7.0,女性≤5.4,或生物电阻抗法测定 ALM/H^2 男性≤7.0,女性≤5.7;同时男性握力<26 kg,女性握力<18 kg。

313. 肌少症的术前优化策略?

健康的饮食和充足的体力活动是能量平衡和身体成分变化的主要决定因素。炎症、胰岛素抵抗和身体不活动会促进肌肉内脂肪沉积、合成代谢抵抗和脂肪毒性。因此肌少症需要进行多方面的综合管理,针对营养质量和摄入量的营养策略、运动以及抗炎和合成代谢的药物。减少肌少症老年人久坐时间也能使人群获益。>65 岁以上的肌少症患者推荐每日蛋白摄入量为 1~1.2 g/kg(而不是 0.8)。

314. 什么是骨质疏松症?

1940 年世界卫生组织(WHO)定义骨质疏松症是一种以骨量减低、骨组织微结构损坏,导致骨脆性增加、易发生骨折为特征的全身性骨病。2001 年美国国立卫生研究院(NIH)指出骨质疏松症是以骨强度下降和骨折风险增加为特征的骨骼疾病,骨强度涵盖骨量和骨质量两大因素。

315. 骨质疏松症分类?

分为原发性和继发性两大类。其中原发性骨质疏松症包括绝经后骨质疏松症(Ⅰ

型)、老年骨质疏松症(Ⅱ型)和特发性骨质疏松症(包括青少年型)。继发性骨质疏松症指由任何影响骨代谢疾病和(或)药物及其他明确病因导致的骨质疏松。

316. 引起骨质疏松的原因有哪些?

白种人,尤其是具有北欧血统的白种人和亚洲人发生骨质疏松的风险增高。70岁以上老年人骨质疏松的发病率最高。除人口种族因素以外,雌激素缺乏、男性功能减退、吸烟、嗜酒、钙缺乏、肿瘤、肢体制动,以及长期应用糖皮质激素均为骨质疏松发生的危险因素。

317. 骨质疏松常用的药物治疗?

就骨质疏松症而言,疾病预防是关键环节。规律合理的负重锻炼以及钙、维生素D的充足摄入是预防骨质疏松的重要方法。激素替代治疗是绝经后妇女骨折的有效措施,静脉或鼻饲给予降钙素可治疗肿瘤性骨溶解。

318. 骨质疏松患者的术中注意事项?

骨质疏松症患者容易造成组织损伤,因此骨骼突出部位必须放置软垫进行保护。术中进行体位摆放时,注意保护,防止造成骨折。

(程浩　陈明慧　嵇晴　牛小引)

参考文献

[1] Akhtar S, Barash PG, Inzucchi SE. Scientific principles and clinical implications of perioperative glucose regulation and control[J]. AnesthAnalg. 2010;110(2):478 - 497.

[2] Csete, Marie E. MD, PhD Basic Science of Frailty — Biological Mechanisms of Age-Related Sarcopenia[J]. Anesth Analg. 2021;132(2):293 - 304.

[3] Rachner TD, Khosla S, Hofbauer LC. Osteoporosis: now and the future[J]. Lancet. 2011;377(9773):1276 - 1287.

[4] Compston JE, McClung MR, Leslie WD. Osteoporosis[J]. Lancet. 2019;393(10169):364 - 376.

[5] 中华医学会糖尿病学分会. 中国2型糖尿病防治指南(2020年版)[J]. 中华内分泌代谢杂志,2021,37(04):311 - 398.

[6] Haslam DW, James WP. Obesity[J]. Lancet. 2005;366(9492):1197 - 1209.

［7］ Kaw R，Wong J，Mokhlesi B. Obesity and Obesity Hypoventilation，Sleep Hypoventilation，and Postoperative Respiratory Failure［J］. AnesthAnalg. 2021；132(5)：1265－1273.

［8］ McIsaac DI，MacDonald DB，Aucoin SD. Frailty for Perioperative Clinicians：A Narrative Review［J］. AnesthAnalg. 2020；130(6)：1450－1460.

［9］ Seifter JL. Integration of acid-base and electrolyte disorders［J］. N Engl J Med. 2014；371(19)：1821－1831.

［10］ 熊利泽,邓小明. 2017 年中国麻醉学指南与专家共识［M］.北京：人民卫生出版社,2017.

［11］ Michael A. Gropper，Ronald D. Miller，Neal H. Cohen，et al. Miller's Anesthesia (ninth edition)［M］. Canada：Elsevier Inc，2020.

［12］ ［美］ Robert L. Hines.斯都廷并存疾病麻醉学(第 6 版).于泳浩,喻文立,译.北京：科学出版社,2017.

［13］ 金惠铭,王建枝.病理生理学(第 7 版)［M］.北京：人民卫生出版社,2010.

［14］ Davidson AC，Banham S，Elliott M，et al. BTS/ICS guideline for the ventilatory management of acute hypercapnic respiratory failure in adults［J］. Thorax，2016，71 (Suppl 2)：ii1－i35.

［15］ Christensson E，Franklin KA，Sahlin C，Palm A，Ulfberg J，Eriksson LI，Lindberg E，Hagel E，Jonsson Fagerlund M. Can STOP-Bang and Pulse Oximetry Detect and Exclude Obstructive Sleep Apnea［J］? AnesthAnalg. 2018；127(3)：736－743.

［16］ Ryan D，Heaner M. Guidelines (2013) for managing overweight and obesity in adults. Preface to the full report［J］. Obesity (Silver Spring). 2014；22 Suppl 2：S1－3.

第
六
章

第七章

合并血液系统疾病患者的
麻醉管理

1. 血液系统疾病的概念？

　　血液系统疾病指原发或主要累及血液和造血器官的疾病，以血液、造血器官及出、凝血机制的病理变化为其主要特征。传统上将血液系统疾病分为原发性和继发性：原发性血液病是指血液、造血器官和出、凝血机制本身的异常；继发性血液病则指人体其他各个系统和器官的疾病造成的血液学异常。

2. 血液系统疾病的分类？

　　① 红细胞疾病；② 粒细胞疾病；③ 单核细胞和巨噬细胞疾病；④ 淋巴细胞和浆细胞疾病；⑤ 造血干细胞疾病；⑥ 脾功能亢进；⑦ 出血性及血栓性疾病。

3. 血液系统疾病常见的症状和体征？

　　① 贫血：贫血引起的症状与组织和器官慢性缺氧及缺氧导致的代偿有关。皮肤、黏膜苍白是贫血患者的共同体征；② 出血：出血由机体止血和凝血功能障碍所引发，可表现为自发性出血或受伤后难止的出血；③ 发热：发热是血液系统疾病的常见症状，常是淋巴瘤、白血病、恶性组织细胞病及粒细胞缺乏症等的首发表现；④ 淋巴结、肝、脾肿大多见于造血系统肿瘤的浸润或骨髓病变引起的髓外造血。

4. 出血性疾病有哪些类型？

　　① 血管壁异常的出血性疾病；② 血小板异常的出血性疾病；③ 凝血异常的出血性疾病；④ 抗凝及纤维蛋白溶解异常主要为获得性疾病。

5. 血小板异常的出血性疾病，术前准备需要注意什么？

手术前应了解血小板异常的病因、相关疾病的治疗，有助于术前评估和术前准备。血小板异常患者的术前准备主要是为了减少围术期出血的风险。功能良好的血小板计数 $>80\times10^9/L$，手术时出血的机会小，低于 $50\times10^9/L$，伤口有渗血可能，$<20\times10^9/L$ 则常有严重出血风险。通常术前血小板小于 $50\times10^9/L$ 时，应考虑输注血小板，最好能达到 $80\times10^9/L$ 以上。血小板计数在 $(50\sim100)\times10^9/L$ 者，应根据是否有自发性出血或创面渗血可能决定是否输血小板。

6. 什么是血友病？

血友病是一组因遗传性凝血活酶生成障碍引起的出血性疾病，包括血友病 A、血友病 B 及遗传性凝血因子 XI（F XI）缺乏症（也称血友病 C），其中以血友病 A 最为常见。

7. 血友病有哪些类型？

血友病 A 和血友病 B 是 X 染色体连锁的隐性遗传性出血性疾病，绝大部分为男性患者。血友病 A 是凝血因子 VIII（F VIII）质或量的异常所致，血友病 B 为凝血因子 IX（F IX）质或量的异常所致。F VIII 或 F IX 的异常造成内源性途径凝血障碍和出血倾向。遗传性 F XI 缺乏症为常染色体隐性遗传性疾病，较为罕见。

8. 血友病患者有哪些临床表现？

以出血及出血压迫症状为主要临床表现。出血多为自发性或轻度外伤后、术后出血。关节腔或深部组织出血是本病特征，常表现为负重关节或肌肉群，如膝、踝关节、腰大肌、臀部肌肉的反复出血。重症患者可发生呕血、咯血，甚至颅内出血。血肿压迫神经致疼痛、麻木及肌肉萎缩；压迫血管致缺血坏死或淤血、水肿；口腔底部，咽后壁、喉及颈部出血等致呼吸困难甚至窒息；压迫输尿管致排尿障碍等。

9. 血友病 A 的分型有哪几种？

通常将 1 mL 正常人血浆中的 F VIII 含量定义为 1 单位（U），亦即正常人的 F VIII 活性为 100%。按血浆 F VIII 的活性水平，可将血友病 A 分为 3 型，F VIII 活性低于健康人的 1% 为重型；F VIII 活性相当于健康人的 1%～5% 为中间型；F VIII 活性相当于健康人的 5%～25% 为轻型。

10. 血友病 B 的分型有哪几种？

血友病 B 根据临床严重程度与 F IX 的相对活性分为 3 型：重型（≤1‰），中型（1‰～5‰），轻型（5‰～40‰）。重型可有关节、肌肉、内脏、皮肤黏膜等反复自发性出血；中型有自发性出血，创伤、手术后有严重出血；轻型常无自发性出血，创伤、手术后明显出血。

11. 血友病患者术前准备需注意什么？

未纠正的凝血障碍是手术禁忌，围术期应充分准备。主要是补充凝血因子，使之到一定水平，以纠正凝血障碍，防止出血。对临床上有反复应用血制品治疗史的患者，术前替代治疗后，监测活化部分凝血酶时间测定、F Ⅷ或 F IX 的活性，不能满足手术要求时，需怀疑是否出现 F Ⅷ或 F IX 抑制物，应做相应检查。有抑制物的血友病患者暂缓择期手术，应用免疫抑制剂阻止抑制物的产生。术前一周不服用任何含阿司匹林的制剂、非甾体抗炎药。

12. 对于血友病 A 的患者，术前凝血因子应达到什么水平？

替代治疗血友病的术前准备主要是补充凝血因子，使之到一定水平，以纠正凝血障碍，防止出血过多。当实施拔牙或脓肿切开等小手术时，应将 F Ⅷ的活性提高到正常的 30％。较大范围的手术要提高至 60％以上，且术后维持 30％以上持续10～14 天，至创口愈合。对于大的骨科手术，如膝关节、髋关节置换，替代治疗应持续 4～6 周。

13. 对于血友病 B 的患者，术前凝血因子应达到什么水平？

血友病 B 手术要求F IX活性达正常的 60％，术后至少维持F IX活性达正常的20％ 10～14 天，大的骨科手术应适当延长。术后监测至少每天 2 次，使最低浓度达到足够止血的水平。

14. 如果将一位 70 kg 的血友病患者的 F Ⅷ的活性从 5％调至 95％，需要补充多少单位 F Ⅷ？

新鲜冷冻血浆含所有的凝血因子，通常 1 mL 血浆含 1 单位的 F Ⅷ，每输入1 mL/kg 血浆，可提高患者 F Ⅷ或 FX 水平 2％。F Ⅷ的用量可以按以下公式计算：F Ⅷ需要量（U）＝（预期 F Ⅷ活性％－患者 F Ⅷ活性％）×100×体重（kg）/2，如果将一位 70 kg 的血友病患者的 F Ⅷ活性从 5％调至 95％，所需的 F Ⅷ为：

$(95\% \sim 5\%) \times 100 \times 70/2 = 3\,150$ 单位。

15. 有抑制物的血友病患者如何处理?

血友病 A 患者出现抑制物时,首选血浆源性人 F Ⅷ浓缩物或凝血酶原复合物。血友病 B 患者出现抑制物时,首选凝血酶原复合物或 F Ⅸ浓缩物。可用 1-去氨基-8-D-精氨酸加压素(DDAVP)治疗,以提高 F Ⅷ浓度 2~4 倍,但此药对重型血友病 A 患者无效。重组人活化因子 Ⅶ(rFVⅡa)可用于治疗产生了 F Ⅷ或 F Ⅸ抗体的血友病患者的出血但有增加血栓形成的不良反应,常用剂量是 90~120 μg/kg,每 2~3 小时静脉注射,直至出血停止。

16. 血友病患者是否可以应用神经阻滞和椎管内麻醉?

对血友病患者来说,应禁用神经阻滞及硬膜外阻滞和腰麻,多选用全身麻醉。避免肌内注射,以免引起血肿。但有些许临床报道,在麻醉前及围术期输入凝血因子,维持正常 F Ⅷ水平,即 F Ⅷ为 100%时,可安全地行椎管内及外周神经阻滞。具体麻醉方法的选择应结合患者病情、手术大小、并发症的风险等,权衡利弊作出决定。

17. 血友病患者全身麻醉术中管理需注意什么?

插管手法轻柔。避免经鼻盲探气管内插管,谨慎置入口、鼻咽部温度探头。术中可应用抗纤溶药如氨基醋酸和氨甲环酸。术中监测活化部分凝血活酶时间、F Ⅷ活动度,必要时应补充 F Ⅷ。对于术中已经补充冰冻血浆、F Ⅷ浓缩物或凝血酶原复合物,仍有出血倾向者,还应监测纤维蛋白原及血小板计数,过低者应适量补充。止血困难时可考虑使用重组人活化因子 Ⅶ。

18. 什么是血管性血友病?

血管性血友病是血管性血友病因子(vWF)异常的遗传性出血疾病。vWF 对 F Ⅷ起两种作用,一是保护 F Ⅷ不会被降解和清除,延长其血浆半衰期;其次是促进 F Ⅷ生成与释放。vWF 在血小板与血管壁的结合中起着重要的桥梁作用。vWF 使活化的血小板牢固地黏附于受损血管内皮并诱导血小板聚集。vWF 生成减少或功能异常使血小板出现黏附、聚集功能障碍。

19. 血管性血友病分几型？

血管性血友病分三型，Ⅰ型 vWF 量的合成减少，而 vWF 的多聚体的结构基本正常，症状轻，可正常生活；Ⅱ型 vWF 的结构与功能缺陷，有出血倾向；Ⅲ型 vWF 活性极度减低或缺如，临床出血严重。

20. 血管性血友病的临床表现是什么？

出血倾向是本病的突出表现。与血友病比较，其出血在临床上有以下特征：

① 出血以皮肤黏膜为主，如鼻出血、牙龈出血、瘀斑等，外伤或小手术（如拔牙）后的出血也较常见；② 男女均可发病。女性月经过多及分娩后大出血；③ 随着年龄的增长出血倾向可以减轻，与随着年龄增长而 vWF 活性增高有关；④ 自发性关节、肌肉出血相对少见，由此致残者亦少。

21. 血管性血友病患者术前的替代治疗有哪些？

新鲜冷冻血浆及冷沉淀物、F Ⅷ浓缩制剂等均含有 vWF，手术前适量补充可有效提高 vWF 水平，同时还可补充 F Ⅷ。如行大型手术，剂量应酌情增加，最好在术前 24 小时输入。重组人活化因子Ⅶ（rFⅦa）也可有效治疗血管性血友病患者的难治性出血，对于产生了 vWF 抗体的患者也有预防出血的作用。常用剂量是 90 μg/kg，每 2～3 小时静脉注射，直至出血停止。

22. 血管性血友病患者术前应如何准备？

① 替代治疗；② 去氨加压素（DDAVP）可促进 vWF 由内皮细胞释放，使血浆 vWF 浓度增加 2～6 倍，并提高 F Ⅷ活性，对大多数血管性血友病有效；③ 糖皮质激素对反复输入 vWF 制剂后产生抗 vWF 抗体的患者有一定的治疗作用；④ 剖宫产患者的术前通常不需替代治疗，但应警惕产后出血，因为产后 vWF 的浓度可迅速下降，应该给予止血治疗；⑤ 应注意 vWF 的浓度在不同时间变化大，感染、妊娠、避孕药、手术等应激时，vWF 的浓度增加。

23. 血管性血友病患者的围术期管理需注意什么？

血管性血友病的麻醉原则同血友病。椎管内麻醉有引起椎管内血肿的危险，应禁用。原则上应选用全身麻醉。在积极的术前准备后，确定去氨加压素有效，术前进行了替代治疗，也可选用椎管内麻醉，同时避免使用抑制血小板功能的止痛药。妊娠末期的产科血管性血友病Ⅰ型患者，其凝血功能常常处于正常状态。这些患者行神经阻滞麻醉往往可以不补充凝血因子。

24. 什么是特发性血小板减少性紫癜?

特发性血小板减少性紫癜(idiopathic thrombocytopenic purpura，ITP)是免疫介导的血小板过度破坏所致的出血性疾病。在大多数患者体内可检出抗血小板自身抗体，又称为特发性自身免疫性血小板减少性紫癜。

25. 特发性血小板减少性紫癜患者术前要求血小板计数达到多少?

特发性血小板减少性紫癜患者行手术治疗时血小板计数要求$>80\times10^9$/L，低于50×10^9/L创伤面出血可能性增加。$<20\times10^9$/L常出现严重出血。

26. 对于拟行择期手术的特发性血小板减少性紫癜患者术前准备有哪些措施?

术前的措施有：① 静脉注射免疫球蛋白：0.4 g/kg，静脉滴注，4～5 天，常可提升血小板数量；② 大剂量甲泼尼龙：每天 1 g，静脉注射，3～5 天，可通过抑制单核-吞噬细胞系统而发挥作用；③ 输注血小板：术前、术中及术后输注单采血小板或血小板悬液，并检测血小板数量；④ 血浆置换：3～5 天内，连续 3 次以上，每次置换 3 000 mL 血浆，也有一定的效果。

27. 特发性血小板减少性紫癜患者麻醉方法选择及管理?

对于大手术、有出血倾向的患者选用全身麻醉。各种麻醉操作应轻柔、谨慎，避免出现出血和血肿。ITP 患者选用椎管内阻滞麻醉应慎重，以避免出现硬膜外血肿。一般认为血小板低于 80×10^9/L，椎管内血肿的风险明显增大。术中根据出血情况和血小板监测数据，酌情输入浓缩红细胞及血小板制剂。对于术前用激素治疗的患者，围术期应给予强化剂量，预防肾上腺皮质功能衰竭。

28. 什么是血栓性血小板减少性紫癜?

血栓性血小板减少性紫癜(thrombotic thrombocytopenic purpura，TTP)是一种较少见的弥散性微血管血栓-出血综合征。TTP 有遗传性和获得性两类。

29. 血栓性血小板减少性紫癜的患者有哪些临床表现?

以血小板减少性紫癜、微血管病性溶血、神经精神症状、肾损害和发热典型五联症表现为特征。① 血小板减少引起皮肤、黏膜、视网膜出血，严重者可发生内脏及颅内出血;② 溶血致贫血、黄疸和脾大;③ 神经精神症状可表现为头痛、意识紊乱、淡漠、失语、惊厥、视力障碍、谵妄和偏瘫等;④ 肾脏表现肾血管受累致肾损害,有蛋白尿、血尿及急性肾衰竭;⑤ 发热见于半数患者。

30. 血栓性血小板减少性紫癜患者如何进行术前准备?

① 血浆置换和输注新鲜冷冻血浆。血浆置换为首选治疗,置换液应选用新鲜血浆或冰冻血浆。由于 TTP 病情凶险,诊断明确或高度怀疑本病时,应即刻开始治疗。遗传性 TTP 患者可输注冰冻血浆。每天置换 1~1.5 个血浆容量,直至血小板计数正常和溶血消失。② 糖皮质激素。血浆置换的同时应用激素。③ 其他疗法。大剂量静脉应用免疫球蛋白、长春新碱、环孢素、环磷酰胺等对获得性 TTP 可能有效。

31. 血栓性血小板减少性紫癜患者围术期如何管理?

TTP 患者可能行急诊手术如剖宫产术或脾切除术。脾切除在部分难治性患者中有效。多选全身麻醉,应避免气管插管所致的黏膜损伤。当 TTP 伴严重血小板减少时可输注血小板,主要是防止严重出血并发症,如致死性出血或颅内出血。除此之外,输血小板是禁忌的。术前可输注红细胞以纠正贫血,并且通过抗血小板聚集治疗控制血栓形成,才可以进行脾切除或其他手术。术中出血时应输注新鲜冰冻血浆。

32. 对于有血小板减少性疾病的患者,阿司匹林术前需停药多久?

阿司匹林不可逆地抑制血小板聚集影响机体凝血,只有当新的正常血小板进入血液循环其功能才能恢复。口服阿司匹林后,血小板功能低下的状态可持续 7 天左右,因此术前需至少停药 7~10 天方能纠正。

33. 如何管理血小板输注?

① 监测血小板计数,大量输血的情况除外;② 如有条件,监测血小板功能;③ 在大量失血或疑似血小板功能障碍的患者,考虑使用去氨加压素;④ 若有已知或未知的血小板功能障碍,尽管血小板计数正常,仍有输注血小板指征;⑤ 如手术和产科患者血小板计数$>100\times10^9/L$,几乎没有预防性输注血小板指征。当血小板计数$<50\times10^9/L$时通常有指征。当患者血小板计数在中间值($50\sim100\times10^9/L$)时,以患者出血风险为依据确定是否需要输注。

34. 粒细胞缺乏症?

外周血中性粒细胞绝对计数,成人低于 $2.0\times10^9/L$ 时,>10 岁儿童低于 $1.8\times10^9/L$,<10 岁儿童低于 $1.5\times10^9/L$ 时,称为中性粒细胞减少;严重者低于 $0.5\times10^9/L$ 时,称为粒细胞缺乏症。

35. 何谓粒细胞增多症?

年龄>1 个月的儿童和各年龄组成人外周血中性杆状核和分叶核粒细胞计数>$7.5\times10^9/L$ 和<1 个月的婴儿>$26\times10^9/L$ 称为粒细胞增多症。

36. 何谓反应性组织细胞增多症?

反应性组织细胞增多症是一种单核-巨噬细胞系统的良性疾病,多与感染、免疫调节紊乱性疾病、结缔组织病、亚急性细菌性心内膜炎和免疫抑制剂等有关。患者因原发病不同而临床表现各异,大多数患者有发热,以高热居多;常有肝脾肿大、淋巴结肿大和皮疹。

37. 何谓恶性组织细胞病?

恶性组织细胞病是单核-巨噬细胞系统中组织细胞的恶性增生性疾病。临床表现以发热、肝脾淋巴结肿大、全血细胞减少和进行性衰竭为特征。恶性组织细胞浸润是本病病理学的基本特点。发热是最突出的表现,体温可达 40 ℃以上。贫血也是较常见的症状之一,急性型早期即出现贫血,呈进行性加重。出血以皮肤瘀点或瘀斑较为多见,肝脾淋巴结肿大多见,肝脾肿大可达下腹。晚期患者乏力、食欲减退、消瘦、衰弱,全身衰竭非常显著。

38. 何谓淋巴瘤?

淋巴瘤起源于淋巴结或淋巴组织,是免疫系统恶性肿瘤,可发生于身体的任何部位,表现为淋巴结肿大,可伴有器官压迫症状,分为霍奇金淋巴瘤和非霍奇金淋巴瘤。霍奇金淋巴瘤首发症状常是无痛性颈部或锁骨上淋巴结进行性肿大,其次是腋下淋巴结肿大,发热、盗汗、瘙痒、消瘦等全身症状较多见。非霍奇金淋巴瘤对各器官的压迫和浸润较霍奇金淋巴瘤多见,常以发热或各器官、系统症状为主要临床表现。

39. 何谓急性髓性白血病?

是由于髓系造血干/祖细胞的恶性变并在造血组织中异常增殖所致的恶性血液病。目前仍以 FAB 协作组的诊断标准对其进行诊断与分型,将急性髓性白血病分为 $M_0 \sim M_7$ 8 个亚型,并规定骨髓中原始细胞必须大于非红系细胞的 30%。

40. 急性髓细胞白血病未分化型(M_0)?

其特点为细胞形态学不能分型;常规细胞化学染色阴性;无 Auer 小体;免疫表型有髓系分化抗原,而不表达 T 细胞和 B 细胞系分化抗原;超微结构髓过氧化物酶(MPO)阳性。

41. 急性髓细胞白血病未分化型(M_0)的诊断标准有哪些?

① 符合急性白血病的诊断标准;② 异常增生细胞在形态学上呈原始细胞特征:胞浆大多透明或中度嗜碱,无嗜天青颗粒及 Auer 小体;③ 细胞化学:POX 及 SBB 染色阳性率 <3%;④ 免疫学检验:髓系标志 CD_{33} 和(或)CD_{13} 可阳性,cMPO 多阳性;淋系抗原阴性,分别有 CD7、TdT 阳性;⑤ 电镜:髓过氧化氢酶阳性。

42. 何谓急性粒细胞性白血病?

简称急粒,它主要表现为粒系原始细胞的恶性增殖。它有 2 个亚型:急性粒细胞白血病未分化型(M_1)与急性粒细胞白血病部分分化型(M_2)。本病患者常突然起病,进展较快,临床常见感染和出血,并常因此致死。约 10% 病例进展缓慢,多为老年人,表现以乏力、面色苍白、虚弱等贫血症状为主,也可见到出血及感染。

43. 急性粒细胞白血病未分化型(M_1)诊断标准有哪些?

① 符合急性白血病诊断标准;② 骨髓中原始粒细胞(Ⅰ型＋Ⅱ型)≥90%(NEC),并伴形态学异常;③ POX 或 SBB(＋)的原始细胞 >3%;④ 进一步依免疫表型特点与急性淋巴细胞白血病鉴别。

44. 急性粒细胞白血病部分分化型(M_{2a})诊断标准有哪些?

① 符合急性白血病诊断标准。② 骨髓中原始粒细胞 30%～89%(NEC),并伴形态学异常。③ 进一步依免疫表型特点与急性淋巴细胞白血病鉴别。

45. 何谓急性早幼粒细胞白血病(M₃)?

除血小板减少和功能异常外,本病主要以并发弥散性血管内凝血(DIC),亦可发生原发性纤溶亢进。染色体 t(15;17)形成的 PML/RARα 融合基因是本病最特异性的基因标志。此类白血病细胞可被全反式维甲酸(ATRA)诱导分化成熟。

46. 急性早幼粒细胞白血病(M₃)的诊断标准有哪些?

① 符合急性白血病诊断标准。② 骨髓中以颗粒增多的异常早幼粒细胞增生为主,≥30%(NEC)。依颗粒粗细分为粗颗粒和细颗粒两亚型;POX 阳性。③ 免疫标记具有髓系特征而 HLA-DR 阴性。④ 特异性基因标志为染色体 t(15;17)形成 PML/RARα 融合基因。

47. 何谓急性粒-单核细胞白血病(M₄)?

急性粒-单核细胞白血病(AMMOL)简称急粒-单,是一种由于粒细胞和单核细胞两系同时发生恶性增生的急性白血病。临床上兼有急粒和急单白血病的特征。其中一类独特的嗜酸性粒细胞亚型 M₄ₑ。伴有增多的异常嗜酸粒细胞,非随机染色体为 inv/del(I6)。

48. 急性粒-单核细胞白血病(M₄)的诊断标准有哪些?

① 符合急性白血病的诊断标准;② 染色体 inv(I6)导致 CBFβ-MYH11 融合基因,此融合基因为 M₄ₑ 的诊断、疗效监测提供一个新的特异的敏感指标;③ 骨髓中原始粒细胞、原始单核细胞、幼稚单核细胞的异常增生。

49. 何谓急性单核细胞白血病(M₅)?

急性单核细胞白血病简称急单,临床上除有一般急性白血病的症状外,浸润症状较为明显,其突出表现为皮肤黏膜的损害,皮肤出现弥漫性丘疹、硬性结节等,牙龈增生肿胀、出血及溃疡、坏死等较多见;器官浸润表现为肝脾、淋巴结肿大,肾损害也较其他类型多见。特异性染色体异常为 11 号染色体长臂 2 区 3 带的缺失或异位致 MLL 基因重排。

50. 急性单核细胞白血病(M₅)的诊断标准有哪些?

① 符合急性白血病的诊断标准。② 骨髓中原单核、幼单核细胞异常增生,原单核细胞≥80%(NEC)可诊断为 M₅ₐ;原单核细胞<80%,原单核+幼单核细胞>

30%(NEC)可诊断为 M_{5b}。③ 白血病细胞 α-NBE 阳性且可被氟化钠抑制确诊为单核细胞性白血病。

51. 何谓急性红白血病(M_6)?

本病包括红血病和红白血病。红血病为红细胞系的恶性增生,红白血病是红细胞及白细胞两系同时恶性增生性疾病。临床特征与其他型急性白血病相似,发病较急,病程短,贫血常为首发症状并呈进行性加重;其次为发热及出血,但出血程度较轻,内脏出血少见;脾肿大较常见,肝及淋巴结肿大不明显,胸骨可有压痛。

52. 急性红白血病(M_6)的诊断标准有哪些?

红白血病骨髓增生明显活跃或极度活跃,其中红细胞系≥50%;原粒细胞(或原单+幼单核细胞)≥30%(NEC),或血片中原粒(或原单)细胞>5%,骨髓中原粒(或原幼单核)细胞≥20%(NEC);部分病例红系 30%~50%,而异常幼红细胞(巨幼样变,双核、多核、核碎裂)>10%也可诊断。

53. 何谓急性巨核细胞白血病(M_7)?

急性巨核细胞白血病是一种少见类型白血病。1984 年,FAB 协作组将此型定为 M_7 型。临床表现与其他类型急性白血病类似。

54. 急性巨核细胞白血病(M_7)的诊断标准有哪些?

巨核细胞白血病骨髓中原巨核细胞>30%(NEC);原巨核细胞需作电镜、PPO 检查、细胞化学染色 5'-核苷酸酶、ACP 等或单克隆抗体(CD_{41}、CD_{61}、CD_{42})证实。

55. 何谓急性淋巴细胞白血病?

简称急淋,是原始及幼稚淋巴细胞在造血组织异常增殖的造血系统恶性克隆性疾病。本病可发生在任何年龄,但多见于儿童及青壮年,是小儿时期最常见的白血病。临床上起病急骤,发热、贫血、皮肤黏膜及内脏出血,全身淋巴结无痛性肿大,肝、脾肿大,并发中枢神经系统白血病的发病率较高。

56. 急性淋巴细胞白血病诊的断标准?

① 具有急性白血病的临床表现及骨髓象特征。② 骨髓象中原淋巴细胞+幼稚淋巴细胞≥30%,伴有形态学异常。③ TdT 及单克隆抗体诊断 T 或 B 细胞系

急淋(与急性髓性白血病相鉴别),进一步分亚型。④ 与免疫学亚型相关的特异性结构重排及其分子生物学异常,对诊断、判断预后和微量残留病的检测有重要意义。

57. 何谓慢性淋巴细胞白血病?

慢性淋巴细胞白血病简称慢淋,是淋巴细胞克隆性增生的一种恶性肿瘤性疾病,主要以较成熟的小淋巴细胞增生为主。本病多在 50 岁以上发病。早期无明显症状,可为乏力、疲倦、食欲下降,全身淋巴结肿大为突出体征,肝脾肿大不明显。

58. 何谓慢性粒细胞性白血病?

简称慢粒,是一种起源于造血干细胞的克隆性增殖性疾病,主要累及粒细胞系,表现为持续性进行性外周血白细胞数量增加,分类中出现不同分化阶段粒细胞,尤其以中性粒细胞增多为主,90%以上患者血液中有恒定的、特征性的 Ph 染色体及其分子标志 BCR-ABL 融合基因。

59. 何谓 Ph 染色体?

90%~95%的慢性粒细胞性白血病可检出一种异常染色体,其中绝大多数为 9 号染色体和 22 号染色体之间的平衡易位,即 $t(9;22)(q34;q11)$。它不仅出现于粒细胞,也出现于幼红细胞、幼稚单核细胞、巨核细胞及 B 细胞,提示慢性粒细胞性白血病是起源于多能干细胞的克隆性疾病。

60. 何谓微量残留白血病?

是指白血病患者经过化疗或骨髓移植,按目前所确定的疗效标准取得完全缓解后,体内残存微量白血病细胞的状态。一般来说,症状出现时体内约有白血病细胞 10^{12-13},达到完全缓解后估计体内还可能有 10^{6-8} 个白血病细胞存在,这些细胞是白血病复发的根源。

61. 急性白血病完全缓解的标准有哪些?

① 骨髓象:原始细胞系≤5%,其他细胞系正常;② 血象:男性血红蛋白≥100 g/L,女性及儿童血红蛋白≥90 g/L,中性粒细胞绝对值≥1.5×10^9/L,血小板≥100×10^9/L;③ 临床:无白血病浸润所致的症状或体征,生活正常或接近正常。

62. 急性白血病的复发标准有哪些？

急性白血病有下列三者之一称为复发：① 骨髓中原始粒细胞Ⅰ型和Ⅱ型（原始粒细胞＋幼稚单核细胞或原始粒细胞＋幼稚淋巴细胞）＞5％且＜20％，经过有效抗白血病治疗一疗程仍未达骨髓完全缓解者。② 骨髓原始粒细胞Ⅰ型和Ⅱ型（原始粒细胞＋幼稚单核细胞或原始粒细胞＋幼稚淋巴细胞）＞20％。③ 骨髓外白血病细胞浸润者。

63. 何谓嗜酸性粒细胞白血病？

该病主要病变为外周血及骨髓中嗜酸性粒细胞各阶段恶性增生。临床表现主要为各脏器的嗜酸性粒细胞浸润，肝、脾、淋巴结肿大，心、肺、皮肤、中枢神经系统损害。氰化物抗过氧化物酶染色阳性。

64. 何谓肥大细胞白血病？

该疾病发病率极低，主要以肥大细胞增生异常为主，外周血和骨髓中可见肥大细胞增多，临床表现主要有面部潮红、荨麻疹、心悸、气短、肝脾淋巴结肿大、骨损害等。患者尿中组胺含量增加，甲苯胺蓝染色阳性。

65. 何谓多毛细胞白血病？

是一种少见类型的慢性B淋巴细胞白血病，属于淋巴组织增殖性疾病。临床特点为起病隐袭，慢性病程，反复感染，脾脏肿大，部分患者可出现肝脾肿大及腹膜后淋巴结肿大。外周血全血细胞减少较常见，但更多仅出现一系或二系减少。血、骨髓或肝脾中出现特征性多毛细胞增生，该细胞抗酒石酸性磷酸酶染色（TRAP）阳性，若TRAP阴性，则提示变异型多毛细胞白血病，又称Ⅱ型多毛细胞白血病。

66. 何谓浆细胞白血病？

是一种浆细胞异常增生的少见疾病，患者的外周血和骨髓中浆细胞异常增多，可分为原发型和继发型两种类型。胞质Ig、浆细胞抗原PCA-A、CD_{38}呈强阳性。血清中出现异常免疫球蛋白，尿B-J蛋白阳性，血沉增快。

67. 何谓幼淋细胞白血病？

该病发病率极低，多发于50岁以上男性，起病缓慢，表现为幼稚淋巴细胞异常增生，患者外周血和骨髓中幼稚淋巴细胞异常增多，多合并巨脾。分为B细胞型和

T 细胞型,B 细胞型较 T 细胞型更常见。

68. 何谓全髓白血病?

是一种以骨髓中红系、粒系和巨核系三系细胞同时异常增生为特征的一种特殊类型的白血病,临床上极为少见,常继发于放、化疗后及骨髓增生异常综合征。临床表现与其他急性白血病相似,常有贫血、发热和出血。多数病例肝脾肿大或轻度肿大。病情进展迅速,治疗效果差,生存期短,预后不良。

69. 何谓成人 T 细胞白血病?

该病发病率较低,由 I 型人类 T 细胞白血病病毒(HTLV - I)所致,以中、老年人为主要患者群。有地域性分布特征,日本西南部、加勒比海、非洲中部为三大流行地区。以 T 淋巴细胞异常增生为表现,呈特殊的"花瓣形"核。有成熟辅助性 T 细胞表面标志:CD_5、CD_2、CD_3、CD_4 阳性,血清中抗 HTLV - I 抗体阳性。

70. 何谓双系列型(镶嵌型)白血病?

在混合细胞白血病中,白血病细胞一部分表达髓系特征,另一部分表达淋巴系特征,可同时发生,也可在 6 个月之内先后发生,这两部分白血病均来自同一克隆,亦称镶嵌型。

71. 何谓双克隆型白血病?

在混合细胞白血病中,白血病细胞一部分表达髓系特征,另一部分表达淋巴系特征,可同时发生,当这两部分白血病细胞分别起源于各自不同的克隆,即称双克隆型白血病。

72. 何谓多发性骨髓瘤?

是骨髓内单一浆细胞株异常增生的一种恶性肿瘤,其特征是单克隆浆细胞恶性增殖并分泌过量的单克隆免疫球蛋白或其多肽链亚单位,即 M 成分或 M 蛋白,正常多克隆浆细胞增生和多克隆免疫球蛋白分泌受到抑制,从而引起广泛骨质破坏、贫血、感染等临床表现。

73. 多发性骨髓瘤的诊断标准有哪些?

① 骨髓中浆细胞>15%并有原浆或幼浆细胞,或组织活检证实为浆细胞瘤。

② 血清单克隆免疫球蛋白(M 蛋白)：血清 IgG＞35 g/L,IgA＞20 g/L,IgM＞15 g/L,IgD＞2 g/L,IgE＞2 g/L,尿本周蛋白＞1 g/24 h。③ 广泛的骨质疏松和(或)溶骨病变。符合①项和②项即可诊断。

74. 何谓原发性巨球蛋白血症?

是一种以血液中呈现大量单克隆巨球蛋白(IgM)为特征的 B 淋巴细胞恶性增生性疾病。该病的发病原因未明,但部分患者有家族史。好发于老年人,40 岁以下罕见,男性多见。该病进展较为缓慢,可多年无症状;可有血浆黏滞度增高的表现和苍白。

75. 原发性巨球蛋白血症的诊断标准有哪些?

① 血清中单克隆 IgM＞10 g/L。② 可有贫血、白细胞及血小板减少,外周血出现少量不典型幼稚浆细胞(一般＜5%)。③ 骨髓、肝、脾、淋巴结中淋巴细胞样浆细胞浸润。④ 血液黏滞度增高。结合患者年龄大,有典型症状、体征可以做出诊断。

76. 何谓重链病?

是一种产生球蛋白的 B 细胞-浆细胞恶性增生伴有单克隆不完整(仅有重链而无轻链)免疫球蛋白与分泌的恶性浆细胞病。根据其结构的不同分为 5 种：γ、α、μ、δ、ε,分别属 IgG、IgA、IgM、IgD 和 IgE 免疫球蛋白的重链。但目前为止仅发现前四种重链病,以前三种类型常见。本病发病率低,病因和发病机制尚不明了,可能与遗传因素及肠道慢性炎症刺激有关。

77. 何谓类白血病反应?

是指机体对某些刺激因素所产生的类似白血病表现的血象反应。白细胞数显著增高和(或)有一定数量的原始和幼稚细胞出现,绝大多数病例有明显的致病原因,以感染和恶性肿瘤多见,其次是某些药物的毒性作用或中毒,在原发疾病好转或解除后,类白反应自然恢复,预后良好。

78. 传染性单核细胞增多症?

是一种 EB 病毒急性感染引起的单核-巨噬细胞系统增生性疾病,简称传单。主要通过密切接触或飞沫传播,典型的临床表现为不规则发热、咽峡炎。本病传染性低,甚少引起流行,病程常具有自限性。

79. 何谓脾功能亢进?

是指各种不同疾病引起脾脏肿大和血细胞减少的综合征,简称为脾亢。本病的临床特点为脾大、一种或多种血细胞减少而骨髓造血细胞相应增生,脾切除后血象正常或接近正常,症状缓解。

80. 何谓类脂质沉积病?

类脂质沉积病是一种由于溶酶体中参与类脂质代谢的酶不同程度缺乏引起的遗传性疾病。比较常见的有尼曼-匹克病和戈谢病。

81. 何谓尼曼-匹克病?

是一种常染色体隐性遗传病,亦称神经鞘磷脂病,是由于神经鞘磷脂酶缺乏或其他基因缺陷导致鞘磷脂和胆固醇大量沉积在单核-巨噬细胞或其他组织细胞内,多于婴儿期发病,主要表现为肝脾肿大,智力减退,消瘦、厌食,眼底黄斑区可见樱桃红斑。

82. 何谓戈谢病?

是一种常染色体隐性遗传病,亦称葡萄糖脑苷脂病,是由于 β-葡萄糖脑苷脂酶缺乏或减少使 β-葡萄糖脑苷脂在巨噬细胞内大量沉积。分为婴儿型(急性型)、幼年型(亚急性型)和成年型(慢性型),其中婴儿型多在 1 岁内起病,疾病进展快,多在短期内死亡,患儿肝脾大、神经系统退行性变。成年型最常见,起病隐匿,病程缓慢,患者多肝脾、骨骼受累,皮肤暴露处有棕黄色斑,球结膜有楔形棕色斑。幼年型介于上述两型之间。

83. 何谓骨髓增生性疾病?

是以骨髓一系或多系髓系(粒系、红系、巨核系)细胞持续增殖为特征的一组克隆性造血干细胞疾病。骨髓增生性疾病与无效造血相反,增殖的细胞分化成熟相对正常。临床一般起病缓慢,有血细胞质和量的改变,肝、脾肿大,常并发出血、血栓及髓外造血。疾病进展到终末期,可出现骨髓纤维化、无效造血或转化为急性白血病。

84. 何谓骨髓增生异常综合征？

是一组获得性的、造血功能严重紊乱的造血干细胞克隆性疾病，其特点为髓系中一系或多系血细胞发育异常和无效造血，具有转化为急性白血病的危险。其好发于 50 岁以上人群，男多于女。主要表现为难治性进行性血细胞减少，以贫血为主，病程中可出现感染和出血。约有 1/3 以上的患者发展为急性髓系白血病。

85. 骨髓增生异常综合征如何诊断？

① 以贫血为主要症状，可伴出血或发热。② 外周血全血细胞减少或任一、两系细胞减少。③ 骨髓有核细胞增生一般为活跃，有髓系细胞三系或两系或任一系的病态造血。④ 骨髓活检可有造血前体细胞异位现象。除外其他血细胞发育异常的疾病可诊断。

86. 粒细胞缺乏症患者如何术前评估？

粒细胞缺乏症患者易发生感染和出现疲乏、无力、头晕及食欲减退等非特异性症状。常见的感染部位是呼吸道、消化道及泌尿生殖道，严重者可出现高热、黏膜坏死性溃疡及重症脓毒症或脓毒性休克。粒细胞严重缺乏时，感染部位不能形成有效的炎症反应，常无脓液，X 线检查可无炎症浸润阴影；局部穿刺可无脓液。

87. 粒细胞缺乏症患者术前如何准备？

未经治疗的重症患者原则上不作择期手术，除非急症手术。术前应做好充分准备：① 术前检查白细胞总数、分类、了解既往白细胞数及骨髓检查结果。一般手术要求中性粒细胞应 $>1.0 \times 10^9$/L，中等手术至少 $>1.5 \times 10^9$/L。② 了解既往对粒细胞减少的治疗及反应。③ 重症患者粒细胞低，又必须行手术治疗时，术前可给予重组人粒细胞集落刺激因子 $75 \sim 150 \, \mu g/d$，皮下注射，可迅速提高中性粒细胞计数，或术前输白细胞以增强免疫力。

88. 血液系统疾病患者常在围术期应用激素的原因？

许多血液系统疾病在治疗中常应用肾上腺糖皮质激素。患者长期应用激素，可致正常的下丘脑-垂体-肾上腺系统的功能受抑制，在围术期的应激作用下，有出现肾上腺皮质功能不全的风险。通常围术期需要补充肾上腺皮质激素，以预防肾上腺皮质功能不全。

89. 血液系统疾病患者围术期的激素替代治疗？

如果是短小的手术，可以只在手术当天静脉补充氢化可的松 50～100 mg 即可。如果拟实施较大的手术，可于手术前一晚静脉补充氢化可的松 50～100 mg，手术当日补充 100～200 mg，并持续用至术后 1～2 天。遇手术创伤大、术中出血多，循环不稳定的患者应加大激素的用量，术日氢化可的松 100～200 mg，每 6～8 小时重复应用。也可使用其他激素，如甲泼尼龙 20～40 mg 或地塞米松 10～20 mg。

90. 什么是红细胞疾病？

红细胞疾病即贫血及红细胞增多等红细胞数量及质量异常的一组疾病。临床常见红细胞疾病包括缺铁性贫血，镰状细胞贫血及相关血红蛋白病，细胞骨架性贫血（遗传性球形细胞增多症及椭圆形红细胞增多症），酶缺乏性贫血及自身免疫性溶血性贫血，真性红细胞增多症等。

91. 什么是贫血？

贫血（anemia）是指人体外周血红细胞容量减少，低于正常范围下限的一种常见的临床症状。外科常见贫血包括：① 铁代谢紊乱导致的贫血，这类贫血可通过补充铁剂纠正。② 与铁代谢紊乱无关的其他原因导致的贫血，可能是由于其他营养要素（维生素 B_{12} 和叶酸）缺乏、肾衰竭或其他原因所致，这类贫血需要其他治疗方法。

92. 贫血的诊断标准是什么？

我国血液病学家认为在我国海平面地区，成年男性血红蛋白<120 g/L，成年女性（非妊娠）血红蛋白<110 g/L，孕妇血红蛋白<100 g/L 就有贫血。WHO 的贫血标准是男性血红蛋白<130 g/L、女性血红蛋白<120 g/L。然而，这些标准的制定是用于国际营养学研究，最初并非旨在作为贫血诊断的金标准。

93. 小儿贫血的诊断标准是什么？

根据世界卫生组织和我国小儿血液学会标准，儿童贫血标准如下：新生儿<145 g/L；1～4 个月<90 g/L；4～6 个月<100 g/L；6 个月～6 岁<110 g/L；6 岁～4 岁<120 g/L；14 岁以上同成人。HGB 水平在出生时较高（>140 g/L），然后迅速下降，在 6～9 周龄时达到最低值（约为 110 g/L），这被称为"婴儿期生理性贫血"。

94. 贫血患儿有哪些生理特点?

患儿血红蛋白量低,携氧能力低下;部分患儿肝脾肿大或有黄疸,循环代偿功能差,心脏扩大易缺氧。婴幼儿发育迟缓,胸廓发育不全,胸腔狭小,肋间肌及呼吸肌发育不完全,膈肌高、腹大、肺顺应性易受累下降,主要靠腹式呼吸,对肌肉松弛药及中枢抑制药耐量小,易产生呼吸抑制。

95. 贫血的病理生理机制是什么?

血液将氧气输送到组织,其中绝大部分氧气与红细胞中的血红蛋白结合。因此,贫血可能会降低氧输送能力,最重要的是,会影响终末器官对氧的利用。贫血患者的主要生理问题是组织氧供达到何种程度才算充足,组织摄氧能力有多大,以及维持氧供和氧利用的代偿机制是否会失效或造成有害影响。

96. 围术期贫血有哪些危害?

术前贫血对患者结局具有显著影响,是并发症或死亡的独立预示危险因素。术前贫血常见,但不同患者群体术前贫血患病率差异很大(5%~75%)。合并显著性贫血患者增加内科和外科治疗费用,给医院带来额外的费用负担。术前贫血增加输血需求(仅指异体血液输注)。

97. 术前贫血诊断和治疗有哪些临床意义?

术前检查才发现的贫血可能是先前没有发现的原发疾病(如恶性肿瘤)的继发表现;治疗术前贫血可减少对输血的依赖性,可将有限的献血者和血液资源保留给最需要输血的患者;同时可避免使手术患者处在贫血、输血或二者兼有的危险之中。

98. 贫血患者术前评估注意事项有哪些?

贫血患者宜在手术前4周实施手术评估。已确定输血可能性很大的患者宜在术前评估时查全血细胞计数,宜告知患者可能需要输血,如果适宜,采取输血替代措施如术中自体血回收。宜对患者在用药物做出评估,是否正在使用增加血液丢失的药物,适宜时宜做出术前停药决定。术前再次评估患者情况。

99. 什么是缺铁性贫血?

缺铁性贫血(iron deficient anemia, IDA)指缺铁引起的小细胞低色素性贫血及相关的缺铁异常,是血红素合成异常性贫血中的一种。贫血患者占世界人口的 1/4 以上,其中约有一半由缺铁造成。铁缺乏的主要原因包括膳食铁摄入减少、吸收减少和失血。

100. 缺铁性贫血的临床表现是什么?

① 贫血表现常见乏力、头昏、心悸、气促、纳差等;伴苍白、心率增快。② 组织缺铁表现有精神行为异常,如烦躁、异食癖;体力下降;易感染;儿童生长发育迟缓;匙状甲。③ 缺铁原发病表现如黑便、血便或腹部不适;妇女月经过多,肿瘤性疾病的消瘦,血管内溶血的血红蛋白尿等。

101. 缺铁性贫血诊断的主要依据是什么?

IDA 诊断包括以下三方面:① 贫血为小细胞低色素性:男性血红蛋白<120 g/L,女性血红蛋白<110 g/L,孕妇血红蛋白<100 g/L;MCV<80 fl,MCH<27 pg,MCHC<32%。② 有缺铁的依据:符合贮铁耗尽(ID)或缺铁性红细胞生成(IDE)的诊断。③ 存在铁缺乏的病因,铁剂治疗有效。

102. 严重贫血患者围术期肾上腺皮质功能不全的预防措施有哪些?

麻醉前补充肾上腺皮质激素,防止肾上腺皮质功能不全及麻醉药物的变态反应,增强麻醉耐受性及安全性。如术前氢化可的松 100~400 mg 与丙酸睾丸酮 50~100 mg 合用;术中地塞米松 10~20 mg 或氢化可的松 100~200 mg 溶于 100~200 mL 生理盐水静脉滴注。避免术中经输血管路或储血袋给药,避免药物破坏红细胞产生溶血反应。皮质激素有助于血压维持及休克的防治。低血压时可在扩容的同时给予氢化可的松 100 mg。

103. 贫血的围术期治疗策略有哪些?

术前应进行贫血治疗,提高血红蛋白浓度,有利于提高携氧能力,提高手术麻醉的耐受力。具体治疗策略有:① 术前加强营养,富铁饮食,改善患者术前一般情况。② 缺铁性贫血可口服铁剂,常用药有硫酸亚铁,枸橼酸铁和注射用右旋糖酐铁。③ 补充造血,刺激红细胞生成;如维生素 B_{12}、叶酸等,丙酸睾丸酮效果肯定,必要时给予促红细胞生成素。④ 严重贫血患者可术前输血,如红细胞混悬液等。

104. 刺激红细胞生成药物有哪些优势?

刺激红细胞生成药物(erythropoiesis-stimulating agent,ESA)是促红细胞生成素的基因类药物。围术期使用 ESA 可有效促进红细胞生成,提高患者血红蛋白水平,减少同种异体输血率,降低输血及失血相关并发症,铁剂与 rhEPO 联合使用升高血红蛋白的效果更优,且不增加并发症发生率及死亡率,但对患者住院天数及术后恢复情况等远期预后影响则不明确。

105. ESA 有哪些劣势?

ESA 治疗可能降低癌症患者的存活率,但是研究发现围术期输血增加了根治术后肿瘤复发的可能性。因此,建议癌症患者全部避免使用 ESA 是不合适的。使用 ESA 患者深静脉血栓发生率较高。ESA 治疗费用高昂。因此,ESA 只推荐用于避免输血本身明显有益于患者,如拒绝输血或者患有复杂的自身免疫性疾病。

106. 输血的目的是什么?

输血的目的是增加携氧能力,提高血管内容量。理论上,增加血容量并非输血的指征,因为容量可以通过输液(如晶体液或部分胶体液)而增加,且不会传播疾病。临床实践中,当患者处于失血状态时,常给予输血以增加携氧能力和血管内容量。然而,增加携氧能力却是输血唯一真正的适应证。

107. 输血的风险和并发症有哪些?

感染风险,输血介导的免疫抑制可能导致术后细菌感染风险增加;过敏反应和免疫反应;老人、儿童和心功能受损患者,存在容量超负荷的问题;输血致高钾血症;慢性贫血患者多次输血后可能会发生铁过载。

108. 减少围术期输血的措施有哪些?

由于术前贫血与手术患者的输血风险增加密切相关,术前尽早筛查患者有无贫血十分重要,以争取时间来评估贫血的原因并在条件许可时对其进行治疗。使用限制性输血策略能减少对不需要输血的患者输血。此外,其他减少输血的技术还包括尽量停用影响止血功能的药物(即阿司匹林等)以及使用精确的手术技术。

109. 贫血患者围术期血液管理指导意见有哪些?

许多医院制定了合理输血的常规指南,高价值实践学术联盟(High Value

Practice Academic Alliance)成员发布了 PBM 计划。但在决定是否输血时,PBM 计划和众多指南不应取代临床判断,尤其是熟悉个体患者的临床医生的判断。例如,如果患者有明确反映心脏缺血的症状,那么输血是合理的。或者,如果已知患者能耐受低于指南规定的血红蛋白水平,那么该患者可以避免输血。

110. 什么是 PBM 计划?

PBM 计划使用"循证多学科方法来优化对可能需要输血的患者的治疗"。PBM 计划包括内科和外科患者治疗准备期的早期干预,以及术前、术中和术后或治疗完成后的技术和策略。此类计划的 3 大支柱包括优化造血作用、尽量减少血液丢失和出血,以及掌控和优化对贫血的耐受/治疗。

111. 贫血患者围术期血液管理的术前管理措施有哪些?

① 提高血红蛋白总量:检测/治疗贫血和铁缺乏,治疗贫血原因,提高血红蛋白量,停止用出血性药物。② 减少失血和出血:发现、管理和治疗出血/出血风险,减少采血,计划/演练手术程序。③ 利用和提高贫血的生理储备:患者出血史及制订管理计划,估计患者对失血的耐受能力,提高心肺功能。

112. 贫血患者围术期血液管理的术中管理措施有哪些?

① 提高血红蛋白总量:红细胞生成和总量提高后及时手术。② 减少失血和出血:精细的止血/手术/麻醉技术,血细胞回收技术,防止凝血病,患者体位/体温,止血药剂使用。③ 利用和提高贫血的生理储备:提高心肺功能,提高通气和氧合功能,限制性输血策略。

113. 贫血患者围术期血液管理的术后管理措施有哪些?

① 提高血红蛋白总量:管理贫血和铁缺乏,管理用药及潜在相互作用。② 减少失血和出血:监测和管理手术后出血,保持患者体温,减少采血,注意药物相互作用和负面事件,快速治疗感染。③ 利用和提高贫血的生理储备:增加氧供,减少氧耗,快速治疗感染,贫血耐受,限制性输血策略。

114. 什么是限制性输血策略?

限制性输血策略是指在血红蛋白(Hb)浓度较低时(70~80 g/L)输血,相比之下,开放性输血策略是在血红蛋白浓度较高时输血。限制输血的输血阈值对多数患者群体是安全的,还能减少不必要的输血。对于大出血或血流动力学不稳定的患者,应以血流动力学参数(例如脉压和血压)、出血速度和止血能力指导输血,而不是血红蛋白。

115. 限制性输血策略的适应证有哪些?

对于大多数血流动力学稳定的内外科住院患者,包括 ICU 患者或脓毒性休克患者,我们推荐采取限制性输血策略。这适用于接受骨科手术或心脏手术且存在基础心血管疾病的患者、门诊患者,以及血流动力学稳定的消化道出血患者。对于大多数患者,我们维持血红蛋白 $\geqslant 70 \sim 80$ g/L,而不是 >100 g/L。血红蛋白为 $70 \sim 80$ g/L 的患者也可能无症状,医生判断可能支持不输血。

116. 贫血患者围术期液体管理的原则是什么?

围术期尽量减少出血,输血量一般应超过失血量,与一般正常人手术输血原则不同,不能在手术开始时单纯输注晶体溶液,至少与成分输血交叉输注,或先输新鲜血以减少术野失血量。

117. 贫血对麻醉方式选择的影响因素有哪些?

大出血者血流动力学不稳定首选全身麻醉。例如,坐位时有头晕目眩或体位性低血压需行全身麻醉。患者有出血引起的稀释性或消耗性凝血病时,由于有硬脊膜外血肿的风险,禁用椎管内麻醉。重度低血容量患者行全身麻醉诱导也可导致严重低血压和心搏骤停。在全身麻醉诱导前和诱导期间,应通过静脉输液复苏患者并辅以血管加压药。

118. 贫血患儿的麻醉关注要点有哪些?

液体管理:减轻心脏负荷,预防术后高凝状态,麻醉期间输注平衡盐或 $5\% \sim 10\%$ 葡萄糖盐水。呼吸管理:术中加强呼吸管理,呼吸频率 $20 \sim 30$ 次/min,潮气量 6.6 mL/kg,注意通气量,减少无效腔,弥补血红蛋白量过低造成的携氧不足。麻醉监测:术中进行血流动力学,心电图、气道压力、氧饱和度及呼末二氧化碳监测,观察循环及呼吸变化。

119. 贫血患儿围术期血液管理的理念是什么?

① 术前将患儿状态调整至最佳,纠治贫血,《小儿围术期液体和输血管理指南

（2014）》指出，择期手术患儿要求血红蛋白＞100 g/L（新生儿＞140 g/L），低于此标准，麻醉危险将增加。② 术中最大限度减少出血。③ 术后最大限度地保护和促进患儿的血液产生。

120. 贫血患儿术中输血的常用标准是什么？

患儿失血量不超过 10%可不输血；失血量 10%～20%可视具体情况少量输成分血，以补液为主，同时监测血红蛋白、血细胞比容，分别保持在 100 g/L 及 30%以上；失血量＞20%应等量输血。确保血液制品最佳输注需仔细关注血流动力学、氧输送和止血功能。目标导向性治疗优于固定比例复苏，但标准实验室检查不一定能及时得出结果来指导治疗。

121. 指导围术期止血性复苏的最佳监测是什么？

黏弹性检测，即血栓弹力图（thromboelastography，TEG）和旋转血栓弹性检测（rotational thromboelastometry，ROTEM），越来越多地用于评估凝血状态及指导止血性复苏。TEG 和 ROTEM 的应用趋于成熟，因为它们比多种标准凝血试验更快速、更便宜、更有效率且同样有效。

122. 什么是溶血性贫血？

溶血性贫血（hemolytic anemia，HA）是红细胞遭到破坏，寿命缩短的速度超过骨髓的代偿能力，引起的贫血。溶血性贫血分为血管内溶血及血管外溶血。血管内溶血提示异型输血，阵发性睡眠性血红蛋白尿等 HA；血管外溶血提示自身免疫性 HA，红细胞膜，酶，血红蛋白异常所致的 HA，如葡萄糖－6－磷酸脱氢酶（G6PD）缺乏症，血卟啉病等。

123. 溶血性贫血的临床表现是什么？

急性 HA 起病急骤，临床表现为严重的腰背及四肢酸痛，伴头痛、呕吐、寒战，随后高热、面色苍白和血红蛋白尿、黄疸。严重者出现周围循环衰竭和急性肾衰竭。慢性 HA 临床表现有贫血、黄疸、脾大。长期高胆红素血症可并发胆石症和肝功能损害。慢性重度 HA 时，长骨部分的黄髓可以变成红髓。

124. 什么是自身免疫性溶血性贫血？

自身免疫性溶血性贫血（autoimmune hemolytic anemia，AIHA）系免疫识别

功能紊乱,自身抗体吸附于红细胞表面而引起的一种 HA。根据致病抗体作用于红细胞时所需温度的不同,AIHA 分为温抗体型和冷抗体型两种。临床常用治疗方法有:肾上腺糖皮质激素、脾切除、免疫抑制剂、洗涤红细胞输注,原发病治疗等。

125. 什么是阵发性睡眠性血红蛋白尿?

阵发性睡眠性血红蛋白尿(paroxysmal nocturnal hemoglobinuria,PNH)是一种获得性造血干细胞良性克隆性疾病。由于红细胞膜有缺陷,红细胞对激活补体异常敏感。临床上表现为与睡眠有关、间歇发作的慢性血管内溶血和血红蛋白尿,可伴有全血细胞减少或反复血栓形成。治疗主要是预防及支持及对症治疗。

126. 什么是遗传性球形细胞增多症?

遗传性球形细胞增多症(hereditary spherocytosis)是一种红细胞膜异常的遗传性溶血性贫血(HA)。系常染色体显性遗传,患者红细胞膜骨架蛋白有异常,引起红细胞膜通透性增加,变形能力减退,这类球形细胞通过脾脏时极易发生溶血。青少年者生长迟缓并伴有巨脾。治疗首选脾切除,术后球形细胞依然存在,但数天后黄疸及贫血即可改善。

127. 椎管内麻醉下脾切除术麻醉阻滞管理要点有哪些?

术中连续硬膜外分次注药,阻滞范围以切口为中心,平面勿高。维持良好的静脉输液通路,术中辅助给氧。保持稳定的血容量,切皮前输液 200~300 mL。避免腹腔探查时的牵拉反应,切腹膜时可静脉给神经安定镇痛剂。

128. 什么是红细胞葡萄糖-6-磷酸脱氢酶缺乏症?

葡萄糖-6-磷酸脱氢酶(G6PD)缺乏,又称蚕豆病,系临床上最多见的红细胞内戊糖磷酸途径的遗传性缺陷,成年人发病率低于小儿,3 岁以上儿童占 70% 左右,海因小体是本类溶血的特征。治疗首先脱离可能诱发溶血的因素。输红细胞及使用糖皮质激素可改善病情,脾切除效果不佳。患本病的新生儿发生 HA 伴核黄疸时,可换血,光疗或苯巴比妥注射。

129. G6PD 缺乏导致红细胞溶血的常见诱因有哪些?

G6PD 缺乏性溶血常见诱因是食用蚕豆,也可能因并发感染,或给予了需要

G6PD 解毒的药物而出现（如高铁血红蛋白、谷胱甘肽及过氧化氢）。G6PD 缺乏患者应避免使用磺胺、奎尼丁、丙胺卡因、利多卡因、抗疟药、解热剂、非阿片类镇痛药、维生素 K 类似物及硝普钠等药物。

130. 什么是血红蛋白病？

血红蛋白病（hemoglobinopathy）是一组遗传性溶血性贫血。分为珠蛋白肽链分子结构异常（镰状细胞贫血、不稳定血红蛋白病等）和珠蛋白肽链合成数量异常（地中海贫血）两大类。最常见血红蛋白病包括地中海贫血、血红蛋白 C 病和镰状细胞性贫血。

131. 什么是镰状细胞贫血？

镰状细胞病（sickle cell disease，SCD）是一组遗传性疾病，其特征为存在血红蛋白 S（hemoglobin S，HbS），HbS 在缺氧情况下分子间相互作用，成为溶解度很低的螺旋形多聚体，使红细胞扭曲成镰状细胞（镰变）。这类细胞变形性差，在微循环内易被淤滞而破坏，发生 HA。当镰状细胞达到足够数量时，终末器官易于出现低氧和缺血损伤。该病的标志性特征为血管阻塞现象和溶血性贫血。

132. 镰状细胞贫血主要临床特点是什么？

该病的临床特征主要表现为终末器官的缓慢损伤，伴有严重的疼痛和肺部并发症的间歇性急性发作。尽管该病是一种血红蛋白病，但最终可影响所有器官系统。镰状细胞阻塞微循环引起的脏器功能障碍，可表现为腹痛、气急、肾区痛和血尿。患者常因再障危象、贫血加重，并发感染而死亡。携带 HbAS 的患者出现肺梗死的风险增加 50%。治疗宜预防感染和防止缺氧。溶血发作时可予供氧、补液和输血等。

133. 什么是镰状细胞危象？

镰状细胞危象通常是指由微循环内的红细胞镰状化导致的急性临床表现。主要分为以下四种临床类型：① 出现器官梗死和疼痛的血管阻塞性危象。② 溶血危象，伴有突发溶血的血液病特点（通常与 G6PD 病有关）。③ 瘀滞综合征，即红细胞瘀滞于肝脏和脾脏，导致这些脏器突然明显增大，同时外周血细胞比容急剧降低。④ 骨髓抑制导致的再生障碍性危象。

134. 什么是血管阻塞性危象？

血管阻塞性危象（vaso-occlusive crisis，VOC）是 SCD 患者最常见的危象，其特征是间歇性、急性严重疼痛反复发作。通常认为疼痛的主要原因是进行性急性缺血、血管闭锁和梗死。VOC 患者可表现为发热、贫血、脊柱疼痛、下肢疼痛和腹部疼痛。通常大部分 VOCs 没有明确的诱发因素，患者每年疼痛危象的平均发生率为 0.8%。成人疼痛发生率增加与病死率呈正相关。

135. 镰状细胞危象的发病机制是什么？

镰状细胞危象的病因是由一些引起促发作用的损伤如感染、手术应激或缺血-再灌注损伤等促发的，这些损伤可催化镰状细胞与血流的内皮调节、炎症细胞因子、血小板聚集因子和血管收缩之间的相互作用，最终导致缺血、梗死和细胞死亡。这一级联反应启动的恶性循环可最终导致终末器官的损伤和功能障碍。

136. 镰状细胞状态时终末器官损伤的过程是什么？

终末器官损伤的过程是：血管内的细胞镰状化，导致梗死和继发于组织缺血的组织破坏；继发于溶血的溶血危象；伴随骨髓耗竭出现的再生障碍性危象，可迅速导致严重贫血。

137. 镰状细胞化增加的相关因素有哪些？

镰状细胞化相关因素包括：HbS 占血红蛋白总量的 50% 以上；脱水导致血液黏滞度增加、氧张力低；低血压导致的血管瘀滞、低体温和酸中毒；镰状 Hgb 导致氧输送增加，引起氧合血红蛋白解离曲线右移；一旦还原，HgbS 分子更易于参与聚合反应；氧张力在 20～30 mmHg 时红细胞可出现镰状化。

138. 什么是急性胸部综合征？

急性胸部综合征（acute chest syndrome，ACS）用于描述 SCD 的急性肺部并发症，表现为发热（体温 38.5 ℃ 及以上）、喘鸣、咳嗽、呼吸急促、胸痛和低氧血症（呼吸室内空气，<92%），胸片上常见胸膜渗出。ACS 是有肺部疾病史的 SCD 患者实施全身麻醉后常见的术后并发症。应用支气管扩张剂、抗生素和必要时置换输血来治疗。预防措施有：合理补液、激励性肺活量测定法、有效镇痛和危象时避免即使是轻微的低体温。

139. 镰状细胞病相关合并症对麻醉的影响有哪些?

　　该病可累及所有终末器官,麻醉前需评估患者有无终末器官功能不全。患者可能有心动过速、高血压,气道高反应性、慢性肾功能不全、肝脏疾病,并可能因为心肺并发症而非常衰弱。围术期可能需要输血,在交叉配血方面可能有困难。术后常见肺梗死和感染。镰状细胞危象、瘀滞综合征风险,患者围术期并发症、死亡率风险高于一般患者。

140. 合并镰状细胞病的患者术前评估的主要事项有哪些?

　　术前评估的目的是明确这一多器官疾病的围术期风险和终末器官损伤对麻醉管理的影响。应详细询问病史并进行体格检查;全面评估心肺功能状态;术前一年里多次住院史是增加围术期血管阻塞性危象的高危因素。检查是否注射过肺炎疫苗和流感嗜血杆菌疫苗,其他增加围术期风险的特征包括年龄、妊娠和感染。

141. 镰状细胞病患者术前评估相关化验检查有哪些?

　　实验室检查应包括全血细胞计数、血液尿素氮、血清肌酐、心电图、胸片、脉氧饱和度测定和肝功能检查。必要时可行以下检查:① 动脉血气检查;② 采集镰状细胞的样本(诊断不明确时);③ Hb 电泳可对 HbS 进行定量检查;④ 网织红细胞计数;⑤ 肺功能检查(如症状严重或存在阵发性呼吸困难);⑥ 神经系统扫描(如有心理学或行为改变)。

142. 镰状细胞病患者的麻醉前准备有哪些?

　　① 签署知情同意书并解释可选择的麻醉方法及各种麻醉方法的风险和优势;② 术前补液以治疗基础血容量缺失;③ 术前维持最佳血容量(谨记患者是禁食,并可能存在尿浓缩缺陷,因此需要容量替代治疗);④ 尽可能治疗任何术前感染;⑤ 考虑输注红细胞以保持携氧能力;⑥ 使气道高反应性或其他基础肺疾病得到最佳控制。

143. 镰状细胞病术前输血的指征是什么?

　　术前输血的指征应以合并症、手术风险和贫血的严重程度为基础。输血应坚持个体化原则,并以患者的风险/收益为基础。应尽量使用去白细胞技术,以降低白细胞抗原异体免疫的发生率。儿童和成人患者若接受麻醉时间超过 30 分钟的手术,术前输血是标准处理。目前尚未充分研究过不输血、保守输血或积极输血的利弊。

144. 镰状细胞病术前输血的适应证是什么？

急性病情：血管阻塞性危象、伴有器官梗死和功能障碍、瘀滞综合征、急性溶血并伴有贫血加重、再生障碍性危象、急性胸部综合征、急性多器官功能衰竭、严重无反应性阴茎异常勃起、迁延性疼痛危象、高危手术（如心脏、胸科）。慢性病情：顽固性下肢溃疡，有合并症的妊娠，脑卒中，复发性疼痛综合征，复发性急性胸部综合征。

145. 镰状细胞病术前输血的目标是什么？

输血的目标是使血红蛋白浓度高于 80 g/L，并保证 HgbA 占血红蛋白总数的 40％以上。以往临床上要求将 HgbS 水平降低至 30％以下，但这并不能改善预后，反而增加了输血相关并发症。

146. 镰状细胞病患者是否需要术前置换输血？

置换输血作为一种治疗手段通常用于伴有急性胸部综合征的 SCD 患者。因为血细胞比容增加可增加血液黏滞度和循环瘀滞，因此应用置换输血将血细胞比容维持在低于 35％的水平是有益的。SCD 患者是否能从术前置换输血中获得收益仍存在争议，越来越多的证据表明，未进行激进的输血治疗的 SCD 患者也可安全地实施大部分外科手术。

147. 镰状细胞病患者术中采用哪种麻醉技术最佳？

由于镰状细胞病的临床表现多种多样且手术创伤的严重程度不同，因此未明确何种麻醉技术对此类患者最佳。Koshy 等对 1 079 例麻醉进行了回顾性调查，发现应用区域麻醉与术后并发症有显著的相关性。然而，这一研究未对产科手术进行控制，也未考虑到临床医师通常倾向于为危重患者选用区域麻醉。其他研究未发现区域麻醉的不良反应。

148. 镰状细胞病患者术中管理需要遵循的原则有哪些？

① 良好的静脉通路；② 尽可能增加吸入氧浓度，维持正常或更高的 PaO_2；③ 全身麻醉诱导前充分去氮；④ 气管内插管全身麻醉，确保控制气道和通气量；⑤ 合理输注红细胞以保持足够的携氧能力；⑥ 维持正常体温；⑦ 围术期谨慎调整阿片类药物用量，考虑局部镇痛；⑧ 避免应用驱血带；⑨ 避免低血压和静脉瘀滞以防止红细胞镰状化；⑩ 防止酸中毒。

149. 镰状细胞病患者术中防止镰状化的措施有哪些?

维持足够的循环血容量,给予充足的氧合;术中合理保温,使用加温毯,液体加温装置,避免手术室温度过低;防止因体位及止血带应用造成的静脉血液淤积;维持足够的心输出量;适当输血或置换输血。

150. 镰状细胞病患者术后即刻可能出现什么并发症?

患者术后最可能出现的并发症包括血管阻塞性危象,肺梗死、急性胸部综合征和感染。呼吸系统感染是并发症的首要原因;低氧血症可能诱发镰状细胞危象;ACS 是全身麻醉下接受大手术的镰状细胞病患者的致命并发症。伴有休克的瘀滞综合征常见于刚分娩的产科患者。心肌肥大和肺动脉高压者易心力衰竭。肝肾功能不全可延长药物的作用时间。

151. 镰状细胞危象的处理措施有哪些?

镰状细胞危象的治疗是打断红细胞镰化、缺血、梗死、疼痛和终末器官衰竭这一恶性循环。疼痛性镰状细胞危象的治疗原则包括:卧床休息、补液、氧疗、治疗感染、镇痛(患者自控镇痛或局部镇痛)、考虑局部镇痛、输血以降低 HbS 浓度、激励性肺活量测定法、维持正常体温。

152. 在治疗镰状细胞危象时,高压氧治疗有何作用?

目前有高压氧的地方并不多。尽管有一些报道宣称可立即改善症状,但另一些研究未显示出有益影响。有证据表明,高压氧有助于眼睛前半部分缺血性疾病和慢性下肢溃疡的治疗。离体实验表明高压氧治疗对镰状细胞的形态无明显影响。显然在体实验报道的有效性可能是由于直接弥散所致的镰状细胞化比例的下降和组织氧合的改善。

153. 镰状细胞病患者术后管理注意事项有哪些?

患者的术后阶段是关键时刻。手术后疼痛、通气不足、肺栓塞和 PaO_2 的意外降低易于使这些患者形成镰状细胞,并可能发展成血管阻塞性危象和急性胸痛综合征。术后管理主要是支持性和预防性治疗。吸氧、维持血管内液体量、维持正常体温和足够镇痛是重要的注意事项。

154. 镰状细胞病患者常规术后护理基本要求有哪些?

① 早期活动;② 维持正常体温;③ 吸氧;④ 早期有效镇痛和联合应用镇痛药——非甾体抗炎药、对乙酰氨基酚,以及局部镇痛;⑤ 维持正常血容量;⑥ 鼓励性肺量测定法;⑦ 监测脉搏血氧饱和度、肺功能;⑧ 心理支持治疗。

155. 什么是地中海贫血?

地中海贫血(thalassemia)亦译为海洋性贫血,是血红蛋白的珠蛋白肽链有一种或几种的合成受到部分或完全抑制所引起的遗传性 HA。具有贫血、脾大、发育迟缓等临床表现,患者有不同程度的贫血和髓外造血,进而导致骨骼变化、生长受损和铁过载。

156. 地中海贫血常见骨骼畸形有哪些?

① 面部畸形:面部结构可发生显著变化,表现为前额隆起、鼻窦气腔形成延迟、上颌骨明显过度生长、上切牙"杂乱"和颧骨过度突出,从而形成特征性的"花栗鼠面容"和咬合不正。② 体型改变:患者可出现体型明显改变,表现为肋骨和四肢骨骼变成矩形盒状并最终凸出,骨骺过早融合导致四肢(尤其是上肢)特征性缩短。

157. 地中海贫血常伴并发症有哪些?

骨质疏松约占 23%;髓外造血(影像学证据)约占 21%;性腺功能减退约占 17%;胆石症(超声诊断)约占 17%;血栓形成约占 14%;肺高压(pulmonary hypertension,PH)约占 11%;肝功能异常约占 10%;下肢溃疡约占 8%;甲状腺功能减退约占 6%;心力衰竭约占 4%;糖尿病约占 2%。

158. 地中海贫血常用治疗方案有哪些?

根据疾病的严重程度和发病年龄,采用如下方法:重型 β 地中海贫血的儿童,推荐早期即开始长期输血。贫血严重需要输血的中间型地中海贫血患者,可启动长期输血方案以抑制无效红细胞生成,或定期输血以缓解症状和/或应对应激增加。轻型地中海贫血患者不需要输血。重度贫血病例可行脾切除术或其他疗法。

159. 地中海贫血长期输血方案的目的是什么?

长期输血方案旨在维持相对稳定的血红蛋白水平,以充分保持良好的心血管状态和运动耐量,并至少能够部分抑制无效的红细胞生成,从而限制胃肠道吸收。

建议采用使输血前血红蛋白水平达到 90～100 g/L 或 95～105 g/L(更高或更低均不可取)的方案,实现抑制造血和最小化铁过载之间的最佳平衡。

160. 长期输血方案有哪些风险?

接受定期输血的患者发生同种异体免疫反应的风险增加,患者在输血过程中接触供者红细胞上的外源性抗原可导致同种异体抗体形成,这些抗体可与供者红细胞发生反应,通常引起迟发性溶血性输血反应。同时也有其他风险,如变态反应、非溶血性发热输血反应(FNHTR)、输血相关的急性肺损伤及输血相关的循环负荷过重。

161. 铁过载的危害什么?

地中海贫血的许多并发症都是由铁过载所致。过量铁储存可导致多器官中毒,特别是肝脏、心脏和内分泌器官,从而引起器官功能障碍。心脏并发症是重型地中海贫血的常见特征,也可见于中间型地中海贫血。由于心力衰竭和/或致命性心律失常,心血管疾病是主要死亡原因。

162. 地中海贫血患者血栓形成的危险因素有哪些?

研究发现,地中海贫血患者血栓形成危险因素有年龄较大、女性、既往脾切除术、心肌病和糖尿病,并且不论有无地中海贫血诊断,这些因素都有可能促成血栓栓塞风险。

163. 地中海贫血患者围术期风险因素有哪些?

患者需要长期输血治疗,患血源性疾病的风险高;患者面部畸形,咬合不正,增加插管难度,困难气道风险高;患者铁过载,多器官功能不全,围术期脏器功能衰竭风险高;高亲和力的 Hb 氧释放能力低,术中缺氧风险高。

164. 地中海贫血患者围术期注意事项有哪些?

术前血红蛋白水平应维持在 100～110 g/L,必要时术前输血。术前评估心肺和肝脏功能,根据患者的年龄、临床状况及病史和体格检查结果完善相关检查,必要时专科会诊。术中密切监测患者的心血管状态。患者可能伴有颅骨、面部骨骼和脊柱的畸形,存在困难气道可能,区域麻醉困难或无法实施可能。血栓栓塞的预防参考 VTE 预防指南。

165. 地中海贫血患者接受哪些手术时 VTE 风险最高?

大手术(指手术时间>45 分钟),腹腔和胸腔手术(如大型腹盆腔恶性肿瘤手术),手术时间长(≥2 小时),急诊手术,术后不能走动≥4 日,以及卧床不起的危重症患者(如大面积烧伤、多发伤、脑/脊柱损伤)。

166. 地中海贫血患者围术期血栓栓塞的预防原则是什么?

VTE 预防策略应该因人而异,要考虑到 VTE 风险,以及大出血的风险和后果。VTE 的预防措施主要包括:术后早期下床活动、药物和/或机械性预防。机械性血栓预防措施包括:间歇性充气加压装置(IPC)、逐级加压弹力袜以及足底静脉泵(VFP)。药物预防首选低分子肝素,肾功能不全(肌酐清除率<20～30 mL/min)或经济拮据的患者可选择普通肝素,肝素禁忌证者可选磺达肝癸。

167. 什么是真性红细胞增多症?

真性红细胞增多症(polycythemia vera,PV)是一种 Ph 染色体阴性的慢性骨髓增殖性疾病,临床表现为以成熟红细胞增多为主的两系或三系血细胞增多,可并发血栓栓塞、继发骨髓纤维化,转化为急性白血病。诊断主要标准包括:① 血红蛋白:男>185 g/L,女>165 g/L。② JAK2 基因阳性。次要标准:骨髓活检提示全髓增殖,但不符其年龄。

168. 继发性红细胞增多症的常见原因有哪些?

慢性低氧血症者(高海拔、慢性心肺疾病、睡眠呼吸暂停、高铁血红蛋白血症等);激素的使用(如睾酮、生长激素等);肾、肝或小脑的部分肿瘤分泌红细胞生成素,较罕见;肾移植术后出现的红细胞增多可能是对血管紧张素转换酶抑制剂的反应;"假性红细胞增多症"即血液浓缩等。

169. 什么是真性红细胞增多症的临床分期?

根据试验室检查及症状分为 3 期:① 增殖前驱期:红细胞数目可有轻度升高,临床多无症状,容易被忽视;② 显性增殖期:红细胞数目明显升高,且有头晕、视物模糊等临床症状;③ 过度增殖期:已转化为骨髓纤维化,可表现为全血细胞减少,还有一少部分可转化为急性白血病。

170. 真性红细胞增多症的常用治疗方案是什么?

依据年龄、病史、血小板及红细胞数,制定个体化方案。根据患者的危险分层,其治疗方案也不同,低危组采用阿司匹林和静脉放血,高危组采用阿司匹林、静脉注射羟基脲。高危耐药组采用阿司匹林、干扰素等。

171. 真性红细胞增多症的主要危险因素是什么?

血栓栓塞事件是影响 PV 患者生存和生活质量的主要危险因素。PV 患者血栓发生率较高,高血压和 JAK2V617F 基因突变阳性显示是血栓发生的独立危险因素,对于 JAK2V617F 基因突变阳性伴有高血压等心血管危险因素者,除积极控制危险因素外,需要积极抗血小板及控制血红蛋白水平预防血栓发生。

172. 真性红细胞增多症术前评估要点有哪些?

择期手术患者未进行术前准备的,应推迟手术,请血液科医生会诊,降低血红蛋白和血小板至 Hct<60%,血小板<80×10^9/L。急诊手术,治疗应侧重于降低血液黏滞度,给予晶体液扩容,放血及预防深静脉血栓形成。明确合并症,如糖尿病、高血压、吸烟及心血管疾病。

173. 真性红细胞增多症术中注意事项有哪些?

避免肢端静脉淤血(止血带、血压袖带、患者体位等);提供足够的 FiO_2;避免血压过高或过低,维持血容量轻度增多,主要依靠晶体液和/或胶体液,非必要不输红细胞;考虑到可能存在使用抗凝剂致血小板功能不良,应选择合适的麻醉方法。

174. 对于真性红细胞增多症术后健康宣教的主要建议有哪些?

真性红细胞增多症患者血流缓慢再加上术后由于体位及疼痛原因活动受限,很容易出现静脉栓塞的问题。一般术后发生静脉栓塞多见于下肢,嘱患者适当抬高腿部,利用重力作用促进血液回流,鼓励患者多做膝关节及足趾的主动伸曲动作使腓肠肌发挥有效泵作用促进局部血液循环,预防下肢静脉血栓的形成。尽早下床活动。

(李朋仙 吴长毅 张斌 赵丹)

第七章

参考文献

[1] Mueller MM, Van Remoortel H, Meybohm P, et al. Patient Blood Management: Recommendations From the 2018 Frankfurt Consensus Conference. JAMA, 2019; 321 (10): 983 - 987.

[2] Kotze A, Harris A, Baker C, et al. British Committee for Standards in Haematology guidelines on the identification and management of pre-operative anaemia. Br J Haematol, 2015; 171(3): 322 - 331.

[3] Wang JK, Klein HG. Red blood cell transfusion in the treatment and management of anaemia: the search for the elusive transfusion trigger. Vox Sang, 2010; 98(1): 2 - 11.

[4] Sadana D, Pratzer A, Scher LJ, et al. Promoting High-Value Practice by Reducing Unnecessary Transfusions With a Patient Blood Management Program. JAMA Intern Med, 2018(1); 178: 116 - 122.

第八章

合并风湿性疾病患者的
麻醉管理

1. 什么是风湿性疾病?

　　风湿性疾病是泛指影响骨、关节及其周围软组织如肌肉、滑囊、肌腱、筋膜、神经等的一组疾病。它可以是周身性或系统性的,也可以是局限性的;可以是器质性的,也可以是精神性或功能性的。其病因包括:感染、免疫、代谢、内分泌、退行性、地理环境、遗传、肿瘤等。

2. 风湿性疾病包括那些?

　　风湿性疾病可分为十大类近 200 种疾病:① 弥漫性结缔组织病;② 脊柱关节病;③ 退行性变;④ 与代谢和内分泌相关的风湿病;⑤ 和感染相关的风湿病;⑥ 肿瘤相关的风湿病;⑦ 神经血管疾病;⑧ 骨与软骨疾病;⑨ 非关节性风湿病;⑩ 其他有关节症状的疾病。

3. 什么是结缔组织病?

　　弥漫性结缔组织病,简称结缔组织病(connective tissue disease,CTD)是风湿性疾病的一大类,它除有风湿性疾病的慢性病程、肌肉关节病变外,还具有以下特点:① 属自身免疫病,曾称胶原病;② 以血管和结缔组织慢性炎症的病理改变为基础;③ 病变累及多个系统;④ 异质性,即不同患者的临床表现和预后差异大;⑤ 对糖皮质激素治疗有一定反应;⑥ 疾病多为慢性病程,只有早期诊断,合理治疗才能使患者得到良好的预后。

4. 风湿性疾病的诊断思路?

　　风湿性疾病是涉及多个学科、多个系统的疾病,其诊断除了正确的病史采集、全身包括关节及脊柱的体格检查、影像学检查,还包括特异性实验室检查,尤其是自身抗体的监测。用于临床风湿病学的自身抗体主要包括:抗核抗体谱(anti-nuclear antibodies,ANAs);类风湿因子(rheumatiod factor,RF);抗中性粒细胞胞浆抗体(antineutrophil cytoplasmic antibodies,ANCA);抗磷脂抗体;抗角蛋白抗体谱。

5. 风湿性疾病常用的药物治疗?

药物治疗主要包括非甾体抗炎药、糖皮质激素、改变病情抗风湿药(disease modifying antirheumatic drugs,DMARDs)。其中改变病情抗风湿药包括:柳氮磺胺吡啶、金制剂、抗疟药、青霉胺、硫唑嘌呤、甲氨蝶呤、来氟米特、环磷酰胺、霉酚酸酯、环孢素、雷公藤总甙以及生物制剂。

6. 合并风湿性疾病患者围术期管理的特殊有哪些?

与普通患者相比,合并风湿性疾病患者围术期管理应特别注意以下环节:① 风湿性疾病导致的心血管风险增高;② 免疫抑制治疗导致手术切口感染风险增高;③ 凝血功能异常,特别是存在抗磷脂抗体导致血栓风险增加。

7. 合并风湿性疾病患者术前麻醉评估的一般事项有哪些?

应由多学科联合进行术前评估,包括:① 分析风湿性疾病的类型、严重程度以及控制的情况;② 合理化围术期抗风湿药物治疗方案;③ 评估麻醉及手术相关的风险;④ 告知患者及家属围术期风险;⑤ 鼓励患者遵从术前预康复的相关措施。

8. 合并风湿性疾病患者围术期非甾体抗炎药使用原则有哪些?

阿司匹林和其他抑制环氧化酶1的非甾体抗炎药可抑制血小板功能、增加出血风险,可考虑停药;停药时间为所使用药物的5个代谢半衰期。但如果患者使用阿司匹林预防心脑血管事件,应综合考虑心血管风险与手术出血风险,判断是否停用阿司匹林。特异性环氧化酶2抑制剂,不影响血小板功能,无需停药。

9. 合并风湿性疾病患者围术期补充糖皮质激素的一般原则有哪些?

长期服用泼尼松(>10 mg/d)或等效剂量糖皮质激素的风湿性疾病患者,可能存在肾上腺功能不全。必要时可术前行促肾上腺皮质激素刺激实验,判断肾上腺皮质功能。可根据手术大小,在手术当日额外补充皮质激素,术后1~2天恢复术前激素治疗方案，以避免过量使用激素导致感染风险增加、影响切口愈合。

10. 促肾上腺皮质激素刺激实验如何实施？

在任一时刻，静脉注射 24 肽促皮质激素 250 μg，测定注药前、注药后 30 min、60 min 的血浆皮质醇浓度。如果血浆皮质醇最大值＜20 μg/dL，提示肾上腺皮质功能不全；≥20 μg/dL，提示肾上腺皮质功能正常。

11. 肾上腺皮质功能不全，如何根据手术类型补充糖皮质激素？

对于表浅手术（眼科、简单疝手术，时间＜1 h），无需补充糖皮质激素；小手术（关节镜、结肠镜手术），静注氢化可的松 25 mg 或者甲强龙 5 mg；中等手术（关节置换、腹腔镜手术、肺活检术），静注氢化可的松 50～75 mg 或者甲强龙 10～15 mg；大手术（开腹手术、脊柱手术等），静注氢化可的松 100～150 mg 或者甲强龙 30 mg；休克患者需补充氢化可的松 300～400 mg/d 至休克缓解，然后数天至一周减少激素用量。

12. 合并风湿性疾病患者围术期非生物制剂的改变病情抗风湿药剂量如何调整方案？

改变病情抗风湿药包括不同作用机制的多种药物，大部分研究认为围术期可继续使用改变病情抗风湿药，以避免合并的风湿性疾病病情加重。其中甲氨蝶呤、柳氮磺胺吡啶、羟氯喹、来氟米特、多西环素推荐围术期继续使用；对于合并重症系统性红斑狼疮（SLE），霉酚酸酯、硫唑嘌呤、环孢素、他克莫司围术期继续使用；非重症 SLE，术前 1 周停用上述 4 种药物。

13. 合并风湿性疾病患者围术期生物制剂的剂量调整方案有哪些？

用于风湿性疾病的生物制剂多是作用于免疫反应特异性分子靶点的单克隆抗体，拮抗靶点包括：肿瘤坏死因子、白介素 1、白介素 6、CD20 等。这些生物制剂在体内的作用时间不等，可根据它们用药的间隔时间，在末次给药后，待间隔时间后 1 周再行择期手术。术后如不存在伤口愈合、切口感染以及全身感染的风险，最少 14 天后再恢复生物制剂的使用。

14. 类风湿性关节炎的流行病学有何特点？

类风湿性关节炎（rheumatoid arthritis，RA）是以对称性多关节炎为主要临床表现的异质性、系统性、自身免疫性疾病。类风湿关节炎呈全球性分布，世界平均发病率在 1％ 左右，我国的发病率在 0.32％～0.36％。任何年龄均可发病，发病高峰在 40～60 岁，女性发病是男性的 2～3 倍。

15. 类风湿关节炎的临床特征有哪些？

类风湿关节炎的临床表现多样，从主要的关节症状到关节外多系统受累的表现。类风湿关节炎多以缓慢而隐匿的方式起病，少数急剧起病。以对称性、持续性的小关节肿、痛伴晨僵为典型表现，寰枕关节、颈椎小关节、颞下颌关节、环杓关节可受累。关节外表现包括：类风湿结节、肺间质改变、胸膜炎、心包炎、肾损伤、神经卡压、贫血及血小板增多等。

16. 类风湿关节炎的实验室检查指标有哪些？

自身抗体：类风湿因子（非特异性抗体：约 70％ 类风湿关节炎患者阳性，且滴度与本病的活动度和严重度相关，5％ 的正常人也存在），抗角蛋白抗体谱（其中抗环瓜氨酸肽抗体对类风湿性关节炎诊断的敏感性和特异性高）；非特异炎症指标：血沉和 C 反应蛋白增高，且与疾病活动度相关。

17. 类风湿关节炎的诊断标准有哪些？

2010 年美国风湿病学院制定的类风湿关节炎诊断标准：① 关节受累情况（大小关节及数目），0～5 分；② 自身抗体（类风湿因子和抗环瓜氨酸肽抗体），0～3 分；③ 非特异性炎症指标（血沉和 C 反应蛋白），0～1 分；④ 症状持续时间（6 周为界），0～1 分。评分≥6 分可诊断为类风湿关节炎。

18. 合并类风湿关节炎患者的麻醉前评估有哪些？

应充分了解类风湿关节炎的严重程度、持续时间、药物治疗及全身合并症情况。自身抗体阳性、存在心衰症状、类风湿关节炎控制不佳、恶液质状态明显增加围术期心血管风险。此外，关节畸形、皮肤菲薄，增加了摆放体位、建立动静脉通路以及椎管内麻醉的难度和风险。最后贫血增加了输血的概率，肌肉减少可能增加了术后呼吸机支持的需要，关节畸形可能影响了术后自控镇痛泵的使用。

19. 合并类风湿关节炎患者的气道评估有哪些？

类风湿关节炎患者可能存在颞下颌关节强直，术前应检查张口度、下颌前突的程度以及马氏评分。此外寰枢关节可能发生不同程度的脱位，影响颈部的活动度，同时增加插管时颈髓损伤的风险，可在术前行颈椎X线检查，以明确脱位的类型及程度。最后，环杓关节炎容易被忽视，患者可能存在声音嘶哑、喘鸣、喉填塞感，上呼吸道感染可加重炎症，导致喉阻塞，此时可能需要气管切开，可在术前行鼻内窥镜检查。

20. 合并类风湿关节炎患者的麻醉方法如何选择？

麻醉方法的选择取决于患者的一般状况、手术类型、患者需求以及麻醉技术。可采用区域麻醉、全身麻醉或者两者联合。区域麻醉不需要进行气道操作，颈部活动少，但由于关节畸形，可能操作较困难。此外，合并类风湿关节炎患者，接受腰麻时，局部麻醉药的扩散较非类风湿关节炎患者高1.5个节段。全身麻醉时应根据患者的情况和手术时间，选择恰当的气道管理方法。

21. 合并类风湿性关节炎患者的人工气道管理？

应根据患者情况和手术时间，选择合适的人工气道。喉罩和其他声门上气道放置时颈部活动度小，而且诱发声门水肿的风险小，但对于颈椎弯曲畸形的患者，置入喉罩可能困难。气管插管适用于手术时间长、误吸风险高的手术，但可能存在困难插管以及颈髓损伤的风险，必要时考虑慢诱导纤支镜插管。对于术前存在气道梗阻的患者，可考虑局部麻醉下气管切开。

22. 合并类风湿关节炎患者的术中麻醉管理？

接受全身麻醉的类风湿关节炎患者，如术前使用氨甲喋呤，因与氧化亚氮协同导致叶酸耗竭，应避免使用氧化亚氮。使用免疫抑制剂的类风湿性关节炎患者，建立血管通路和区域阻滞时，应严格无菌技术，同时术前给予抗生素，预防细菌感染。术前使用泼尼松>10 mg的患者，根据手术类型，术中补充皮质激素。此外，还要注意畸形关节和菲薄皮肤在摆放体位时，受压点皮肤的保护；注意不稳定的颈椎和脊柱恰当体位，避免脊髓损伤。

23. 合并类风湿关节炎患者的术后管理？

术后应仔细观察气道和呼吸，因类风湿关节炎患者可并发环杓关节炎，插管可加重喉水肿，拔管后早期或数小时可出现气道梗阻，需要再次插管或气管切开；类风湿关节炎患者多为高凝状态，应进行必要的抗凝；类风湿关节炎患者是消化道溃疡高风险人群，应进行必要的预防；术后应尽早进行物理治疗和呼吸训练，如有感染的征象，应暂停改变病情抗风湿药；术后镇痛应谨慎使用阿片类药物，如果存在关节畸形或肌肉无力不能完成自控镇痛，可由护士或家属协助使用自控镇痛泵。

24. 系统性红斑狼疮的流行病学特点？

系统性红斑狼疮（systemic lupus erythematosus，SLE）是自身免疫介导的，以免疫性炎症为突出表现的弥漫性结缔组织病。系统性红斑狼疮好发于生育年龄女性，多见于15～45岁年龄段，女：男为7～9：1。在美国多地区的流行病学调查报告，系统性红斑狼疮的患病率为14.6～122/10万人；我国大样本的一次性调查（＞3万人）显示系统性红斑狼疮的患病率为70/10万人，妇女中则高达113/10万人。

25. 系统性红斑狼疮的临床特征？

系统性红斑狼疮临床表现复杂多样。多数呈隐匿起病，开始仅累及1～2个系统，表现为轻度的关节炎、皮疹、隐匿性肾炎、血小板减少性紫癜等，部分患者长期稳定在亚临床状态或轻型狼疮，部分患者可由轻型突然变为重症狼疮，更多的则由轻型逐渐出现多系统损害；也有一些患者起病时就累及多个系统，甚至表现为狼疮危象。系统性红斑狼疮的自然病程多表现为病情的加重与缓解交替。

26. 系统性红斑狼疮的实验室检查指标有哪些？

系统性红斑狼疮患者血清中可以查到多种自身抗体，包括抗核抗体谱（ANAs）、抗磷脂抗体以及抗组织细胞抗体。ANAs包括一系列针对细胞核中抗原成分的自身抗体。其中，系统性红斑狼疮抗双链DNA（dsDNA）抗体的特异性95％，敏感性为70％，它与疾病活动性有关；抗Sm抗体的特异性高达99％，但敏感性仅25％，该抗体的存在与疾病活动性无明显关系。

27. 系统性红斑狼疮的临床诊断有哪些？

目前普遍采用美国风湿病学会1997年推荐的系统性红斑狼疮分类标准。该标准的11项中，符合4项或4项以上者，在除外感染、肿瘤和其他结缔组织病后，可诊断系统性红斑狼疮。其敏感性和特异性分别为95％和85％。需强调的是，患者病情的初始或许不具备分类标准中的4条，随着病情的进展方出现其他项目的表现。11 条分类标准中,免疫学异常和高滴度抗核抗体更具有诊断意义。一旦患者免疫学异常,即使临床诊断不够条件,也应密切随访,以便尽早作出诊断和及时治疗。

28. 系统性红斑狼疮的活动性如何判断?

各种系统性红斑狼疮的临床症状,尤其是新近出现的症状,均可能提示疾病的活动。与系统性红斑狼疮相关的多数实验室指标,也与疾病的活动有关。提示系统性红斑狼疮活动的主要表现有:中枢神经系统受累,肾脏受累,血管炎,关节炎,肌炎,发热,皮肤黏膜表现,胸膜炎,心包炎,低补体血症,抗双链 DNA (dsDNA)抗体滴度增高,血三系减少(需除外药物所致的骨髓抑制),红细胞沉降率(ESR)增快等。

29. 系统性红斑狼疮的严重程度如何评估?

轻型系统性红斑狼疮指诊断明确或高度怀疑者,但临床稳定且无明显内脏损害。中度活动型狼疮是指有明显重要脏器受累且需要治疗的。重型系统性红斑狼疮是指狼疮累及重要脏器且伴有器官功能明显损伤。狼疮危象是指急性的危及生命的重症系统性红斑狼疮。如急进性狼疮肾炎、严重的中枢神经系统损害、严重的溶血性贫血、血小板减少性紫癜、粒细胞缺乏症、严重心脏损害、严重狼疮性肺炎或肺出血、严重狼疮性肝炎、严重的血管炎等。

30. 合并系统性红斑狼疮患者的术前评估有哪些?

系统性红斑狼疮可影响多器官功能,术前应与风湿科医师协商,判断系统性红斑狼疮是否是活动期、靶器官的损伤程度以及目前治疗的情况。系统性红斑狼疮活动期建议暂停非急诊手术。术前应检查心脏超声、心电图、胸部 CT、头颅 MRI、血尿常规、凝血功能、肝肾功能、自身抗体,判断相关脏器有无损伤及功能状态,是否合并抗磷脂抗体综合征。此外还应了解药物治疗情况,根据上述建议,合理调整围术期用药。

31. 系统性红斑狼疮女性如何选择妊娠生育?

无重要脏器损害、病情稳定 1 年或以上,细胞毒免疫抑制剂(环磷酰胺、甲氨蝶呤等)停药半年,激素仅小剂量维持(泼尼松≤10 mg/d)方可怀孕。妊娠期应停用环磷酰胺、甲氨蝶呤等免疫抑制剂。妊娠后可根据病情需要加大激素剂量,建议使用泼尼松龙;但在妊娠后期促胎肺成熟时可选用地塞米松。对于有习惯性流产病史和抗磷脂抗体阳性的孕妇,主张口服低剂量阿司匹林(50~100 mg/d)和(或)小剂量低分子肝素抗凝防止流产或死胎。

32. 合并系统性红斑狼疮患者的麻醉方法如何选择?

应根据患者的器官功能状态、手术类型、患者需求以及麻醉技术选择恰当的麻醉方法。对于接受抗凝治疗的患者,选择区域麻醉,应注意围术期抗凝治疗的衔接。全身麻醉,建立人工气道,应警惕寰枕关节半脱位、声门下硬化或喉水肿导致困难气道的可能,可考虑放置喉罩并备好细的气管导管。

33. 合并系统性红斑狼疮患者的术中麻醉如何管理?

术中麻醉管理应注意:常规监测 5 导联心电图;有创动脉血压;使用抗生素预防术后感染;硫唑嘌呤可增加阿曲库铵、维库溴铵、泮库溴铵的用量,环磷酰胺可能延长琥珀酰胆碱的作用时间;合理补充糖皮质激素;维持合理血容量及血压;避免使用肾毒性药物,保护肾功能;保护角膜;注意保温;恰当的体位,预防骨折和神经受压。

34. 合并系统性红斑狼疮患者的术后如何管理?

术后镇痛,应注意使用氨甲喋呤的患者,使用非甾体抗炎药可导致急性肾功能不全以及全血细胞减少。对于合并神经病、脊髓炎的患者,应警惕局麻药的神经毒性,避免使用神经阻滞镇痛技术。术后抗凝,应根据手术类型,尽早进行机械和药物治疗。

35. 脊柱关节病包括哪些疾病?

脊柱关节病(spondyloarthropathies,SpA)是指以中轴、外周关节以及关节周围组织慢性进展性炎症为主要表现的一组疾病。本组疾病以强直性脊柱炎(ankylosingspondylitis, AS)为原型,还包括反应性关节炎、银屑病关节炎、炎症性肠病关节炎、幼年型脊柱关节病以及未分化脊柱关节病等。

36. 什么是炎性腰背痛?

炎性腰背痛包括以下特征:① 40 岁前发病;② 症状持续至少 3 个月;③ 隐袭起病;④ 腰背部的晨僵>30 分钟;⑤ 活动后症状改善;⑥ 休息后症状无改善;

⑦ 转移性髋部疼痛;⑧ 夜间痛,晨起后逐渐缓解。如存在≥2 条特征,应怀疑炎性腰背痛,如存在≥4 条特征,可诊断炎性腰背痛。炎性腰背痛被诊断为中轴脊柱关节炎的敏感性为 70%～80%。

37. 脊柱关节病的临床特点有哪些?

脊柱关节病的临床特点:① 血清 RF 阴性;② 伴或不伴脊柱炎的骶髂关节炎;③ 非对称性外周关节炎;④ 附着点病变;⑤ 不同程度的家族聚集倾向;⑥ 与 HLA-B27 呈不同程度的相关;⑦ 临床表现常相互重叠。

38. 强直性脊柱炎的流行病学有哪些特点?

强直性脊柱炎主要侵犯骶髂关节、脊柱骨突、脊柱旁软组织及外周关节,并可伴发关节外表现,严重者可发生脊柱畸形和强直。强直性脊柱炎的患病率在各国报道不一,日本本土人为 0.05%～0.2%,我国患病率初步调查为 0.3%左右。本病男女之比为 2～3∶1,女性发病较缓慢且病情较轻。发病年龄通常在 13～31 岁,高峰为 20～30 岁,40 岁以后及 8 岁以前发病者少见。

39. 强直性脊柱炎的临床特征有哪些?

本病发病隐袭。患者逐渐出现腰背部或骶髂部疼痛和(或)晨僵,半夜痛醒。翻身困难,晨起或久坐后起立时腰部晨僵明显,但活动后减轻。24%～75%的强直性脊柱炎患者在病初或病程中出现髋关节和外周关节病变,其中膝、踝和肩关节居多。外周关节病变多为非对称性,常只累及少数关节或单关节,下肢大关节的关节炎为本病外周关节炎的特征之一。本病的全身表现轻微,少数重症者有发热、疲倦、消瘦、贫血或其他器官受累。

40. 强直性脊柱炎的实验室检查指标有哪些?

无特异性指标。活动期患者可见血沉增快,C 反应蛋白增高。轻度贫血和免疫球蛋白轻度升高。类风湿因子(RF)多为阴性,但类风湿因子阳性并不排除强直性脊柱炎的诊断。虽然强直性脊柱炎患者 HLA-B27 阳性率达 90%左右,但无诊断特异性。因为健康人也有阳性。HLA-B27 阴性患者只要临床表现和影像学检查符合诊断标准,也不能排除强直性脊柱炎可能。

41. 骶髂关节影像学检查结果如何分级?

　　强直性脊柱炎最早的变化发生在骶髂关节。X 线片显示骶髂关节软骨下骨缘模糊,骨质糜烂,关节间隙模糊,骨密度增高及关节融合。通常按 X 线片骶髂关节炎的病变程度分为 5 级:0 级:正常;Ⅰ 级:可疑;Ⅱ:有轻度骶髂关节炎;Ⅲ 级:有中度骶髂关节炎;Ⅳ 级:关节融合强直。对于临床早期或可疑病例.可选择 CT 或磁共振成像检查。

42. 强直性脊柱炎的临床诊断有哪些?

　　近年来较多用 1984 年修订的强直性脊柱炎纽约标准。① 下腰背痛持续至少 3 个月,疼痛随活动改善,但休息不减轻;② 腰椎在前后和侧屈方向活动受限;③ 胸廓扩展范围小于同年龄和性别的正常值;④ 双侧骶髂关节炎 Ⅱ ~ Ⅳ 级,或单侧骶髂关节炎 Ⅲ ~ Ⅳ 级。如患者具备④并分别附加①~③条中的任何 1 条可确诊为强直性脊柱炎。

43. 合并强直性脊柱炎患者如何术前评估?

　　应充分了解强直性脊柱炎的严重程度、持续时间、药物治疗及全身合并症情况。如涉及气道病变和关节外表现,应详细评估。术前应记录可能的神经功能障碍,了解所有关节的活动度以保证术中的合理体位。由于强直性脊柱炎患者可伴有心脏传导功能障碍,术前应行心电图检查。此外还应检查心脏超声,判断有无强直性脊柱炎相关的瓣膜病。术前检查还包括:肺功能、颈椎平片以及动脉血气分析。

44. 合并强直性脊柱炎患者如何气道管理?

　　伴有颈椎病变的强直性脊柱炎患者可能存在插管困难,如果再合并颞下颌关节病变,插管难度进一步增加。术前应评估颈部的活动度,间接喉镜检查对判断插管困难很有帮助。插管时应避免颈部过伸,导致颈髓受损。多次尝试经鼻盲探插管,可导致咽后脓肿。对于间接喉镜不能看到声门,或者颈椎严重后突下颌紧贴胸壁的患者,清醒纤支镜插管是最安全的选择。困难插管、张口<2 cm,可考虑使用经典喉罩和插管型喉罩。

45. 合并强直性脊柱炎患者接受椎管内麻醉风险有哪些?

　　由于脊柱关节韧带的炎症钙化,合并强直性脊柱炎患者进行椎管内麻醉时操作难度明显增大,并发症发生率增加。腰麻穿刺建议采用侧入法。硬膜外穿刺时硬膜外血肿和脊髓血肿发生率增加,术前应完善凝血功能检查,术后应密切监测神经功能恢复情况。由于硬膜外间隙变窄,应小剂量、缓慢追加局麻药,避免发生全脊麻。

46. 合并强直性脊柱炎患者接受脊柱矫形手术的麻醉管理有哪些?

这类患者可能存在吞咽困难,术前需营养支持或者肠外营养。麻醉管理主要考虑:脊髓功能的电生理监测、患者体位、手术方法及脊柱固定。术中多采用躯体感觉诱发电位联合运动诱发电位以判定脊髓传导功能,应注意吸入麻醉药可明显影响感觉诱发电位的潜伏期和幅度。俯卧位便于多节段的减压和内固定。气管插管,全身麻醉,控制通气是常用的麻醉方法。可采用术中唤醒技术,判断脊髓功能。

47. 合并强直性脊柱炎产妇的麻醉管理有哪些?

绝大部分合并强直性脊柱炎产妇可正常分娩,但强直性脊柱炎可能影响分娩、区域或全身麻醉的实施。合并强直性脊柱炎的孕妇,应在妊娠早期与产科医师及麻醉医师协商,制定一个完善的管理计划。

48. 合并强直性脊柱炎患者的术后管理有哪些?

合并强直性脊柱炎患者,在麻醉苏醒期以及拔除气管导管时,应注意患者的体位以及颈部活动度。因为此类患者呼吸系统并发症的发生率增加,术后应早期活动、呼吸锻炼以及物理治疗。应注意出入量和围术期用药,保持围术期液体平衡。

49. 干燥综合征的流行病学特点有哪些?

干燥综合征(Sjögren's syndrome, SS)是一种主要累及外分泌腺体的慢性炎症性自身免疫病。本病分为原发性和继发性两类,前者指不具另一诊断明确的结缔组织病(CTD)的干燥综合征,即原发性干燥综合征(pSS),后者是指发生于另一诊断明确的结缔组织病。pSS属全球性疾病,在我国人群的患病率为 $0.29\%\sim0.77\%$。在老年人群中患病率为 $3\%\sim4\%$。本病女性多见,男女比为 $1:9\sim20$。发病年龄多在 $40\sim50$ 岁,也见于儿童。

50. 干燥综合征的临床特征有哪些?

本病起病多隐匿。大多数患者很难说出明确的起病时间,临床表现多样,病情轻重差异较大。除有涎腺和泪腺受损功能下降而出现口干、眼干外,尚有其他外分泌腺及腺体外其他器官受累而出现多系统损害的症状。其中 70%～80% 患者有关节痛,30%～50% 患者有肾损伤,50% 患者有肺间质病变,20% 患者有肝损伤,5% 患者累及神经系统,本病淋巴瘤发生率是正常人群的 44 倍。

51. 干燥综合征的实验室检查指标有哪些?

血清免疫学检查:① 抗 SSA 抗体:是本病中最常见的自身抗体,约见于 70% 的患者;② 抗 SSB 抗体:有称是本病的标记抗体,约见于 45% 的患者;③ 类风湿因子:见于 70%～80% 的患者,且滴度较高常伴有高球蛋白血症;④ 高免疫球蛋白血症,均为多克隆性,约见于 90% 患者。

52. 干燥综合征的临床如何诊断?

目前多采用 2002 年干燥综合征国际分类(诊断)标准,结合口、眼症状,眼部体征,组织学检查,唾液腺受损检查以及自身抗体结果,根据标准确定诊断。

53. 合并干燥综合征患者的术前如何评估?

应充分了解干燥综合征的严重程度、持续时间、药物治疗及全身合并症情况。如涉及气道病变和内脏损伤,应详细评估。此外还应了解患者术前使用的人工泪液、人工涎液,可使用至手术当日。术前患者可口服清饮至术前 2 h。如长期使用维生素 E 油,因其有抗凝作用,应停用 2 周以上。警惕肾小管性酸中毒导致低血钾的可能。

54. 合并干燥综合征患者的术中麻醉如何管理?

机械通气可加重患者的气道干燥,可优先考虑区域麻醉。全身麻醉应注意润滑人工气道器材,避免放置时损伤牙齿及口咽黏膜,机械通气时应注意气道湿化。术中可用胶带闭合患者眼睑,每 30 min 用人工泪液润眼,同时避免使用抗胆碱药物。存在关节炎的患者,应注意体位摆放。

55. 合并干燥综合征孕妇的围生期麻醉如何管理?

自身抗体可通过胎盘影响胎儿的心血管、皮肤和肝功能,导致新生儿狼疮综合征。其中干燥综合征相关的抗 SSA 抗体和抗 SSB 抗体是导致新生儿狼疮综合征中先天性心脏传导阻滞的最主要抗体,孕 15 周开始就应监测胎心率,可应用羟氯喹预防先天性心脏传导阻滞的发生。合并干燥综合征孕妇剖宫产率增加,优先选择椎管内麻醉。产后 5～10 天,应监测新生儿心电图,可使用 β 激动剂临时提升心率,如合并完全传导阻滞或者心室率＜55 次/分,需植入起搏器。

56. 合并干燥综合征患者的术后管理有哪些?

术后应尽早恢复进水,避免干硬的食物,人工泪液润眼,预防口腔黏膜及角膜损伤。吸氧应注意湿化。合并干燥综合征患者术后易疲乏、疼痛,应积极进行多模式镇痛,但应避免使用具有抗胆碱作用的镇痛和止吐药如:哌替啶、甲氧氯普胺等。术后抗凝治疗。合并干燥综合征不增加患者术后心血管事件、血栓事件以及住院死亡率。

57. 系统性硬化的流行病学特点有哪些?

系统性硬化(systemic sclerosis,SSc)是一种以皮肤变硬和增厚为特征的可引起多系统损害的结缔组织病。本病呈世界性分布,但各地发病率均不高。发病高峰年龄在 30～50 岁,儿童少见,女性多见,男女比为 1:7～12,患病率 0.019%～0.075%。

58. 系统性硬化的临床分型有哪些?

根据皮肤的受累情况,系统性硬化可分为① 局限型系统性硬化(1imited cutaneous SSc):皮肤增厚限于肘(膝)的远端,但可累及面部、颈部,包括 CREST 综合征(CRESTsyndrome);② 弥漫型系统性硬化(diffuse cutaneous SSc):除面部、肢体远端外,皮肤增厚还累及肢体近端和躯干,多伴有内脏损伤;③ 无皮肤硬化的系统性硬化(SSc sine scleroderma):无皮肤增厚的表现,但有雷诺现象、系统性硬化特征性的内脏表现和血清学异常;④ 重叠综合征(overlap syndrome):弥漫或局限性皮肤型系统性硬化与其他诊断明确的结缔组织病同时出现。

59. 系统性硬化的临床特征有哪些?

系统性硬化初期最多见表现是雷诺现象,皮肤硬化都从手开始,手指、手背发亮、紧绷,手指褶皱消失,汗毛稀疏,继而面部、颈部受累。皮肤病变可局限在手指(趾)和面部,或向心性扩展,累及上臂、肩、前胸、背、腹和下肢。可出现多关节痛和多肌痛。消化道常受累,其中食管受累最常见。肺受累普遍,肺间质纤维化和肺动脉高压常同时存在。80%患者有片状心脏纤维化。肾病变临床表现不一。20%～

40%患者有甲状腺功能低下。此外神经系统还可受累。

60. 什么是雷诺现象和雷诺病？

雷诺现象(Raynaud's phenomenon)是指因寒冷或紧张的刺激后,肢端细动脉痉挛,使手指(足趾)皮肤突然出现苍白,相继出现皮肤变紫、变红,伴局部发冷、感觉异常和疼痛的临床现象。常反复发作,其中约半数患者病因不明,称为雷诺病。如出现于其他已明确诊断的疾病,称为雷诺现象。

61. 系统性硬化的实验室检查指标有哪些？

血沉正常或轻度增高。约 30%患者类风湿因子阳性。抗 Scl‐70 抗体是系统性硬化的特异性抗体,阳性率为 15%～20%。抗着丝点抗体在系统性硬化中的阳性率是 15%～20%,是 CREST 综合征较特异的抗体。抗 RNA 聚合酶 I/Ⅲ 抗体的阳性率为 4%～20%。抗 u3RNP 抗体阳性率为 8%。抗纤维蛋白 Th/T₀ 抗体阳性率约 5%。抗 PM/Scl 抗体阳性率为 1%,见于局限型系统性硬化和重叠综合征(多发性肌炎/皮肌炎)。抗 SSA 抗体和(或)抗 SSB 抗体存在于系统性硬化与干燥综合征重叠的患者。

62. 系统性硬化的临床诊断有哪些？

美国风湿学学院和欧洲抗风湿病合作联盟在 2013 年提出系统性硬化的诊断标准,根据手指皮肤病变,指尖损伤、毛细血管扩张、甲床毛细血管镜检查异常、肺动脉高压和/或间质性肺病、雷诺现象、特异性系统性硬化自身抗体(抗着丝点抗体、抗 Scl‐70 抗体以及抗 RNA 聚合酶Ⅲ抗体),采用分级评分法,≥9 分可诊断为系统性硬化。

63. 系统性硬化的药物治疗有哪些？

除抗炎及免疫调节治疗外,药物治疗还包括雷诺现象治疗(硝苯地平、静脉伊洛前列腺素);肺动脉高压治疗(钙离子拮抗剂、吸入性伊洛前列腺素、内皮素‐1 受体拮抗剂、5 型磷酸二酯酶抑制剂、一氧化氮);抗纤维化治疗(D‐青霉胺);抗肺间质病变治疗(环磷酰胺、霉酚酸酯);消化道症状治疗(质子泵抑制剂、胃肠动力药、抗生素)。

64. 合并系统性硬化患者的术前评估有哪些？

系统性硬化可影响多器官功能，术前应与风湿科医师协商，判断系统性硬化的类型、靶器官的损伤程度以及目前治疗的情况。术前评估应注意：困难气道（小口、颈部活动度及 STOP - BANG 评分）；神经功能障碍（外周神经病及植物神经功能紊乱）；心脏异常（心功能不全及心律失常）；肺动脉高压及肺弥散功能减退；营养不良及胃食管反流；深静脉血栓及贫血。

65. 合并系统性硬化患者的麻醉方法如何选择？

系统性硬化患者多合并肺间质病变，机械通气可能加重肺部损伤，因此尽可能选择区域麻醉。区域麻醉已成功用于系统性硬化患者，但操作难度可能增加。此外，自主神经功能紊乱可加重椎管内麻醉对血流动力学的影响。外周血管减少可导致局麻药吸收减慢，延长感觉阻滞时间。超声引导可减少局麻药的用量，降低长时间阻滞的风险。

66. 合并系统性硬化患者的术中如何管理？

系统性硬化患者可能存在困难气道及反流、误吸的风险，全身麻醉前可谨慎放置鼻胃管减压，并选择合适的麻醉诱导方案。血管通路可在超声引导下建立。术中应监测心电图、有创动脉压、可放置肺动脉导管、经食管超声探头（警惕食管穿孔的风险）。应避免液体过负荷、代谢性酸中毒以及术中过度应激导致急性右心功能不全。术中采用保护性肺通气策略。注意体位摆放和避免神经损伤。

67. 合并系统性硬化患者的术后如何管理？

系统性硬化患者可能存在睡眠相关呼吸疾病，术后应加强呼吸功能监测；应警惕系统性硬化相关的心肌梗死风险；对伴有肺动脉高压的系统性硬化患者，应维持窦性节律、避免右室应激、避免二氧化碳蓄积；对伴有肺间质病变的系统性硬化患者，持续吸氧，警惕术后肺炎、呼吸功能急剧恶化的可能；加强血压和肾功能监测，警惕硬皮病肾危象的可能；积极预防静脉血栓。

68. 抗磷脂综合征的流行病学特点有哪些？

抗磷脂综合征（antiphospholipid syndrome，APS）是一种非炎症性自身免疫病，临床上以动脉、静脉血栓形成，病态妊娠（妊娠早期流产和中晚期死胎）和血小板减少等症状为表现，血清中存在抗磷脂抗体（antiphospholipid antibody，aPL），上述症状可以单独或多个共同存在。多见于年轻人。男女发病比率为 1∶9,女性中位年龄为 30 岁。

69. 抗磷脂综合征如何临床分型?

抗磷脂综合征可分为原发性抗磷脂综合征和继发性抗磷脂综合征,继发性抗磷脂综合征多见于系统性红斑狼疮(SLE)或类风湿关节炎(类风湿性关节炎)等自身免疫病(悉尼标准建议不用原发性和继发性抗磷脂综合征这一概念,但目前的文献多仍沿用此分类)。此外,还有一种少见的恶性抗磷脂综合征(catastrophic APS),表现为短期内进行性广泛血栓形成,造成多器官功能衰竭甚至死亡。

70. 抗磷脂综合征的临床特征有哪些?

抗磷脂综合征的临床特征包括:① 动、静脉血栓形成:静脉血栓形成比动脉血栓形成多见。静脉血栓以下肢深静脉血栓最常见,此外还可见于肾脏、肝脏和视网膜。动脉血栓多见于脑部及上肢,还可累及肾脏、肠系膜及冠状动脉等部位;② 产科表现:胎盘血管的血栓导致胎盘功能不全,可引起习惯性流产、胎儿宫内窘迫、宫内发育迟滞或死胎;③ 血小板减少;④ 抗磷脂综合征相关肾病;⑤ 其他:网状青斑、心脏瓣膜病变及神经精神症状。

71. 抗磷脂综合征的实验室检查指标有哪些?

aPL 的血清学检查:① 狼疮抗凝物(lupus anticoagulant,LA),在体外能延长磷脂依赖的凝血试验的时间,导致凝血酶原时间(prothrombin time,PT)和活化凝血酶原时间(activatedpartialthromboplastin time,aPTT)延长;② 抗心磷脂抗体(anticardiolipin antibody,aCL);③ 抗 β_2-糖蛋白 1(β_2-GPl)抗体。血常规检查发现血小板减少。此外,检查抗核抗体、抗可溶性核抗原抗体和其他自身抗体以排除其他结缔组织病。

72. 抗磷脂综合征的临床诊断有哪些?

原发性抗磷脂综合征的诊断主要依靠临床表现(血管栓塞和病态妊娠)和实验室检查(aPL 阳性),还必须排除其他自身免疫病和感染、肿瘤等疾病引起的血栓。

73. 抗磷脂综合征的药物治疗有哪些?

对原发性抗磷脂综合征的治疗主要是对症处理、防止血栓和流产再发生。一般不需用激素或免疫抑制剂治疗,除非对于继发性抗磷脂综合征,如:继发于系统性红斑狼疮或伴有严重血小板减少($<50\times10^9$/L)或溶血性贫血等特殊情况。抗凝治疗主要应用于 aPL 阳性伴有血栓患者,或抗体阳性又有反复流产史的孕妇。对无症状的抗体阳性患者不宜进行抗凝治疗。

74. 合并抗磷脂综合征患者的术前评估有哪些?

术前评估应综合考虑血栓风险以及手术出血风险。了解既往血栓史,是否存在其他血栓危险因素,可行下肢静脉超声、CT 血管造影判断有无深静脉血栓,ECG或胸部影像如有异常,应行心脏超声或 CT 血管造影判断有无心肺并发症;术前血常规、凝血功能及肝肾功能检查,aPTT 延长不能排除高凝状态,可检测抗 Xa 活性,血小板减少的患者应检查血小板活性,纠正术前贫血;血栓高风险患者可考虑放置下腔静脉滤网,并准备术后重症监护室。

75. 合并抗磷脂综合征患者的麻醉方法如何选择?

合并抗磷脂综合征患者可选择全身麻醉或椎管内麻醉(包括:腰麻、硬膜外麻醉以及硬膜外联合腰麻)。对于合并抗磷脂综合征的孕妇,如果血小板功能正常,血小板计数$\geqslant80\times10^9$/L,可实施椎管内麻醉。接受抗凝治疗的孕妇,术前应根据抗凝药物的作用时间停药,亦可实施椎管内麻醉。静脉及吸入麻醉药对凝血功能干扰无明显差异,麻醉药的选择与其他患者无差异。

76. 合并抗磷脂综合征患者的术中麻醉管理有哪些?

合并抗磷脂综合征患者术中管理应注意:① 加强监测,可选择有创动脉血压、中心静脉压、肺动脉导管及经食管超声;② 凝血功能管理,按需行血气分析,凝血功能检查,心脏手术时可行床旁活化凝血时间、血栓弹力图或旋转血栓弹力图监测;③ 积极预防血栓,持续使用各种物理性血栓预防方法;④ 术中保温,避免低体温;⑤ 充分水化,避免容量不足;⑥ 预防性使用广谱抗生素,预防感染;⑦ 成分输血,避免输注全血。

77. 合并抗磷脂综合征患者的术后如何管理?

合并抗磷脂综合征患者的术后管理包括:① 合理的镇痛,以促进患者尽可能的早期活动;② 术后早期抗凝,加强凝血功能监测,警惕血栓和出血的可能;③ 加强生命体征监测,警惕脑梗死、心肌缺血、深静脉血栓、肺栓塞的发生;④ 警惕以下出血表现：LA-低凝血酶原综合征、肾上腺出血（常伴肾上腺功能不全，应立即给予糖皮质激素治疗）、弥散性肺泡出血以及严重的血小板减少症；⑤ 警惕恶性抗磷脂综合征、弥散性血管内凝血以及脓毒症。

78. 特发性炎性肌病的流行病学有哪些？

特发性炎性肌病（idiopathic inflammatory myopathies，IIM）是一组以四肢近端肌肉受累为突出表现的异质性疾病。其中以多发性肌炎（polymyositis，PM）和皮肌炎（dermatomyositis. DM）最为常见。我国多发性肌炎/皮肌炎的发病率尚不十分清楚，国外报告的发病率约为（0.6～1）/万人口，其发病年龄有两个高峰，即10～15 岁和 45～60 岁，女性多于男性，皮肌炎比多发性肌炎更多见。

79. 何谓恶性肿瘤相关的多发性肌炎/皮肌炎？

约 8% 多发性肌炎/皮肌炎患者伴发恶性肿瘤，多发性肌炎/皮肌炎可先于恶性肿瘤 1～2 年出现，也可同时或晚于肿瘤发生。发病年龄越高，伴发肿瘤机会越大，常见肿瘤为肺癌、卵巢癌、胃肠道癌和淋巴瘤，对 40 岁以上多发性肌炎/皮肌炎患者应注意筛查恶性肿瘤的可能。这些患者少有自身抗体，预后较差。

80. 多发性肌炎/皮肌炎有哪些临床特征？

多发性肌炎/皮肌炎常呈亚急性起病，在数周至数月内出现对称性的四肢近端肌肉无力，仅少数患者（特别是皮肌炎）可急性起病。多发性肌炎/皮肌炎常伴有全身性的表现，如乏力、厌食、体质量下降和发热等。皮肌炎除了肌肉受累外，还有特征性的皮肤受累表现，包括① 眶周红疹；② Gottron 征；③ 甲周病变；④ "技工手"；⑤ 其他皮肤黏膜病变。多发性肌炎/皮肌炎还可累及肺部、心脏、消化道、肾脏、关节。

81. 多发性肌炎/皮肌炎的实验室检查指标有哪些？

多发性肌炎/皮肌炎患者急性期血清肌酶如：肌酸磷酸激酶（creatine kinase，CK）、醛缩酶、天冬氨酸转氨酶、谷丙转氨酶及乳酸脱氢酶等明显增高，其中最常用的是 CK，它的改变对肌炎最为敏感，升高的程度与肌肉损伤的程度平行。多发性肌炎/皮肌炎特异性自身抗体包括：抗氨基酰 tRNA 合成酶（aminoacyl-tRNA synthetase，ARS）抗体（其中抗 Jo-1 抗体最常见，也最具临床意义）、抗信号识别颗粒（signal recognition particle，SRP）抗体和抗 Mi-2 抗体 3 大类。

82. 肌电图检查在多发性肌炎/皮肌炎诊断中有何意义?

肌电图检查对于多发性肌炎/皮肌炎而言是一项敏感但非特异性的指标。90%的活动性患者可出现肌电图异常,约 50%的患者可表现为典型三联征:① 时限短的小型多相运动电位;② 纤颤电位,正弦波,多见于急性进展期或活动期,经过激素治疗后这种自发电位常消失;③ 插入性激惹和异常高频放电,这可能为肌纤维膜的弥漫性损害所致。另有 10%~15%的患者肌电图检查可无明显异常。

83. 多发性肌炎/皮肌炎肌肉活检的病理改变有哪些?

肌活检病理是多发性肌炎/皮肌炎诊断和鉴别诊断的重要依据。多发性肌炎肌活检标本免疫组织化学检测可见肌细胞表达 MHCI 类分子,浸润的炎性细胞主要为 CD8$^+$T 细胞,呈多灶状分布在肌纤维周围及肌纤维内,这是多发性肌炎较特征性的表现,也是诊断多发性肌炎最重要的病理标准。皮肌炎的肌肉病理特点是炎症分布位于血管周围或在束间隔及其周围.而不在肌束内。浸润的炎性细胞以 B 细胞和 CD4+T 细胞为主。与多发性肌炎有明显的不同。束周萎缩是皮肌炎的特征性表现。

84. 多发性肌炎/皮肌炎的临床诊断有哪些?

目前临床上大多数医生对多发性肌炎的诊断仍然采用 1975 年 Bohan 和 Peter建议的诊断标准:① 四肢对称性近端肌无力;② 肌酶谱升高;③ 肌电图示肌源性改变;④ 肌活检异常;⑤ 皮肤特征性改变。根据符合的条数,分为确诊、很可能及可能的诊断。诊断前应排除肌营养不良、肉芽肿肌炎、感染、代谢、内分泌、重症肌无力、药物和毒物诱导的肌病症状等。

85. 多发性肌炎/皮肌炎的药物治疗有哪些?

多发性肌炎/皮肌炎是一组异质性疾病。临床表现多种多样且因人而异,治疗方案也应遵循个体化的原则。到目前为止,糖皮质激素仍然是治疗多发性肌炎和皮肌炎的首选药物。但激素的用法尚无统一标准。激素效果不佳,或不良反应严重时,免疫抑制剂如:氨甲喋呤、硫唑嘌呤、环磷酰胺、他克莫司、环孢霉素和静脉注射免疫球蛋白是常选用的二线药物。生物制剂如:利妥昔单抗等是治疗多发性肌炎/皮肌炎的三线药物。

86. 合并多发性肌炎/皮肌炎患者术前如何评估?

多发性肌炎/皮肌炎可影响多器官功能,术前应与风湿科医师协商,判断多发性肌炎/皮肌炎的类型、靶器官的损伤程度以及目前治疗的情况。术前评估应注意:皮损情况;肌力状态(尤其注意有无喉肌、呼吸机受累);心脏异常(心功能不全及心律失常);肺部受累(间质性肺炎、肺纤维化、胸膜炎);消化道受累(咽及食管受累至吞咽困难);是否合并肿瘤、存在术前肺及消化道感染。

87. 合并多发性肌炎/皮肌炎患者的围术期麻醉管理?

目前对多发性肌炎/皮肌炎患者围术期麻醉管理研究均为个案报道,不使用去极化肌肉松弛药,谨慎使用非去极化肌肉松弛药,加强肌肉松弛监测是最多讨论的话题。此外还有多发性肌炎/皮肌炎患者术中使用右美托咪定,术后硬膜外镇痛的报道。

88. 何谓血管炎病的定义?

血管炎病(vasculitides)是指因血管壁炎症和坏死而导致多系统损害的一组自身免疫病,可分为原发性和继发性。继发性是指血管炎继发于另一确诊的疾病,原发性是指不合并有另一种已明确的疾病的系统性血管炎。

89. 血管炎病如何分类?

2012 年 Chapel Hill 会议更新了血管炎病的分类,按照受累血管的大小及分布,将血管炎分为大血管血管炎(大动脉炎、巨细胞动脉炎),中血管血管炎(结节性多动脉炎、川崎病),小血管血管炎(显微镜下多血管炎、变应性肉芽肿血管炎、Wegener 肉芽肿等),多血管血管炎(白塞病、Cogan 综合征),单一脏器血管炎,系统性疾病相关血管炎以及可能病因相关性血管炎。

90. 血管炎病的实验室检查指标有哪些?

抗中性粒细胞胞浆抗体(anti-neutrophil cytoplasmic antibody,ANCA),是第一个被证实与血管炎病相关的自身抗体,中性粒细胞及单核细胞受抗原刺激后,释放蛋白酶-3、髓过氧化物酶物质及白细胞抗原,刺激机体而产生 ANCA,ANCA 与多种小血管炎相关。抗内皮细胞抗体(anti-endothelial cell antibody,AECA)是以引起血管病变为特征的、针对血管内皮细胞膜抗原而产生的一组抗体,出现在多种血管炎病,如大动脉炎、川崎病、显微镜下多血管炎等。

91. 大动脉炎的流行病学有哪些？

大动脉炎(takayasu arteritis，TA)是指主动脉及其主要分支的慢性进行性非特异性炎性疾病。病变多见于主动脉弓及其分支,其次为降主动脉、腹主动脉和肾动脉。主动脉的二级分支,如肺动脉、冠状动脉也可受累。受累的血管可为全层动脉炎。本病多发于年轻女性,30 岁以前发病约占 90%。40 岁以后较少发病,国外资料患病率 2.6/百万人。

92. 大动脉炎的临床有何特征？

按受累血管不同,出现相应器官缺血的症状与体征,如：头痛、头晕、晕厥、卒中、视力减退、四肢间歇性活动疲劳,肱动脉或股动脉搏动减弱或消失,颈部、锁骨上下区、上腹部、肾区出现血管杂音,两上肢收缩压差>10 mmHg。在局部症状或体征出现前,少数患者可有全身不适、易疲劳、发热、食欲不振、恶心、出汗、体重下降、肌痛、关节炎和结节红斑等症状。

93. 大动脉炎的临床如何分型？

根据病变部位可分为 5 种类型：① 头臂动脉型(主动脉弓综合征,主要表现为脑缺血和上肢缺血);② 胸一腹主动脉型(主要表现为下肢缺血和肾缺血);③ 广泛型(同时具有上述两型的表现);④ 肺动脉型(上述三型中有 50%可涉及肺动脉);⑤ 其他型(涉及冠状动脉、肠系膜动脉)。

94. 大动脉炎的实验室检查指标有哪些？

大动脉炎无特异性实验室指标。红细胞沉降率(ESR)和 C 反应蛋白(CRP)是反映本病疾病活动的一项重要指标。疾病活动时 ESR 可增快,CRP 增高,病情稳定后 ESR 和 CRP 恢复正常。

95. 大动脉炎的影像学检查？

彩色多普勒超声检查,可探查主动脉及其主要分支狭窄或闭塞(颈动脉、锁骨下动脉、肾动脉等),但探查远端分支较难。数字减影血管造影(DSA),可显示头颅部动脉、颈动脉、胸腹主动脉、肾动脉、四肢动脉、肺动脉及心腔,但脏器内小动脉,如肾内小动脉分支显示不清。增强 CT 可显示部分受累血管的病变,发现管壁强化和环状低密度影提示为病变活动期。MRI 能显示出受累血管壁的水肿情况,有助于判断疾病是否活动。

96. 大动脉炎的临床诊断有哪些？

1990 年美国风湿病学会大动脉炎诊断标准：① 发病年龄≤40 岁；② 肢体间歇性运动障碍；③ 肱动脉搏动减弱，一侧或双侧肱动脉搏动减弱；④ 血压差＞10 mm Hg：双侧上肢收缩压差＞10 mmHg；⑤ 锁骨下动脉或主动脉杂音；⑥ 血管造影异常：主动脉一级分支或上下肢近端的大动脉狭窄或闭塞，病变常为局灶或节段性。且不是由动脉硬化、纤维肌发育不良或类似原因引起。

97. 大动脉炎的药物治疗有哪些？

本病约 20％为自限性，在发现时疾病已稳定，对这类患者如无并发症可随访观察。对发病早期有感染因素存在，应有效地控制感染，对防止病情的发展可能有一定意义。高度怀疑有结核菌感染者，应同时抗结核治疗。激素对本病活动仍是主要的治疗药物，联合免疫抑制剂能增强糖皮质激素疗效，常用的免疫抑制剂如：环磷酰胺、甲氨蝶呤和硫唑嘌呤等。使用扩血管、抗凝药物治疗，能部分改善因血管狭窄所致的一些临床症状。

98. 大动脉炎如何外科治疗？

经皮腔内血管成形术为大动脉炎的治疗开辟了一条新的途径，治疗肾动脉狭窄及腹主动脉、锁骨下动脉狭窄等，获得较好的疗效。外科手术治疗主要是解决肾血管性高血压及脑缺血。

99. 合并大动脉炎患者如何接受非血管手术的术前评估？

合并大动脉炎患者多为青年女性，剖宫产手术是常见的手术类型，此外肾切除术、子宫切除术、股动脉假性动脉瘤手术也有报道。术前应了解大动脉炎的临床类型，确定受累的血管以及受影响的脏器功能，心脏、肺、肾脏功能是关注的重点。术前应测量双侧上下肢血压并加强血压管理。此外还应了解患者的激素、抗凝和抗血小板药物的使用情况，制定合理的围术期药物桥接方案。

100. 合并大动脉炎患者接受非血管手术的围术期管理？

椎管内麻醉成功用于合并大动脉炎患者麻醉，腰麻可导致剧烈血流动力学波动，应控制局麻药用量，硬膜外麻醉或联合腰麻血流动力学相对稳定，且可进行术后镇痛。对于病变涉及颈总动脉的患者，全身麻醉时应注意脑血流的监测。术中测量四肢血压，进行对比校正，术中维持血压在术前的基础水平。尽量不进行有创血压监测,以避免加重病变血管的损伤。对于肺动脉受累的患者,可行肺动脉导管监测。术后加强镇痛,控制血压,保护心功能。

101. 巨细胞动脉炎的流行病学有哪些?

巨细胞动脉炎(giant cell arteritis,GCA)又称颞动脉炎(temporal arteritis)是一种病因未明的中动脉与大动脉血管炎,常累及一个或多个颈动脉分支,尤其是颞动脉,典型表现呈颞侧头痛、间歇性下颌运动障碍和视力障碍三联征。本病多见于老年人,欧美 50 岁以上人群多见,发病率在 0.5~27.3/10 万人。女性发病明显高于男性,约为 2~4:1,70%的巨细胞动脉炎患者合并风湿性多肌痛。

102. 风湿性多肌痛的流行病学有哪些?

风湿性多肌痛(polymyalgia rheumatica,PMR)是以颈、肩胛带和骨盆带肌肉疼痛、晨僵伴有发热、红细胞沉降率升高等全身反应的一种综合征。好发于 50 岁以上的老年人,70%的巨细胞动脉炎合并风湿性多肌痛,风湿性多肌痛也易发展为巨细胞动脉炎。

103. 巨细胞动脉炎的临床诊断有哪些?

目前采用 1990 年美国风湿病协会的诊断标准:① 发病年龄≥50 岁;② 新近出现的头痛;③ 颞动脉病变:颞动脉压痛或触痛、搏动减弱,除外颈动脉硬化所致;④ 血沉增快:魏氏法测定≥50 mm/h;⑤ 动脉活检异常:活检标本示血管炎,其特点为单核细胞为主的炎性浸润或肉芽肿性炎症,常有多核巨细胞。符合上述 5 条标准中的至少 3 条可诊断为巨细胞动脉炎。此标准的诊断敏感性和特异性分别是93.5%和 91.2%。

104. 风湿性多肌痛的临床诊断有哪些?

满足以下 3 条标准可以作出诊断:① 发病年龄≥50 岁;② 两侧颈部、肩胛部或及骨盆部肌痛晨僵;③ 血沉≥40 mm/h 或小剂量糖皮质激素有效。满足①和②,如血沉正常,则对小剂量糖皮质激素(泼尼松 10~15 mg)治疗迅速反应可代替标准③。

105. 巨细胞动脉炎/风湿性多肌痛的药物治疗?

糖皮质激素是治疗巨细胞动脉炎/风湿性多肌痛的首选药物,经过 2~4 周的诱导治疗后,需要 1～2 年的维持治疗。对糖皮质激素有禁忌证、或效果不佳、或减量困难、或不良反应严重者,可联合使用免疫抑制剂。

106. 合并巨细胞动脉炎患者的围术期麻醉管理有哪些?

合并巨细胞动脉炎患者的围术期管理仅有几篇病例报道,可归纳为:① 不建议巨细胞动脉炎活动期行择期手术;② 巨细胞动脉炎可能伴发动脉瘤,术前检查应注意;③ 巨细胞动脉炎可能伴发围术期视网膜动脉堵塞,导致急性失明。

107. 结节性动脉炎的流行病学有哪些?

结节性多动脉炎(polyarteritis nodosa,PAN)是一种以中小动脉的节段性炎症与坏死为特征的非肉芽肿性血管炎。主要侵犯中小肌性动脉,呈节段性分布,易发生于动脉分叉处,并向远端扩散。该病在美国的发病率为 1.8/10 万人,我国尚无详细记载。男性发病为女性的 2.5～4.0 倍,年龄几乎均在 40 岁以上。起病可急骤或隐匿。

108. 结节性多动脉炎的临床诊断有哪些?

目前均采用 1990 年美国风湿病学会(ACR)的分类标准:① 体质量下降≥4 kg;② 网状青斑(四肢和躯干);③ 睾丸痛和(或)压痛;④ 肌痛、乏力或下肢压痛;⑤ 多发性单神经炎或多神经炎;⑥ 舒张压≥90 mmHg;⑦ 血尿素氮>400 mg/L,或肌酐>15 mg/L(非肾前因素);⑧ 血清乙型肝炎病毒标记(HBsAg 或 HBsAb)阳性;⑨ 血管造影异常:动脉造影见动脉瘤或血管闭塞;⑩ 中小动脉壁活检见中性粒细胞和单核细胞浸润。上述 10 条中至少有 3 条阳性者可诊断为结节性多动脉炎。

109. 结节性多动脉炎的药物治疗有哪些?

应根据病情决定治疗方案。目前该病治疗的主要用药是糖皮质激素联合免疫抑制剂。对有 HBV 感染者不宜使用环磷酰胺,可用糖皮质激素联合抗病毒药阿糖腺苷与干扰素 α 治疗。

110. 合并结节性多动脉炎患者的围术期麻醉管理有哪些?

合并结节性多动脉炎患者的围术期麻醉管理经验仅有几篇病例报道,可归纳为:① 常用的麻醉药物如:七氟烷、咪达唑仑、芬太尼、维库溴铵可安全用于结节性多动脉炎患者;② 结节性多动脉炎患者可能合并动脉瘤;③ 结节性多动脉炎相关血管炎可能影响心肌血供,再加上长期大剂量皮质激素治疗,可能导致围术期心脏破裂。

111. 显微镜下多血管炎的流行病学有哪些?

显微镜下多血管炎(microscopic polyangiitis,MPA)是一种主要累及小血管的系统性坏死性血管炎。可侵犯肾脏、皮肤和肺等脏器的小动脉、微动脉、毛细血管和微小静脉。本病男性多见。男女比约 2∶1,多在 50～60 岁发病,国外发病率为 1～3/10 万人,我国的发病率尚不清楚。

112. 显微镜下多血管炎的临床诊断有哪些?

本病诊断尚无统一标准,如出现系统性损害并有肺部受累、肾脏受累及出现可触及的紫癜应考虑显微镜下多血管炎的诊断,尤其是还有髓过氧化物酶-抗中性粒细胞胞质抗(MPO - ANCA)阳性者。肾活检及皮肤或其他内脏活检有利于显微镜下多血管炎的诊断。部分患者需除外感染性心内膜炎。

113. 显微镜下多血管炎的药物治疗有哪些?

一般首选糖皮质激素及环磷酰胺的联合治疗,由于本病肾脏常受累且严重,多主张大剂量糖皮质激素加环磷酰胺联合治疗。其他治疗包括大剂量静脉免疫球蛋白治疗、血浆置换、生物制剂等。

114. 合并显微镜下多血管炎患者的围术期麻醉管理有哪些?

目前缺乏合并显微镜下多血管炎患者接受手术时围术期麻醉管理的相关报告。

115. 变应性肉芽肿血管炎的流行病学有哪些?

变应性肉芽肿血管炎是以过敏性哮喘、嗜酸性粒细胞增多、发热和全身性肉芽肿血管炎为特征的疾病,又称 Churg-Strauss 综合征(churg-strauss syndrome, CSS)。本病可发生于任何年龄,平均发病年龄为 44 岁,男女之比为 1.3∶1。

116. Churg-Strauss 综合征的临床诊断有哪些?

1990 年美国风湿病协会 Churg-Strauss 综合征临床诊断标准:① 哮喘;② 血

嗜酸性粒细胞增多,大于白细胞分类计数的 10%；③ 单发性或多发性神经病变；④ 迁移性或一过性肺浸润；⑤ 鼻窦病变；⑥ 血管外嗜酸粒细胞浸润。具备以上 6 项标准的 4 条或 4 条以上即可诊断。

117. Churg-Strauss 综合征如何药物治疗?

治疗首选糖皮质激素,病情严重或合并主要器官功能受损者可联合使用糖皮质激素和免疫抑制剂如：环磷酰胺、硫唑嘌呤等。

118. 合并 Churg-Strauss 综合征患者的围术期麻醉管理?

合并 Churg-Strauss 综合征患者的围术期麻醉管理经验仅有数篇病例报道,可归纳为：① 麻醉诱导后出现类过敏反应为 Churg-Strauss 综合征患者的首发表现；② 可伴发无结石的胆囊炎以及严重的心力衰竭；③ 可能伴有胆碱酯酶活性下降,导致琥珀酰胆碱的作用时间延长；④ 注意术前哮喘的控制,围术期糖皮质激素的衔接；⑤ 椎管内麻醉可用于合并 Churg-Strauss 综合征孕妇的剖宫产麻醉；⑥ 合并 Churg-Strauss 综合征患者可接受硬膜外术后镇痛。

119. 韦格纳肉芽肿病的流行病学有哪些?

韦格纳肉芽肿病(wegener's granulomatosis,WG)是一种坏死性肉芽肿性血管炎,目前病因不明。病变主要侵犯上、下呼吸道和肾脏,通常从鼻黏膜和肺组织的局灶性肉芽肿性炎症开始,逐渐进展为血管的弥漫性坏死性肉芽肿性炎症。该病男性略多于女性,发病年龄在 5~91 岁,40~50 岁是本病的高发年龄。国外资料该病发病率 3~6/10 万人,我国发病情况尚无统计资料。

120. 韦格纳肉芽肿病的临床诊断有哪些?

1990 年美国风湿病协会韦格纳肉芽肿病临床诊断标准：① 鼻或口腔炎症：痛或无痛性口腔溃疡、脓性或血性鼻分泌物；② 胸部 X 线异常：结节、固定浸润灶或空洞；③ 尿沉渣异常：镜下血尿或红细胞管型；④ 病理：动脉壁、动脉周围或血管外部区域有肉芽肿炎症。有 2 项阳性即可诊断韦格纳肉芽肿病。

121. 韦格纳肉芽肿病的药物治疗有哪些?

对轻型或局限型早期病例可单用糖皮质激素治疗,若疗效不佳应尽早使用环磷酰胺。对有肾受累或下呼吸道病变者,开始治疗即应联合应用糖皮质激素与环磷酰胺。

122. 合并韦格纳肉芽肿病患者的围术期麻醉管理有哪些?

合并韦格纳肉芽肿病患者的围术期麻醉管理经验仅有数篇病例报道,可归纳为:① 可能伴有喉及气管硬化,导致插管困难;② 椎管内麻醉成功用于合并韦格纳肉芽肿病孕妇的剖宫产手术;③ α_1 球蛋白增高,导致患者对阿曲库铵不敏感。

123. 白塞病的流行病学有哪些?

白塞病(behcet's disease,BD)又称贝赫切特病、口-眼-生殖器三联征等。是一种慢性全身性血管炎症性疾病,主要表现为复发性口腔溃疡、生殖器溃疡、眼炎及皮肤损害。本病在东亚、中东和地中海地区发病率较高,又被称为丝绸之路病。好发年龄为 16~40 岁。男性患者血管、神经系统及眼受累较女性多且病情重。

124. 白塞病的临床诊断有哪些?

诊断标准:① 反复口腔溃疡,1 年内反复发作至少 3 次;② 反复外阴溃疡;③ 眼病变,前和(或)后色素膜炎、裂隙灯检查时玻璃体内有细胞出现或由眼科医生观察到视网膜血管炎;④ 皮肤病变,结节性红斑、假性毛囊炎或丘疹性脓疱;或未服用糖皮质激素的非青春期患者出现痤疮样结节;⑤ 针刺试验阳性,试验后24~48 小时由医生看结果. 有反复口腔溃疡并有其他 4 项中 2 项以上者,可诊断为本病。

125. 白塞病的药物治疗有哪些?

本病目前尚无公认的有效根治办法。多种药物均可能有效,但停药后易复发。治疗的目的在于控制现有症状,防治重要脏器损害,减缓疾病进展。治疗方案依临床表现不同而采取不同的方案。

126. 合并白塞病患者的围术期麻醉如何管理?

合并韦格纳肉芽肿病患者的围术期麻醉管理经验仅有数篇病例报道,可归纳为:① 白塞病患者可能伴发腘动脉、腹主动脉、冠状动脉动脉瘤;② 口咽部溃疡及瘢痕可能导致气道管理困难;③ 合并白塞病孕妇可接受硬膜外分娩镇痛,也可在椎管内麻醉下行剖宫产手术;④ 合并白塞病患者接受全髋关节置换术后可能发生严重的肺栓塞;⑤ 注意观察皮肤穿刺点的改变。

127. 风湿热的流行病学有哪些？

风湿热(rheumatic fever，RF)是一种由咽喉部感染 A 组乙型溶血性链球菌后反复发作的急性或慢性的全身结缔组织炎症，主要累及关节、心脏、皮肤和皮下组织，偶可累及中枢神经系统、血管、浆膜及肺、肾等内脏。临床表现以关节炎和心肌炎为主，可伴有发热、皮疹、皮下结节、舞蹈病等。本病可见于任何年龄，最常见为 5～15 岁的儿童和青少年，3 岁以内的婴幼儿极为少见。男女患病概率大致相等。

128. 风湿热的临床诊断有哪些？

1992 年美国心脏病协会修订：① 主要表现：心肌炎；多发性关节炎；舞蹈病；环形红斑。② 次要表现：关节痛；发热；急性反应物(ESR，CRP)增高；P－R 间期延长。如有前驱的链球菌感染的证据，并有 2 项主要表现或 1 项主要表现加 2 项次要表现者，高度提示可能为急性风湿热。但有下列 3 种情况可不必严格执行该诊断标准，即舞蹈病者；隐匿发病或缓慢发展的心肌炎；有风湿病史或现患风湿性心脏病。

129. 风湿热的药物治疗有哪些？

治疗目标：使用抗生素清除链球菌感染，去除诱发风湿热病因；使用非甾体抗炎药和/或糖皮质激素控制临床症状，使心肌炎、关节炎、舞蹈病及风湿热症状迅速缓解，解除风湿热带来的痛苦；处理各种并发症，提高患者身体素质和生活质量，延长寿命。

130. 合并风湿热患者的围术期麻醉管理有哪些？

大约 70％的急性风湿热患者可在 2～3 个月内恢复。急性期 65％左右的患者心脏受累，如不及时合理治疗，70％可发生心脏瓣膜病。因此合并风湿热患者急性期不考虑择期手术，有风湿热史的患者手术前应常规行心脏超声检查，判断心脏功能及瓣膜状态，围术期注意使用抗生素预防链球菌感染。

131. 什么是混合性结缔组织病？

混合性结缔组织病(mixed connective tissue disease，MCTD)是一种血清中有高滴度的斑点型抗核抗体(ANA)和抗 uIRNP(nRNP)抗体，临床上有雷诺现象、双手肿胀、多关节痛或关节炎、肢端硬化、肌炎、食管运动功能障碍、肺动脉高压等特征的临床综合征。部分患者随疾病的进展可成为某种确定的弥漫性结缔组织病，如 SSc、SLE、PM/DM、RA。目前许多学者认为,混合性结缔组织病只不过是某种风湿性疾病的中间过程或亚型。

132. 合并混合性结缔组织病患者的围术期麻醉管理?

目前缺乏合并混合性结缔组织病患者接受手术时围术期麻醉管理的相关报告。

133. 什么是重叠综合征?

重叠综合征(overlap syndrome)指的是患有两种或两种以上结缔组织病间病情的重叠,亦称为重叠结缔组织病。结缔组织病的重叠发生通常以传统的几个结缔组织病间最常见,如 SLE、SSc、PM/DM、RA、PAN 等。也有以其中的一种或二种与其他结缔组织病或自身免疫性疾病发生重叠。如干燥综合征、白塞病、韦格纳肉芽肿病、桥本甲状腺炎、免疫性血小板减少性紫癜、免疫性溶血性贫血、原发性胆汁性肝硬化等发生重叠。

134. 合并重叠综合征患者的围术期麻醉管理有哪些?

目前缺乏合并重叠综合征患者接受手术时围术期麻醉管理的相关报告。

（夏芹　刘健）

参考文献

［1］　Michael A. Gropper 著,邓小明,黄宇光,李文志,译. 米勒麻醉学(第九版)［M］.北京:北京大学医学出版社,2021.

［2］　AkkaraVeetil BM, Bongartz. Perioperative care for patients with rheumatic diseases. Nat Rev Rheumatol. 2011; 8(1): 32-41. doi: 10.1038/nrrheum. 2011. 171.

［3］　Goodman SM, Springer B, Guyatt G, et al. 2017 American College of Rheumatology/ American Association of Hip and Knee Surgeons Guideline for the Perioperative Management of Antirheumatic Medication in Patients With Rheumatic Diseases Undergoing Elective Total Hip or Total Knee Arthroplasty. ArthritisRheumatol. 2017; 69 (8): 1538-1551. doi: 10.1002/art. 40149.

［4］　Franco AS, Iuamoto LR, Pereira RMR. Perioperative management of drugs commonly used in patients with rheumatic diseases: a review. Clinics (Sao Paulo). 2017; 72(6):

386 - 390. doi: 10. 6061/clinics/2017(06)09.

[5]   Ronald MacKenzie C, Goodman SM, Miller AO. The management of surgery and therapy for rheumatic disease. Best Pract Res Clin Rheumatol. 2018; 32(6): 735 - 749. doi: 10. 1016/j. berh. 2019. 06. 003.

[6]   Taurog JD, Chhabra A, Colbert RA. Ankylosing Spondylitis and Axial Spondyloarthritis. N Engl J Med. 2016; 374 (26): 2563 - 2574. doi: 10. 1056/NEJMra1406182.

[7]   Samanta R, Shoukrey K, Griffiths R. Rheumatoid arthritis and anaesthesia. Anaesthesia. 2011; 66(12): 1146 - 1159. doi: 10. 1111/j. 1365 - 2044. 2011. 06890. x.

[8]   Woodward LJ, Kam PC. Ankylosing spondylitis: recent developments and anaesthetic implications. Anaesthesia. 2009; 64 (5): 540 - 548. doi: 10. 1111/j. 1365 - 2044. 2008. 05794. x.

[9]   Ben-Menachem E. systemic lupus erythematosus: a review for anesthesiologists. AnesthAnalg. 2010; 111(3): 665 - 676. doi: 10. 1213/ANE. 0b013e3181e8138e.

[10]   Roberts JG, Sabar R, Gianoli JA, Kaye AD. Progressive Systemic Sclerosis: Clinical Manifestations and Anesthetic Considerations. J Clin Anesth. 2002; 14(6): 474 - 477. doi: 10. 1016/s0952 - 8180(02)00380 - x.

第九章

合并理化因素导致疾病患者的
麻醉管理

1. 什么是电击伤？

电击伤是指电流或电能量通过人体，引起不同组织的损伤或器官功能障碍或猝死。电流的种类、电压的高低、电流强度、身体的电阻、通过身体的途径、触电的时间影响电击伤程度。电击伤主要分为两类，其一是全身性的损伤，电流通过脑部可导致神智丧失、呼吸中枢受抑、心搏骤停，通过心脏，发生传导障碍、引起血流动力学的剧烈改变等。另一类是局部损伤，电流在其传导受阻的组织产生热力，造成组织蛋白凝固或炭化、血栓形成等。

2. 电击伤对心脏有何影响？

电流对心脏的影响主要是由于冠状动脉痉挛、冠状动脉内膜炎和弥漫性的心肌损伤，导致心肌纤维和传导系统的损害，可早期或延迟发生。电击伤者经心肺复苏后仍可能再发生或持续发生各种心律不齐和其他心电图改变，如室颤、传导阻滞、室性或房性早搏、室性心动过速或 ST 波、T 波改变。

3. 电击伤对肾脏有何影响？

电流对肾脏的影响包括肾小球毛细血管扩张、充血、肿胀，肾小管上皮肿胀变性，集合管内可见蛋白管型和细胞管型。电镜下足突融合。后期皮质、髓质脂肪变性，可见楔形坏死。因为大量组织坏死，释放出大量的血红蛋白、肌红蛋白，沉积于肾小管处，导致患者出现酱油尿、急性肾衰竭。

4. 电击伤手术患者麻醉前评估要点是什么？

电击伤手术患者麻醉前评估应了解病史，包括电源电流、电压、电流出入口、触电时间、有无跌倒、高处坠落、现场采取的急救办法、受伤程度范围、预计手术时间及出血量、最初复苏方法和效果。体格检查需要注意有无内脏损伤,有无骨折。电击伤患者轻者常伴头晕、恶心、意识障碍,重者昏迷、呼吸心搏骤停,电休克恢复后尚可遗留头晕、心悸、耳鸣、眼花、听觉或视觉障碍等神经症状,需特别注意。

5. 电击伤患者手术麻醉前接受那些检查?

应行心电图检查,特别是电流途径心脏的患者,应进行持续心电图监测。某些检查对电击伤患者非常重要,如头颅 CT 能显示有无颅内高压或颅底骨折,颈部侧位片可显示有无颈椎骨折和皮下气肿。胸片显示有无肋骨骨折、气胸、血胸、气管移位。另外应取血测定动脉血气、IDH、CPK 及血淀粉酶。导尿检查有无肌红蛋白、血红蛋白尿。

6. 电击伤手术患者液体治疗应注意什么?

高压电击伤,不能以体表烧伤面积作为输液的根据,一般输液量大于体表烧伤计算公式的 4 倍。在进行输液治疗时,可根据患者的输液反应,包括每小时尿量、周围循环情况、中心静脉压等进行调节。对于伴有大量肌肉损伤的患者,应输入较大量的液体,保证患者尿量$>50\ mL/h$,同时也可应用甘露醇,补充碳酸氢钠碱化尿液,预防急性肾衰。对有过心搏骤停和心电图异常的患者,输入量应适当控制,以防止输液过多,加重心脏负担。

7. 电击伤手术患者麻醉方式选择应注意什么?

对于有电击史的患者应尽量避免实施任何类型的神经阻滞麻醉,包括硬膜外阻滞和蛛网膜下腔阻滞,以避免该类患者在电击时导致的神经脱髓鞘病变基础上加重神经损伤。对于严重电烧伤患者,麻醉药物的治疗指数非常低,对于一般患者所谓"安全"的诱导剂量也有可能产生致命的危险。

8. 什么是冻伤?

冻伤即冷损伤,是低温作用于机体引起局部乃至全身的损伤。冻伤的轻重程度与低温强度及作用时间、空气湿度和风速等密切相关。手足、耳鼻部及面颊部是最常发生的部位。慢性疾病、营养不良、饥饿、疲劳、年老、神志不清、痴呆、醉酒、休克和创伤等是冻伤的易患因素。

9. 冻伤的分类?

暴露于零点温度以上者称非冻结性冻伤,零点温度以下者称冻结性冻伤。冻僵又称意外低体温,是指处在寒冷环境中的机体中心体温低于 35 ℃,伴神经和心血管系统损伤为主要表现的全身性疾病。

10. 冻伤的病理生理变化有哪些?

冻伤是一种冷冻损伤,可分为 4 个互有重叠的病理阶段:预冷冻、冷冻、血管淤滞和晚期缺血。预冷冻阶段包括组织冷却,伴随血管收缩和缺血。在冷冻阶段,冰晶在细胞内外形成,导致蛋白质和脂质代谢紊乱、细胞脱水、细胞膜溶解和细胞死亡。在血管淤滞期,血管在收缩和扩张之间变化;血液可能会从血管中渗出或在血管内凝结。晚期缺血期是由于一系列事件引起的进行性组织缺血和梗死,微循环的破坏是冻伤细胞死亡的主要因素。

11. 非冻结性冻伤的临床特点是什么?

指长时间暴露于 0~10 ℃的低温、潮湿环境中造成的局部损伤,无冻结性病理改变,包括冻疮、战壕足及浸泡足。冻疮是最常见的非冻结性损伤,是由于反复低温暴露引起的慢性真皮血管炎,毛细血管系统出现功能障碍。好发于手指、手背、足趾、足眼、耳郭、面颊;战壕足则是长时间在潮湿、寒冷地区站立不动或少动引起的非冻结性损伤,在战壕中多发此病而得名;浸泡足是长期浸渍于寒冷水中所引起的局部损伤,多见于海员和海军官兵。

12. 冻结性冻伤的临床特点是什么?

冻结性冻伤包括局部冻伤和全身冻伤(冻僵),大多发生于意外事故或战时。当组织温度降至冰点以下(皮肤暴露温度降至 -5 ℃以下)时就会发生冻结,形成冰晶体,这是区别于非冻结性损伤的病理特点。

13. 低温对呼吸系统有什么影响?

体温下降可引起术后寒战,组织耗氧量增加。低体温时血红蛋白对氧的亲和力增加,氧解离曲线左移,不利于氧的释放。体温每降低 1 ℃,血红蛋白对氧的亲和力将增加 5.7%,故容易造成组织缺氧,尤其是休克患者在低体温情况下更易引起组织缺氧。呼吸节律随体温下降而变慢变深直至呼吸停止,表现为呼吸频率和分钟通气量减少并降低呼吸中枢对低氧和高二氧化碳的通气反应。

14. 低温对心血管系统有什么影响?

低温可直接抑制窦房结功能,抑制心肌收缩,减慢传导,心率、心排血量随体温下降而降低。体温在33℃以下时可使心房至心室的传导减慢,PR和QT间期延长,心律失常甚至出现房颤。体温降低时,外周循环阻力增加,心肌做功和耗氧量增加,由此可引起心肌缺血和心律失常。此外,低温使外周血管收缩,可掩盖血容量不足,待复温时血管扩张容易发生低血压,甚至复温性休克。

15. 低温对凝血功能有什么影响?

体温通过三条途径影响凝血功能:血小板功能、凝血酶功能和纤溶状态。围术期低体温使血小板功能减弱,凝血物质活性降低,血小板滞留于肝脏使循环血液中血小板数量减少,凝血功能受到抑制,手术出血量增多。轻度低体温能使失血量增加约16%,并使失血的相对危险增加约22%。

16. 低温对代谢功能有什么影响?

低温可抑制生化代谢酶活性,肝脏功能下降,可致所有麻醉药物代谢和排泄时间延长,导致术后苏醒延迟,机械通气时间延长。低温使pH升高(每下降1℃,pH升高0.017),对酸碱平衡和电解质的影响较为复杂。有研究认为低温时会出现代谢性酸中毒,但不随时间延长而加重。低温本身对电解质影响不大,当患者寒战、呼吸加快、pH升高等因素存在时可间接影响电解质改变。

17. 低温对免疫系统有什么影响?

围术期低体温对免疫系统的影响十分明显,体温轻度下降可抑制机体免疫功能。腹部手术已证实低体温患者的白细胞介素生成减少,中性粒细胞吞噬能力下降和血浆皮质醇升高。低体温促使体内促炎性细胞因子和抗炎性细胞因子的平衡失调,降低手术患者的免疫力,增加术后伤口感染和肺部感染的发生。低体温使细胞免疫机制,尤其是自然杀伤细胞活性受到抑制。因此,围术期体温调节可能影响肿瘤患者的长期预后。

18. 低温对内分泌系统有什么影响?

低体温时胰岛素产生减少,致血糖升高。促甲状腺激素的产生可能受到抑制,表现为甲状腺活性降低。低体温时垂体抗利尿激素的分泌减少,引起低温性利尿。

19. 低温对神经系统有什么影响?

低温可降低中枢神经系统的氧耗和氧需,减少脑血流量,降低颅内压,但动静脉氧分压差不变,中心温度在 33 ℃时不影响脑功能,28 ℃以下时意识丧失,25 ℃以上时呕吐反射、缩瞳反射、单突触反射等仍保留。

20. 低温对肝肾功能有什么影响?

低体温时肝脏血流量和肝功能下降,可抑制某些药物代谢。低体温可通过增加肾脏血管阻力降低肾血流量,抑制肾小管吸收,尿量维持正常。随着温度下降,钠和钾重吸收被逐渐抑制,产生利尿作用。尽管这些离子排出增加,但血浆电解质水平一般仍可保持正常。当患者体温恢复后,肾功能即可恢复正常。

21. 低温对静脉麻醉药药代动力学有什么影响?

在恒速输注丙泊酚期间,体温降低 3 ℃,其血浆药物浓度比正常体温者高约 30%,这是由于中央室与外周室间的室间清除率降低所致。低体温对芬太尼也有影响,温度每下降 1 ℃,芬太尼的稳态血药浓度上升 5%。而中心温度自 36.5 ℃起每下降 1 ℃,咪达唑仑的清除率下降 11.1%。

22. 低温对肌肉松弛药药代动力学有什么影响?

低体温时,循环与神经肌肉接头之间的药物平衡轻度延迟,药物效应室消除速率常数随温度下降而降低,肌肉松弛药的起效延迟,恢复时间延长。中心温度降低 2 ℃时,维库溴铵的作用时间延长 2 倍以上。中心温度降低 3 ℃时,阿曲库铵的肌肉松弛作用时间延长约 60%。在进行腹部大手术的患者中,中心温度每降低 1 ℃,追加顺式阿曲库铵后单次肌颤搐恢复 25% 的时间延长 2.4 分钟。

23. 低温对挥发性麻醉药药代动力学有什么影响?

低体温可使挥发性麻醉药的组织溶解度增加。低体温时尽管组织/血分配系数相对维持恒定,但由于血/气分配系数的增加和组织中麻醉药容积的增大,经肺泡呼出麻醉药的速度将减慢。由于需要呼出更多的挥发性麻醉药,低体温患者的麻醉恢复时间可能更长。

24. 体表复温法对机体有哪些影响?

体表复温常用的方法有:热水浴、热水瓶、热水循环毯、电热毯等。其中空气对流式加热毯可能是最常用的方法。空气对流式加热毯与辐射加温或液体循环式加热毯相比,能提供更多的热量。体表复温法可能导致外周循环衰竭,其发生机制主要是机体浅层和中层复温,但心脏未复温,以致不能搏出足够的血液以供应外周组织的需要。同时外周血管由于加温而扩张,部分血液淤滞于扩张的外周血管内,使机体的有效循环血容量进一步下降。

25. 中心复温法对机体有哪些影响?

中心复温是用各种方式使机体中心温度先恢复正常,特别是使心脏的温度和功能先恢复正常,中心复温法热输送率高,效果好。常用的方法有体外循环、腹腔灌流、肠道灌流、静脉输液、透热疗法、呼吸道复温法等。

26. 体外循环复温法的优缺点?

体外循环加热法是将血液由静脉导出,经氧合和热交换后从股动脉回输到血液循环。这也是目前使患者中心温度恢复正常最为有效的方法,实施时需要对患者实行肝素化。对于重度低体温的患者宜采用体外循环,这是最有效的一种复温方法。同时,体外循环还可对心搏骤停的患者提供循环支持。

27. 腹腔灌洗复温法的优缺点?

用温热的等渗溶液进行腹腔灌流(腹膜透析)是目前常用的一种中心复温方法。救治体温过低患者时用 40～42 ℃的等渗溶液进行腹腔灌流,将热量传导到肝、肾、肠系膜等,通过横膈还可将热量传导到心脏和肺,使心脏的温度尽快恢复。这种方法相对比较简单,但要回收到足量的液体有时比较困难。

28. 静脉输液复温法的优缺点有哪些?

静脉输液法就是从静脉输入加热液体,在需要大量液体复苏的患者就显得尤其重要。晶体液可用水浴或微波加热,输入时液体的温度一般为 40 ℃。

29. 麻醉技术在冻伤患者治疗中有哪些作用?

Pasquier 等在双侧手腕近端使用罗哌卡因行神经阻滞用于现场治疗登山者的 2 级双侧手冻伤,双手疼痛在 10 分钟内完全缓解,恢复良好,无截肢。可考虑在现场神经阻滞治疗 2～4 级冻伤患者,用于其疼痛控制和血管扩张。Loskutnikov 等对 91 例下肢冷损伤患者采用利多卡因进行持续硬膜外阻滞,应用硬膜外麻醉技术联合治疗冻伤,可使患者的临床病程和住院时间缩短。

30. 药物中毒患者麻醉前病史评估要点包括哪些?

药物中毒患者病史包括:患者接触毒物的时间,中毒环境和途径,药物名称和剂量,侵入途径;询问患者家属是否携带剩余药品及药盒或药瓶,患者中毒后出现哪些症状,内科治疗经过,正在采取哪些治疗措施,病情进展情况,以及手术、外伤、输血史及药物过敏史。

31. 药物中毒患者麻醉前病情评估要点包括哪些?

药物中毒患者病情评估包括:快速获取患者的基本生命体征和功能状态、必要的实验室和辅助检查,准确评估① 气道是否通畅,有无气道梗阻、痉挛,是否存在气管插管困难的危险因素;② 呼吸功能包括胸部查体,脉搏氧饱和度,血气分析及胸部 X 线检查;③ 循环功能包括评估患者血压、末梢循环充盈度,是否存在休克及程度,有条件者可行心血管超声等检查;④ 意识状态;⑤ 凝血功能;⑥ 肝肾功能;⑦ 水、电解质和酸碱失衡等。

32. 药物中毒患者麻醉前如何优化患者内环境及生理功能?

药物中毒患者尽可能纠正紊乱的内环境及生理功能。例如,对于存在毒素引起的低血压时,液体复苏应作为一线操作,如毒素引起休克,液体复苏失败,应给予儿茶酚胺。

33. 急性酒精中毒患者麻醉前如何优化患者内环境?

急性酒精中毒患者多并发复杂的代谢紊乱,且创伤后出血、呕吐等会导致患者处于低血压状态,主要表现为脱水、酒精性酮症酸中毒、糖代谢紊乱、电解质紊乱等,主要是由于大量饮酒乙醇代谢产物会在体内积蓄,引起酮症酸中毒,并且急性酒精中毒后会出现相对性胰岛素不足、轻度糖耐量下降等,血糖水平异常,此时需要及时补液,葡萄糖可提供酒精氧化所需的能源,促进清除酮体,纠正代谢紊乱,及时改善血糖水平。

34. 药物中毒患者区域阻滞麻醉应注意什么?

区域麻醉主要适用于创伤范围小,清醒可以配合,且呼吸循环稳定的患者,如需行四肢骨折复位固定术或清创缝合术的患者。对于巴比妥类、吩噻嗪类和三环类抗抑郁药严重中毒的患者,由于患者痛觉迟钝,肌肉弛缓甚至反射消失,尽可能选择局部麻醉完成手术。但β受体阻滞剂中毒者禁用布比卡因,避免进一步增加心脏毒性。

35. 酒精中毒患者区域阻滞麻醉应注意什么?

急性酒精中毒时,血中内环境呈代谢性酸中毒,pH下降,局麻药可迅速通过神经细胞膜,增加局麻药中枢神经毒性。故急性酒精中毒的患者行神经阻滞后,麻醉并发症高,尤其局麻药中毒反应,应引起重视,提高麻醉手术的安全。

36. 药物中毒患者椎管内麻醉应注意什么?

椎管内麻醉能提供满意的肌肉松弛和镇痛效果。主要适用于清醒、合作、拟行腹部或下肢手术的患者。但对水杨酸盐类、抗凝血药中毒以及严重肝损患者不宜选用,这类患者通常存在凝血功能障碍,椎管内麻醉可导致硬膜外血肿等并发症。对伴有腹内压明显增高或有脊柱外伤的患者,应用椎管内麻醉也应慎重。连续硬膜外阻滞应注意低浓度、小剂量、分次给药,防止阻滞平面过高和血压迅速下降。

37. 药物中毒患者全身麻醉应注意什么?

选择全身麻醉时应注意:① 对于急性药物中毒的患者,都应按饱胃患者处理。推荐清醒下气管插管或快速顺序诱导插管;② 麻醉维持:可选择吸入麻醉药维持、静脉麻醉药维持或静吸复合麻醉维持。最常用的吸入麻醉药物为七氟烷和异氟烷;吸入麻醉的优点在于麻醉可控性强,对心血管系统抑制作用小,对肝肾无毒性作用;③ 巴比妥类重度中毒、已有昏迷、呼吸抑制或休克患者,气管插管后可根据麻醉深度检测指标合理调整全身麻醉药物剂量。

38. 中毒患者麻醉药物选择的总体原则是什么?

患者中毒后对麻醉药的耐受量降低,应减少用药剂量,尽量选用短效麻醉药。此外应严格掌握中毒药物和麻醉药的相互作用,选择合适麻醉药物,以免加重毒性作用。尽可能选择不依赖肝肾代谢的麻醉药物,避免加重肝肾负担,比如七氟烷、顺式阿曲库铵、瑞芬太尼等。监测血气分析及电解质,及时纠正电解质紊乱及酸碱平衡。注意对肝肾功能的保护,必要时应用利尿剂或解毒剂,促进毒物排出。

39. 中毒患者应用镇静、镇痛药时应注意什么?

钙通道阻滞剂中毒患者,负性肌力的麻醉药物与 β 受体阻滞剂合用可诱发严重的心动过缓或心搏骤停。抗癌药物中毒患者对镇静药物及镇痛药物敏感性增加,常规剂量即可引起严重低血压。高血压药物过量的患者行麻醉时,应用丙泊酚、右美托咪定及吗啡类镇痛药物也应适当减量,避免引起低血压。洋地黄中毒或中毒后惊厥的患者应避免使用氯胺酮。吗啡能增加乙醇中毒的毒性作用和诱发误吸。硫喷妥钠可加重心肌抑制,慎用于心肌损害者。

40. 中毒患者应用吸入麻醉剂时应注意什么?

吸入麻醉药对心肌产生负性肌力作用,这种作用呈现剂量依赖性,并能和 β 受体阻滞剂中毒引起的心率减慢效应相加。其中七氟烷的心肌抑制作用最轻,异氟烷次之。吸入麻醉药减慢心率作用与洋地黄类药物作用可相加,易诱发心动过缓,应用时应慎重。高血压药物过量的患者行麻醉时,应减少吸入麻醉药用量的 20%～30%,以免引起血压的过度下降。恩氟烷慎用于惊厥患者以免加重其临床症状。

41. 中毒患者应用肌肉松弛剂时应注意什么?

琥珀胆碱静脉注射后可肌颤可引起一过性高钾血症,对中毒后肾功能受损者禁忌;洋地黄中毒者琥珀胆碱会引起肌肉持续去极化,使得细胞外 K^+ 浓度升高从而诱发心律失常,应慎用。有机磷农药,巴比妥类、乙醇中毒和严重肝功能损害,要慎用肌肉松弛药,以免延长呼吸停止时间。某些抗癌药物会影响体内假性胆碱酯酶活性,如噻替哌可使小剂量泮库溴铵发生长时间无呼吸。钙通道阻滞剂还可增强肌肉松弛药的作用,应行肌肉松弛监测。

42. 中毒患者围术期麻醉监测总体原则是什么?

急性药物中毒患者,根据病情严重程度,需要监测心电图、脉搏血氧饱和度、呼气末二氧化碳分压、血压、尿量、体温等;对血流动力学不稳定的患者应行有创动脉压测定、中心静脉压的测定及血气分析,调节酸碱平衡及电解质紊乱,维持患者循环稳定,氧供充足;镇静药物中毒的患者应监测麻醉深度,避免麻醉过深;对一氧化碳、苯胺和亚硝酸盐中毒的患者,血氧饱和度不能真实反映患者体内氧合情况,应进行动脉血气分析检测氧合。

43. 中毒患者围术期呼吸管理应注意哪些？

中毒患者气道管理必须始终保持患者呼吸道通畅。如药物中毒造成气道黏膜损伤，应尽量采用可视化技术。应及时清理呼吸道分泌物，监测血氧饱和度、呼吸末二氧化碳，调整到合适的吸入氧浓度，避免高浓度氧对已经受损的肺组织造成进一步损伤。对于插管患者，应避免过度通气，导致血流动力学不稳定。

44. 中毒患者围术期循环管理应注意哪些？

中毒患者围术期循环管理应依据血压、中心静脉压及尿量等指标进行综合评估，及时扩容，必要时应用血管活性药物维持血压，保证重要脏器血供。对心功能本身有异常的患者，在麻醉维持时更应谨慎，避免出现不可逆的心律失常和心肌损害。对于大量失血患者，监测血常规及凝血功能，按比例输注血液成分，必要时补充冷沉淀、纤维蛋白原及凝血酶原复合物等。大量输血患者应及时纠正低钙血症。

45. 高原气候特点对麻醉有什么影响？

高原气候特点是气压低和氧分压低。大气中的氧含量为 20.94%，故氧分压占大气压力的 20.94%。相当于海平面地区的氧分压为 21.2 kPa(159 mmHg)。大气压与海拔高度成反比关系。海拔愈高，气压愈低；海拔愈低，气压愈高。一般来说，海拔每升高 100 m，大气压降低 0.7 kPa(5 mmHg)。随着海拔高度的上升，大气压下降，氧分压也下降。

46. 什么是急性高原反应？

是指平原人从平原进驻高原或从高原进驻更高地区，因低氧低压出现的头昏、头痛、眼花、恶心、呕吐、心慌、气促、胸闷、乏力、食欲减退、腹胀、便秘、失眠、嗜睡、口唇发绀和手足发麻等一系列症状。生活在平原上的人快速进入到 2 500 m 水平，可出现急性高原反应，多发生在乘汽车或乘飞机快速进驻高原途中和到达高原后数小时或数日内。一般经 3～10 天的高原适应，症状可逐渐消失，不需特殊治疗，对病情较重者，给予间断吸氧和对症治疗。

47. 什么是慢性高原反应？

急性高原反应，经 3 个月的自身调节仍难习服者，称为慢性高原反应，表现为急性期症状时起时伏、或轻或重、不定期地反复出现，同时还伴有脱发、浮肿、指甲和皮下瘀血、明显健忘、昏厥、强迫观念、咯血、睡眠性潮式呼吸、心前区刺痛、腹胀、上消化道出血、肝脏肿大、血尿、蛋白尿、性欲减退及关节疼痛等症状,这些多系统的表现又极类似神经官能症,时重时轻或消失,需仔细鉴别诊断。一般高原反应患者可在返回平原后缓解或痊愈。

48. 什么是高原肺水肿?

高原肺水肿是初到高原或重返高原者,由于快速暴露于高原低氧环境中,加之某些诱因,使肺动脉压升高,肺血容量增加,肺循环障碍和微循环内液体漏至肺间质和肺泡而引起的一种高原特发病。高原肺水肿是一种少见但危及生命的急症,多在进入高原后1～3天发病,具体表现:① 轻至中度高原反应;② 呼吸困难、发绀、不能平卧、持续干咳,继之咳大量粉红、稀薄、泡沫样痰液不止;③ 烦躁、休克,最后昏迷死亡。

49. 高原肺水肿如何治疗?

高原肺水肿治疗原则包括:① 撤离高海拔地区是首选的治疗方法;② 绝对卧床休息,除伴有休克或昏迷外,宜取半坐位;③ 吸氧:轻者,氧流量为1～3 L/min;重者,氧流量为6～8 L/min,加压吸氧。如条件允许,可以选用移动性高压氧舱进行治疗。避免间断吸氧,防止突然停止吸氧导致肺动脉压反弹恶化病情。无论采取何种吸氧方式,均以$SpO_2 \geq 90\%$为目标;④ 对症与支持治疗:强心利尿扩血管。⑤ 危重患者必要时行气管内插管或气管切开,酌情选用机械通气。

50. 什么是高原脑水肿?

高原脑水肿是由急性缺氧引起的中枢神经系统功能严重障碍,临床表现以严重头痛、呕吐、共济失调、进行性意识障碍为特征。多发生在海拔4 000 m以上地区,发病率为$1\% \sim 3\%$,以初次进入高原者为多。开始有头昏、头痛、心慌、气促等急性高原反应症状。随之,症状加重,出现精神萎靡不振、表情淡漠、神志朦胧、嗜睡,逐渐进入昏迷。高原脑水肿往往与高原肺水肿同时出现,一旦发现应立即积极治疗。

51. 高原脑水肿如何治疗?

高原脑水肿一般治疗同高原肺水肿治疗。对于昏迷患者的治疗如下:① 昏迷前期治疗:绝对卧床休息,以降低氧耗。② 昏迷期治疗:高浓度高流量吸氧,流量为6～8 L/min,持续至患者意识有所恢复后改为间断吸氧;如果有条件可使用高

第九章

压氧袋或高压氧舱;使用脱水剂,如甘露醇;应用地塞米松及能量合剂,如 ATP、细胞色素 C 和辅酶 A 等;降温治疗,可选用冰袋,冰帽或冰盐水灌肠法降温;防止出血和控制感染;根据病情发展给予对症治疗。

52. 什么是高原心脏病?

高原心脏病是因低氧直接或间接累及心脏而引起的一种心脏病。它是慢性高原病的另一种类型。临床经过缓慢,也有突发的个别病例。多发生在海拔 3 500 m 以上地区。以右室大或以右室为主的双室大多见。初发症状有头昏、头痛、心慌、气促、失眠、乏力和浮肿等。病情重者可发生劳力性呼吸困难和心力衰竭,出现以右心衰竭为主的症状和体征,也有少数患者出现以左心衰竭为主的症状和体征。

53. 高原心脏病如何治疗?

高原心脏病治疗原则包括:① 充分休息;② 病情轻者应间断吸氧,心力衰竭者要持续吸氧,氧流量为 2 L/min,氧浓度不宜过高,避免抑制呼吸中枢;③ 降低肺动脉压是治疗本病的关键措施,如有条件可选择相对特异性肺动脉扩张药前列腺素 E1 等;④ 对心力衰竭者,除上述措施外,应采用强心利尿、低盐饮食、降低心脏前后负荷等方法;⑤ 改善心肌供血供氧;⑥ 积极防治感染,必要时根据药物敏感试验选用有效抗生素治疗。

54. 初入高原患者手术麻醉应注意什么?

高原地区的主要问题是大气氧分压降低,围术期缺氧可能性大,对高原初入者更是如此。机体对急性低氧血症的代偿反应是心率和呼吸增快,麻醉药如阿片激动药,对心动过速和呼吸深快均有抑制作用,自主呼吸被抑制,尤其无吸氧条件下会导致严重后果。如有条件,全身麻醉下行机械控制呼吸,术后辅以吸氧可减少麻醉并发症的发生。因此,围术期的关键是避免低氧血症的发生。

55. 高原世居患者手术麻醉应注意什么?

高原世居者对缺氧耐受力较强,其主要问题是在高原习服过程中所发生的生理改变,如血细胞比容增高、肺动脉高压,$PaCO_2$ 及血中碳酸氢盐浓度降低。麻醉处理的关键是将患者 PaO_2 和 $PaCO_2$ 水平保持在术前基础水平,而不是传统意义上的正常水平,为术后顺利恢复到空气环境创造条件。其他有报道高原地区外科伤口渗出增多,其原因可能与静脉压增高、血容量增大、血管扩张和毛细血管密度增加有关。

56. 高原手术麻醉前评估与准备有哪些特殊之处？

高原手术麻醉前病情估计除按常规估计外，还需紧密结合高原环境对人体的影响作出正确估计，特别应注意评估患者病期和病程、各器官波及的程度和现状、治疗措施及对治疗的反应、须紧急麻醉和手术的原因以及是否合并高原疾病（如高原心脏病、肺水肿、脑病、血压异常、雪盲和红细胞增多症）等，需全面衡量，正确估计。最后，应考虑麻醉者的实际经验和应变意外的能力，设备、药品的供应是否受高原交通不便影响而供应不足等。

57. 高原手术区域阻滞麻醉应注意什么？

区域阻滞麻醉包括神经丛及神经阻滞，可酌情选用，但必须防止麻醉不全，因为疼痛、挣扎，既增加氧耗量，又不能满足手术要求或避免各种不良反射。在高原地区应用局麻药本身并无危害，但应尽量避免麻醉操作不慎所引起的并发症，如气胸、局麻药误注血管内等，这些情况都足以致命。吗啡、哌替啶、芬太尼、阿芬太尼或舒芬太尼等呼吸抑制药应尽量少用或减量使用。

58. 高原手术椎管内麻醉应注意什么？

应注意：① 控制麻醉平面，防止过高，并常规吸氧；② 不具备维持呼吸功能设备（包括气管插管、机械呼吸等）的条件，不贸然选用椎管内麻醉；③ 手术结束时，如果麻醉平面仍在胸7以上者，不应中断吸氧，也不宜送回病房；④ 须在各项生命体征指标达正常范围后，方可考虑送回病房；⑤ 高原环境的低温易致硬膜外导管变硬发脆，置管拔管时容易发生断管意外。有研究发现高原蛛网膜下腔麻醉，局麻药阻滞时间缩短，麻醉后头痛发生率增高。

59. 高原手术全身麻醉应注意什么？

应注意：① 特别重视防止缺氧，警惕通气不足、药物过量、呼吸抑制、呼吸道梗阻、肌肉松弛药残余、高热或低血压等诱发或加重缺氧的因素；② 高原皮肤黝黑，妨碍肉眼判断是否缺氧。高血红蛋白血症时患者发绀，但不一定低氧；③ 麻醉期尽量减少患者各项生理指标波动；④ 麻醉后继续氧疗24～48小时，预防低氧和低血压等并发症；⑤ 患者清醒后再拔除气管导管，鼓励患者咳嗽排痰，早期活动；⑥ 术后镇痛应少用麻醉性镇痛药，宜选用神经阻滞镇痛。

60. 高原手术术前禁食原则应注意什么?

高原地区居民习惯高脂肪饮食,胃排空时间延长。因此,对择期手术前的禁食和禁饮准备,必须对患者做好认真交代。

61. 高海拔环境对吸入麻醉有何影响?

高原的气压较低,吸入麻醉药容易挥发,故蒸发器输出的实际麻醉蒸气浓度要比蒸发器刻度所指示的浓度为高,但吸入麻醉药气体分压不变。由于吸入麻醉药的效能与其分压成正比,因而一般认为其麻醉效能不受海拔高度的影响。但与平原地区相比,由于高海拔下大气压的下降,相同浓度(而非分压)的吸入麻醉药的效能是下降的。如氟烷在平原地区用 1% 时,在 3 000 m 时需用 1.7%。避免使用氧化亚氮(N_2O),防止缺氧。

62. 高海拔环境对氧疗有何影响?

高原的气体密度低,可使各种气体流量计的标定值比实际流量值小,海拔 3 048 m 处测量氧气所读流量比实际流量要低,最大误差达 20%。一般来讲,海拔每升高 350 m,流量的实际值可升高 1%。与此相反,文丘里型气体混合装置在高原时增高氧气浓度。在海平面地区文丘里吸氧面罩吸入氧浓度为 35% 时,在 3048 m 海拔高原时实际吸入氧浓度为 41%。

63. 高原全身麻醉后复苏应注意什么?

由于高原地区低氧环境,全身麻醉拔管应掌握更严格的拔管指征,应等待患者完全清醒后拔除气管导管,拔管后鼓励患者尽量咳嗽排痰,防止肺部并发症的发生。术后应吸氧治疗,加强对患者的监测,及时发现问题并处理。待患者呼吸功能正常后,逐渐使患者恢复到空气环境。

64. 溺水对呼吸系统的病理生理影响是什么?

国际复苏联盟定义溺水为由于淹没或浸泡在液体中而经历呼吸障碍的过程。当被水淹没时,溺水者起初会屏住呼吸,并自主将水通过口鼻排出。在不到一分钟时间内,非自主的反射性吸气导致溺水者反复吞水。随着屏气的进行,溺水者会出现缺氧和高碳酸血症。同时、水刺激下呼吸道导致喉痉挛。然而最终这些反射会逐渐减弱,水被吸入肺内。

65. 溺水对循环系统的病理生理影响是什么?

由于水的浮力作用,人体浸泡于水体后立刻出现下肢静脉回心血量增加,中心静脉压增高,每搏输出量增加。在低温水域,低环境温度进一步导致血管收缩,加剧以上血流动力学变化。严重者可继发淹溺性肺水肿。伴随淹溺的低氧血症和低体温可诱发心律失常,包括窦性心动过速、心房颤动、在遗传性长 QT 综合征患者中甚至可诱发室颤。

66. 淹溺性肺水肿的发生机制是什么?

溺水引发死亡的主要原因为肺水肿。多数溺水者均具有肺损伤,误吸的海水和淡水均可洗除肺泡表面活性物质,并继发肺水肿,进而出现急性呼吸窘迫综合征,表现为低氧血症和酸中毒。水中的矿物质和微生物也可直接诱发肺间质水肿、上皮细胞与内皮细胞损伤、血小板激活等肺损伤因素。吸入肺泡内的水可激活渗透压感受器,直接导致血管内液体和组织间液向肺泡转移,并损害肺泡表面活性物质。

67. 淹溺严重程度如何评估?

可根据患者的呼吸循环改变,将淹溺严重程度分为 6 级:1 级,肺部听诊正常,患者咳嗽;2 级,部分肺野可闻及湿啰音;3 级,需要机械通气维持血氧,全肺可闻及湿啰音,呼吸道出现粉红色泡沫痰;4 级,3 级症状合并低血压;5 级,呼吸骤停;6 级,心肺骤停。

68. 如何对溺水者进行麻醉前评估?

溺水者麻醉前准备除评估患者淹溺严重程度,了解溺水的可能原因,是否存在醉酒、服用非法药物,并酌情考虑以下检查:① 血常规;② 肝肾功电解质;③ 动脉血气分析;④ 尿液检查;⑤ 胸片或胸部 CT;⑥ 心电图;⑦ 头部 CT。

69. 溺水患者麻醉管理核心问题与原则是什么?

溺水患者麻醉的核心问题是个体化应对患者落水后淹溺所致的肺水肿,以及溺水浸泡所致的低体温、微循环障碍、组织水肿和感染。救治原则是全力纠治呼吸窘迫综合征,支持呼吸功能与循环功能,加强体温管理,维护内环境稳定,保护创口。

70. 溺水患者麻醉管理注意事项有哪些？

患者出水后立即采取复温、保温、给氧措施。及时测量体温,评估低体温的严重程度,并采取复温措施。早期处理的目标为维持动脉收缩压在 90 mmHg、体温 34 ℃及脉搏 100 次/min。对于溺水伴昏迷患者,诱导插管时要注意误吸风险,推荐诱导前通过超声进行胃内容量评估,不能确定时,均按饱胃处理。低体温导致药物代谢减慢,麻醉恢复期应特别注意包括肌肉松弛药在内的药物残余作用;准确把握拔管时机,尽可能清醒拔管。

71. 什么是中暑？

中暑是指机体在炎热环境或运动时热量累积量超过了自身体温调节能力而引起的急性疾病。特征是核心体温>40 ℃和中枢神经系统功能障碍为主的器官功能障碍综合征。中暑的诊断依赖于定义标准的应用和临床症状及体征的识别,不需要实验室检查来确认或排除。

72. 什么是非运动性中暑？

非运动性中暑是因暴露于外源性环境,其高温度和高湿度而引起。非运动性中暑更多地影响患有慢性病的婴儿或老人,主要是因为他们无法控制环境的变化和液体的消耗。由于儿童体表面积比大于成人,所以他们更容易患非运动性中暑。另一方面,老年人由于皮肤血流量减少,汗腺功能、心输出量、口渴感和肾功能降低,非常容易患与热有关的疾病。

73. 什么是运动性中暑？

运动性中暑是因暴露于内源性环境,进行大量体力活动过量产热导致的。运动性中暑通常发生在年轻健康的个体中,如在高温下参加大型比赛的军人、消防员和运动员。女性是运动性中暑的保护性危险因素。除了雌激素的保护作用外,女性的体温调节触发因素较低,肌肉量也比男性少。

74. 影响中暑预后的因素有哪些？

影响中暑预后的因素包括高温的持续时间、体温下降的速度和器官损伤的程度。运动性中暑死亡率为 3%～5%,其恢复更快,而非运动性中暑的死亡率为 10%～65%,远远高于运动性中暑死亡率。当初始温度为 42.2 ℃时,死亡率达到 80%,如果体温在 30 分钟内降至 38 ℃,死亡率就为零。

75. 中暑对体液和内环境有什么影响？

中暑时大量出汗可导致脱水，多为高渗性脱水，即低血容量性高钠血症。其特征是失水多于失钠，血清钠浓度＞150 mmol/L，血浆渗透压＞310 mmol/L。脱水亦常伴有低钾血症。人体大量出汗时，每天丢失钾可超过 100 mmoL，尿钾排出量比常温下增加 2 倍以上。脱水、血液浓缩可导致微循环障碍，易发代谢性酸中毒或混合性酸中毒。

76. 中暑后脱水的严重程度分级？

按脱水严重程度分为：① 轻度，脱水量为体质量的 2％～4％，血清钠浓度 145～160 mmol/L；② 中度，脱水量为体质量的 4％～6％，血清钠浓度 160～170 mmol/L；③ 重度，脱水量超过体质量的 6％，血清钠浓度＞170 mmol/L。若脱水量超过体质量的 20％，则达到人体承受极限，极易导致死亡。

77. 中暑对中枢神经系统有什么影响？

高温能引起大脑和脊髓细胞快速死亡，继发脑局灶性出血、水肿、颅内压增高和昏迷。初期注意力不集中，动作的准确性和协调性差，共济失调，待体温增高到一定程度神经系统功能失控，出现谵妄、狂躁，最后深度昏迷；长期高温或短期超高温可致热衰竭，损伤脑功能，重者意识障碍、昏迷。

78. 中暑对循环系统有什么影响？

中暑时机体已处于血容量不足状态，若合并创伤失血，势必加重低血容量。轻度脱水时，交感神经兴奋性增强，心率加快，心输出量增加，但心率过快时（＞180 次/min），心输出量反而减少；中、重度脱水时，循环血量进一步减少，血压下降，重者致心肌损伤，诱发心力衰竭。"类脓毒症"样炎症反应可加重微循环障碍，外周血管严重扩张，内脏血流灌注降低，有效循环血容量严重不足，血压明显下降。

79. 中暑对呼吸系统有什么影响？

中暑早期，机体呼吸频率、潮气量、肺活量、呼吸肌做功均显著增加，出现呼吸性碱中毒；随着高温环境暴露时间延长及热损伤程度加重，通气功能受到显著抑制，导致呼吸运动减弱、呼气相延长、氧摄入不足、二氧化碳蓄积，直至呼吸衰竭。此外，干热大气还可直接作用于气道和肺组织，引起吸入性肺损伤，导致肺泡有效通气面积减小，加重通气功能障碍。

80. 中暑对血液系统有什么影响？

脱水和血液浓缩致红细胞压积（Hct）及纤维蛋白原升高，血栓形成的危险性倍增，易堵塞毛细血管。严重中暑的患者，发病后 2～3 天可出现凝血功能障碍，出现不同程度 DIC，皮肤瘀斑、穿刺点瘀斑，黑便、血尿、心肌出血、颅内出血，DIC 又可进一步促使多脏器功能障碍或衰竭，预后不良。

81. 中暑对泌尿系统有什么影响？

中暑时出汗多，心输出量降低，可使肾血流量减少，肾小球滤过率降低，尿液浓缩，出现蛋白尿及细胞管型尿；横纹肌溶解出现肌红蛋白尿，茶色尿，酱油色尿，可导致急性肾损伤，甚至肾功能衰竭。

82. 合并中暑手术患者麻醉前评估和准备要点是什么？

合并中暑手术患者麻醉前重点评估因高温引发的水电解质和酸碱失衡状况，可根据患者症状、循环状态以及意识改变，判断患者脱水程度（轻度、中度、重度）。中暑患者对失血更为敏感，特别是中、重度脱水者，较少失血即可引起低血容量休克。临床须根据症状、体征和实验室检查结果，明确其低血容量程度及出凝血功能状态，行针对性纠治。

83. 合并中暑手术患者麻醉监测要点是什么？

合并中暑手术患者麻醉监测应全程动态监测核心体温（鼓膜、食管、直肠或血液温度）；对中、重度脱水和重症中暑者应监测呼吸、循环、肝、肾和凝血功能及内环境状态，建议监测血浆渗透压；对合并严重失血或失血性休克患者，应连续监测血流动力学。体温影响麻醉深度的监测，37.0～39.5 ℃时，脑电双频谱指数（BIS）值随体温升高而增加，最大偏离值可达基础值的＋5%。

84. 合并中暑手术患者麻醉管理基本原则是什么？

合并中暑患者手术可单用区域麻醉或与全身麻醉联合应用。脱水和内环境紊乱可降低机体对局麻药耐受性，局部麻醉时宜选用低浓度局麻药，并适当减量，以防止局麻药中毒，慎用辅助药物。重症中暑患者免疫功能下降，原则上慎用椎管内麻醉及深部神经阻滞麻醉，以避免感染引发严重并发症。对于危重、多发伤、不确定性手术及术中预计大量失血或休克患者，首选全身麻醉。

85. 合并中暑手术患者全身麻醉时药物选择应注意什么?

对原因不明的运动型热病或运动型横纹肌溶解症者,慎用或禁用含氟类吸入麻醉药。脱水状态下表观分布容积减小,体温升高时霍夫曼代谢和酯酶水解增强,严重影响药物代谢。若合并肝、肾功能障碍,应选用可控性好的短效麻醉药,如丙泊酚、瑞芬太尼等。

86. 合并中暑患者围术期体温管理目标是什么?

合并中暑患者围术期应进行目标温度管理,即在特殊群体中实现并维持特定核心温度以改善临床预后的治疗策略。其要点为:尽早脱离高温环境,尽早监测核心温度,尽早有效降温,尽早达到目标温度。中暑患者通常可安全耐受0.1℃/min的降温速度,应力争在30 min内将核心温度降至39.0℃以下,2 h内降至38.5℃以下,当核心温度降至38.5℃时,停止降温或减弱降温强度,维持直肠温度在37.0~38.5℃,以避免体温过低。

(罗涛)

第十章

合并罕见病患者的麻醉管理

1. 什么是罕见病？

  罕见病（rare diseases）是指患病率很低的一类疾病。罕见病的特点是罕见，常被社会与医生忽视，故又称"孤儿病"（orphan disease）。其定义全球尚无统一的标准，WHO建议定义为患病率低于万分之6.5~10。我国大陆目前无官方定义，有建议定义为患病率低于1/500 000或新生儿发病率低于1/10 000。2018年国家卫健委等五部门联合发布了《第一批罕见病目录》，纳入了121种罕见病。目前公认的罕见病有5 000~7 000种，涉及多学科，约占人类疾病的10%。全球罕见病患者总人数达2.63~4.46亿，约72%由基因缺陷所致，大多数疾病的发病机制、病理生理、诊断及治疗不明确，相关的基础与临床资料也极为匮乏，临床医生对其知晓率低，罕见病的诊疗是人类目前所面临的最大的医学挑战。

2. 罕见病的麻醉特点是什么？

  罕见病麻醉的最大特点与困难是疾病的罕见性及未知性。罕见病麻醉管理的文献资料很"罕见"，且多分散于各种专业杂志中，大多数病例缺乏足够的循证医学依据与共识，其麻醉管理只能"摸着石头过河"。此外，与其他专科不同的是，麻醉医师面对的是所有临床科室的患者，涉及范围之广、无任何临床学科所能及，且面临着手术麻醉的影响、需要立即作出正确的判断与处理等诸多挑战。实施罕见病的麻醉，不仅要拥有更扎实的、更广博的基础知识，还应有丰富的临床经验及随机应变的处置能力。

3. 什么是21-羟化酶缺乏症？

  21羟化酶缺乏症（21-hydroxylase deficiency，21-OHD）是一种先天性肾上腺糖皮质激素（皮质醇）与盐皮质激素（醛固酮）合成障碍性疾病。它是由于编码合成21-羟化酶的CYP21A2基因(6p21.3)突变所致,为常染色体隐性遗传。本病是先天性肾上腺皮质增生症的最主要原因。

4. 21-羟化酶缺乏症的病理生理改变是什么?

21-羟化酶是肾上腺皮质合成皮质醇与醛固酮的重要酶,其作用是催化17-羟基孕酮合成皮质醇、催化孕酮合成醛固酮;因皮质醇与醛固酮合成障碍,垂体前叶促肾上腺皮质激素通过反馈调节机制代偿性释放增加,刺激肾上腺皮质,导致肾上腺皮质增生,促进雄激素旁路合成,造成高雄激素血症并出现相应的症状与体征。皮质醇合成障碍,导致肾上腺皮质功能减退症状;醛固酮合成障碍,其排钾保钠作用下降或丧失,导致水、钠负平衡,甚至出现失盐危象(salt-wasting crises)。

5. 21-羟化酶缺乏症的临床表现是什么?

出生后出现肾上腺皮质功能不全、失盐、高雄激素血症症状。肾上腺皮质功能不全表现为低体重、无力、喂养困难、恶心呕吐、生长发育延迟、皮肤黏膜色素沉着、体位性低血压等;严重者导致肾上腺皮质功能危象:极度虚弱、恶心呕吐、腹泻,同时合并脱水、高热及低钠血症、高钾血症等水和电解质紊乱与低血糖、氮质血症、低血压、休克;失盐表现为低钠血症、低血容量,同时合并高钾血症和(或)低血糖。失盐危象表现为休克,它是肾上腺皮质功能危象的一部分,但本病的失盐表现明显。高雄激素血症表现为女性男性化、性早熟、外生殖器及生长发育异常,有时导致出生时性别模糊。实验室检查:血清皮质醇前体17-羟基孕酮、雄激素升高,低钠血症、高钾血症等。

6. 21-羟化酶缺乏症如何分型?

分为经典型及非经典型。经典型有严重酶缺乏,出生前有男性化表现,它又分为单纯男性化型(占25%)和失盐型(占75%);非经典型有轻度酶缺乏,出生后发病。

7. 21-羟化酶缺乏症如何进行麻醉前准备?

麻醉前通过糖皮质激素与盐皮质激素替代治疗与全身管理,纠正代谢紊乱及低钠血症、高钾血症、脱水等水电解质平衡失调。同时要控制感染等可能诱发肾上腺皮质功能危象与失盐危象的因素。围术期激素替代治疗方案既要补充生理需要量,又要补充应激保护量。常用氢化可的松,因为它有等效的盐皮质激素和糖皮质激素作用。失盐表现严重者应在此基础上增加补充盐皮质激素（肌注醋酸去氧皮质酮或口服氟氢可的松）。

8. 21-羟化酶缺乏症麻醉管理原则是什么?

① 保证良好的麻醉效果，维持血流动力学及内环境的稳定，避免疼痛、缺氧、二氧化碳蓄积及其他不恰当的应激反应。② 麻醉药应避免用依托咪酯，因为它对垂体-肾上腺皮质轴有较长时间的抑制作用;高血钾者应避免用琥珀胆碱。区域神经阻滞及椎管内麻醉对有适应证的患者是较好的选择。③ 患者可能还同时合并肾上腺髓质功能低下、低钠血症及低血容量，也可能合并高血压。应加强血流动力学、血电解质、血容量及血糖的监测与管理，应特别注意防止失盐型新生儿发生失盐危象。出现低血压时应在对症处理、增加氢化可的松用量的同时，根据血钠监测补充氯化钠液。

9. 什么是白化病?

白化病（albinism），又称先天性色素缺乏症，是一组以皮肤、毛发、眼睛黑色素部分或全部缺失为主要临床特征的先天性疾病。它是由于酪氨酸合成黑色素相关的基因与酶缺陷所致，总患病率估计为 1∶17 000～1∶20 000。

10. 白化病如何分类?

① 根据酪氨酸酶的反应性，分为酪氨酸酶反应阴性及阳性白化病。② 根据临床表现，主要分为三类：眼皮肤白化病、眼白化病、特殊类型的白化病。

11. 什么是眼皮肤白化病?

眼皮肤白化病（oculocutaneous albinism，OCA），又称泛化性白化病，为常染色体隐性遗传。迄今为止，已发现 7 种非综合征型 OCA（OCA 1～7 型），与不同的基因突变有关（如：TYR、OCA2、TYRP1、SLC45A2、SLC24A5、LRMDA 基因）。除眼睛、皮肤、毛发黑色素减少外，还表现为白发、白皮肤，淡色的虹膜，眼球震颤，对光过敏，视力障碍等。紫外线相关皮肤恶性肿瘤发生率高。

12. 什么是眼白化病?

眼白化病（ocular albinism，OA）属于局限性白化病。其中 1 型最常见，它是X 连锁遗传（相关基因 GPR143），故 OA 又称为 X 连锁遗传性白化病（XLOA）。

XLOA 几乎仅见于男性，女性少见，男性患病率为 6 万分之一。常染色体隐性遗传性 OA 极为罕见。OA 的主要病理改变为眼虹膜和视网膜黑色素减少，一些患者还有视神经异常。临床表现除眼睛黑色素减少外，还有视敏度与立体视觉障碍、眼球震颤、斜视、畏光等，毛发与皮肤色素正常或略浅。

13. 有哪些特殊类型的白化病？

一些白化病可能是某些综合征的临床表现之一，据不完全统计，迄今已发现十余种疾病（综合征）合并有白化病表现。包括 Hermansky-Pudlack 综合征、Chediak-Hagashi 综合征、Griscelli 综合征、Elejalde 病、Kotzot-Richter 综合征、眼白化病并迟发性感音神经性耳聋、Tietz 白化病-耳聋综合征、Angelman 综合征、Prader-Willi 综合征等。

14. 白化病的麻醉管理要注意什么？

① 非综合征型的本病患者，其麻醉管理通常与正常人无异，但也有作者认为部分患者的智力与体力发育较差，对麻醉药的耐受性下降。患者对光，尤其是紫外线极度敏感，其视力所及之处应尽量采用暗淡光源或佩带墨镜，尤其要避免术中灯光直接照射其眼睛。② 要特别注意本病可能是其他综合征的临床表现之一，一些特殊类型可能合并危及生命的全身性病变。③ 白化病患者在有色人种中可能受到污名化及歧视，在东非部分地区，白化病患者甚至在一些仪式上被屠杀，其身体组织被认为有神奇的药用价值。患者可能合并有严重的心理障碍。术前应进行适当的安抚与心理支持。④ 个案报道，眼皮肤白化病者脉搏氧监测值可出现误差。

15. 什么是 Alport 综合征？

Alport 综合征（alport syndrome, AS）是一种以进行性肾脏病变并伴有听觉与视力障碍为主要临床特征的先天性遗传性胶原病。它有三种遗传方式：常染色体显性遗传 AS（ADAS）、常染色体隐性遗传 AS（ARAS）、X 连锁遗传 AS（XLAS）。其中，以 XLAS 最常见，男性比女性病情更为严重，而 ADAS 与 ARAS 病情严重程度无性别差异。XLAS 是由于 X 染色体上 COL4A5 基因突变引起的，ARAS 及 ADAS 是由于 2 号染色体上 COL4A3 或 COL4A4 基因突变引起的，这些基因编码肾脏、耳、眼及血管基底膜的 IV 型胶原蛋白。据估计，美国有 30 000～60 000 例本病患者，我国流行病学资料不详。

16. Alport 综合征临床表现是什么?

可在儿童期出现症状。表现为:① 血尿、蛋白尿,进行性肾功能损害,直至肾功能不全;XLAS 男性在十几岁或成年早期之前出现终末期肾病,而多数 XLAS 女性不会出现肾功能不全。② 感觉神经性耳聋,双耳进行性听力丧失,尤其是 XLAS 男性多见。③ 眼异常包括前圆锥形晶状体、后多形性角膜萎缩、视网膜黄色或白色斑点、复发性角膜糜烂、近视。④ 部分男性患者可能合并胸部或腹主动脉瘤,亦有面中部畸形的报道。

17. Alport 综合征麻醉管理要注意什么?

① 患者常合并严重的肾功能不全,有的正在透析治疗、等待肾移植术或已经进行了肾移植术。麻醉管理重点是保护肾脏功能、避免用肾毒性及主要经肾脏排泄的药物、维持内环境的稳定。对终末期肾病、长期血透者,要注意由于内环境发生了重大的改变,组织器官血液灌注严重受损而变得十分脆弱,有时可能出现一些罕见并发症。如术中发生完全性房室传导阻滞、嗅觉丧失、声带麻痹等。② 视力与听力障碍,沟通困难。③ 可能合并动脉瘤,尤其胸腹部大动脉血管瘤,应注意血压管理。④ 可能合并面中部畸形,应注意困难气道的问题。⑤ 大多数文献报道认为本病不属恶性高热易感者,但 Kern 报道了一例患者二次在全身麻醉时发生恶性高热并用丹曲洛林治疗(Kern M. Renal transplantation from an unrelated living donor to a malignant hyperthermia-susceptible patient: a case report. AANA J, 2011, 79: 397 - 400.)。

18. 什么是肌萎缩侧索硬化症?

肌萎缩侧索硬化症(amyotrophic lateral sclerosis,ALS),民间称之为"渐冻人症"。ALS 是一种以进行性骨骼肌肌无力、肌萎缩为主要临床特征的致命性上、下运动神经元退行性疾病。患病率约为 5.2:100 000,男性略高,著名的患者包括英国科学家斯蒂芬·霍金(Stephen Hawking)等。大部分患者无家族史(散发性 ALS),家族遗传性 ALS 则为同一家族中有两个以上 ALS 患者。散发性和家族遗传性 ALS 表现出相似的运动神经元的丧失和临床进程。

19. 肌萎缩侧索硬化症的病理改变与病因是什么?

ALS 的主要病理学特征是大脑皮质、脑干、脊髓运动神经元变性和死亡、神经胶质增生代替丧失的神经元,受累肌肉出现失神经性萎缩;部分患者合并额叶或颞叶皮层神经元丢失,导致额颞叶痴呆。其病因不明,约 20% 的病例可能与遗传及基因缺陷有关,较为常见致病基因包括:SOD1、TDP-43 等。另外有部分与环境因素(如:病毒感染、重金属中毒等)有关。运动神经元损害的机制包括:神经毒性物质累积、氧自由基使神经细胞膜受损、神经生长因子缺乏、线粒体功能障碍、细胞凋亡等。

20. 肌萎缩侧索硬化症的临床表现是什么?

① 全身骨骼肌(包括球部、四肢、胸腹部肌肉等)进行性肌无力与肌萎缩,同时伴有肌束颤动、肌阵挛,严重者出现面部表情控制困难、构音障碍、吞咽困难,膈肌及胸腹呼吸肌无力、呼吸困难;患者感觉功能正常,部分患者合并认知功能障碍、额颞叶痴呆。发病后平均 3～5 年因呼吸衰竭死亡,亦有存活 10 年以上者。② ALS 的特征是:脑干、颈、胸、腰骶四个区域同时混合存在有上、下运动神经元受累的表现。

21. 肌萎缩侧索硬化症的麻醉管理要注意什么?

① 目前尚无 ALS 麻醉管理指南,肌无力导致的呼吸功能衰竭与肺部并发症是 ALS 主要死亡原因,应尽量保护患者残存的呼吸肌功能,避免加重呼吸抑制与神经系统损伤。麻醉方法的选择应根据手术方式、患者的风险与潜在的获益等综合考虑。② 术前应改善患者营养状况、纠正电解质异常与低血容量、控制肺部感染,同时应适当镇静;ALS 功能评分量表(ALSFRS-R)有助于判断预后,ALSFRS-R 评分小于 39 分时,死亡率增加。③ 全身麻醉可能加重呼吸抑制并增加气道感染的风险,应避免有长效及强力呼吸抑制作用的麻醉药、尽量避免气管插管等,气道内操作时应严守无菌原则。ALS 患者对肌肉松弛药、镇静药、阿片药物十分敏感,可选瑞芬太尼、七氟烷、丙泊酚、右美托咪啶等;禁用去极化肌肉松弛药琥珀胆碱,在肌肉松弛监测下用非去极化化肌肉松弛药(推荐用罗库溴铵,因它有特异的拮抗剂舒更葡糖钠)。④ 椎管内麻醉的安全性有争议、且无定论,因为有不少文献报道认为它可能导致 ALS 神经症状恶化,但临床上也有不少安全应用的报道。由于下运动神经元受损,区域神经阻滞的安全性亦存疑。鉴于目前的医疗环境、风险的未知性、患者可能合并认知功能障碍或痴呆及目前短效全身麻醉药已能完全满足临床需要等原因,我们不建议实施包括椎管内麻醉在内的区域神经阻滞。⑤ 患者还常合并自主神经功能障碍,表现为心率与血管舒缩性不稳定,麻醉后可出现严重的低血压和心动过缓,尤其在椎管内麻醉时。应加强血流动力学监测与管理。

⑥ 术后应加强呼吸与循环监测。

22. 什么是天使综合征?

天使综合征(angelman syndrome，AS)，又称快乐木偶综合征(happy puppet syndrome)。它是一种以行为及运动异常为主要临床特征的中枢神经系统疾病。1965 年由英国儿科医生 Harold Angelman 首次描述。由于患者通常表现出一种快乐的行为，Angelman 联想起在意大利维罗纳的维奇奥博物馆看到 Caroto 的一幅名为"带着木偶的男孩"画作，遂命名为"快乐木偶综合征"。但现多采用 Angelman 综合征(天使综合征)的病名，因为 Angelman 的名字恰好是"天使"的意思，Angelman 综合征的病名既包括了发现者的名字，又包含有"天使"样临床表现的特点。本病多为散发，患病率为 1 万到 4 万分之一，无性别差异，部分为常染色体隐性遗传。

23. 天使综合征的发病机制是什么?

目前尚不完全清楚。大部分患者与母源 UBE3A 基因功能缺陷有关，包括母源 15q11~13 缺失、父源 15 号染色体有单亲二体(UPD)、母源 15q11.2~13 印迹缺陷(ID)、母源 UBE3A 基因突变等。其中，母源 15q11~13 微缺失最常见。UBE3A 编码泛素蛋白连接酶 E3A，参与泛素化途径，UBE3A 基因失功能时可影响功能性泛素-蛋白酶体系统，继而导致黑质、纹状体、海马及小脑浦肯野细胞蛋白泛素化异常等，但目前还不清楚染色体的这些微缺失是如何导致本病具体临床特征的。

24. 天使综合征的临床表现是什么?

本病临床表现有高度异质性，大部分患者的预期寿命正常，但严重者寿命不超过 15 岁，死亡原因多为癫痫与呼吸并发症。出生时可正常，出生后早期喂养困难，通常在 3~7 岁时出现明显症状。平头、头小而短，严重的智能障碍与行为异常，多合并严重的癫痫及睡眠障碍；语言及运动能力低下，共济失调，肢体震颤与抖动，缺乏恒定有活力的运动，定向力差。发少、下颌前突、面中部后缩、牙齿间距大。难以控制的精力充沛，不易被激惹，舌常伸出而流涎，通常表现出一种快乐的行为，频繁大笑或微笑，其拍手方式仿佛木偶。患者可能合并眼脉络膜色素减少(眼白化病)及脊柱、心脏、泌尿系统畸形与异戊酸血症等代谢异常。根据染色体 15q11~13 区域微缺失的程度及临床表现，本病分为五型，其中第一型表型最为严重，第五型最温和。

25. 天使综合征麻醉管理要注意什么?

① 围术期沟通困难,麻醉前应适当镇静。麻醉前评估还应注意是否合并其他先天畸形或异常。② 超过80%的患者合并各种类型癫痫,以癫痫大发作最常见、且药物治疗效果不佳。③ 可能合并困难气道;由于吞咽障碍与胃排空障碍,可能导致饱胃及反流误吸。④ 由于神经精神障碍及可能合并脊柱畸形,原则上采用全身麻醉,也可采用全身麻醉联合区域神经阻滞。⑤ 本病不属恶性高热高危者。麻醉药选择除注意避免可能诱发癫痫发作的药物外,还应考虑麻醉药对 γ 氨基丁酸(GABA)受体的影响。其染色体缺陷可致 GABA 受体基因缺陷、继而影响 GABA 受体的合成,患者可能对抗焦虑药、镇静催眠药、全身麻醉药和抗癫痫药等有不可预测的反应。由于常合并肌张力障碍与神经系统病变,应慎用肌肉松弛剂,避免用去极化肌肉松弛剂。⑥ 加强循环与呼吸管理。患者常合并迷走神经张力增加,难治性心动过缓是麻醉中最重要的危及生命的并发症,有时甚至需要心肺复苏治疗。⑦ 术后让患者尽早回到熟悉的环境并由熟悉的人照料,密切监测,预防癫痫发作。⑧ 由于常合并睡眠障碍,注意睡眠管理,褪黑素可能有一定的帮助。

26. 什么是精氨酸酶缺乏症?

精氨酸酶缺乏症(arginase deficiency)是一种常染色体隐性遗传性尿素循环障碍性疾病,是由于染色体 6q23.2 上编码精氨酸酶(arginase)的 ARG1 基因变异所致。精氨酸酶可在"尿素循环"的最后将精氨酸裂解为尿素与鸟氨酸。ARG1 基因变异致精氨酸酶缺乏,导致尿素循环障碍,精氨酸和氨在血液中积累并对中枢神经系统造成损害。估计患病率约为每 30 万~100 万人中 1 例,在所有的尿素循环障碍性疾病中最低。

27. 精氨酸酶缺乏症的临床表现是什么?

进行性痉挛性瘫痪、认知功能下降、身材矮小。常合并不同程度的间歇性高氨血症,但很少严重到危及生命或导致死亡。出生后和童年早期多为正常,通常在 3 岁左右出现症状,表现为全身(尤其是腿部)肌肉僵硬、痉挛、生长发育迟缓、小头畸形、认知功能障碍、智力残疾、癫痫、震颤、共济失调、行走丧失、膀胱功能失去控制等。在高蛋白饮食、月经期或禁食等时因血氨显著升高,神经症状加重,出现易怒、拒绝进食和呕吐,甚至脑水肿。实验室检查:肝脏或红细胞精氨酸酶活性低下,血精氨酸浓度显著升高,脑影像学常显示皮质萎缩。

28. 精氨酸酶缺乏症如何治疗？

饮食治疗(高热量碳水化合物及脂肪,无精氨酸、补充必需氨基酸的无蛋白质或蛋白质限制饮食),同时口服苯丁酸钠与苯丁酸甘油等排氮药,维持血浆精氨酸浓度与血氨接近正常水平。发生昏迷或脑病时,需要快速降低血氨浓度,可用苯乙酸钠、苯甲酸钠、血液透析。重症患者可行肝移植。

29. 精氨酸酶缺乏症麻醉管理要注意什么？

① 术前给以充足的热量,麻醉前应尽量缩短禁食时间,在禁食期间应持续输注葡萄糖液,避免分解代谢。排氮药应持续服至术前并在术后早期重新服用。择期手术应选在血氨与精氨酸浓度基本正常、神经系统症状缓解期实施。② 麻醉管理目标是:促进合成代谢、避免分解代谢,避免血氨与精氨酸浓度进一步升高。要保证良好的麻醉效果、维持循环及内环境的稳定、避免过度的应激反应。③ 加强循环监测与管理,因精氨酸也是一氧化氮的前体,精氨酸酶缺乏可致一氧化氮增多,麻醉中可出现明显的血压下降与血流动力学波动。④ 本病无特殊禁忌的麻醉药,但应慎用肌肉松弛剂,尤其是禁用去极化肌肉松弛剂。糖皮质激素可增加血氨,应慎用。为及时评估中枢神经功能,术后应让患者快速苏醒。

30. 什么是窒息性胸腔失养症？

窒息性胸腔失养症(asphyxiating thoracic dystrophy, ATD),又称热纳综合征(jeune syndrome)等。它是一种以胸廓骨骼发育不良并造成起呼吸功能障碍为主要临床特征的常染色体隐性遗传性骨骼发育障碍性疾病,属胸廓发育不良综合征。1955 年由 Jeune 医生首先报道。其病因尚不清楚,目前至少发现有 11 个基因的突变与本病有关(如 IFT80、DYNC2H1、WDR19、IFT140、TTC21B 等),其中半数病例有 DYNC2H1 基因突变。在这些基因相关蛋白中,包括细胞纤毛内转运蛋白(IFT)。"纤毛(cilia)"在许多化学信号通路中起着中心枢纽作用,其中包括 Sonic Hedgehog 通路。这些通路对软骨和骨骼细胞的生长、增殖、分化至关重要。除骨骼外,纤毛异常涉及多组织和器官(如肾脏、肝脏、视网膜等),可导致相应症状与体征。患病率为 $1/100\,000$ 万～$1/130\,000$。

31. 窒息性胸腔失养症有哪些临床表现？

新生儿出生时胸廓狭窄、肋骨短、肺部生长扩张受限,造成危及生命的呼吸困难,部分患儿只能活到婴儿期或幼儿期。其他骨骼异常表现为四肢短、身材矮小、多指(趾)畸形、锁骨及骨盆骨异常。全身异常还包括肾脏、心脏、肝脏病变、胰腺囊肿、牙齿异常及视网膜营养不良等。幸存患儿随着年龄增加,狭窄的胸部及相关的呼吸问题有可能得到一定改善。X线示胸廓钟形狭窄,短而水平位的肋骨及不规则肋间关节,严重者胸廓横断面呈"三叶"状,心脏位于"前叶"。

32. 窒息性胸腔失养症的麻醉管理要注意什么?

① 除胸廓畸形致心肺受压、功能严重受损外,患者还可能合并多器官或系统畸形,超过50%的患者存在心脏缺陷与肾脏病变。重症患儿常需在出生后早期行胸廓成形术、气管切开术、胃造瘘术以挽救生命或改善进食困难与营养不良;但此期手术麻醉风险大,应尽量延至较年长后行择期手术;但年长儿的肺动脉高压病变持续进展,尤其是肾脏病变持续进展、甚至出现肾功能不全。麻醉前应改善全身与营养状况、控制肺部感染。② 严重 ATD 患者的麻醉管理十分棘手。胸廓畸形导致肺发育不良、限制性肺通气障碍、呼吸贮备功能下降、心脏受压,麻醉管理重点是保护肺功能、维持氧合、保证循环功能的稳定。由于功能残气量减少,麻醉诱导时极易出现低氧血症,同时也可导致吸入麻醉诱导加快。通气参数通常设置为低潮气量模式或压力控制肺通气模式。要注意在胸廓成形术时,切开胸廓后患者的呼吸力学与氧合可能得到暂时性改善,但植入胸廓假体后又可造成呼吸力学恶化。③ 本病不属于恶性高热高危者。

33. 什么是非典型溶血性尿毒症综合征?

非典型溶血性尿毒症综合征(atypical hemolytic uremic syndrome, aHUS)是一种以微血管病性溶血性贫血、血小板减少和肾脏受损"三联征"为主要临床特征的常染色体隐性或显性遗传性血栓性微血管病。根据病因,国际溶血性尿毒症综合征小组将与志贺毒素相关溶血性尿毒症综合征称之为典型溶血性尿毒症综合征,非典型溶血性尿毒症综合征专指基因突变及先天性补体旁路途径异常所致者。

34. 非典型溶血性尿毒症综合征的发病机制是什么?

补体及相关调节蛋白基因突变、补体旁路途径调控紊乱与过度激活所致。目前已发现数个与补体调节蛋白有关的基因与本病有关,如:CFH、CFI、CFB、C3、MCP、DGKE、THBD 基因等,其中,CFH 突变者最多见,但约30%的患者病因不明。在一些因素的触发下,补体旁路途径不可抑制地持续激活,导致膜攻击复合物形成、血管内皮细胞受损及凝血级联活化、微血栓形成、血小板消耗性减少、红细胞破坏与溶血性贫血。血管内微血栓形成还影响肾、脑、心、肺等多器官系统,其中以肾脏的损害最为严重,约三分之一的患者在第一次发作后即造成肾功能不全,反复发作及肾脏持续病变可致终末期肾病。

35. 非典型溶血性尿毒症综合征临床表现是什么?

微血管病溶血性贫血、血小板减少、肾功能受损"三联征"是典型表现;肾外症状有中枢神经系统症状(脑病、抽搐、复视、皮质盲、偏瘫、嗜睡、甚至昏迷);心脏病变(冠脉阻塞性病变、心肌梗死、心肌炎、心肌病、心力衰竭等);周围血管病变较少见,儿童可能有指(趾)坏疽;肺部表现为肺出血和低氧血症等。

36. 非典型溶血性尿毒症综合征如何治疗?

① 全身支持治疗。② 血浆置换(PE)与输注血浆(PI)。③ IgG 单克隆抗体依库珠单抗是首选治疗和预防复发用药。④ 手术治疗:终末期肾病肾移植、CFH 基因突变者(CFHD‐HUS)肝移植、严重 CFHD‐HUS 者常需肝肾联合移植。

37. 非典型溶血性尿毒症综合征的麻醉管理要注意什么?

① 未发作的患者隐匿性强、麻醉手术潜在较大的风险。有家族史的患者应警惕本病。② 麻醉前改善全身状况、纠正异常。③ 避免在急性发作期实施择期手术与麻醉,即使缓解期亦应尽量避免实施一些非必要的手术。④ 预防性应用依库珠单抗及血浆置换或输注血浆。⑤ 预防补体异常激活。感染、应激、某些药物等可诱发本病,应保证良好的麻醉效果,避免各种应激因素,维持内环境的稳定。⑥ 维持血流动力学稳定与肾脏灌注,避免用肾毒性药物。⑦ 监测:溶血时出现血红蛋白尿;微血管病溶血性贫血的特点是贫血、外周血涂片见畸形破碎的红细胞、Coombs 试验阴性,伴血小板减少与凝血功能异常;必要时监测血补体。⑧ 依库珠单抗治疗易发生感染,而感染可诱发本病。

38. 非典型溶血性尿毒症综合征麻醉用药要注意什么?

① 本病临床用药的安全性尚不清楚,文献报道一些药物可能诱发本病,如:贝伐单抗、可卡因、环孢霉素、多烯紫杉醇、依维莫司、吉西他滨、干扰素等。② 目前无文献报道临床常用的麻醉药可诱发本病。

39. 什么是自身免疫性脑炎?

自身免疫性脑炎(autoimmune encephalitis,AE),又称抗体相关性脑炎(antibody-associated encephalitides)。它是一类由于免疫机制失调、抗神经细胞抗体所介导的脑炎,以边缘系统和边缘系统以外的神经功能障碍为主要临床特征。

40. 自身免疫性脑炎的发病机制是什么?

目前尚不清楚。可能与免疫机制失调、机体产生抗神经细胞抗体有关。迄今已发现十多种抗神经细胞抗体,可直接作用于神经细胞膜表面的抗原或细胞内细胞器的抗原而致病。根据其作用部位,AE相关抗体分为抗神经细胞内抗原抗体及抗神经细胞表面抗原抗体。其中,抗神经细胞表面抗体相关的 AE 主要涉及体液免疫反应,副肿瘤性脑炎其自身抗体主要作用于细胞内抗原、并与细胞免疫有关。本病根据体内检出的主要自身抗体来命名,本病约占脑炎的 10%~20%,其中,抗 NMDAR 脑炎最常见,约占 80%,其次是抗 LGI1 脑炎。

41. 自身免疫性脑炎的临床表现是什么?

精神和神经症状。精神障碍表现为精神行为异常、记忆障碍、睡眠障碍等;神经功能障碍表现为不同程度的意识障碍、中枢神经系统弥漫性或多灶性症状、动眼神经危象、肌张力异常、运动与感觉障碍、共济失调、癫痫、自主神经功能障碍等,严重者可出现昏迷。抗神经细胞表面抗体相关的 AE 可大致分为三类:抗 NMDAR 脑炎、边缘性脑炎及其他类型的 AE。

42. 自身免疫性脑炎的麻醉管理要注意什么?

① 麻醉前重点评估中枢神经系统病变程度,严重者术前可考虑静脉免疫球蛋白治疗或血浆置换。② 避免椎管内麻醉,可考虑选择全身麻醉或区域神经阻滞麻醉。③ 患者体内存在的 NMDAR 抗体与 $GABA_AR$ 抗体,可使 NMDAR 与 $GABA_AR$ 失能,从而影响相应麻醉药及其他相关药物的药效学。④ 常合并自主神经功能障碍,表现为体温异常、循环不稳定。⑤ 创伤与应激可损害免疫调节功能,加重其病理改变。⑥ 由于自主神经功能障碍、循环功能不稳定、严重肺通气功能障碍等,术后应加强监测与管理。

43. 自身免疫性脑炎麻醉药物的选择要注意什么?

患者体内存在的 NMDAR 抗体与 $GABA_AR$ 抗体,可使 NMDAR 与 $GABA_AR$

失能，从而影响相应麻醉药及其他相关药物的药效学，使其变得难以预测并可能出现一些意外的神经、精神症状。抗 NMDAR 脑炎患者应避免用氯胺酮、美沙酮、氧化亚氮、氙等直接作用于 NMDAR 的药物，而间接作用于 NMDAR 的药物可安全使用。七氟烷的应用有争议。对脑炎患者而言，由于其麻醉药的药效本身就难以预测，因此无论何种类型的 AE 均应严密监测其麻醉深度，并对术后神经功能、精神行为进行监测与评估。

44. 什么是自身免疫性垂体炎?

自身免疫性垂体炎(autoimmune hypophysitis，AH)是一种由自身免疫引起的罕见慢性垂体炎症性疾病。它分为原发性与继发性，原发性 AH 包括：淋巴细胞性垂体炎、肉芽肿性垂体炎等。继发性 AH 可继发于朗格汉斯细胞组织细胞增多症、系统性红斑狼疮等全身性疾病等。其病因可能与遗传和环境因素有关。其流行病学资料尚不清楚，有报道年发病率约为 1/9 000 000，约占鞍区或鞍上病变的 0.24%～0.88%。

45. 自身免疫性垂体炎的病理改变与临床表现是什么?

① 垂体分为腺垂体和神经垂体二部分，其中腺垂体分泌多种多肽激素，如：促甲状腺激素、促肾上腺皮质激素、促黄体生成激素、促卵泡成熟激素、催乳素、生长激素、促黑激素、促脂解素、内啡肽等，它对相关靶腺与器官进行调控的同时，它也受下丘脑的调控；神经垂体分泌的激素包括催产素与加压素(抗利尿激素)。除垂体外，病变还可能累及下丘脑及相邻部位，出现垂体及下丘脑病变相关症状。② 临床表现：增大的垂体占位头痛和视力障碍；内分泌功能障碍：肾上腺皮质激素、甲状腺激素、性腺激素等一种或多种腺垂体激素功能减退的症状，垂体后叶、垂体柄、甚至下丘脑受损，出现中枢性尿崩症；高泌乳素血症：闭经或月经少、溢乳。下丘脑综合征：下丘脑受累出现嗜睡、缺乏饱腹感及渴感、体重异常增加、体温波动、出汗障碍、情绪与神志障碍等。继发性 AH 常合并全身性疾病的表现。

46. 自身免疫性垂体炎麻醉管理要注意什么?

① 麻醉前重点对垂体相关靶腺进行评估，尤其是甲状腺及肾上腺皮质功能，做好相应替代治疗。② 麻醉管理应遵循一般管理原则，无颅内压升高、且有适应证的患者也可实施椎管内麻醉。要特别注意合并上述"下丘脑综合征"的患者，其病变累及范围广、病情较重，术中应加强血流动力学、体温、尿量及血电解质监测与

管理,根据病情及时调整激素补充方案。

47. 什么是自身免疫性胰岛素受体病?

自身免疫性胰岛素受体病(autoimmune insulin receptopathy,AIR),又称 B型胰岛素抵抗综合征(type B insulin resistance syndrome,TBIRS),是一种由胰岛素受体自身抗体(IRAbs)所致的自身免疫性内分泌疾病,以胰岛素抵抗、高血糖或低血糖、黑棘皮病等为主要临床特征。病因尚不清楚,可能与免疫功能紊乱有关。IRAbs 的特点是对血糖的调节有双相作用,既可引起严重高血糖,也可引起低血糖。IRAbs 还能增加肝脏葡萄糖释放、抑制肌肉摄取葡萄糖,导致高血糖。流行病学资料尚不清楚,截至 2014 年全球仅报告了 67 例,多为女性及和非裔美国人。

48. 自身免疫性胰岛素受体病临床表现是什么?

严重的高血糖与低血糖。高血糖时,胰岛素治疗效果不佳。常合并黑棘皮病,女性多合并多囊卵巢、高雄激素血症。还可能合并自身免疫性疾病与血液学疾病等。

49. 自身免疫性胰岛素受体病如何治疗?

① 控制血糖:控制高血糖常需大剂量的外源性胰岛素,也可辅以胰岛素增敏剂、GLP-1 受体激动剂、IGF-1 等。预防低血糖,可持续输注葡萄糖液及频繁进食。② 免疫调节:药物治疗包括糖皮质激素、利妥昔单抗免疫抑制剂,必要时血浆置换及静脉免疫球蛋白治疗。

50. 自身免疫性胰岛素受体病麻醉管理要注意什么?

① 可能合并自身免疫性疾病、血液病等其他全身性疾病;② 注意糖皮质激素、免疫抑制剂的不良反应及与麻醉药的相互作用;③ 血糖管理是重点,既要治疗高血糖,又要预防低血糖,其中低血糖的危害更大。④ 本病血胰岛素水平高、低血糖的临床表现有时可能被误诊为胰岛素瘤。同样,诊断为胰岛素瘤的患者要考虑本病的可能。

51. 什么是 β-酮硫解酶缺乏症?

β-酮硫解酶缺乏症(beta-ketothiolase deficiency,BKT),又称 2-α-甲基-3-羟基丁酸血症(2-alpha-methyl-3-hydroxybutyric acidemia)等。它是一种罕见的常

染色体隐性遗传性异亮氨酸及酮体代谢障碍性疾病。其原因与乙酰辅酶 A 乙酰基转移酶-1(ACAT1)基因(11q22.3)变异有关,ACAT1 基因编码线粒体内 β-酮硫解酶(又称乙酰乙酰辅酶 A 硫解酶),后者的作用是在异亮氨酸及脂肪酸的代谢通路中,负责将异亮氨酸分解而来的 2-甲基乙酰乙酰 CoA 或脂肪酸分解而来的乙酰乙酰 CoA,分解成乙酰 CoA,后者进入三羧酸循环代谢。β-酮硫解酶缺乏致其上游的异亮氨酸及其代谢产物 2-α-甲基-3-羟基丁酸、2-甲基乙酰乙酰 CoA 等有机酸堆积及酮体分解代谢的最后一步障碍,致代谢性酸中毒及酮症与组织细胞损伤。患病率约为十万至百万分之一。

52. β-酮硫解酶缺乏症的临床表现是什么?

婴儿与儿童期发病。平时多无症状,但在感染、饥饿等应激状态或进食大量蛋白质后出现间歇性酮症酸中毒发作及神经损伤症状,出现呕吐、脱水、痉挛、呼吸困难、嗜睡、甚至昏迷,长期反复发作可遗留癫痫、智力及运动功能障碍等神经损伤后遗症,可能合并心肌病、QT 间期延长、中性粒细胞减少、血小板减少和肾功能衰竭等。实验室检查:血液与尿中 2-α-甲基-3-羟基丁酸及 2-甲基乙酰乙酰 CoA升高、尿酮阳性。

53. β-酮硫解酶缺乏症如何治疗?

目前无根治方法,主要是对症治疗。避免饥饿、蛋白质限制及低脂肪饮食、补充肉碱等。急性发作期治疗包括:静脉输注葡萄糖电解质液,抑制分解代谢,同时用碳酸氢钠纠正酸中毒。

54. β-酮硫解酶缺乏症如何进行麻醉管理?

① 麻醉前评估重点关注神经系统损伤、可能合并心肌病与 QT 间期延长等。尽量缩短禁食时间,禁食期间可静脉补充葡萄糖液。② 避免诱发酮症酸中毒的因素和药物。术中应严密监测血糖、血气、尿酮,输液应以葡萄糖电解质液为基础,预防低血糖。③ 麻醉药安全性尚不清楚,有作者建议避免用丙泊酚和依托咪酯,因为它们可能抑制线粒体酶、并增加脂质负荷,而硫喷妥钠、氯胺酮、挥发性药物和阿片类药物似乎是安全的。良好的麻醉管理比麻醉药物的选择更为重要,应避免过度的应激反应引起分解代谢增加。

55. 什么是生物素酶缺乏症？

①生物素酶缺乏症（biotinidase deficiency，BTDD）是由于生物素酶基因（BTD）突变、生物素酶活性下降引起的一种常染色体隐性遗传性神经营养障碍性疾病。它是迟发性生物素响应性多羧化酶缺乏症的主要原因，但症状较全羧化酶合成酶缺乏症轻。②生物素是多种与三大营养物代谢有关酶的辅酶，包括，与蛋白质的分解代谢有关的丙酰辅酶A羧化酶和3-甲基巴豆酰辅酶A羧化酶，与糖异生有关的丙酮酸羧化酶，与脂肪酸合成有关的乙酰辅酶A羧化酶等。③生物素来源于饮食，游离生物素由四种羧化酶将其从非活性形式转化为活性形式，与蛋白质结合的生物素通过降解释放出生物胞素和/或生物素肽，后者在生物素酶作用下，变成游离生物素而发挥作用。生物素酶缺乏导致生物素缺乏与利用障碍、前述几种生物素依赖性酶功能缺陷、能量代谢障碍及中间代谢产物蓄积，引起代谢性酸中毒、有机酸尿症及神经系统与皮肤等损害，严重者可致死。新生儿患病率约为1/60 000。

56. 生物素酶缺乏症的临床表现是什么？

临床表现与生物素酶活性及是否及时有效治疗有关。多在1岁至10岁之间起病，平均年龄为3.5岁，部分患者直到青春期才出现症状。严重患儿表现为肌张力减退、癫痫发作、共济失调、发育迟缓、听力丧失、视神经萎缩、呼吸异常（如：过度通气、喉部喘鸣和呼吸暂停等）、结膜炎、念珠菌病、湿疹性皮疹、脱发。化验检查示酮症酸中毒、乳酸酸中毒、有机酸尿症、高氨血症、低血糖等。

57. 生物素酶缺乏症如何诊断及治疗？

①诊断：根据临床表现、急性发作期血酰基肉碱谱检测（3-羟基异戊酰肉碱升高，可伴丙酰肉碱或丙酰肉碱与乙酰肉碱比值升高）、尿有机酸分析（3-甲基巴豆酰甘氨酸、3-羟基血清异戊酸、3-羟基丙酸等升高）、尿液生物素水平检测，血清、白细胞或皮肤成纤维细胞生物素酶活性测定。BTD基因检测有助于诊断并与全羧化酶合成酶缺乏症进行鉴别。②治疗：终身口服生物素。本病是临床少有的、可治愈的遗传代谢性疾病。但由于已造成的损害通常是不可逆的，补充生物素无效。

58. 生物素酶缺乏症如何进行麻醉管理？

①择期手术者，应积极补充生物素治疗，待症状缓解后再行手术。②生物素应用至术前，术后应尽量早期重新给药。术前应改善患者的代谢状况，限制蛋白质

的摄入，并补充葡萄糖液，纠正代谢性酸中毒及高氨血症。③ 麻醉管理可参考"全羧化酶合成酶缺乏症"。目前无报道提示临床常用的麻醉药对生物素酶有影响，麻醉药与肌肉松弛药的应用同其他神经肌肉病变者。应维持血流动力学稳定，避免缺氧、酸中毒。

59. 什么是心脏离子通道病？

心脏离子通道病（cardic ion channelopathies，CICP）是一组由于编码心肌细胞离子通道亚基或相关调节蛋白基因突变、导致心肌细胞离子通道功能障碍的遗传性疾病。它常与心律失常和心脏结构正常的心源性猝死相关。后天性（获得性）原因也可导致心肌细胞离子通道功能障碍及相似表现，但 CICP 通常是指遗传性心脏离子通道病。临床常见的包括长 QT 综合征、短 QT 综合征、Brugada 综合征、儿茶酚胺敏感性多形性室速等。因其麻醉手术极为危险，麻醉医师应熟悉本病。仅从外观上来看患者与正常人无异，有些患者常规心电图检查可能无异常，其晕厥等病史也常被误认为癫痫、癔症、低血糖或体位性低血压等，而且尸检可能无任何阳性发现，在医疗纠纷的诉讼中，麻醉医师常处于不利位置。近年来由于对疾病认识的提高，在充分的术前准备下实施手术麻醉，大多数患者的风险已降低为"基本可控"。

60. 什么是长 QT 综合征？

长 QT 综合征（long QT syndrome，LQTS），又称复极延迟综合征（delay repolarization syndrome）。它是一组由于编码心肌离子通道蛋白的基因突变导致的、以心电图 QT 间期延长为主要临床特征的心脏离子通道病。除 Jervell 和 Lange-Nielson 综合征为常染色体隐性遗传外，均为常染色体显性遗传。迄今为止，已发现 15 个相关致病基因。其电生理学机制是通过影响钠、钾、钙离子通道（$\downarrow I_{Ks}$、$\downarrow I_{Kr}$、$\uparrow I_{Na}$、$\uparrow I_{Ca}$）及锚蛋白等导致心肌动作电位延长。LQTS 的临床特征是：QT 间期延长和 ST - T 易变，T 波异常，心律失常发作时呈尖端扭转型室性心动过速（TdP）或多形性室速，晕厥、抽搐、甚至猝死，而心脏解剖学结构正常。QT 延长的原因分为先天性（或遗传性、原发性）与后天性（或获得性），后天性是由于电解质异常（低钾、低钙、低镁等）、药物、器质性心脏病、甲状腺功能减退等引起。在专业文献中，如无特殊说明，LQTS 专指先天性或遗传性者。LQTS 患病率约为1/2 000，这不包括相当数量的隐匿性致病基因突变携带者。

61. 长 QT 综合征如何分型？

① 目前已发现 15 个基因突变与 LQTS 有关，据此将 LQTS 分为 15 个亚型（LQTS1～15），各亚型及相对应的突变基因如下：LQTS1（KCNQ1）、LQTS2（KCNH2）、LQTS3（SCN5A）、LQTS4（ANK2）、LQTS5（KCNE1）、LQTS6（KCNE2）、LQTS7（KCNJ2）、LQTS8（CACNA1c）、LQTS9（CAV3）、LQTS10（SCN4B）、LQTS11（AKAB9）、LQTS12（SNTA1）、LQTS13（KCNJ5）、LQTS14（CALM1）、LQTS15（CALM2）。其中，LQTS1、LQTS2、LQTS3 最多见。但少数诊断为 LQTS 家族中无上述基因突变，可能还有其他致病基因尚未发现。② 一些 LQTS 除 QT 延长外，还有其他异常，历史上将它们命名为"综合征"并保留至今。包括：Andersen-Tawil 综合征（又称 LQTS7，与 KCNJ2 基因变异有关，骨骼异常、肌肉无力、面部畸形）；Timothy 综合征（又称 LQTS8，与 CACNA1c 基因变异有关，骨骼异常、神经发育异常等）；Jervell 和 Lange-Nielson 综合征（与 KCNQ1 和/或 KCNE1 双等位基因变异有关，感音神经性听力丧失等）。Romano-Ward 综合征（RWS）专指无 QT 延长以外异常的其他类型 LQTS。

62. 长 QT 综合征的临床表现是什么？

女性多见，青少年发病，有猝死、或晕厥史、或家族史；心电图特征是 QT 或心率校正的 QT（QTc）延长与 T 波异常（男性 QTc>440 ms，女性>460 ms），合并快速性心律失常，通常为尖端扭转型室性心动过速（TdP）。TdP 多与 QTc 有关，QTc>500 ms 者的风险增加。TdP 的特点是心率多<200 次/min、且多会自行终止，从而导致晕厥；突发、无先兆的晕厥是最常见的症状。TdP 也可发展成室颤、心跳骤停及猝死；约 1/10 的患者猝死是首发临床表现。心脏事件常有基因型特异性触发因素，如：LQTS1 主要由运动触发（尤其是游泳期间的晕厥），LQTS2 主要由听觉刺激（铃声等）和情绪压力触发，LQTS3 主要发生在睡眠期间。某些类型的 LQTS 有额外的非心脏表型。

63. 长 QT 综合征的如何诊断及治疗？

① 诊断：Schwartz 的 LQTS 风险评分≥3.5，除外导致 QT 间期延长继发性原因的情况下，心电图校正的 QT 间期（QTc）≥500 ms，基因检测发现已知 LQTS 相关基因致病性变异。② 治疗：目标是预防 TdP 等致命的心律失常。TdP 发作时应立即启动高级生命复苏，以避免转变成室颤。TdP 药物治疗首选硫酸镁，对硫酸镁无反应者，应考虑临时经静脉心脏超速起搏。也可用异丙肾上腺素和 IB 类抗

心律失常药物(如利多卡因和苯妥英钠)。TdP 导致血流动力学不稳定时应进行非同步电击除颤。LQTS 的长期治疗首选长效 β 受体阻滞剂普萘洛尔,有心脏骤停史、室性心律失常风险高、禁忌 β 受体阻滞剂或耐药者,应植入埋藏式心脏复律除颤器(ICD)。

64. Schwartz 的 LQTS 风险评分是什么?

请参考"Schwartz 的 LQTS 风险评分表"(表 1)。

表 1　Schwartz 的 LQTS 风险评分表

诊　断　标　准	评　分
心电图表现	
QTc(ms)	
>480	3.0
460~470	2.0
>450	1.0
尖端扭转性室性心动过速	2.0
T 波交替	1.0
T 波切迹(3 个导联以上)	1.0
静息心率低于正常 2 个百分位数	0.5
临床表现	
晕厥	
紧张引起	2.0
非紧张引起	1.0
先天性耳聋	0.5
家族史	
家庭成员中有肯定的 LQTS	1.0
直系亲属中有<30 岁的心脏性猝死	0.5

评分:≤1.0 分=LQTS 低概率;1.5~3.0 分=LQTS 中间概率;≥3.5 分=LQTS 高概率。

65. 长 QT 综合征的麻醉前管理要注意什么?

① 麻醉医师应掌握本病,尤其是有晕厥、癫痫病史者要考虑本病的可能。一些表型可能合并有其他的先天性异常(如颌面畸形与困难气道等)。② QT 间期越

长,发生 TdP 的风险就越高,QTc≥500 ms 是发生 TdP 的重要预测因子,但要注意有些患者可能 QTc 在正常范围内(隐匿性 LQTS),但应激或肾上腺素激发试验阳性。③ 积极处理可能延长 QT 的后天性因素,术前应纠正电解质异常,尤其是低钾、低镁、低钙血症,维持血钾在正常偏高的水平。要注意非麻醉药物导致的 QT 延长(如某些抗生素、抗组胺药、血管紧张素受体抑制剂、抗心律失常药等),一些药物自身对 QT 只有轻微影响,但他们可能有"累积"作用,围术期进一步增加 QT 延长的风险。④ β 受体阻滞剂普萘洛尔等应持续服用至手术当天早晨,术后尽早继续服药。要保证环境的安静,尤其要禁止突然发出响亮噪声。术前应充分镇静,可口服咪达唑仑;但 LQTS3 常在睡眠时发作,镇静期间应持续监测并做好急救复苏准备。⑤ 麻醉前应做好随时可以除颤的准备,准备好体外除颤器、粘贴好除颤电极。麻醉期间应持续监测 Ⅱ 导联和 $V_{5\sim6}$ 导联心电图及进行有创动脉血压监测,记录 QT(QTc)基线值。已安装 ICD 者,为防止手术期间电干扰导致不适当的电击,在麻醉诱导前应将其关闭;因心动过缓型心律失常而安装起搏器者,应重新编程为非感知模式(如:VOO 或 DOO);但在手术结束后应立即重新开启。⑥ 麻醉诱导前可静注硫酸镁 30 mg/kg 预处理。

66. 长 QT 综合征的麻醉管理要注意什么?

① 麻醉、手术可延长 QT。麻醉管理的目的是预防 QT 延长及 TdP、室颤。② 麻醉用药的选择:原则是不延长 QT、不诱发 TdP、不刺激交感神经。避免用有 β 受体兴奋作用的拟交感药,如肾上腺素、麻黄碱、异丙肾上腺素、多巴酚丁胺等及缩宫素,但异丙肾上腺素有时用于 TdP 的急救;低血压时可用纯粹 α 受体激动剂(去氧肾上腺素等)。局麻药推荐用不加肾上腺素的利多卡因、罗哌卡因,尽量避免布比卡因(除腰麻外);氟化醚类吸入麻醉药都有不同程度 QT 延长作用,其作用是氟烷>七氟烷>异氟烷,如需应用,则首选异氟烷,但七氟烷也有不少安全应用的报道,应避免用氟烷。静脉麻醉药中,硫喷妥钠、丙泊酚是安全的,丙泊酚甚至还可逆转非 LQTS 者七氟烷导致的 QT 延长,丙泊酚静脉麻醉是本病的首选。咪达唑仑的安全性尚不清楚,但镇静用量或诱导用量时是安全的。右美托咪定是本病的良好选择。禁用氯胺酮。麻醉性镇痛药中,芬太尼是安全的,避免用舒芬太尼、美沙酮等。此外,避免用酪胺酸。非去极化肌肉松弛药除泮库溴铵外,均可安全应用;避免用琥珀胆碱。避免用抗胆碱药阿托品及镇吐药氟哌利多、昂丹司琼、胃复安等。③ 区域神经阻滞与椎管内麻醉,对有适应证的患者是较好的选择,但要注意镇静及避免椎管内麻醉平面过高。局麻药不加肾上腺素。④ 保证良好的麻醉

第十章

效果及内环境稳定特别重要。⑤ 术后应在 ICU 内继续监测,直至完全苏醒及 QTc 恢复至基线值。应保持环境安静,保证良好的术后镇痛。

67. 什么是短 QT 综合征?

短 QT 综合征(short QT interval syndrome,SQTS)是一种以短 QT 间期、阵发性心房颤动和(或)室性心动过速及心源性猝死(SCD)为特征的常染色体显性遗传性心脏离子通道病,而心脏解剖学结构正常。本病的发病机制尚不完全清楚,现已发现有 6 个编码心肌钾、钙通道亚单位的基因突变(KCNH2、KCNQ1、KCNJ2、CACNA1C、CACNB2b、CACNA2D1)与本病有关,据此将它们依次分为 6 个基因型(SQTS1~6)。此外,SCN5A、SLC4A3 等基因亦可能与 SQTS 有关。这些基因大多与长 QT 综合征有关,之所以会出现不同的心电结果,与这些离子通道"失能"或"获能"有关。SQTS 动作电位时程缩短、且心外膜缩短比心内膜明显,导致跨壁复极离散度增加、不应期缩短,从而触发各种心律失常。本病患病率不明,迄今已有近 100 例临床报道,但因有些患者无症状,故其患病率可能被低估,最近的研究表明成人患病率在 0.1% 和 0.02% 之间,而在小儿患病率为 0.05%。

68. 短 QT 综合征的临床表现是什么?

① 发病年龄从 1 个月至 80 岁,可能是婴儿猝死综合征原因之一。约 62% 有症状,主要表现有:心脏骤停,心悸,晕厥;多有频发室早,约 24% 有房颤。② 心电图特征:QTc≤340 ms 为 SQTS 诊断标准。还可能有多种心电图表现。③ 电生理检测示心房和心室有效不应期短,约 60% 可诱发室颤。

69. 短 QT 综合征如何诊断及治疗?

① SQTS 的诊断标准尚有争议,其焦点是如何确定有诊断意义的 QTc 低限值。2015 年 ESC 专家指南推荐,QTc≤340 ms 可确诊,QTc≤360 ms 时如有 SCD、恶性室心律失常病史及阳性家族史时应考虑,基因检测有助于诊断。② 治疗:奎尼丁与索他洛尔是本病的有效治疗药,也可用丙吡胺、胺碘酮;普罗帕酮对房颤治疗有效。必要时植入埋藏式心脏除颤起搏器(ICD)。

70. 短 QT 综合征的麻醉管理要注意什么?

① 同"长 QT 综合征",充分认识到这是一个极其凶险的心脏疾病,约 1/3 以上者无任何症状,而首发症状又多为心脏骤停、晕厥等,极为严重且无心脏解剖学异

常。② 奎尼丁与索他洛尔应持续服用至术前,术后应尽早重新开始服药。③ 做好随时可以除颤的准备,准备好体外除颤器、粘贴好除颤电极。常规进行五导联心电监测及有创动脉血压监测,以立即发现与心律失常有关的血流动力学不稳定。④ 血流动力学管理原则与 Brugada 综合征有些相似,应避免迷走神经张力过高,文献报道 β 受体激动剂异丙肾上腺素可有效中止本病电风暴。多数氟化醚类吸入麻醉药(如七氟烷)可延长 QT 并减少尖端扭转型室性心动过速发生率。

71. 什么是 Brugada 综合征?

Brugada 综合征(brugada syndrome,BrS)是一种以猝死或反复发生晕厥或室速/室颤(VT/VF)为主要临床表现的原发性遗传性心脏离子通道病。本病的心电图特征为右胸导联($V_1 \sim V_3$)ST 段抬高、伴/或不伴右束支传导阻滞样波形,无明显的心脏结构异常,但由于其右室流出道病变在其发病机制中起着重要作用,近年来有作者认为本病也可归类于心肌病。BrS 的真实患病率尚不清楚,世界各地均有报道,但南欧、亚洲多见,尤其是东南亚及东亚(日本、中国)。它占心脏性猝死的 4%～12%、无器质性心脏病猝死的 20%～60%。多有家族史,男女之比约 8:1,发病年龄多在 30～40 岁。

72. Brugada 综合征的发病机制是什么?

BrS 与心肌多种离子通道变异性有关,目前已发现 17 个编码离子通道蛋白的基因突变,包括:与钠离子通道相关者(SCN5A、GPD1－L、SCN1B、SCN3B、SCN2B、RANGRF、SLMAP)、钾通道相关者(KCNE3、KCNJ8、KCN4、KCNE5、KCND3)、钙通道相关者(CACNA1C、CACNB2B、CACNA2D1、TRPM4),据此,将其分成 17 个基因型,其中 SCN5A 为 BrS1 型最多见。SCN5A 突变还与多种遗传性心脏病(如:心肌病)有关,其致功能丧失(LoF)导致 BrS,而功能获得(GoF)导致长 QT 综合征 3 型。但目前只有约 30% 患者发现有基因异常,而在已确诊的 BrS 患者中,SCN5A 突变不超过 30%,可能还有其他一些未知基因的变异。本病为常染色体显性遗传,不完全外显。本病的发病机制尚不清楚,目前有"复极异常假说"与"除极异常假说"两种假说。其最重要的致病电生理基础是心肌内向钠或钙电流减少、或外向钾电流增加,导致净复极电流增加。因为离子通道突变的外显率不高,基因检测阴性者不能排除 BrS 的诊断,而基因检测阳性者被认为是 BrS 高危人群。家族史很重要,在 SCN5A 变异阳性的 BrS 家系中,即使某个别家族成员 SCN5A 变异检测为阴性,也不能轻易排除诊断。

73. Brugada 综合征的临床表现是什么？

患者常因 VT/VF 引起反复晕厥病史、甚至猝死，心脏结构正常。心电图示"三联征"：类右束支传导阻滞、右胸导联（$V_{1\sim3}$）ST 段呈下斜形或马鞍形抬高、T 波倒置，有时下壁肢体导联（Ⅱ，Ⅲ和 aVF 导联可有类似表现）。

74. Brugada 综合征如何分型？

根据心电图表现，将 BrS 波分为三型（其中Ⅰ型患病率为 12/10 000，Ⅱ型与Ⅲ型为 58/10 000）。① Ⅰ型：ST 段呈穹隆型（Coved）或下斜型抬高。J 波≥2 mm，ST 段抬高≥2 mm，T 波倒置。② Ⅱ型：ST 段呈马鞍型（saddle）抬高。J 波≥2 mm，ST 段抬高≥1 mm，T 波正向或双向。③ Ⅲ型：ST 段呈马鞍型（saddle）抬高。J 波≥2 mm，ST 段抬高<1 mm。

75. Brugada 综合征如何诊断及治疗？

① ECG $V_{1\sim3}$ 自发出现Ⅰ型 BrS 波，或原有Ⅱ或Ⅲ型 BrS 波患者在药物诱发下变成Ⅰ型 BrS 波，即可诊断。必要时可用 I_A 类或 I_C 类抗心律失常药行诱发试验或进行心脏电生理检查。② 治疗：植入埋藏式心律转复除颤器（ICD）是防止猝死的唯一有效办法，但仍存在无法转复的风险。药物治疗：首选奎尼丁，也可用西洛他唑，围术期可静脉异丙肾上腺素。

76. Brugada 综合征麻醉前管理要注意什么？

① 麻醉与手术的风险高，尤其是术前未能发现者其风险更大。② 避免或限制用可能诱发 BrS 样 ECG 波形的药物及异常生理状况。③ 围术期多导联 ECG 监测加右胸导联（$V_1\sim V_3$）监测，注意观察 ST-T 的变化。④ 维持正常体温。必要时应行有创血压监测和建立中心静脉通路。⑤ 奎尼丁、西洛他唑等应服至术晨，术前奎尼丁血药浓度应达 1~3 μg/mL 或 3.5~11 μmol/L。患者入室后持续静脉输注异丙肾上腺素。⑥ 做好随时可以除颤的准备。必须准备好体外除颤器，粘贴好除颤电极。关闭 ICD。⑦ 常规准备阿托品、麻黄碱、异丙肾上腺素等急救药。在整个麻醉期间均持续输注异丙肾上腺素，也可用阿托品和麻黄碱维持心率。

77. 有哪些可能诱发 BrS 样 ECG 波形的药物及异常生理状况？

① IA、IC 类抗心律失常药：阿吗灵、氟卡尼、吡西卡尼、普鲁卡因酰胺、普罗帕酮、胺碘酮、西苯唑啉、丙吡胺、维拉卡兰。② β 受体拮抗剂：普萘洛尔。③ 钙拮抗

剂：维拉帕米、地尔硫䓬、尼可地尔、硝苯地平。④ 精神治疗药：阿米替林、氯丙咪嗪、地昔帕明、锂剂、克噻平、去甲阿咪替林、三氟啦嗪、氰美马嗪、多虑平、氟苯氧丙胺、丙咪嗪、马普替林、奋乃静、甲硫达嗪。⑤ 麻醉药：布比卡因、普鲁卡因、利多卡因、丙泊酚、氯胺酮、曲马多。⑥ 抗癫痫药：卡马西平、苯妥英钠。⑦ 硝酸酯类：硝酸甘油、硝酸异山梨酯。⑧ 其他药物或状况：苯海拉明、引哒帕胺、乙酰胆碱、腾喜龙、新斯的明、麦角新碱、输注葡萄糖−胰岛素液、可卡因、酒精中毒、低钾血症、心动过缓、低体温、高烧或长时间沐浴。

78. Brugada 综合征麻醉管理的基本原则是什么？

Brugada 综合征麻醉管理的基本原则是：减少心肌细胞外向电流（I_{to}）或外向钾离子流（I_K），增加心肌细胞内向钠离子流（I_{Na}）或钙离子流（I_{Ca}）。通过调节自主神经张力，避免副交感神经过度兴奋。通过持续输注异丙肾上腺素，维持偏快的心率，避免心动过缓。避免用可能诱发 BrS 样 ECG 波形的药物。

79. Brugada 综合征麻醉药及相关用药如何选择？

① 镇吐药：氟哌利多和 5−HT 受体拮抗剂不禁忌，但要注意 LQTS 和 BrS 间存在潜在的关联。要避免甲氧氯普胺、苯海拉明、吩噻嗪类。② 阿片类药物及镇痛药：芬太尼、舒芬太尼可安全使用，瑞芬太尼数据较少，但由于其超短效，可常规应用。过量使用曲马多可出现 BrS ECG 波形，应慎用。哌替啶和酮咯酸已成功用于 BrS 者的术后镇痛。③ 肌肉松弛药及其拮抗剂：琥珀胆碱、维库溴铵、阿曲库铵、顺阿曲库铵、美维松等肌肉松弛药安全。肌肉松弛拮抗剂：慎用拟胆碱药新斯的明，但新斯的明联合阿托品或格隆溴铵，或用舒更葡糖是安全的。④ 吸入麻醉药：七氟烷和异氟烷是 BrS 麻醉的首选，但要注意 SCN5A 基因突变也与 LQTS 相关。⑤ 静脉麻醉药：丙泊酚的安全性有争议，大多将其归类于避免使用，但丙泊酚的不良结果多发生在丙泊酚滥用者和丙泊酚输注综合征中。单次诱导剂量可能是安全的，避免持续、大剂量输注。其他，硫喷妥钠、咪达唑仑是安全的，依托咪酯可能会出现 ST 段抬高。氯胺酮的安全性尚不清楚，似乎取决于心率增快与血压升高谁占优势，目前将其列为限制使用。⑥ 局麻药：属 IB 类抗心律失常药，有钠通道阻滞作用，因而对本病有一定的风险。避免使用布比卡因、普鲁卡因、丙胺卡因，限制使用利多卡因、罗哌卡因。应严格控制局麻药的用量，并严密监测 ECG，即使极微小的 ECG 变化，也应高度警觉并立即停药。同时要注意椎管内阻滞使迷走神经张力增加的风险。

80. 什么是儿茶酚胺敏感性多形性室速?

儿茶酚胺敏感性多形性室速(catecholaminergic polymorphic ventricular tachycardia,CPVT)是一种以在交感神经激活状态下容易发生多形性室性心动过速、甚至室颤或猝死为临床特征的心肌离子通道病。其病因主要与肌浆网 2 型钙通道受体基因(RyR2)及肌集钙蛋白 2 基因(CASQ2)突变有关。其中,RyR2 突变约占一半,CASQ2 突变占 1%~2%,部分患者致病基因不明。RyR2 基因突变者为常染色体显性遗传,CASQ2 基因突变者为常染色体隐性遗传,它们编码的肌浆网钙通道受体(RyR2)与肌集钙蛋白 2(CASQ2)都是心肌细胞肌浆网上与钙通道相关的蛋白,RyR2 和 CASQ2 功能异常可使心肌细胞内钙稳态发生异常,在儿茶酚胺作用下,心肌细胞膜电位出现剧烈的震荡和延迟后除极,从而诱发室速及室颤。本病的流行病学资料尚不清楚,估计患病率约为 1/10 000。本病是儿童和年轻人心源性猝死的重要原因之一。

81. 儿茶酚胺敏感性多形性室速的临床表现是什么?

① 约 30%的病例有家族成员在 40 岁之前猝死史。首发症状平均年龄 8 岁左右,首发表现多为剧烈运动或情绪激动时出现晕厥或猝死。② 心电图:静息心电图无明显异常或窦性心动过缓,运动负荷心电图示各种复杂心律失常,表现为快速房性心律失常、室早、室速、甚至室颤,室速常为多形性或双向性,尤其是双向性室速是本病的特征。

82. 儿茶酚胺敏感性多形性室速如何诊断及治疗?

① 诊断:心律失常与交感神经兴奋(运动或情绪激动)有关、心律失常时出现多形性或双向性室速而静息心电图无明显异常、心脏无器质性病变及 QT 间期正常,同时除外其他引起青少年心源性猝死的原因,必要时可行运动试验、药物激发试验或心脏电生理检查。基因检测可确诊。② 治疗:β 受体阻滞剂、钙拮抗剂、左侧心交感神经切断术等,它们可减少心律失常发作频率,但不能预防猝死。植入埋藏式心律转复除颤器(ICD)、RyR2 通道抑制剂氟卡尼可改善预后。

83. 儿茶酚胺敏感性多形性室速麻醉前管理要注意什么?

① CPVT 病情凶险、预后差,约 40%的患者在诊断后 10 年内死亡。与其他离子心脏病一样,要注意术前未诊断者,要仔细询问家族史、病史,对疑似癫痫或经常晕厥的患者要考虑本病。但如果患者被误诊为癫痫,抗癫痫药物可延长 QT 间期,

导致误诊为 LQTS,而运动引起的晕厥是 CPVT 和 LQTS1 的共同特征,但在足够 β 受体阻滞剂治疗下,LQTS 每年死亡率低于 0.1%,而 CPVT 每年死亡率高于 4%。② β 受体阻滞剂、钙拮抗剂、氟卡尼应持续服用至术前。其中,β 受体阻滞剂治疗最重要。术后及时继续服用。③ 术前应纠正低血容量及水电解质与酸碱失衡,尤其是低钾血症、低镁血症和低钙血症。④ 麻醉前应保持患者充分镇静,常口服咪达唑仑,镇静深度应达到"昏昏欲睡"的程度。应在充分镇静、安装好常规监测后才进行静脉穿刺或有创操作。手术室要保持安静、避免噪声。⑤ 常规五导联心电监测及有创动脉血压监测。准备好体外除颤器,粘贴好除颤电极,做好随时可以除颤的准备。关闭 ICD。

84. 儿茶酚胺敏感性多形性室速的麻醉管理要注意什么?

① 麻醉管理原则与 Brugada 综合征相反。避免交感神经兴奋、内源性儿茶酚胺释放,避免输注外源性儿茶酚胺,尤其是 β-受体激动剂。② 维持恰当的麻醉深度,避免麻醉过深或过浅、避免低体温或体温升高、避免缺氧与二氧化碳蓄积等一切可能引起的血流动力学波动的因素。术中可持续静脉输注短效 β 受体阻滞剂艾司洛尔,也可用硫酸镁、利多卡因等。③ 加强循环监测与管理,心律失常时首选 β 受体阻滞剂或硫酸镁,低血压时首先纠正低血容量,可用纯 α 受体激动剂去氧肾上腺素、去甲肾上腺素,心动过缓时可用阿托品。避免用异丙肾上腺及肾上腺素。④ 麻醉用药与管理原则同 LQTS。首选丙泊酚,禁用氯胺酮,右美托咪啶有良好的交感神经阻断作用,用于本病有较大的优点。尽管七氟烷与异氟烷可延长 QT 间期,但有较多安全用于本病的报道,避免用氟烷(易诱发心律失常)、地氟烷(有交感神经刺激作用)。非去极化肌肉松弛药除绊库溴铵外均可安全使用。琥珀胆碱有争议,文献报道一例患者用药立即出现室性心动过速并迅速转为室颤,琥珀胆碱不仅可引起高血钾,还会造成细胞内钙超载、导致心肌细胞延迟后除极并诱发室速与室颤。⑤ 椎管内麻醉有良好的镇痛作用及交感神经阻滞作用,胸部硬膜外麻醉还对控制室速电风暴有效。椎管内麻醉可单独或与全身麻醉并用于本病患者是比较好的选择。但要注意避免低血压及穿刺疼痛与精神紧张引起的交感神经反应。局麻药中不添加肾上腺素。⑥ 术后应在 ICU 内监测,要充分镇痛、镇静。同时要防止术后恶心呕吐,尽管胃复安、昂丹司琼、氟哌利多有延长 QT 间期的风险,但文献报道通常是安全的。

85. 儿茶酚胺敏感性多形性室速与恶性高热的关系是什么?

骨骼肌肌浆网 1 型钙通道受体(RyR1)基因变异是恶性高热的重要原因,RyR1 与 RyR2 为异构体。本病 RyR 突变仅限于心肌 RyR2,无骨骼肌 RyR1 突变,本病不属恶性高热高危者。

86. 什么是原发性肉碱缺乏症?

原发性肉碱缺乏症(primary carnitine deficiency,PCD)是一种由于全身组织细胞内肉碱缺乏、长链脂肪酸 β 氧化代谢障碍为主要临床特征的常染色体隐性遗传性疾病,其原因与 CLC22A5 基因突变有关。CLC22A5 基因编码 OCTN2 蛋白,其变异导致 OCTN2 蛋白缺失或功能障碍。OCTN2 蛋白存在于心脏、肝脏、肌肉、肾脏和其他组织的细胞膜上,其功能是将肉碱转运到细胞中并在细胞内运输。OCTN2 蛋白功能缺陷导致外源性肉碱经肠道吸收减少及肾脏重吸收肉碱障碍,血浆肉碱水平降低、组织细胞肉碱缺乏。肉碱在长链脂肪酸的 β 氧化代谢过程中起着重要作用,其作用是通过"肉碱循环"将在胞液中活化的长链脂肪酸转运至线粒体内进行 β 氧化产能。而长链脂肪酸是肌肉、心脏、肝脏、脑等组织的重要能源,肉碱缺乏时长链脂肪酸 β 氧化代谢障碍,同时还可间接影响葡萄糖有氧氧化、糖异生、酮体生成等,进而出现一系列生化异常及脏器损害,尤其当需要脂肪酸作为主要能量来源时,组织不能得到足够能量;此外,长链脂肪酸不能进入线粒体而在细胞质中蓄积,可直接损害组织细胞,在组织细胞内可见大量脂质沉积。

87. 原发性肉碱缺乏症的临床表现是什么?

PCD 病变涉及肌肉、心脏、肝脏、脑等多组织器官,临床表现在发病年龄、器官受累和症状严重程度等方面有很大差异。包括婴儿期代谢障碍危象与肝脏病变、童年期发生肌病与心肌病、成年期易疲劳或无症状等。实验室检查:血肉碱及酰基肉碱水平低,皮肤活检成纤维母细胞肉碱转运减少。

88. 原发性肉碱缺乏症如何治疗?

与生物素酶缺乏症一样,本病也是一种可治疗的遗传代谢性疾病。主要治疗方法是补充左旋肉碱,应终身服药,但不能逆转已发生的病变。饮食治疗包括:限制长链脂肪酸摄入,给予充足的碳水化合物,避免饥饿及预防低血糖等。

89. 原发性肉碱缺乏症麻醉管理要注意什么?

　　① 本病是一个全身性疾病,患者可能合并严重的心肌、肌肉与肝脏等多器官损害。② 饥饿、感染、麻醉手术、体温改变(低体温或高热)可诱发或加重其病理改变,部分患者(尤其是小儿患者)可出现急性代谢危象,表现为低酮性低血糖、高氨血症、代谢性酸中毒。择期手术应在患者血肉碱水平正常、无明显代谢异常、心脏与肝功改善后实施。左旋肉碱应服用至术前,并剂量加倍。应尽量缩短麻醉前禁食时间,限制长链脂肪酸、充足的碳水化合物饮食治疗应持续至术前,在麻醉前禁食期间及整个围术期应持续输注含电解质的 10% 葡萄糖液,同时静脉补充左旋肉碱,以防止分解代谢与脂肪动员,直至经口饮食恢复。③ 其肌病属于脂质沉积性肌病,围术期应避免肌注用药。④ 要保证良好的麻醉与镇静效果,维持血流动力学与内环境稳定,避免分解代谢亢进及低血糖、代谢性酸中毒。⑤ 慎用丙泊酚乳剂,因它含有长链脂肪酸。布比卡因可抑制大鼠心肌线粒体脂肪酸氧化,肉碱缺乏可增加大鼠心肌对布比卡因毒性的敏感性,应慎用局麻药,尤其是布比卡因,但蛛网膜下腔阻滞剂量的布比卡因是安全的。由于肌肉病变,应慎用非去极化肌肉松弛剂,禁用去极化肌肉松弛剂。

90. 什么是 Castleman 病?

　　Castleman 病(castleman disease,CD)是一组淋巴增生性疾病。根据淋巴结受累的区域,CD 分为单中心型 CD(UCD)与多中心型 CD(MCD)。UCD 病变通常局限于一组淋巴结,MCD 影响全身多个淋巴结和其他组织。从病理学上,CD 分为透明血管型、浆细胞型、混合型。UCD 多是透明血管型,通常手术切除后可以治愈;MCD 以浆细胞型和混合型多见。发病机制还不清楚,免疫系统异常、产生大量白细胞介素 - 6(IL - 6)是重要原因。本病多与 HHV - 8 感染有关,HHV - 8 可诱导产生大量的病毒性 IL - 6(VIL - 6)而引起 CD。因为 HHV - 8 也常存在于艾滋病患者中,艾滋病患者常合并 CD。非 HHV - 8 相关性 CD 的原因可能与自身免疫、其他病毒感染产生了类似 HHV - 8 病毒的 vIL - 6、介导自身炎症过程的基因突变等有关。本病发病率约为 0.2/10 000。

91. Castleman 病的临床表现是什么?

　　本病临床表现有较大的异质性、且各亚型之间有一定的重叠。① UCD:单个淋巴结肿大,最常见部位是纵隔、颈部、腹部、腹膜后,可引起压迫症状。多无全身症状。② MCD:两个或两个以上区域淋巴结肿大,有明显的全身症状,包括发热、盗汗、体重减轻、肝脾肿大、胸腔或腹腔积液等。实验室异常：贫血和/（或）血小板减少，血清 C 反应蛋白、免疫球蛋白 A、免疫球蛋白 G 升高，外周血中性粒细胞和淋巴细胞计数通常在正常范围。此外，患者可出现免疫细胞减少、多神经炎、肾脏病变等。

92. 多中心 Castleman 病如何分型？

MCD 分为三个亚型：① 与 POEMS 综合征相关性 MCD。11％～30％的 POEMS 患者同时患有 Castleman 病。② 与 HHV‐8 相关性 MCD。③ 特发性 MCD（idiopathicMCD，iMCD）。无 HHV‐8 感染的证据或无 POEMS 综合征表现。

93. 什么是 TAFRO 综合征？

TAFRO 综合征［Thrombocytopenia，Anasarca，Fever，Reticulin fibrosis，and Organomegaly（TAFRO）syndrome］，是特发性多中心 Castleman 病的一种变异型。其病名源于其主要临床表现英文的第一个大写字母［Thrombocytopenia（血小板减少），Anasarca（全身水肿），Fever（发热），Reticulin fibrosis（骨髓网状蛋白纤维化），Organomegaly（器官肿大）］，预后差。TAFRO 综合征的病因不还不清楚，通常不是由过量 IL‐6 引起。

94. Castleman 病如何诊断及治疗？

① 诊断：单个或多个区域淋巴结肿大、实验室检查（贫血、血小板减少及血沉、血清 C 反应蛋白、免疫球蛋白、IL‐6 升高等），要考虑本病。淋巴结病理学检查可确诊并区分 UCD 与 MCD。诊断时还要考虑是否与 HHV‐8 感染有关或除外 POEMS 综合征及其他自身免疫性疾病等。② 治疗：UCD 手术切除即可。MCD 的治疗包括：糖皮质激素、化疗、靶向治疗（利妥昔单抗、司妥昔单抗、托珠单抗）、免疫调节治疗、抗 HHV‐8 治疗等。

95. Castleman 病的麻醉管理要注意什么？

① 本病可能是艾滋病、自身免疫性疾病等全身性疾病的临床表现之一。要注意 MCD 患者可能合并多系统或多器官病变，严重者可危及生命。② 择期手术应在疾病的缓解期实施。对一些严重的特发性 MCD（如：TAFRO 综合征）患者不建议实施择期手术。③ 糖皮质激素及利妥昔单抗等持续用至术前，长期用糖皮质激

素者还应按肾上腺皮质功能不全补充应激保护剂量。④ 淋巴结肿大及长期用糖皮质激素治疗引起的头面部肥胖，可能导致困难气道；纵隔淋巴结肿大可压迫气管及心脏与大血管。⑤ 本病发病机制与免疫功能失调有关，而麻醉手术可影响免疫功能，应保证良好的麻醉质量。⑥ 无特殊禁忌的麻醉药。部分患者可能合并血小板减少与凝血功能障碍、周围神经炎等，病变也可能累及中枢神经系统及硬膜外与硬膜下，椎管内麻醉与区域神经阻滞应在充分检查、评估后谨慎实施。⑦ 易发生各种感染，必须严格遵守无菌操作。⑧ 加强肝肾功能的保护，维持血流动力学稳定。

96. 什么是腓骨肌萎缩症？

腓骨肌萎缩症（peronialmyoatrophy），又称 Charcot-Marie-Tooth 病（CMT）、遗传性运动和感觉神经病（hereditary motor and sensory neuropathy，HMSN）等。它是一组由于多种基因突变导致的、以四肢（尤其是下肢）进行性肌无力为主要临床特征的遗传性周围神经病，病变有时累及颅神经、神经轴（脊神经）及其他器官或系统。其中，腓骨肌萎缩表现比较突出、且早期出现，故又称腓骨肌萎缩症。国外文献中多采用 CMT 的病名。CMT 约占全部遗传性周围神经病的 90%，估计总体患病率约为 4/10 000，涉及所有的种族，但不同国家患病率有差异，其中塞尔维亚为 1/10 000，挪威 8/10 000，我国不明。

97. 腓骨肌萎缩症的发病机制是什么？

CMT 的发病机制尚不清楚，其病变涉及 100 多个基因，其中超过 80%～90% 与 PMP22 拷贝数重复、PMP22 缺失及 GJB1、MPZ、MFN2 基因突变有关。这些基因编码的蛋白表达于周围神经的髓鞘（由雪旺细胞组成）或轴索，基因突变导致周围神经髓鞘形成缺陷或轴索功能异常。其中，PMP22（17p.12）PMP22 重复最常见，它导致雪旺细胞中 PMP22 过度表达、蛋白酶系统过载，异常 PMP22 蛋白细胞内聚集、自噬增加；MPZ 通过移码突变导致异常的突变蛋白在内质网中聚集及细胞凋亡；其他基因突变多是功能丧失所致。但约 40% 的 CMT 病例尚未确定相关基因。本病的遗传方式包括：常染色体显性遗传、常染色体隐性遗传和 X 连锁隐性遗传，其中常染色体显性遗传最常见。

98. 腓骨肌萎缩症如何分类？

① 根据发病年龄：新生儿（先天）型、婴儿早期型（<2 岁）、儿童型（2 岁～10

岁)、青少年型(10 岁~20 岁)、成人型(20 岁~50 岁)、成年晚期型(>50 岁)。
② 根据电生理:脱髓鞘神经病、轴索神经病。③ 根据遗传模式:常染色体显性、常染色体隐性、X 连锁遗传。④ 根据电生理、病理学、主要临床特征,CMT 曾被命名为遗传性运动和感觉神经病(HMSN)并进行以下分类:HMSN Ⅰ(脱髓鞘型)、HMSN Ⅱ(轴索型)、HMSN Ⅲ(Dejerine-Sottas 病)、HMSN Ⅳ(Refsum 病)、HMSN Ⅴ(有锥体束征)、HMSN Ⅵ(有视神经萎缩)、HMSN Ⅶ(有视网膜色素变性)。这些分类在医学文献中经常出现。

99. 腓骨肌萎缩症目前最常用的分类是什么?

　　腓骨肌萎缩症的分类很混乱,不同专家提出的术语缺乏共识,现正对 CMT 的分类进行修订。目前多主张按基因异常、遗传方式、临床特征进行分类:CMT1~4(A, B, C …)、CMTX(1, 2, 3…)、CMTDI、CMTRI 等。① CMT1 为常染色体显性遗传脱髓鞘性,根据基因异常,它进一步细分为 CMT1A‐1F 亚型,CMT1A 最常见;CMT4 为常染色体隐性遗传脱髓鞘性 CMT,CMT4A 最常见。② CMT2 为轴索性 CMT(主要是常染色体显性遗传,也有常染色体隐性遗传),CMT2A 最为常见。③ CMTX 为 X 连锁遗传性 CMT,CMTX1(又名 CMT1X)占 90%,它主要影响男性。④ CMTDI、CMTRI 分别为常染色体显性及隐性遗传中间性 CMT,其神经传导速度居中,因而不能确定神经病变主要是轴索性还是脱髓鞘性。⑤ CMT3(又称为 Dejerine-Sottas 病)、CMT5、CMT6 的名称已不使用。

100. 腓骨肌萎缩症的临床表现是什么?

　　① 四肢远端对称性肌无力和萎缩、反射减弱或消失、骨骼畸形,通常在 20 岁前起病,进展缓慢。与上肢相比,下肢症状更为明显,逐渐向上发展。肌萎缩常有明显界限,下肢不超过大腿下 1/3,酷似“鹤腿”,出现弓形足、足下垂及内翻畸形、爪形手等。四肢腱反射减弱或消失,伴套式感觉障碍及皮肤粗糙、肢端发凉、少汗或发绀等。② 多有两种或两种以上的其他表现,包括:眼睛异常、颅神经病变、自主神经功能障碍、皮肤、咽喉肌与呼吸肌无力、中枢神经障碍、脊柱侧凸、关节弯曲、髋关节发育不良等。患者还可能合并多发性神经根神经炎、自身免疫性疾病、心肌病等心脏病变、脂肪营养不良、局灶性节段性肾小球硬化与肾衰等。③ 神经传导检查分为脱髓鞘和轴索亚型。髓鞘功能障碍传导速度减慢,保留传导速度的复合肌肉动作电位幅度降低提示轴索病变,有人可能同时有脱髓鞘和轴索病变特征,或神经传导速度为中间型。神经超声和 MRI 示神经根、神经丛和周围神经弥漫性增粗等。

101. 腓骨肌萎缩症如何诊断及治疗？

① 诊断：依据临床表现、家族史、电生理检查及基因检测。② 治疗：本病无治愈方法，主要为对症处理。神经毒性药物和化疗药物可使 CMT 的神经症状恶化，应避免之。

102. 腓骨肌萎缩症的麻醉前管理要注意什么？

① 除 Dejerine Sottas 综合征等新生儿期或婴儿期发病者外，通常本病对呼吸肌的影响轻微。但有些患者可能累及呼吸肌与吞咽肌，导致呼吸功能不全或呼吸贮备功能下降。前臂近端的肌力可预测呼吸肌无力。② 要注意患者可能合并全身多器官或多系统异常，其中心脏异常较为重要，包括：心肌病、二尖瓣脱垂、QT 间期延长、房室传导阻滞、房扑和其他心律失常等。③ 对长期用糖皮质激素治疗骨骼畸形引起的疼痛者，应评估肾上腺皮质功能。

103. 腓骨肌萎缩症的麻醉管理要注意什么？

① 尽量避免区域神经阻滞与椎管内麻醉。② 全身麻醉药物：无报道提示临床常用的全身麻醉药可加重本病的症状，文献报道患者对硫喷妥钠的敏感，MCT 患者对麻醉药的耐受性下降，应慎重决定麻醉药的用量，并采用"滴定"的方式给药。由于吸入麻醉剂可延长肌肉松弛剂的作用及对恶性高热的担忧，目前多采用全凭静脉麻醉。多用丙泊酚与瑞芬太尼等，右旋美托咪啶也是良好的辅助药物。患者对非去极化肌肉松弛药敏感、且效果难以预测，建议在肌肉松弛监测下使用，推荐用罗库溴铵，因它有特异性拮抗剂舒更葡糖。琥珀胆碱可导致严重的高血钾，应禁用。拇内收肌神经肌肉监测对 CMT 不准确，建议采取皱眉肌监测。③ 注意恶性高热的风险。④ MCT 患者瞳孔异常很常见，表现为瞳孔缩小、散大、双侧不对称、瞳孔对光反射障碍。麻醉前应检查瞳孔，建议 BIS 监测。⑤ 合并颅神经与中枢神经障碍，出现吞咽障碍、声带麻痹，易发生误吸和吸入性肺炎。自主神经功能障碍可导致严重的低血压或心律失常。四肢止血带可加重神经缺血与再灌注损伤，应尽量避免。⑥ 术后应加强呼吸与循环的监测与管理，应做好呼吸支持治疗的准备。

104. 区域神经阻滞与椎管内麻醉用于腓骨肌萎缩症患者的安全性如何？

安全性有争议。尽管迄今还无文献报道它们用于本病后发生神经损伤或神经症状加重等合并症，但基于以下理由我们不建议用于本病：① 有穿刺损伤的风险；

② 局麻药的神经毒性作用可能加重其神经症状；③ 病变可累及脊神经根与颅神经及易患多发性神经根神经炎、而椎管内麻醉可增加多发性神经根神经炎的风险；④ 脊柱畸形或肢体挛缩致穿刺困难等。确有需要时，应在权衡风险与收益的基础上充分告知，区域神经阻滞应在超声引导下实施，椎管内麻醉应避免蛛网膜下腔神经阻滞。

105. 腓骨肌萎缩症与恶性高热(MH)的关系是什么？

CMT 的肌肉萎缩继发于神经病变，从理论上讲 CMT 并非恶性高热(MH)高危者，但其肌无力表现与脊柱畸形，常给人带来迷惑，而且有些 CMT 类型致病基因不明、不能排除重叠其他肌肉疾病。大多数文献建议按 MH 高危者处理，避免用氟化醚类挥发性吸入麻醉剂及琥珀胆碱等 MH 触发剂。

106. 什么是瓜氨酸血症？

瓜氨酸血症(citrullinemia, CTLN)是一种以瓜氨酸血症、高氨血症及多种代谢障碍为主要临床特征的常染色体隐性遗传性尿素循环障碍性疾病。临床上将 CTLN 分为二型：瓜氨酸血症Ⅰ型(CTLN1)与瓜氨酸血症Ⅱ型(CTLN2)。虽然它们瓜氨酸血症、高氨血症症状重叠，但 CTLN1 是由于精氨酸代琥珀酸合成酶缺乏所致，CTLN2 是由于 Citrin 蛋白缺乏所致，其发病机制与治疗原则不同，大部分文献将它们作为相互独立的疾病。

107. 什么是瓜氨酸血症Ⅰ型？

瓜氨酸血症Ⅰ型(citrullinemia typeⅠ, CTLN1)，又称精氨酸代琥珀酸合成酶缺乏症、经典型瓜氨酸血症等。本病是一种以瓜氨酸血症、高氨血症及多种代谢障碍为主要临床特征的常染色体隐性遗传性尿素循环障碍性疾病，其病因是精氨酸代琥珀酸合成酶 1(ASS1)基因(ASS1)变异所致，ASS1 在机体许多组织中都有表达，但主要在肝脏中表达，它编码的 ASS 是尿素循环的重要限速酶，催化尿素循环的第三步——瓜氨酸与天门冬氨酸反应生成精氨酸代琥珀酸的过程，ASS 缺乏导致体内的氨不能循尿素循环代谢解毒，造成高氨血症与瓜氨酸血症。本病的患病率约为 1∶57 000，无性别与种族差异。

108. 瓜氨酸血症Ⅰ型的临床表现是什么？

主要为高氨血症的表现。根据 ASS 缺陷的程度，其临床表现差异很大，常见表型包括：急性新生儿型("经典"型)、较轻的迟发型(非经典型)、无症状高氨血症者、女性妊娠期出现严重症状者等。急性新生儿型者出生时正常，但进食全氨基酸蛋白食品后不久出现高氨血症症状：嗜睡、厌食、呕吐、肌肉张力增加、痉挛或癫痫等脑水肿及颅内压增高症状，严重者昏迷、甚至死亡。重症患儿如果及时治疗，可能会存活一段时间，但通常会有严重的神经功能缺陷及肝功能损害。迟发型者症状轻，但高氨血症发作时的表现与急性新生儿型相似。实验室检查：血氨浓度升高(正常值 $10 \sim 30\ \mu mol/L$，常高于 $150\ \mu mol/L$)；血浆氨基酸定量分析：瓜氨酸浓度升高(正常值小于 $50\ \mu mol/L$，常高于 $1\,000\ \mu mol/L$)，赖氨酸、谷氨酸盐和丙氨酸升高(高氨血症的替代物)，精氨酸和鸟氨酸浓度低。

109. 瓜氨酸血症 I 型如何诊断及治疗？

① 诊断：根据临床表现、高氨血症及血瓜氨酸升高、肝 ASS 酶活性低下、基因检测 ASS1 双等位基因变异。② 治疗：高氨血症的急救处理包括：静脉输注葡萄糖和脂肪乳剂或无蛋白高能肠内营养，促进合成代谢、逆转分解代谢，高血糖时可加胰岛素控制血糖；同时用氨清除剂苯甲酸钠、苯乙酸钠、精氨酸治疗；重症者可行血液透析快速降低血浆氨浓度；同时控制颅内高压等对症治疗等。③ 终生蛋白限制性饮食治疗(无蛋白质或低蛋白质高热量饮食，辅以必需氨基酸及精氨酸及肉碱)，同时口服氨清除剂苯丁酸钠、苯丁酸甘油等。④ 肝移植是目前唯一有效的 CTLN1 根治方法，但不能逆转已造成的神经损伤。

110. 瓜氨酸血症 I 型患者麻醉管理要注意什么？

① 围术期应蛋白限制性饮食治疗及口服氨清除剂苯丁酸钠、苯丁酸甘油治疗，同时补充肉碱及精氨酸。麻醉前管理目标是维持血氨浓度低于 $100\ \mu mol/L$、谷氨酰胺浓度接近正常。② 避免饥饿引起的蛋白质分解，尽量缩短禁食时间。围术期持续输注葡萄糖及脂肪乳剂等能量补充液，避免输注氨基酸液。③ 管理原则同"鸟氨酸氨甲酰基转移酶缺乏症"。重点是避免分解代谢及血氨升高、预防并处理神经系统合并症、保护肝功能等，围麻醉期应持续监测血氨及血糖，预防高氨血症与低血糖。要保证良好的麻醉质量，避免过度的应激反应。④ 目前无文献报道提示临床常用的麻醉药对精氨酸代琥珀酸合成酶或尿素循环相关酶有直接影响。但有个案报道认为全身麻醉和手术是导致瓜氨酸血症病情恶化的危险因素。为及时进行神经功能评估、使全身麻醉患者快速苏醒，应首选短效麻醉药。右美托咪啶用于本病有一定的优点。

第十章

111. 什么是瓜氨酸血症Ⅱ型?

瓜氨酸血症Ⅱ型(citrullinemia typeⅡ，CTLN2)是一种以瓜氨酸血症、高氨血症等为主要临床特征的常染色体隐性遗传性尿素循环障碍性疾病。实际上，CTLN2是希特林蛋白缺乏症的表型之一，其发病机制和临床表现与瓜氨酸血症Ⅰ型有明显的不同。Citrin蛋白缺乏时由于肝细胞内参与尿素循环的第三步天冬氨酸不足，不能与瓜氨酸结合生成精氨酸代琥珀酸，从而使尿素循环受阻，出现高瓜氨酸血症、高氨血症及多种代谢障碍。

112. 什么是希特林蛋白缺乏症(Citrin蛋白缺乏症)?

希特林蛋白缺乏症(citrindeficiency)，是一种以高氨血症、高瓜氨酸血症为主要临床特征的常染色体隐性遗传性尿素循环障碍性疾病，同时还合并脂质与碳水化合物代谢障碍等多种代谢异常。其病因与编码Citrin蛋白的 *SLC25A13* 基因突变有关。

113. Citrin蛋白缺乏症的发病机制与病理改变是什么?

① Citrin蛋白是一种位于肝细胞线粒体内膜的钙结合性跨膜天冬氨酸-谷氨酸转运载体蛋白，其作用是将线粒体内的天冬氨酸转运至胞浆，同时将胞浆中的谷氨酸转运至线粒体内。② 天冬氨酸参与尿素循环的第三步，在精氨酸代琥珀酸合成酶的催化下，它与瓜氨酸反应生成精氨酸代琥珀酸。Citrin蛋白缺乏时，线粒体内的天冬氨酸不能转运至胞浆，胞浆内天冬氨酸不足，不能与瓜氨酸结合生成精氨酸代琥珀酸，从而使尿素循环受阻，出现高瓜氨酸血症、高氨血症。③ 胞浆内天冬氨酸不足还可使蛋白质合成障碍，出现低蛋白血症。④ Citrin蛋白的氨基酸转运过程还与枸橼酸/苹果酸穿梭系统相连，它可将胞浆中的还原型烟酰胺腺嘌呤二核苷酸(NADH)氧化成 NAD^+，维持细胞氧化还原状况的稳定。在Citrin缺乏时，这一平衡受到破坏，$NADH/NAD^+$升高，造成多种代谢紊乱，包括：乳酸糖异生受阻引起高乳酸血症及低血糖；枸橼酸/苹果酸穿梭系统激活，枸橼酸分解产生大量乙酰辅酶，进而合成脂肪酸和脂肪引起高脂血症与脂肪肝；抑制半乳糖代谢酶 UDP-葡萄糖-4-表位酶，致半乳糖血症等。

114. Citrin蛋白缺乏症的临床表现是什么?

共同特点是嗜好高脂高蛋白食物、厌恶碳水化合物食物。实验室检查：血氨升高，血瓜氨酸和精氨酸升高、丝氨酸与苏氨酸之比升高，胰分泌型胰蛋白酶抑制因子(PSTI)升高,肝组织中 Citrin 蛋白表达水平降低。

115. Citrin 蛋白缺乏症如何分型?

本病分为三型:① Citrin 蛋白缺乏致新生儿肝内胆汁瘀积症(NICCD):见于新生儿,生长发育障碍,肝内胆汁瘀积、肝肿大、脂肪肝、低蛋白、凝血因子减少、溶血性贫血、低血糖等。② Citrin 蛋白缺乏致生长发育障碍及血脂异常(FTTDCD):多见于 1～2 岁者,有前述饮食嗜好,生长发育障碍、低血糖、高脂血症、胰腺炎、脂肪肝、肝细胞癌等。FTTDCD 与 NICCD 经十余年可能发展成 CTLN2。③ 瓜氨酸血症Ⅱ型(CTLN2):多于成年人发病,发病年龄 11～79 岁;反复发作的高氨血症,出现幻觉、谵妄、有攻击性、易激惹、认知障碍、记忆丧失、震颤、痉挛、昏睡甚至昏迷等神经精神症状,严重者因脑水肿而死亡;症状常因摄入酒精、糖类、某些药物、手术等而诱发;患者可能有或无 NICCD、FTTDCD 病史。

116. Citrin 蛋白缺乏症患者麻醉管理要注意什么?

① 本病代谢紊乱较瓜氨酸血症Ⅰ型(CTLN1)复杂、且涉及多方面。除高氨血症外,还可能合并高脂血症及继发胰腺炎与心血管并发症、半乳糖血症、乳酸酸中毒等,患者常有严重的生长发育障碍与营养不良。麻醉前应纠正患者的营养与代谢紊乱。排氨药与丙酮酸钠应持续服用至术前,术后应早期开始服用,同时补充精氨酸。② 手术可诱发本病,应尽量避免一些不必要的择期手术。③ 营养管理非常独特而棘手。限制蛋白质、高碳水化合物饮食对本病患者是危险的,目前主张以高脂为主、适量蛋白质、限制碳水化合物饮食(不超过每日输注能量的 50%)。应尽量缩短禁食时间,禁食期间可适当补充脂肪乳剂,以防止蛋白质分解。患者易发生低血糖,严重低血糖时可适量补充葡萄糖液。④ 围麻醉期应密切监测血氨、加强肝功能的保护,应维持血氨浓度低于 100 μmol/L。⑤ 尚不清楚麻醉药是否对 Citrin 蛋白或 $NADH/NAD^+$ 比值有何影响,但根据有限的个案报道推测,目前常用的阿片类、挥发性吸入麻醉剂、右美托咪啶、丙泊酚是安全的;非去极化肌肉松弛剂多选用阿曲库铵。⑥ 保证良好的麻醉效果、维持血流动力学及内环境稳定、避免过度的应激反应、注意肝肾功能的保护等,比麻醉药的选择更为重要。⑦ 要注意术后苏醒延迟的问题,并与高氨性昏迷及低血糖等鉴别。⑧ 高氨性脑水肿脱水治疗时可用甘露醇,禁用甘油果糖。因为甘油果糖的主要成分是甘油和果糖。因丙泊酚脂肪乳剂(Diprivan)含有 2.25% 的甘油,不建议大剂量、长时间应用。

117. 什么是先天性肾上腺发育不良？

先天性肾上腺发育不良（adrenal hypoplasia congenital，AHC），又称 X 连锁先天性肾上腺发育不良。本病是一种以先天性肾上腺功能不全为主要临床特征的 X 连锁隐性遗传性疾病，常伴有嗅觉正常的低促性腺激素性性腺功能减退（HH）。其病因是由于 NR0B1（DAX - 1）基因突变引起。NR0B1 突变导致原发性肾上腺功能不全（皮质醇与醛固酮不足）、促性腺功能减退和精子生成与发育受损。AHC 属于 Xp21 缺失病，可导致相邻基因综合征，患者还可能合并甘油激酶缺乏症、Duchenne 肌营养不良、鸟氨酸氨甲酸转移酶缺乏症、IL1RAPL1 缺失等。新生儿发病率估计为 1/12 500。

118. 先天性肾上腺发育不良的临床表现是什么？

① 肾上腺皮质功能减退和/或 HH 的表现。多为男性，杂合子女性偶有轻微症状。② 新生儿醛固酮缺乏通常先于皮质醇缺乏，多表现为以失盐为主的肾上腺皮质功能不全：低钠血症、脱水、高钾血症、代谢性酸中毒、低血糖、呕吐、抽搐、休克及皮肤色素沉着等。③ HH 症状在成年早期出现，表现为男性青春期发育延迟或者停滞，不育。④ 实验室检查：血皮质醇与醛固酮水平低、ACTH 高、肾素正常；常合并高血钾、低血钠、低血糖及高血钙。HH 表现为男性血睾酮水平低，FSH、LH 基线水平低等。⑤ 影像学检查：双侧肾上腺小或缺如等。

119. 先天性肾上腺发育不良如何诊断及治疗？

① 诊断：根据肾上腺皮质功能减退和/或 HH 临床表现与实验室检查、家族史、男性等，基因检测可确诊。诊断时要注意是否合并甘油激酶缺乏症、Duchenne 肌营养不良、鸟氨酸氨甲酸转移酶缺乏症、IL1RAPL1 缺失等。② 治疗：终生肾上腺皮质激素替代治疗（主要为氢化可的松），失盐症状严重者可能还需要额外补充盐皮质激素氟氢可的松或醋酸去氧皮质酮。HH 治疗包括睾酮替代治疗等。

120. 先天性肾上腺发育不良患者麻醉前准备要注意什么？

① 麻醉前应了解患者是否合并甘油激酶缺乏症、Duchenne 肌营养不良、鸟氨酸氨甲酰转移酶缺乏症、IL1RAPL1 缺失等 Xp21 基因座相邻基因综合征。② 对肾上腺皮质激素替代治疗的效果进行评估。替代治疗应持续至术前及整个围术期，围术期还同时应补充应激保护剂量。替代治疗与给予应激保护剂量均首选氢化可的松，严重失盐者术前可额外补充口服氟氢可的松或肌注醋酸去氧皮质酮。

③ 术前应纠正脱水、电解质异常、低血糖及代谢紊乱,控制肺部感染等。④ 成年患者由于低促性腺激素致性腺功能减退,常有自卑感等心理障碍,应注意心理安抚。

121. 先天性肾上腺发育不良的麻醉管理要注意什么?

① 应保证良好的麻醉效果,避免过度的应激反应。维持血流动力学与内环境稳定,预防低血糖及感染。② 麻醉药避免依托咪酯。③ 合并甘油激酶缺乏症、Duchenne 肌营养不良的麻醉管理比较棘手,因为 GKD 导致的甘油代谢障碍,使丙泊酚应用受限;而 DMD 肌肉病变与恶性高热的风险,又禁忌氟化醚类挥发性吸入麻醉剂及琥珀胆碱,对这些患者,需要在遵守基本麻醉管理原则的基础上,灵活地联合应用各种麻醉方法与药物。④ 围术期充分的皮质激素替代治疗及给予应激保护剂量是预防肾上腺皮质危象的基础。其特点是以失盐型为主,表现为严重的脱水、低钠血症、低血压或休克、高钾血症及代谢性酸中毒、低血糖、低体温等,需立即抢救。治疗为静脉补充生理盐水及葡萄糖液,同时补充大剂量氢化可的松。

122. 什么是甘油激酶缺乏症?

本病是一种 X 连锁隐性遗传性甘油代谢障碍性疾病。其病因是 GK 基因(Xp21.2)突变、甘油分解代谢的关键酶甘油激酶(glycerol kinase,GK)缺乏所致。其生化改变为:甘油代谢障碍导致高甘油血症及尿甘油增加、代谢性酸中毒;甘油在肝肾等组织器官中贮积,导致其损伤;同时,源于脂肪的糖异生与糖原合成途径障碍,易发生低血糖。本病也属于 Xp21 缺失病,表现为单独的甘油激酶缺乏与复杂的甘油激酶缺乏,后者除甘油激酶缺乏症外,还可能合并先天性肾上腺发育不良、Duchenne 肌营养不良、鸟氨酸氨甲酸转移酶缺乏症、IL1RAPL1 缺失等其治疗主要为低脂肪、高碳水化合物饮食,避免禁食,对症治疗低血糖等代谢异常及AHC、DMD 等。

123. 甘油激酶缺乏症的麻醉管理要注意什么?

① 患者还可能合并其他 Xp21 缺失病异常。② 避免饥饿、感染、过度的应激反应,防止脂肪分解代谢。③ 避免输入外源性甘油,如甘油果糖、脂肪乳剂等。禁用依托咪酯脂肪乳剂,因为它不仅含有甘油,而且对肾上腺皮质功能有抑制作用。丙泊酚脂肪乳剂(Diprivan)也含有 2.25% 的甘油,应慎用。

124. 什么是先天性高胰岛素性低血糖血症？

先天性高胰岛素性低血糖血症（congenital hyperinsulinemic Hypoglycemia, CHI）是一种由于胰岛素分泌异常增多、以反复发生不受血糖控制的低血糖为主要临床特征的常染色体隐性或显性遗传性疾病。目前发现至少有 12 个基因与本病有关，它们通过各种触发途径驱动胰腺 β 细胞不受血糖控制而异常分泌胰岛素，但仍有一半 CHI 的遗传学病因不明。从胰腺组织学来看，异常 β 细胞可为局灶性或弥漫性。

125. 先天性高胰岛素性低血糖血症有哪些主要临床类型？

① 编码胰腺 β 细胞 ATP 敏感钾通道（K_{ATP}）的基因 ABCC8、KCNJ11（11p15.1）突变，最常见。无亮氨酸敏感性，大部分对二氮嗪治疗无反应。② GLUD1 基因突变次之，有亮氨酸敏感性，二氮嗪治疗有效。可合并慢性肾性高氨血症、中枢神经系统病变。③ GCK 基因突变是 CHI 的第三大原因，通常对二氮嗪反应不良。

126. 先天性高胰岛素性低血糖血症的临床表现是什么？

低血糖。多为禁食或同时摄入大量蛋白质食物。新生儿与婴儿症状多为非特异性的，包括嗜睡、易激惹、肌张力减退、喂养困难等。反复发生低血糖可致脑损伤，年长儿可出现低血糖神经反应症状（心悸、震颤、焦虑、出汗、饥饿感等）。低血糖发作也可能发生在进食后，尤其是进食高蛋白质（亮氨酸）饮食后。

127. 先天性高胰岛素性低血糖血症如何诊断与治疗？

① 诊断：根据上述临床表现及实验室检查，必要时行胰高血糖素实验或饥饿实验。基因检测可确诊与分型。② 治疗：纠正低血糖。GLUD1 基因相关者限制大量蛋白质的摄入。长期治疗包括二氮嗪及生长抑素类似物奥曲肽、胰高血糖素等；K_{ATP} 完全缺陷、二氮嗪治疗无反应者，常需胰腺局灶或胰腺次全切除术。

128. 先天性高胰岛素性低血糖血症麻醉前管理要注意什么？

① 低血糖是多种疾病的重要临床表现之一。婴幼儿反复发作惊厥或癫痫可能是低血糖的唯一的症状，癫痫患儿要考虑低血糖的可能性。② 二氮嗪及奥曲肽用至术前，并注意其不良反应（如：二氮嗪导致水钠潴留，奥曲肽有引起坏死性肠炎的风险）。小儿患者对体液平衡的调节能力脆弱，要特别注意二氮嗪导致的水钠

潴留。③ 术前应尽量缩短禁食时间,在禁食期间应持续输注葡萄糖液。

129. 先天性高胰岛素性低血糖血症的麻醉管理要注意什么?

　　① CHI 手术包括胰腺局灶或胰腺次全切除术。多需在婴儿期实施,重点是预防低血糖并加强全身管理,维持血糖正常偏高。② 胰腺次全切除术后可能发生反跳性高血糖,严重高血糖时应静脉输注胰岛素。③ 无特殊禁忌麻醉药,但应保证良好麻醉质量,维持血流动力学与内环境稳定。④ 要注意既往有胰腺手术史的患者可能合并胰腺内外分泌功能不全,或胰腺切除不全、低血糖等问题。⑤ 术后应继续加强监测,胰腺次全切除术者术后仍可能发生低血糖。

130. 什么是先天性肌无力综合征?

　　先天性肌无力综合征(congenital myasthenic syndrome,CMS)是一组以早发型易疲劳和肌肉无力为主要临床特征的遗传性神经肌肉传递障碍性疾病。常染色体显性或隐性遗传。其病因是由于运动终板/神经肌肉接头(NMJ)相关蛋白基因突变所致,属终板肌病(endplate myopathies)。迄今为止,已发现 32 个 NMJ 蛋白基因突变与本病有关,包括 8 个突触前蛋白、4 个突触间隙蛋白、15 个突触后蛋白及 5 个糖基化蛋白基因。这些蛋白有不同的功能,如:离子通道(AchR、SNC4A)、结构蛋白(LAMA5、COL13A1、RAPSN、PLEC、COLQ)、信号分子(AGRN、LRP4、MUSK、DOK7)、催化酶(CHAT、GFPT1、DPAGT1、ALG14、ALG2、GMBBP、PREPL、SLC25A1)、感应蛋白(SYT2)、转运蛋白(SLC18A3),最常见的致病基因是 CHAT、COLQ、RAPSN、CHRNE、DOK7、GFPT1。病变累及全身所有的骨骼肌,包括:眼外肌、面部肌、延髓肌、轴肌、呼吸肌、四肢肌无力及肌张力减退。CMS 的患病率约为重症肌无力的 1/10,估计患病率为 25/1 000 000～125/1 000 000。约 75% 是由于编码乙酰胆碱受体不同亚基基因(CHRNA1、CHRNB1、CHRND、CHRNE)或对维持 NMJ 结构或功能蛋白基因(MUSK、RAPSN 或DOK7)突变所致。

131. 先天性肌无力综合征的临床表现是什么?

　　异常易疲劳,肌肉异常包括上睑下垂、眼肌麻痹、面部无力、延髓无力(构音障碍、吞咽困难)、中轴肌无力(垂头)、呼吸困难、四肢无力、肌张力减退或腱反射减弱,可能有肌肉萎缩。临床表现有较大的异质性,严重程度从轻度、波动性肌无力到致残、永久性肌无力、呼吸功能不全和过早死亡。多在宫内、先天性、婴儿期或儿

第十章

童期发病,很少在青春期及以后发病,其发病年龄、出现症状、对治疗的反应等因遗传缺陷而异。一些类型可能还有肌外症状。CMS 的表现类似重症肌无力,但AchR、MUSK、LRP4 抗体检测阴性,疫抑制治疗无效。电生理检查 LF - RNS 衰减＞10％或 SF - EMG 示 Jitter 阻滞或增宽。

132. 先天性肌无力综合征如何分类?

CMS 根据各种不同的标准进行分类。根据遗传方式分类(常染色体显性遗传、常染色体隐性遗传);根据突变的基因分类(分为 32 型);根据病理学及病变部位分类(突触前、突触间隙、突触后、糖基化缺陷);此外,还有根据突变的蛋白质功能分类、根据基因突变的类型分类(点突变、缺失、重复、插入等)、根据病程分类(渐进性、波动性、退化性)。目前多采用根据病理学及病变部位分类,突触前缺陷分为:影响轴突运输的疾病、影响乙酰胆碱合成和再循环的疾病、影响突触小泡胞吐作用的疾病等。突触后缺陷分为:乙酰胆碱受体(AChR)缺陷、乙酰胆碱受体动力缺陷[快通道(FCCMS)和慢通道(SCCMS)]、受体复合物和终板维持缺陷、电压门控钠离子通道缺陷等。糖基化障碍包括合并继发性神经肌肉传递缺陷的肌病、肌肉线粒体功能障碍等。

133. 先天性肌无力综合征麻醉管理要注意什么?

① 除肌无力外,要注意一些患者合并肌外症状,如:面部畸形(小下颌、腭高拱等)、小头畸形、肌病(肌痛、肌萎缩、肌无力)、皮肤水泡、翼状胬肉、脑萎缩、癫痫、小脑性共济失调、喉痉挛、认知功能障碍、胼胝体发育不全、视力与听力障碍、声带麻痹、脊柱畸形及关节弯曲、挛缩等,或综合征(如:Escobar 综合征、Pierson 综合征)。它们可显著增麻醉管理的难度与风险。② 肌无力导致呼吸功能障碍是麻醉管理的重点,术前应控制肺部感染。手术、麻醉、感染等应激因素可加重肌无力症状应尽量避免择期手术。一些类型(如:ChAT、AChR 缺陷、快通道、Rapsyn、GSPT1、GMPPB 等)用胆碱酯酶抑制剂(AchEI)、3,4 -二氨基吡啶(3,4 - DAP)有一定的效果,一些类型(如:ColQ、Dok - 7、AChR 缺陷、Rapsyn)可能对麻黄碱或沙丁胺醇等有反应。围术期可适量应用,但前提是要明确其基因型,否则适得其反,因为一些类型禁忌 AchEI(如:Dok - 7、慢通道、ColQ 等)。③ 麻醉管理原则是尽量保存残存的呼吸肌功能。避免长效呼吸抑制药,避免用去极化与非去极化肌肉松弛剂。大部分 CMS 不恶性高热高危者,但由于一些患者还可能合并肌病,尤其是糖基化障碍者可能合并中央核肌病及其他线粒体肌病,有发生恶性高热或"类

恶性高热"的风险(见"杜氏肌营养不良"),对不能基因检测确诊、并完全排除合并肌病的患者建议按恶性高热高危者处理。④ 术后应做好呼吸支持治疗的准备。

134. 什么是先天性肌强直?

先天性肌强直(congenital myotonia,MC)又称氯离子通道相关的肌强直。它属于一种非营养不良性肌强直(non-dystrophic myotonia,NDM),其特征是从儿童时期出现的肌强直与僵硬。肌强直的定义是肌肉主动收缩后松弛延迟或持续性收缩。其病因与 CLCN1 基因变异有关。分为常染色体显性遗传(AD)与常染色体隐性遗传(AR)先天性肌强直。病变累及所有的横纹肌群,包括眼外肌、面部肌肉和舌肌。其症状在肌肉休息后加重,肌肉反复收缩可以缓解(热身现象),肌肉敲击引起强直性收缩。通常有肌肉肥大,但多无强直性肌营养不良的肌无力、肌萎缩。BMC 型可能有进行性的、轻微的远端无力,偶有近端无力或远端肌病。多无肌外表现。患病率估计为 1∶100 000,斯堪的纳维亚北部患病率估计为 1∶10 000。

135. 先天性肌强直的发病机制是什么?

MC 与 CLCN1 基因变异有关。CLCN1 编码的电压门控氯离子通道蛋白 1(ClC‐1)主要在肌膜中表达,功能是调节肌肉的兴奋性和稳定静息电位。ClC‐1 功能丧失或减弱,肌细胞动作电位后氯离子跨膜流动受阻、不能重新回到静息电位,导致肌肉长时间持续收缩。

136. 先天性肌强直如何分类?

根据遗传方式,分为常染色体显性遗传(AD)MC(Thomsen 病,TMC)与常染色体隐性遗传(AR)MC(Becker 病,BMC),BMC 影响整个 ClC‐1 蛋白,而 TMC 仅影响 ClC‐1 蛋白的部分结构,这些造成了它们的表型差异。通常 BMC 表现更严重,上肢与面部症状较明显;TMC 相对较轻,下肢症状较明显。TMC 发病年龄通常在婴儿期或幼儿期,BMC 平均发病年龄稍大。他们发病年龄均可能晚至 30 岁或 40 岁。

137. 先天性肌强直如何诊断及治疗?

① 诊断:根据临床表现、家族史、血清肌酸激酶浓度通常升高,针式电极肌电图显示肌强直爆发。② 治疗:本病目前无根治方法。钠通道阻滞剂可能对缓解肌

强直有效,美西律(mexiletine)效果最好,其他有:拉莫三嗪(lamotrigine)、卡马西平、苯妥英、奎宁、丹曲林、乙酰唑胺(acetazolamide)也有一定效果。

138. 什么是非营养不良性肌强直?

非营养不良性肌强直(non-dystrophic myotonia,NDM)是区别于肌强直性营养不良(myotonic dystrophy,DM)的一组以肌强直为主要临床特征的先天性肌病,无 DM 肌无力、肌萎缩、肌肉组织学结构异常、肌外表现等。通常有正常的预期寿命,主要症状是肌肉强直或痉挛、无力、疲劳、疼痛。NDM 包括:钠离子通道相关肌强直(SCN4A 相关肌强直)、氯离子通道相关的肌强直(CLCN1 相关性肌强直、先天性肌强直)。SCN4A 相关肌强直是 SCN4A 突变引起钠离子通道功能获得所致,而 CLCN1 相关性肌强直是由于 CLCN1 突变致氯离子通道失活所致。在一些 SCN4A 相关肌强直患者中发现有 CLCN1 致病变异。钠离子通道病为常染色体显性遗传,分为先天性副肌强直(PMC)和钠离子通道肌强直(SCM)。PMC 的特点肌强直通常由冷诱发,重复肌肉活动肌强直恶化(矛盾性肌强直),面肌表现更突出,也可能有阵发性无力。SCM 的特点是单纯的肌强直,包括:波动性肌强直(myotonia fluctuans)、持久性肌强直(myotonia permanens)、乙酰唑胺反应性肌强直(acetazolamide-responsive myotonia)。SCM 曾被称为钾加重性肌强直(PAM),但并非所有病例都对钾敏感。

139. 先天性肌强直麻醉管理要注意什么?

① 通常无肌外表现,但个别可能有心律失常和传导阻滞。② 美西律等可持续用至术前,但要注意其中枢神经不良反应(共济失调、震颤、嗜睡、昏迷及惊厥、视物模糊、精神失常等)及心血管不良反应(心动过缓、心律失常、低血压等)。③ 避免诱发肌强直。术前应用咪达唑仑适当镇静。注意保温及避免低体温,避免穿刺与注射痛,避免用电刀及其他神经肌肉电刺激装置(如:神经电刺激神经阻滞、尺神经刺激肌肉松弛监测、喉返神经刺激仪等)。④ 麻醉管理的临床报道较少,可参考肌强直性营养不良。颈、面部肌肉与舌肌强直可致气道管理困难。麻醉药的选择:禁用去极化肌肉松弛药琥珀胆碱,它可导致危及生命的肌肉痉挛和继发性通气困难,可用非去极化肌肉松弛药,但它不能抵消琥珀胆碱引起的肌强直反应。丙泊酚麻醉诱导时应用利多卡因预处理以预防注射痛,避免氯胺酮及大剂量阿片类药。肾上腺素、β 肾上腺素能激动剂和 β 肾上腺素能拮抗剂(普萘洛尔)均可加重肌强直。应保证良好的麻醉质量,避免交感神经过度兴奋。⑤ 本病与恶性高热(MH)

的关系还不清楚,建议按 MH 高危者处理,避免用氟化醚类吸入麻醉剂与琥珀胆碱等触发剂,同时加强体温的监测与管理。

140. 什么是先天性脊柱侧凸?

先天性脊柱侧凸(congenital scoliosis,CS)是由于胚胎期椎体结构发育异常所导致的脊柱畸形,脊柱侧方弯曲超过 10 度。可能还同时合并先天性脊柱后凸和脊柱前凸。其病因尚不清楚,多数情况下被认为是非遗传性的,与母亲在妊娠第 5 周至 8 周胚胎脊柱发育期间暴露于感染、杀虫剂、糖尿病、缺氧等致畸形环境有关;一些病例有家族聚集现象,目前已发现了几个候选致病基因。发病率在活产婴儿中为 0.5/1 000~1/1 000。

141. 先天性脊柱侧凸的主要临床表现有哪些? 如何治疗?

① 临床表现:脊柱畸形,严重脊柱畸形可影响心肺功能,患者可能合并疼痛及脊髓功能受损症状。也可能合并心、肾、脑、脊髓等系统先天性病变。脊柱影像学检查(X 线、CT、MRI)可确诊并明确病变类型与累及范围。② 治疗:轻度无进展性或轻度进展性 CS,主要为定期随诊观察及支具治疗;严重及高度进展性 CS 者需手术治疗。

142. 先天性脊柱侧凸的麻醉管理要注意什么?

① 麻醉前评估应注意患者可能合并多器官与系统的病变或畸形。这些畸形组合成"脊椎-直肠-心脏-气管-食管-肾-肢体综合征(VACTERL syndrome)"。脊柱畸形使心肺功能受损,表现为限制性肺通气障碍、肺发育不良、心脏受压移位与大血管扭曲。应注意困难气道、颈椎不稳定等问题。② 本病不属恶性高热高危者。但恶性高热高危者常合并肌肉病变及继发性脊柱畸形,在临床上有时难以鉴别与判断。有疑问者建议按恶性高热高危者处理。由于脊柱畸形致穿刺困难、脊髓与脊神经受压、可能合并有脊髓异常,通常不建议行椎管内麻醉。但无神经受损症状、且影像学检查确认无穿刺困难者可根据手术需要谨慎地实施硬膜外麻醉,注意可能会出现阻滞平面异常升高。

143. 什么是冠状动脉扩张病?

冠状动脉扩张病(coronaryarteryectasia,CAE)是多种原因所导致的一种以冠状动脉异常扩张为特征的罕见心血管疾病。根据 CASS 的定义,CAE 为心外膜下冠状动脉弥漫性扩张、其直径是邻近正常冠状动脉的 1.5～2 倍;冠状动脉局限性扩张超过正常直径的 2 倍者为冠状动脉瘤。发病率为 1.2%～4.9%,男性多于女性。

144. 冠状动脉扩张病的病理学特征是什么?

冠状动脉壁中层弹力纤维结构破坏;它可单发或多发,形状为囊形或与梭形,累及一条或多条血管;右冠状动脉最常见,其次是左前降支和左回旋支。异常扩张的冠状动脉失去正常的舒缩功能、且易破裂,可导致血流缓慢及紊乱、血栓形成、炎性反应与冠状动脉痉挛,造成心肌缺血、甚至心肌梗死;CAE 破裂可导致左向右分流、心包填塞等。

145. 冠状动脉扩张病的病因有哪些?

动脉粥样硬化(50%),川崎病(17%),血管感染性疾病(11%),结缔组织病与马方综合征(<10%),结节性多动脉炎、高安病、系统性红斑狼疮等动脉炎(<10%);其他罕见原因有:可能与基因易感性有关的病因不明的单纯性 CAE、医源性(如: PTCA、冠脉支架、冠状动脉旋切术等)、原发性心脏淋巴瘤等。

146. 冠状动脉扩张病的主要临床表现有哪些? 如何治疗?

① 临床表现有:心绞痛、心肌梗死、心律失常或 CAE 破裂的表现。部分患者可能无症状、在冠脉造影时发现。冠脉造影或冠脉 CT 显像可确诊。② 治疗:原发病的治疗、抗血小板及抗凝药预防心肌梗死、地尔硫草等钙通道阻滞剂预防冠脉痉挛等,严重患者需介入治疗(支架覆盖)或手术治疗(手术切除或冠状动脉旁路移植术等)。

147. 冠状动脉扩张病麻醉管理要注意什么?

① 本病可能是一些系统性疾病全身表现的一部分。CAE 者心脏不良事件发生率显著升高,急性心肌梗死是 CAE 患者的主要风险。② 术中应加强循环监测与管理,由于冠状动脉自身调节功能受损,应避免低血压导致的心肌缺血,预防高血压致 CAE 破裂,尤其要避免血压大幅波动。大部分文献不主张将硝酸甘油等硝酸酯类用于本病患者,因为它可扩张心外膜血管而加重心肌缺血。但也有文献报道硝酸甘油可改善冠状动脉瘤心电图 ST 段急性升高。要预防冠脉痉挛,保证良好的麻醉效果、维持内环境的稳定是预防冠脉痉挛的首要条件,冠脉痉挛时可用硝

酸甘油或地尔硫䓬。

148. 什么是先天性纯红细胞再生障碍性贫血？

先天性纯红细胞再生障碍性贫血（congenital erythroid hypoplastic anemia），又称 Diamond-Blackfan 贫血（diamond-blackfan anemia，DAB）。DAB 是一种原发性骨髓发育不良性贫血，属遗传性骨髓障碍综合征（IBMF）。其病因尚不清楚，目前发现与许多基因突变有关（包括：RPL5、RPL11、RPL35A、RPS10、RPS17、RPS19、RPS24、RPS26 等），这些基因编码核糖体蛋白。本病也属核糖体病。患病率约为 7∶1 000 000。

149. 先天性纯红细胞再生障碍性贫血有哪些临床表现？

① 贫血。可能合并颅面部、心脏等畸形。由于慢性贫血，患儿常身材矮小。② 肿瘤易感者：最常见的易感恶性肿瘤有骨髓增生异常综合征、急性髓系白血病、结肠癌、骨肉瘤以及泌尿生殖系恶性肿瘤等。③ 血常规婴儿期或幼儿期的进行性正色素性、且通常为大细胞性贫血并伴有网织红细胞的减少，骨髓细胞学检查红系幼稚细胞明显减少或者缺失，白细胞以及血小板计数通常正常。

150. 先天性纯红细胞再生障碍性贫血如何治疗？

DAB 目前无有效根治方法，主要为对症治疗，包括：输血和糖皮质激素治疗。其他效果有限的治疗包括：雄激素、IL-3 和免疫抑制剂等，基因治疗与干细胞移植正在研究中。

151. 先天性纯红细胞再生障碍性贫血的麻醉管理要注意什么？

① 患者常合并多种先天性畸形。② 麻醉前输血指征同其他疾病，对无心肺合并症的患者应维持血红蛋白＞70 g/L 或＞80 g/L，输注的红细胞应进行完全红细胞分型并滤除白细胞。注意长期输血致铁储积而引起心、肝、肺等器官损害。③ 注意术前治疗药物的不良反应，如：糖皮质激素致水电解质平衡紊乱、高血糖、骨质疏松及增加感染发生率，长期用糖皮质激素者应对皮质功能进行评估，并给予应激保护量。④ 本病无特殊禁忌的麻醉药，但由于可能合并多系统病变与发育、营养不良，应谨慎地把握用药剂量。由于血小板计数、凝血功能多正常，通常椎管内麻醉可用于本病患者，但应仔细评估。对不合作的患儿全身麻醉是首选麻醉方法。

第十章

152. 什么是 Erdheim-Chester 病？

Erdheim-Chester 病（erdheim-chester disease，ECD）是一种非朗格汉斯细胞组织细胞增多症。组织学特征是大量富含脂质的泡沫样 CD68 阳性、CD1a 阴性组织细胞，浸润全身组织器官（包括：骨骼、心脏、血管、肺、肾、脑、下丘脑-垂体轴与内分泌系统、眶内组织、鼻窦、后腹膜组织、皮肤等）并形成纤维化。其病因尚不清楚，多数患者在病变组织中有编码 MAPK 通路蛋白基因的突变（包括：BRAF^{V600E}、MAP2K1、NRASF 等），其中，主要是 BRAF^{V600E} 突变，其次是 MAP2K1 突变。由于多数患者血清细胞因子水平高，提示有全身性免疫激活，ECD 与免疫紊乱之间存在一定的关联。目前认为 ECD 是一种以 MAPK 通路激活为特征的克隆性血液系统炎性髓系肿瘤。本病极为罕见，自 1930 年首次报道以来，迄今已报道了 1 500 余例，男性占优势。

153. Erdheim-Chester 病有哪些临床表现？

① 体征和症状通常出现在 40 岁至 60 岁；病变可发生在任何部位，常累及多器官与系统。最易受影响的器官与系统是：骨骼、中枢神经、眼眶组织、鼻窦、下丘脑-垂体轴、肺、心血管系统、肾脏、腹膜后等。② 骨骼：四肢长骨多见，骨痛和骨硬化；③ 全身血管均可受累，病变组织包裹主动脉等血管周围，累及冠状动脉可导致冠状动脉狭窄和心肌梗死；心脏病变包括：心包炎或心包增厚、心包积液、心肌受损、瓣膜功能障碍、心律失常；致死性右心房"假瘤"是 ECD 的特征。④ 胸膜和肺实质浸润、肺间质病变与纤维化，呼吸困难。⑤ 泌尿系统：肾功能损害、腹膜后纤维化致尿路梗阻，肾周、肾盂和近端输尿管被病变组织包裹而在影像学上形成"毛状肾"。⑥ 小脑与椎体外系症状、癫痫、头痛、感觉与运动障碍、认知与精神障碍、颅神经麻痹等。颅内血管多累及基底动脉，可导致缺血性中风。⑦ 内分泌系统：垂体前叶功能不全、多种相关内分泌激素减少，其中抗利尿激素最易受影响，其次为生长激素、促性腺激素、促甲状腺素、促肾上腺皮质激素。⑧ 其他：皮肤病变，球后组织增多致眼球突出、鼻窦浸润等；全身症状有发热、衰弱、体重下降等。

154. Erdheim-Chester 病如何诊断与治疗？

① 诊断：根据临床表现及"主动脉套"、右心房"假瘤"、"毛状肾"、骨骼病变等影像学特征，病理学检查（大片富含脂质的泡沫样组织细胞，其内无 Birbeck 颗粒，免疫组化 CD68$^+$、CD163$^+$、FXIIIa$^+$、CD1a$^-$）可确诊。部分患者病变组织内有 BRAF^{V600E} 等基因突变。② 治疗：干扰素、糖皮质激素、化疗药物、手术切除、放疗

等,靶向治疗包括：BRAF 抑制剂与 MEK 抑制剂。

155. Erdheim-Chester 病麻醉管理要注意什么？

① 麻醉前正确地识别和评估所有可能受影响的器官与系统,是麻醉成功的关键。心血管系统与呼吸系统病变是最主要的死亡原因,应重点评估。② 择期手术应安排在缓解期实施。下丘脑-垂体轴受损致多种内分泌功能障碍,必要时围术期采用糖皮质激素和/或甲状腺素替代治疗。用去氨加压素控制中枢性尿崩症、纠正水电解质平衡失调。③ 本病多无困难气道,但咽喉部组织增生可导致声门显露困难,牙齿与牙龈病变致牙齿松动、脱落。此外,由于鼻窦受累、鼻腔阻塞,应慎行经鼻插管。④ 本病无特别禁忌的麻醉药与麻醉方法,但 ECD 的多系统病变对麻醉医师来说是一个挑战,应针对患者的具体情况采取积极的预防措施。

156. 什么是法布雷病(Fabry 病)？

法布雷病(fabry disease)又称 α-半乳糖苷酶 A 缺乏症等。它是一种少见的 X 连锁显性遗传性类脂质沉积性代谢性疾病,它是继 Gaucher 病之后第二常见的溶酶体蓄积病,1898 年分别由 Johannes Fabry 及 William Anderson 报道。其病因是由于 X 染色体上 GLA 基因(Xq22)突变所致。GLA 基因编码制造 α-半乳糖苷酶 A(α-Gal A)指令。在溶酶体中 α-半乳糖苷酶 A 可分解三己糖神经酰胺(GL-3)等鞘糖脂物质。GLA 基因突变使该酶的活性下降或缺失,使三己糖神经酰胺及相关鞘糖脂不能代谢清除而逐渐在细胞内堆积,尤其是在血管内皮细胞、平滑肌及皮肤中堆积,引起血管狭窄、器官缺血及细胞损害。本病可影响全身多器官多系统,但主要受累器官包括皮肤、心脏、血管、肾脏、神经系统等,引起各种症状。本病多见于男性,亦可见于女性,但症状应比男性轻或者几乎不出现症状。

157. 法布雷病的临床表现是什么？

① 经典型：α-Gal A 酶残存活性低于 1%。儿童期或青春期发病,平均死亡年龄 41 岁。神经系统损伤症状出现较早,末梢神经、后根与脊髓后角病变表现为特征性的周期性四肢剧痛发作与肢端感觉障碍；血管皮肤病变表现为血管扩张性疣或血管角质瘤；自主神经受累而导致的少汗亦是本病早期特征表现；角膜及晶体混浊；早期可出现蛋白尿,后期可出现肾功能不全。中年以后逐渐出现心脑血管症状,表现为高血压、心室扩大、瓣膜关闭不全、传导障碍、缺血性心脏病等。脑血管受累表现为偏瘫、失语、癫痫等症状。患者常死于肾、心、脑血管病变。其他,胃肠

道受累表现为腹痛、呕吐、腹泻;肺部受累可出现呼吸困难、肺动脉高压、垂体与下丘脑受累可出现内分泌障碍;淋巴系统受累出现下肢水肿等。女性基因携带者可无症状或与男性相似。这些病变随着年龄的增长而加重。② 心脏变异型及肾脏变异型:α-Gal A 酶残存活性高于 1%。多在中青年发病,平均死亡年龄大于 60 岁。其中,心脏变异型通常在 60 至 80 岁左右出现左室肥大、二尖瓣关闭不全、心肌病、蛋白尿,通常不出现肾功能不全。

158. 法布雷病如何诊断与治疗?

诊断依据临床表现、α-Gal A 活性低下(血清、白细胞、培养细胞等)、血与尿GL-3升高,GLA基因检测可确诊。治疗:四肢疼痛用苯妥英钠、卡马西平等对症治疗;用 ACE 抑制剂改善肾功能,终末期肾病者肾移植术;α-Gal A 酶替代治疗:目前有二种人工合成制剂,α-半乳糖苷酶 A 与 β-半乳糖苷酶 A,它们对缓解病情进展有一定的帮助,专家推荐对男性患者应尽早应用。

159. 法布雷病麻醉管理要注意什么?

① 病变累及全身多系统与多器官,而且随着年龄的增长病情逐渐加重。其中,心血管、肾脏及神经系统病变是患者的主要死亡原因,麻醉前应重点检查与评估。② 注意术前治疗用药的不良反应及其与麻醉药的相互作用。苯妥英钠、卡马西平可用至术前,但要注意其肝酶诱导作用而使肌肉松弛药作用时效缩短等;服用ACE 抑制剂者,为避免术中出现严重的低血压,应在术前 24 小时停药;由于自主神经障碍可出现少汗及体温升高,术前不用抗胆碱类药物;目前未观察到 α-半乳糖苷酶 A 与麻醉药之间有不良的相互作用,术前可不停药。③ 由于其基本病理改变涉及周围神经与脊髓,包括椎管内麻醉在内的区域神经阻滞用于本病患者的安全性尚不清楚,但对合并周围神经症状的患者应禁止行区域神经阻滞。现有的临床报道均采用全身麻醉,本病无特殊禁忌的麻醉药。④ 麻醉管理目标是维持各项生命体征与内环境的稳定。由于心血管及自主神经病变、术前长期服用 ACE 抑制剂等,循环系统的代偿与调节功能减弱,麻醉中可出现剧烈的血流动力学波动,应加强血流动力学的监测与管理。

160. 什么是家族性地中海热?

家族性地中海热(familial mediterranean fever,FMF)是一种常染色体隐性遗传性自身炎症性疾病,以反复发作的、自限性的发热及关节与胸腹膜腔、皮肤等部位急性炎症为主要临床特征。又称不寻常性复发性腹膜炎、良性阵发性腹膜炎、家族性阵发性多浆膜炎。FMF 是最常见的单基因自身炎症性疾病,尤其在东地中海盆地的人群中常见,据估计有超过 10 万人受影响。它是西班牙系犹太人、亚美尼亚人、土耳其人和阿拉伯人社区的常见病,发病率高达每 10 万人 100～200 人。虽然 FMF 是一种起源于地中海的疾病,但受全球化的影响,世界多国有临床报道,我国亦有较多的报道。

161. 家族性地中海热的发病机制是什么?

FMF 是由于 16 号染色体短臂上地中海热基因（*MEFV*）突变引起的,*MEFV*基因编码 pyrin/marenostrin 蛋白,pyrin/marenostrin 蛋白可通过多种机制防止 IL-1β、IL-1α、TNFα、TNFβ、IL-6 等炎性介质的过度释放与激活,但具体致病机制尚不完全清楚。其中,白介素-1（IL-1）转换酶（caspase-1）起着重要作用,pyrin 可抑制 caspase-1、避免 IL-1 转换为有活性的促炎介质 IL-1β。pyrin 蛋白异常使这一保护机制受到损害,从而导致全身组织广泛的、不恰当的炎症反应。

162. 什么是自身炎症性疾病?

自身炎症性疾病（autoinflammation disease）是一组以发热、皮疹、关节痛等多器官炎症性病变为主要症状的遗传性疾病。其特征是由于先天免疫系统异常导致炎症反复发作,但无致病微生物,亦无自身抗体及抗原特异性 T 细胞等。它是继感染、恶性肿瘤、自身免疫性疾病之后,第四大不明原因的发热性疾病。家族性地中海热是最常见的自身炎症性疾病,广义的自身炎症性疾病还包括痛风等。

163. 家族性地中海热有哪些临床表现?

① 周期性炎症发作,呈自限性,持续时间 1～4 天,发作间隔期一周到几个月不等。② 反复发热及浆膜炎、淀粉样蛋白沉积。浆膜炎主要表现为腹膜炎（腹痛、腹泻）及关节炎（关节痛）,亦有胸膜炎（胸痛）、脑脊膜炎（头痛）、心包炎表现;淀粉样蛋白主要沉积在肾脏、肠道、脾脏、肝脏和骨髓,肾脏最易受累,造成肾脏功能损害。③ 实验室检查:白细胞计数、C 反应蛋白及血沉增加,脑脊液检查白细胞计数高,血淀粉样蛋白 A（SAA）增加。

164. 家族性地中海热如何诊断及治疗?

① 诊断:主要依据临床表现,成人主要依据 Tel-Hashomer 诊断标准,儿童多

采用 Yalcinkaya 与 Ozen 的诊断标准。基因检测可确诊。② 治疗：秋水仙碱是最主要的治疗药，非甾体类抗炎药物可用于改善发热、疼痛等炎症发作的症状。此外，IL-1受体拮抗剂康纳单抗、阿那白滞素等亦用于本病的辅助治疗。

165. 家族性地中海热麻醉管理要注意什么？

① 手术医师及麻醉医师均应熟悉本病，因为患者腹膜炎症状可能被误诊为急腹症而误行手术治疗。② 应激因素可诱发本病的发作，急性发作期或有前驱期症状的患者应避免择期或限期手术。③ 秋水仙碱用至术前，术前可适当增加用量。注意秋水仙碱的不良反应及其与麻醉期间用药的相互作用，如与他汀类、地高辛药物联合使用可增加肌病的风险，秋水仙碱可阻断异氟烷预处理对心肌缺血再灌注损伤的保护作用，同时它还可以增加拟交感药物的作用。④ 其他：注意肾功能保护，有肌病表现者要注意肌肉松弛药的安全性；慎用拟交感活性药物，间羟胺可诱发本病，应禁用。⑤ 避免椎管内麻醉，因为椎管穿刺与用药可能加重脑脊膜炎症状，加上硬脊膜反复炎症病变，容易发生硬脊膜穿刺后头痛。

166. 什么是范可尼贫血？

范可尼贫血(fanconi anemia, FA)是一种以进行性骨髓衰竭(BMF)、多种先天性畸形、癌症易感为临床特征的基因组不稳定综合征。它也是临床上最常见的遗传性再生障碍性贫血，又称先天性再生障碍性贫血或范可尼全血细胞减少症。其病因可能与脆性染色体、DNA 损伤修复机制中的 FA 通路障碍有关，迄今为止，已发现 23 个基因突变与本病有关，除 X 连锁遗传(FANCB)和常染色体显性遗传(FANCR)外，其余均为常染色体隐性遗传。治疗包括：雄激素促进造血、粒细胞集落刺激因子提高中性粒细胞计数等；造血干细胞移植是根治再生障碍性贫血、骨髓增生异常综合征和急性白血病等的唯一有效方法。新生儿患病率平均为 1/136 000，有种族差异，欧洲患病率为 4～7/1 000 000，南非及撒哈拉沙漠以南的黑人新生儿患病率为 1/40 000，男性略多。

167. 范可尼贫血的临床表现是什么？

多于 5～10 岁起病。① 骨髓功能衰竭与再生障碍性贫血、单一或全血细胞减少。通常血小板或白细胞减少先于贫血。② 多种其他先天畸形，包括：③ 癌易感性增加，最常见的是急性髓系白血病(AML)、骨髓异常增生综合征(MDS)、头颈部鳞状细胞癌(HNSCC,多为口腔癌)及女性生殖系统鳞状细胞癌，皮肤和泌尿生殖系统第二原发癌的风险增加,因骨髓衰竭而接受雄激素治疗者肝癌风险增加。
④ 仅有血象与骨髓异常、而无上述先天畸形者称为 Esttren-Dameshek 综合征。

168. 范可尼贫血先天性异常临床表现中 VACTERL–H 与 PHENOS 是指什么?

① VACTERL–H:椎体异常(vertebral)、肛门异常(anal)、心脏异常(Cardiac)、气管–食管瘘(tracheo-esophageal fistula)、食管闭锁(esophageal atresia)、肾脏异常(renal)、上肢畸形(upper Limb)和脑积水(hydrocephalus)。② PHENOS:皮肤色素沉着(skin pigmentation),小头(small head),小眼睛(small Eyes),中枢神经系统异常(nervous system),耳科异常/耳聋(otology),身材矮小(short stature)。

169. 范可尼贫血患者麻醉前管理要注意什么?

① 合并多种先天性异常、生长发育障碍及血液系统或实体恶性肿瘤。要特别注意颌面部畸形导致困难气道,胃肠道异常导致反流、误吸,心、肺、肝、肾及中枢神经系统等重要器官异常。② 要注意术前治疗药的不良反应,如:雄激素可损害肝功能并增加华法林、胰岛素的药效,粒细胞集落刺激因子致心包、胸腔积液和全身毛细血管渗漏综合征与间质性肺水肿等。③ 术前要确认有充足的血库储备。手术患者输血指征同普通患者。因为血小板寿命短,可在麻醉前输注。严重感染者也可在麻醉前输注粒细胞,要注意其急性肺损伤、发热等不良反应。④ 预防感染。麻醉与手术操作必须严格遵守无菌原则,严重患者应采取严格的隔离措施或住层流病房,术前应预防性使用抗生素和抗真菌药,亦可静脉给予免疫球蛋白或用白血球生成素(filgrastim)增加白细胞。

170. 范可尼贫血患者麻醉管理要注意什么?

① 多采用全身麻醉,不建议椎管内麻醉及深部神经阻滞。尽量减少有创性监测与操作,避免气管插管时损伤、血肿、口腔咽喉感染,喉罩操作不当同样也可引起损伤。避免经鼻气管插管,因其出血率远高于经口插管,而且还易发生菌血症。② 注意无菌操作,防止继发感染。③ 因骨髓衰竭与癌易感性增加,麻醉药物应选择无骨髓及血小板功能抑制、无致癌、致突变作用者。目前包括吸入麻醉药在内的麻醉药是安全的。但应避免用氯丙嗪。

第十章

171. 什么是半乳糖血症？

半乳糖血症（galactosemia）是由于半乳糖代谢酶先天性缺陷、半乳糖及其中间代谢产物在组织细胞中贮积所引起的中毒性临床综合征，为常染色体隐性遗传。主要病理改变为肝脏及中枢神经系统弥漫性退行性变性。半乳糖（galactose）是一种单糖，多源自食物中的乳糖。机体摄入的乳糖在消化酶β乳糖酶的催化下分解成半乳糖及葡萄糖被吸收利用。半乳糖是神经细胞脑苷脂的重要组成成分，但过量贮积则有害。正常时，机体内的半乳糖循 Leloir 途径变成 6-磷酸葡萄糖而进入糖酵解代谢途径。Leloir 途径需要多种酶的参与，当酶缺陷时，其上游的代谢产物及半乳糖蓄积，1-磷酸半乳糖、半乳糖醇等中间代谢产物有细胞毒性，它们不仅可直接损伤组织细胞，同时还可致葡萄糖代谢障碍、低血糖。

172. 半乳糖血症如何分型？

根据半乳糖 Leloir 代谢途径中的酶缺陷，主要分为三型，此外还有一些变异型：① Ⅰ型半乳糖血症，又称半乳糖-1-磷酸尿苷酰转移酶（GALT）缺陷型半乳糖血症。是由于 GALT 基因变异、GALT 缺陷所致，体内蓄积的主要是 1-磷酸半乳糖；主要病变部位是肝脏、脑及眼。② Ⅱ型半乳糖血症，又称半乳糖激酶（GALK）缺陷型半乳糖血症。是由于 GALK 基因变异、GALK 缺陷所致；体内蓄积的主要是半乳糖，主要表现为白内障及轻度的肝脾肿大。③ Ⅲ型半乳糖血症，又称尿苷二磷酸半乳糖-4-表异构酶（GALE）缺陷型半乳糖血症。它是由于 GALE 基因变异、GALE 缺陷所致，临床表现较轻。其中，Ⅰ型最为常见，Ⅱ型次之，Ⅲ型极罕见。

173. 半乳糖血症的临床表现是什么？

出生时并无异状，喂乳数天后发生严重吐奶、昏睡，肝脾肿大、黄疸，低血糖，肌张力低下，肾功能障碍，严重者因感染死亡。如果能得到及时诊断与治疗或症状较轻而存活的患者，则表现为生长发育迟缓，中枢神经损伤症状，智力发育障碍，白内障，肝硬化，女性卵巢功能不全等。症状程度与其酶活性缺陷程度相关，但通常Ⅱ、Ⅲ型症状较轻。

174. 半乳糖血症如何诊断及治疗？

① 诊断：根据临床表现及血半乳糖Ⅰ型或者 1-磷酸半乳糖浓度升高、相应酶活性下降，基因检测可确诊。② 治疗：乳糖限制饮食，如：乳制品、动物内脏及富

含棉子糖及木苏糖食品(如豌豆、扁豆等)等。由于成人每天可产生 1.0～2.0 g 的内源性半乳糖,尽管限制外源性半乳糖,其病理损害仍可能继续。

175. 半乳糖血症的麻醉管理要注意什么?

① 喂食特别配方奶的新生儿,其麻醉前禁食时间应长于母乳喂养者(4 小时),禁食期间应持续静脉输注葡萄糖液。② 可能合并中枢神经、肌肉、肝肾等多系统病变。由于长期限制饮食,患儿可能合并营养不良,麻醉前应尽量改善营养状况并控制肺部感染。③ 目前有关本病麻醉管理的临床报道较少。文献报道了一例合并大动脉转位矫治术的新生儿麻醉,重点强调了以下几点:患者可能合并凝血功能障碍,术中可能大出血;肾脏病变增加了血管内容量管理的难度;容易感染,进行有创操作时要特别注意无菌原则;注意肝肾功能的保护,避免肝毒性或主要经肝脏代谢的麻醉药物,尤其是避免低血压,防止肝脏和肾脏损害。④ 由于半乳糖可抑制肝脏释放葡萄糖,患者容易发生低血糖,术中应严密监测血糖与管理,围术期应持续输注葡萄糖液。

176. 什么是戈谢病?

戈谢病(gaucher disease,GD),又称高雪病、葡萄糖脑苷脂酶缺乏症等。它是临床上最常见的常染色体隐性遗传性溶酶体贮积病。其病因是 β 葡萄糖脑苷脂酶(GBA)基因 GBA 变异、GBA 缺乏或功能障碍所致。GBA 位于单核巨噬细胞的溶酶体内,其作用是将单核巨噬细胞吞噬的、源自衰老死亡组织细胞的类脂质物质——葡萄糖脑苷脂(GC)分解成葡萄糖与更简单的脂质分子神经酰胺;GBA 活性缺失或降低,葡萄糖脑苷脂不能被有效水解,葡萄糖脑苷脂在单核巨噬细胞溶酶体内贮积而形成戈谢细胞、并对组织器官造成损害,病变可累及全身所有的组织器官,尤其是网状内皮系统、肝脏、脾脏、骨骼、肺、心脏及中枢神经系统病变等。本病在普通人群中的患病率约为 1/50 000～1/100 000,德系犹太人多见。

177. 戈谢病的临床表现与分型是什么?

GD 从围生期死亡到几乎无症状者,临床表现差异很大。临床上分为 GD1、2、3 型及围生期致死型与心血管型二个亚型。① GD1 型(成年型、内脏型):最常见,可见于任何年龄,以骨病变(溶骨性骨灶、骨质疏松、骨硬化性病变、骨坏死、病理性骨折、脊柱畸形)、肝脾肿大、贫血、血小板减少及肺部病变为主,无原发性中枢神经病变。② GD2 型(婴幼儿型、急性神经病变型、恶性型):主要见于婴幼儿,多早期死亡,以肝脾及神经系统病变为主。表现为肝脾肿大、脾亢、中枢神经系统受损甚至脑干受损,合并延髓、锥体症状与认知功能障碍。有皮肤病变,无骨骼病变。③ GD3 型(青少年型、亚急性神经病变型),主要表现为各种中枢神经症状,如:癫痫、共济失调及精神障碍等,无皮肤病变,有骨骼病变。④ 围生期致死型:合并鱼鳞癣等皮肤病变及非免疫性胎儿水肿,有锥体外系等神经病变,无骨骼病变。⑤ 心血管型:以主动脉瓣与二尖瓣钙化、轻度脾肿大、角膜混浊、核上性眼肌麻痹为特征。

178. 戈谢病如何诊断及治疗?

① 诊断:主要靠骨髓及肝脾活检发现 Gaucher 细胞及周围血白细胞或其他有核细胞内葡萄糖脑苷脂酶活性低下。但对基因携带者葡萄糖脑苷脂酶活性低下仅供参考,必要时应行基因检测。② 治疗:对症治疗包括骨痛对症治疗、全血细胞减少者脾切除等,特异性治疗包括酶替代治疗(ERT)、底物还原治疗(substrate reduction therapy,SRT)及骨髓移植等。目前 FDA 批准了三种 ERT 药:伊米苷酶(imiglucerase,Cerezyme)、velaglucerase alfa (VPRIV)、taliglucerase (Elelyso 或 Uplyso);其中 Genzyme 公司生产的伊米苷酶国内应用最多,每 2 周静脉用药 1 次,但它仅被推荐用于 GD1 型与 GD3 型患者;SRT 是通过抑制葡萄糖神经酰胺合成酶来减少葡萄糖脑苷脂产生,目前 FDA 批准了两种 SRT 药:eliglustat (Cerdelga)和 imiglustat(Zavesca),均为片剂,每天口服;但 SRT 不能用于儿童和青少年、孕妇或哺乳期妇女、老年及严重肝肾疾病者。

179. 戈谢病患者的麻醉管理要注意什么?

① 本病可能累及全身多系统器官,如中枢神经、肝脾、血液、心血管、呼吸、骨骼等,麻醉风险取决于其全身病变的程度。但有时其器官病变表现得非常隐匿,围术期可能出现各种意外情况。② 酶替代治疗时可能出现过敏反应,择期手术应在用药一天后实施。抗癫痫药应持续用至术前,但 GD 患者可能常规抗癫痫药治疗效果不佳。③ 本病多无困难气道,但要注意颈椎病变、颈部活动受限及颈椎骨折。④ 麻醉管理重点是维护呼吸、循环及内环境的稳定,保护肝肾功能。本病无特殊禁忌的麻醉药,若不合并神经肌肉症状,非去极化肌肉松弛剂是安全的,术中应加强肌肉松弛监测。但由于潜在的神经肌肉病变,不建议用去极化肌肉松弛剂。椎管内麻醉用于本病有较多的报道,其中多为产科麻醉,但仅限于无椎管内病变及神经症状者;此外,要注意血小减少与凝血功能障碍可能导致椎管内出血。⑤ 由于

骨质疏松、溶骨性骨灶,要防止发生骨折。⑥ 由于肺部的潜在病变与免疫功能低下,易发生肺部感染,气道管理时要注意无菌操作。

180. 什么是 Gitelman 综合征?

Gitelman 综合征(gitelman syndrome,GS)是一种以低钾、低镁血症并代谢性碱中毒和低尿钙为主要临床特征的常染色体隐性遗传性失盐性肾小管疾病。它曾被称"Bartter 综合征亚型",但与 Bartter 综合征不同的是,本病的病因是编码位于肾远曲小管噻嗪类利尿剂敏感性 Na^+/Cl^- 共同转运体蛋白(NCCT)基因 SLC12A3 突变所致。其结果导致肾远曲小管钠、氯、镁、钾重吸收减少及低血容量、低镁血症、低钾血症、代谢性碱中毒及肾素-血管紧张素-醛固酮系统(RAAS)激活。患病率约为 4 万分之一。

181. Gitelman 综合征的临床表现是什么?

低血容量、低镁血症、低钾血症、代谢性酸中毒及肾素-血管紧张素-醛固酮系统(RAAS)激活,乏力、RAAS 激活但血压不高、甚至血压偏低、心律失常、多尿、低钾性肾病、肌肉痉挛、关节疼痛等。GS 与 Bartter 综合征的鉴别是 Bartter 综合征病变部位在髓绊升支粗段,而 GS 病变在远曲小管,GS 发病较晚、有低镁血症及低尿钙、生长发育迟缓少见。基因检测可鉴别与确诊。

182. Gitelman 综合征如何治疗?

无根治方法,主要是对症治疗。多食高盐食物、补钾及补镁,严重低钾可用潴钾利尿剂或醛固酮拮抗剂(安体舒通、依普利酮等)、血管紧张素转化酶抑制剂或血管紧张素 II 受体拮抗剂、NSAIDs 等。

183. Gitelman 综合征的麻醉管理要注意什么?

① 本病麻醉管理与 Bartter 综合征相似,但本病病变相对轻微,术前应纠正低镁、低钾与代谢性碱中毒等水、电解质与酸碱平衡紊乱。要注意术前治疗用药的不良反应,如潴钾利尿剂可加重低钠、低氯血症,血管紧张素转化酶抑制剂或血管紧张素 II 受体拮抗剂,可加重低血压发生率。血管紧张素转化酶抑制剂或血管紧张素 II 受体拮抗剂应在术前 24 小时停药,术前可适量输注氯化钠晶体液补充血容量。② 本病无特殊禁忌的麻醉方法与用药。文献报道,术中低血压时,Bartter 综合征患者对甲氧明、多巴胺等血管活性药物不敏感,用去甲肾上腺素有效,但不清

楚这一现象是否存在于本病。麻醉期间应加强血流动力学的监测与管理,尤其注意低血钾与低镁造成的血流动力学不稳定。

184. 什么是戊二酸血症Ⅰ型?

戊二酸血症Ⅰ型(glutaric acidemia type Ⅰ,GAⅠ)是一种常染色体隐性遗传性氨基酸代谢障碍性疾病,它是由于编码线粒体内戊二酰-CoA 脱氢酶的 GCDH 基因(19p13.2)突变所致。戊二酰-CoA 脱氢酶参与赖氨酸、羟赖氨酸、色氨酸的代谢,而色氨酸是构成蛋白质的基础,该酶缺乏时造成上述氨基酸代谢障碍,同时中间代谢产物戊二酸、3-羟基戊二酸、5-碳二羧酸、戊烯二酸等大量堆积,它们可对大脑(尤其是基底神经节)造成损害,并干扰中枢神经递质的合成,如:5-碳二羧酸可影响中枢抑制性神经递质氨基丁酸(GABA)的合成。本病患病率约为 1:30 000~40 000,加拿大的 Amish 和 Ojibwa 地区患病率高达 1:300(新生儿)。与多种酰基辅酶 A 脱氢酶缺乏症导致的戊二酸血症Ⅱ型比,本病仅影响部分氨基酸的代谢,其代谢障碍较简单。

185. 戊二酸血症Ⅰ型的临床表现是什么?

① 临床表现有较大的异质性。多在婴儿期或幼儿期出现症状,少数出现在青春期或成年期。一些婴儿出生时大头及面部异常。表现为生长发育迟缓、肌肉无力、肌张力下降或肌肉僵硬、癫痫发作、舞蹈症、痉挛、抽搐、不可控制地缓慢躯干和四肢扭动,多有智力障碍。常合并硬膜下出血和(或)视网膜出血,有时被误认为是"受虐待儿"。② 实验室检查:血及尿中戊二酸、3-羟基戊二酸、戊烯二酸升高,其中尿 3-羟基戊二酸是本病的特征。血肉碱水平低,酯化肉碱比例增加,血与尿中可检测出戊二酰肉碱、辛酰基肉碱。头部 MRI 皮质萎缩、尾状核与豆状核缩小与密度增高。

186. 戊二酸血症Ⅰ型如何诊断及治疗?

① 诊断:根据临床表现、血与尿化验检查、淋巴细胞或培养成纤维细胞戊二酰-CoA 脱氢酶活性低下及基因检测。② 治疗:包括饮食治疗与对症治疗。早期诊断、早期治疗十分重要,尤其在症状开始前对患儿进行治疗,约 80%~90% 的患儿不会出现症状。一旦出现神经损伤症状再进行治疗,也不能逆转神经病变。与其他氨基酸代谢性疾病一样,饮食治疗最为重要,严格的饮食控制有助于限制神经损伤的进展。应采取低蛋白、限制赖氨酸和色氨酸饮食,补充肉碱、核黄素及高热

量的碳水化合物,促进合成代谢,防止分解代谢。

187. 戊二酸血症Ⅰ型患者的麻醉管理要注意什么?

① 感染、发热、手术、饥饿、精神紧张等应激状态下可使症状恶化,择期手术应综合评估其必要性与风险后决定是否实施。术前继续上述饮食治疗、补充肉碱与核黄素,禁食期间持续静脉输注含 10% 葡萄糖的电解质液,以补充高热量、维持正常的体液和电解质平衡、防止分解代谢;也有文献建议适当输注 20% 脂肪乳剂,但由于可能合并脂肪酸代谢障碍,大多建议谨慎用。严密监测血气与血糖,避免发生低血糖,高血糖时可用胰岛素控制。由于容易发生酸中毒,应避免用乳酸林格液,严重酸中毒可用碳酸氢钠纠正。② 急性脑病危机是本病的特点与重要死亡原因,它是由于戊二酸等代谢产物急性升高、大量通过血脑屏障而加重中枢神经系统损伤所致,表现为痉挛、呕吐、肌张力障碍、嗜睡等症状加重,预防措施包括充分的葡萄糖供能,保持合成代谢、防止蛋白质分解代谢,同时应保证良好的麻醉效果及围术期镇痛、镇静效果,维持血流动力学与内环境的稳定,避免感染、发烧、饥饿、精神紧张等应激因素。③ 易发生颅内出血,有时与急性脑病危机难以鉴别,应维持血流动力学稳定,避免血压急剧升高。术后苏醒延迟的患者应考虑急性脑病危机或颅内出血的可能性。④ 胃排空障碍,应注意反流误吸。麻醉药应选择代谢或排泄快、苏醒迅速者,便于术后早期神经功能评估。由于神经肌肉病变,慎用非去极化肌肉松弛剂、禁用去极化肌肉松弛剂。此外,丙泊酚的安全性有争议,因它可致脂质过载并抑制氧化磷酸化,避免长时间、大剂量使用,尽量选择中长链脂肪乳剂配方、避免用长链配方。本病不是恶性高热高危者,但应注意与其他肌病的鉴别。

188. 什么是糖原累积病?

糖原累积病(glycogen storage diseases,GSD)是一组由于糖原合成或分解酶活性下降导致糖原在肝、骨骼肌、肾、心肌等全身组织器官蓄积而引起的疾病。糖原是存在于机体内的由葡萄糖单位组成的支链多糖,它是机体葡萄糖的主要贮存方式。在需要的时候,糖原可迅速分解产生葡萄糖供机体使用,尤其是在肌肉中,这是最直接和重要的能量来源,在禁食时肝脏糖原对维持血糖至关重要。糖原的合成与降解是受多种因素调节的多步骤过程,涉及多个酶反应及相关蛋白,其机制相当复杂。GSD病时,由于糖原代谢相关酶缺陷,糖原不仅不能分解为葡萄糖供机体使用,而且还可引起一系列的代谢异常。此外,糖原在组织细胞中贮积,可造成其损伤与功能障碍。本病总患病率约为 1∶200 000。

189. 糖原累积病的主要临床表现是什么？

其临床表现涉及全身多器官组织,但最主要的共同表现为高乳酸血症、空腹时酮症与低血糖、肌无力、运动后肌痛、肌红蛋白尿、肝肿大等。

190. 糖原累积病的麻醉管理要点是什么？

① 严密监测血糖,防止低血糖。麻醉前应尽量缩短禁食时间,围术期禁食期间应持续输注葡萄糖液。部分病型仅能输注葡萄糖,不可给予其他糖类。② 预防及纠正酸中毒,表现为代谢性酸中毒、乳酸性酸中毒及酮症性酸中毒,应严密监测血气。严重酸中毒可用碳酸氢钠处理。③ 保护肝脏功能,部分病型可合并严重的肝功能受损,应注意避免使用主要经肝脏代谢的药物及对肝脏有损害作用的药物。④ 部分病型可引起严重心功能障碍,应加强循环管理。⑤ 肌型糖原累积病可引起横纹肌溶解、肌红蛋白尿、急性肾功能衰竭和术后疲劳,严重者可引起术后呼吸功能不全,应加强呼吸管理。⑥ 肌肉松弛剂的应用:肌型糖原累积病或合并神经肌肉病变者,要慎用肌肉松弛剂:去极化肌肉松弛剂可增加肌肉代谢、引起肌肉坏死及高血钾,应禁用;非去极化肌肉松弛剂可引起术后长时间的肌力下降,应慎用。⑦ 由于糖原分解障碍,易发生高甘油三酯血症,应限制脂肪乳剂类麻醉剂(如:丙泊酚)的使用。

191. 糖原累积病如何分型？

① 本病的分型十分复杂,且有诸多不明之处。目前已发现至少有 10 余种 GSD,每一种 GSD 都涉及一种或一组参与糖原储存或分解的酶或蛋白。此外,糖原的空间结构异常近年来受到重视。除IX型与 Danon 病为 X 连锁隐性遗传外,其他为常染色体隐性遗传。② 糖原累积病的遗传缺陷与分型见表 2。

表 2　糖原累积病的遗传缺陷与分型

分　型	别名或亚型	相关酶或蛋白缺陷	相关基因	主要影响部位
0	0a	肝脏糖原合成酶	DYS2	肝脏
	0b	肌肉糖原合成酶	CYS1	肝脏、心肌、肌肉
I	Ia 或 Von Gierke 病	葡萄糖-6-磷酸酶	G6PC	肝脏、肾脏、肠
	Ib 或 VonGierke 病	葡萄糖-6-磷酸转运蛋白	SLC37A4	肝脏、肾脏、肠、血细胞

续　表

分　型	别名或亚型	相关酶或蛋白缺陷	相关基因	主要影响部位
Ⅱ	Pompe 病	酸性 α 糖苷酶	GAA	肌肉、心脏、肝脏、神经系统、血管
Ⅲ	Cori 病或 Forbes 病	糖原脱支酶	AGL	肝脏、心脏、骨骼肌、血细胞
Ⅳ	Andersen 病	糖原分支酶	GBE1	肝脏、大脑、心脏、肌肉、皮肤、神经系统
Ⅴ	McArdle 病	肌糖原磷酸化酶	PYGM	肌肉
Ⅵ	Hers 病	肝脏糖原磷酸化酶	PYGL	肝脏、血细胞
Ⅶ	Tarui 病	肌肉磷酸果糖激酶	PFKM	骨骼肌、血细胞
Ⅸ	Ⅸa	磷酸化酶激酶（α2 亚基）	PHKA2	肝脏、心脏
	Ⅸb	磷酸化酶激酶（β 亚基）	PHKB	
	Ⅸc	磷酸化酶激酶（γ 亚基）	PHKG2	
	Ⅸd	磷酸化酶激酶（α1 亚基）	PHKA1	
Ⅹ	—	肌肉磷酸甘油酸酯变位酶	PGAM2	肌肉、肝脏
Ⅺ	Fanconi-Bickel 病	葡萄糖转运体 2	SLC2A2	肝脏、肾脏、肠
Ⅻ	—	醛缩酶	ALDOA	肌肉、肝脏
ⅩⅢ	—	β-烯醇酶	ENO3	肌肉、肝脏
ⅩⅤ	—	糖原蛋白-1	GYG1	肌肉
Danon 病	—	溶酶体相关膜蛋白 2	LAMP2	心脏、肌肉、脑
Lafora 病	2A	痫蛋白（Laforin）	EPM2A	脑、肝脏
	2B	Malin 蛋白	NHLRC1	

引自：郑利民.少见病的麻醉(第二版)[M].北京：人民卫生出版社,2020 年.

192. 什么是Ⅰ型糖原累积病?

Ⅰ型糖原累积病又称 Von Gierke 病、葡萄糖-6-磷酸酶缺乏病。葡萄糖-6-磷酸酶缺乏、糖原不能转化为葡萄糖,即使在应激状态下也不能刺激肝脏产生葡萄糖,肝糖输出减少,患者易发生低血糖。长期低血糖可引起脑细胞受损而出现智力低下、生长迟缓。另一方面,糖原继续合成,大量的糖原在肝、肾、小肠等组织内蓄积,引起肝肾功能障碍,表现为肝肾肿大,肾近曲小管上皮细胞中糖原贮积致而出现 Fanconi 综合征样表现。常伴有酮症和乳酸酸中毒,前者是由于脂肪分解加速所致,后者是由于葡萄糖-6-磷酸不能转化为葡萄糖,使糖酵解旺盛、乳酸生成增多所致。

193. Ⅰ型糖原累积病的麻醉管理要注意什么?

① 预防低血糖及乳酸酸中毒,应缩短禁食时间,禁食期间静脉滴注葡萄糖,避免用葡萄糖以外的其他糖类。② 严密监测血糖及酸碱平衡,尿酮阳性可输葡萄糖处理,直至转为阴性后方可行择期手术,避免用含乳酸液。呼吸性碱中毒可促使肌肉组织释放乳酸,引起或加重乳酸酸中毒,避免过度肺通气。乳酸酸中毒时,碳酸氢钠治疗效果有限,仅用于严重的乳酸酸中毒者,可输注葡萄糖及胰岛素。应激、代谢率增高时,内源性儿茶酚胺升高可促进糖酵解、乳酸产生增多,应维持足够的麻醉深度。同时,应防止术中体温升高引起代谢亢进,术前避免用阿托品,可用东莨菪碱。麻醉药根据手术种类、时间及患者的肝功能来加以选择,注意维护肝肾功能,避免进一步受损。③ 常合并血小板功能低下,有出血倾向者应避免椎管内阻滞。

194. 什么是Ⅱ型糖原累积病?

Ⅱ型糖贮积病,又称 Pompe 病(庞贝病)、酸性 α 糖苷酶缺乏病。它是由于溶酶体内酸性 α 糖苷酶(α_1,4 葡萄糖贰酶,或酸性麦芽糖酶)缺乏,以致糖原与麦芽糖不能转化为葡萄糖而被利用,全身组织均有糖原沉积,尤其是心脏、骨骼肌、中枢神经系统。它是糖原累积病中最严重的一型,临床上分为婴儿型、青少年型及成人型。① 婴儿型:多在出生后 3～6 个月内发病,表现为肌张力降低、中枢神经系统症状、心功能不全、智力低下、舌肥大与肝肿大、呼吸困难等。② 青少年型:表现为进行性肌营养不良,无心脏表现。③ 成人型:仅表现为肌无力,症状较轻。心电图异常表现为 PR 间期缩短、ST-T 改变等。常不伴有低血糖、酮症、高脂血症或其他中间代谢异常等,血糖与糖耐量正常。

195. Ⅱ型糖原累积病的麻醉管理要注意什么?

① 维护血流动力学稳定,避免加重心功能不全的各种因素。心脏表现除充血性心功能不全外,还可出现心脏流出道梗阻。术中应加强血流动力学监测。② 肌无力可导致呼吸功能不全,应加强呼吸管理。呼吸肌肌力下降、肥大的心脏压迫支气管、巨舌症及常合并误吸性肺炎等,围术期易出现低氧血症,术后应作好呼吸机治疗的准备。③ 本病无特殊禁忌的麻醉药,但肌肉松弛剂的应用要慎重,因为合并有肌营养不良,常不需用肌肉松弛剂,必须使用时可用对循环影响小、较少受肝脏代谢影响者,禁用琥珀胆碱。

196. 什么是血友病?

血友病(hemophilia)是一种以轻微外伤后过度出血或自发性出血为临床特征的 X 连锁隐性遗传性出血性疾病。著名的患者是英国维多利亚女王的男性后裔,故常称为"国王的疾病"。其病因是由于凝血因子Ⅷ或Ⅸ缺陷(量不足或质异常)所致,据此,将它分为血友病 A(hemophilia A, HA)和血友病 B(hemophilia B, HB)血病。血友病 A 又称先天性因子Ⅷ缺陷症,是由于凝血因子Ⅷ(FⅧ)缺陷所致,血友病 B 又称先天性因子 Ⅸ 缺陷症,是由于凝血因子Ⅸ(FⅨ)缺陷所致。编码 FⅧ、FⅨ的基因均位于 X 染色体长臂,男性是患者,女性多是携带者,通常无症状。当 FⅧ 与 FⅨ 缺乏或功能丧失时,内源性凝血级联途径无法激活,从而导致血凝块形成不足。出血程度通常与残留因子水平相关,主要表现为关节、肌肉、深部组织出血,或中枢神经、胃肠道出血。本病是最常见的先天性出血性疾病,估计活产男婴患病率约为 1/10 000,其中血友病 A 占 80% 以上。血友病 A、B 男婴患病率分别约为 1/5 000、1/30 000。无种族差异,但近亲结婚率较高的地区患病率较高。凝血因子Ⅺ(FⅪ)缺陷有时被称为血友病 C(hemophilia C, HC),但它是常染色体隐性遗传,被认为是一种单独的疾病(遗传性FⅪ缺乏)。

197. 血友病如何临床分型?

血友病的程度与当 FⅧ 与 FⅨ 活性水平相关,据此将其分为三型:① 轻型:因子活性>正常值的 5%～40%(或 FⅧ/FⅨ 5～40 IU/dL),在严重外伤或大手术后出现严重出血,自发性出血不常见,多偶然或常规术前实验室检查发现。② 中间型:因子活性为正常值的 1%～5%(或 FⅧ/FⅨ 1～5 IU/dL),小手术、外伤后出血不止,25% 可能会出现复发性关节出血。③ 重型:因子活性<正常值的 1%(或 FⅧ/FⅨ<1 U/dL),肌肉、关节自发性出血。重型通常出生后早期出现症状、而轻

型与中间型可在儿童期或青春期后期出现症状。

198. 血友病麻醉准备要注意什么？

① 术前识别未诊断的患者非常重要。一些轻型患者平时出血症状并不明显或深部出血被误诊（如：髂腰肌出血误诊为阑尾炎，腹膜后出血误诊为阑尾周围脓肿）。麻醉医师应熟知各种出、凝血功能实验室检查的临床意义。术前常规凝血功能检查中，凝血时间（TT）、凝血酶原时间（PT）、纤维蛋白原（Fbg）及血小板计数与功能均正常，仅激活的部分凝血活酶时间（APTT）延长，但有些轻型患者 APTT 无异常。术前掌握与出血相关的病史。APTT 延长、有自发性出血或外伤与手术后出血不止病史、家族中男性成员出血史及手术中发生异常出血者，要考虑本病的可能，尤其是在进行椎管穿刺等重要操作时。② 术前应测定 FⅧ、FⅨ活性，明确诊断。同时检测是否存在因子抑制物，了解替代治疗的效果。注意术前长期凝血因子替代治疗的合并症（如病毒性肝炎、艾滋病、溶血性疾病、血栓栓塞性疾病等）。准备充足的血源和因子制剂（包括：人基因重组 FⅧ、FⅨ制剂，凝血因子浓缩物，新鲜冰冻血浆等）。③ 术前替代治疗方案因手术部位及出血风险与后果而异，请参考相关指南。大手术术前血友病 A 应确保因子水平 80%～100%，血友病 B 60%～80%，术后 5～14 天＞50%。目前人基因重组 FⅧ/FⅨ制剂的缺点是半衰期短，重组 FIX 需每周给药 2～3 次，重组 FⅧ（rFⅧ）每周给药 3～4 次。建议术前 1 小时用药。目前长半衰期（EHL）药物正在开发之中。非替代治疗药物也用于本病，包括：去氨加压素、氨甲环酸和 ε 氨基己酸及通过增强凝血作用重新平衡凝血功能的 emicizumab、抑制抗凝途径的 fitusiran、concizumab 等新型药物。

199. 血友病的麻醉管理要注意什么？

① 围术期应密切监测 FⅧ/FⅨ因子活性与 APTT，准确记录出血量及体液出入量。术中维持血流动力学与内环境平稳，避免血压急剧升高、避免低体温，维持血钙在内的电解质与酸碱平衡。② 本病无特殊禁忌的麻醉药，但应禁用琥珀胆碱，因它的肌颤作用可引起关节与肌肉出血。文献报道，替代治疗充分者可安全实施椎管内麻醉，但我们不建议实施。同样不建议深部神经阻滞、锁骨下静脉穿刺、经鼻气管插管。应尽量避免其他有创或微创操作。避免用乙酰水杨酸和非甾体抗炎药，可用对乙酰氨基酚和某些 COX-2 抑制剂。避免肌肉注射。

200. 血友病围术期凝血因子替代方案是什么？

可参考中华血液学会血友病诊断与治疗中国专家共识(2017年版)的"血友病围术期凝血因子替代方案"见表3。

表3　血友病围术期凝血因子替代方案

	血友病 A	血友病 B
	预期Ⅷ因子水平(IU/dL)	预期Ⅸ因子水平(IU/dL)
大手术		
术前	80～100	60～80
术后1～3天	60～80	40～60
术后4～6天	40～60	30～50
术后7～14天	30～50	20～40
小手术		
术前	50～80	50～80
术后1～5天 (根据手术内容)	30～80	30～80

201. 什么是肝豆状核变性？

肝豆状核变性(又称 Wilson 病)是一种常染色体隐性遗传性铜代谢障碍性疾病。其病因是 ATP7B 基因(13q14.3)变异、肝脏2型铜转运 ATP 酶(copper-transporting ATPase 2)缺乏、肝脏排铜障碍所致。过量的铜在肝脏、脑组织、肾脏、心脏、眼、骨骼等多器官沉积，并引起相应器官损害与功能障碍；其中，肝脏与脑基底神经节、豆状核最为明显。近年的研究还发现，PRNP 基因变异可能会改变本病的病程。其病变呈进行性，如果不及时治疗，可导致严重的肝功能与中枢神经系统功能障碍及死亡。本病患病率为 1/30 000～1/40 000，无种族与性别差异。

202. 肝豆状核变性的临床表现是什么？

① 起病年龄多在5岁以后，临床表现呈进行性。小儿期多表现为肝损害，青春期以后则在肝损害的基础上出现神经精神症状。② 约半数患者有不同程度的

肝脏损害表现,严重者可因急性肝坏死而死亡。晚期多合并有肝硬化、肝衰竭、腹水、低蛋白血症、门脉高压等。③ 脑组织(尤其是脑基底神经节、豆状核)大量的铜广泛沉积、脑组织变性坏死,表现为运动障碍与肌张力异常等椎体外系的症状(如共济失调、震颤、痉挛强直、舞蹈病样表现等),约 80% 的患者合并不同程度的精神行为异常。④ 肾脏损害表现为肾功能障碍及肾小管性酸中毒。⑤ 部分患者可合并有溶血性贫血及脾肿大、全血细胞减少。⑥ 骨骼损伤表现为骨质疏松、关节强直与运动受限。⑦ 部分患者合并心肌损害及各种心律失常。⑧ 眼特异性角膜色素环(Kayser-Fleischer 环)。

203. 肝豆状核变性如何诊断及治疗?

① 诊断:根据临床表现、实验室检查血铜蓝蛋白低、24 小时尿铜高、肝活检肝铜高可临床诊断,基因分析 ATP7B 基因有 2 个等位基因致病突变可确诊。② 治疗:本病是第一个可以治疗的神经系统代谢性疾病,治疗的目的是减少体内累积的铜量,并维持正常的血铜水平。包括:对症治疗,低铜饮食,铜螯合剂青霉胺、二巯丁二酸、曲恩汀、二巯基丙磺酸盐等排铜治疗,金属硫蛋白诱导剂硫酸锌、四硫钼酸铵等减少肠道铜吸收等,严重者可行肝移植。

204. 肝豆状核变性麻醉管理要注意什么?

① 本病累及肝、肾、中枢神经、血液及心血管等全身系统,术前应对重要器官功能进行详细的检查与评估。精神障碍有时是本病的重要临床表现,部分患者甚至被认为是精神分裂症或药物滥用。② 排铜治疗应持续至术前,术后应尽快恢复治疗。要注意 D-青霉胺的不良反应,如:皮疹、发热、血细胞减少及诱发重症肌无力、肾病综合征、系统性红斑狼疮、大疱性皮炎等自身免疫性疾病等,患者皮肤脆性增加、甚至发生剥脱性皮炎,粘贴监测电极等时要避免皮肤损伤。③ 本病无特殊禁忌的麻醉药,亦无文献报道提示麻醉药物对铜代谢有何影响。但由于肝肾病变,患者药代动力学变化难以预测,需要注意药物的选择和剂量。麻醉管理重点是肝、脑、肾等重要器官的保护。临床常用的麻醉药均可安全用于此类患者,但氟哌利多等可诱发椎体外系症状,应慎用。合并神经肌肉病变症状者,应慎用非去极化肌肉松弛剂,禁用去极化肌肉松弛剂,阿曲库铵用于本病有一定的优点。有适应证者可行区域神经阻滞,但合并精神障碍或血小板减少与凝血功能障碍者,禁忌深部区域神经阻滞与椎管穿刺。④ 铜代谢障碍及 D-青霉胺治疗可致心肌损伤、心肌病,严重者可致猝死,应加强血流动力学监测。

205. 什么是遗传性血管性水肿？

遗传性血管性水肿(hereditary angioneurotic edema，HAE)，又称先天性补体 C1 酯酶抑制物(C1 - INH)缺陷病。本病是一种以反复发作性、自限性组织水肿为特征的常染色体显性遗传性疾病。其发病机制与 C1 - INH、ANGPTI、PLG、HAE - FXII 基因突变，补体 C1 酯酶抑制物(C1 - INH)缺乏或功能异常有关。C1 - INH 是一种丝氨酸蛋白酶抑制物，外伤或应激状态下活化的 XII 因子、激肽释放酶、纤溶酶等均可直接激活补体 1(C1)，而 C1 - INH 是抑制 C1 活化的主要因子，若 C1 - INH 缺乏，活化的 C1 持续存在引起 C2 和 C4 持续性、自发性激活，产生过量补体片段。C2 衍生的激肽或缓激肽是本病发生水肿最初的化学物质，它们作用于血管内皮细胞使其通透性增高并产生组织水肿。患病率约为 $1/10\,000\sim1/150\,000$。由于本病发作凶险，每年 5 月 16 日定为"世界遗传性血管性水肿日(HAE day)"。

206. 遗传性血管性水肿如何分型？

根据血 C1 酯酶抑制物(C1 - INH)水平及其活性，遗传性血管性水肿分为三型：I 型：约占 85%，血浆 C1 INH 水平下降，活性低下。II 型：约占 15%，血浆 C1 - INH 水平正常甚至升高，但其活性低下。III 型：极少见，本型为雌激素依赖性，几乎仅见于女性，其机制不明，部分与凝血因子XII异常有关。

207. 遗传性血管性水肿的临床表现是什么？

全身软组织反复发作性水肿，可深达真皮、皮下组织和黏膜。其肿胀具有发作性、反复性及非凹陷性的特点，肿胀通常在 24 小时左右达高峰，72 小时左右消退。可涉及四肢、胃肠道、面部、颈部、喉部。咽喉部水肿阻塞、呼吸道时可引起窒息，约 1/4 的患者因此而死亡。累及胃肠道时可出现腹痛、腹泻，甚至脱水。多在外伤、手术、精神刺激、妊娠等应激状态下发病。发病年龄可见于各年龄层，但多见于 10～20 岁者。

208. 遗传性血管性水肿如何诊断？

根据临床表现、家族史及血浆 C1 - INH 水平与活性，但约有 25% 的患者无家族史。III 型者可能合并第XII因子异常。HAE 需与后天性血管性水肿、药物性血管性水肿、过敏性血管性水肿相鉴别。

209. 遗传性血管性水肿者急性发作时如何治疗？

由于本病不属过敏反应，水肿发作时用抗组胺药物、糖皮质激素、肾上腺素等无效。最有效的方法是输入 C1-INH 浓缩制剂，其用量是：体重低于 50 kg 者静注 500 单位，体重 50 kg 以上者静注 1 000～1 500 单位。无 C1-INH 浓缩制剂可考虑用 FFP，其用法为首次输注 2 U，每 2～4 小时重复使用，直至症状缓解。但要注意前述 FFP 的风险。亦可合并使用激肽释放酶抑制剂艾卡拉肽（Ecallantide）与缓激肽受体拮抗剂艾替班特（Icatibant）。抗纤溶药较少用于急性发作的治疗，但亦有文献主张同时用用氨甲环酸（Tranexamic acid）15 mg/kg，每 4 小时一次。咽喉部水肿最危险，应严密观察，必要时应果断地行气管插管或气管切开，切莫犹豫不决，以免失去抢救良机。急性发作时的组织水肿与腹泻可引起脱水，应及时补充血容量，维持血流动力学稳定。值得注意的是，其急性发作并不一定在手术期间，它有可能发生于术后 1～2 天，因此术后应进行长时间的严密监测管理。

210. 遗传性血管性水肿患者麻醉前如何预防性用药？

本病的预防包括长期预防（LTP）及麻醉手术前的短期预防（STP）。对长期预防，常用雄激素、抗纤溶药物等。其中，雄激素丹那唑（Danazol）可增加血浆 C1-INH 水平，而抗纤溶药氨甲环酸（Tranexamic Acid）虽不能纠正补体异常，但可有效地控制水肿的发生与发展，二者在预防本病的发作与控制水肿症状方面最为常用。对术前长期服用抗纤溶药或雄激素的患者，要注意它们可增加血栓发生率及肝损害的不良反应。对麻醉手术前的短期预防（STP），尚无统一的标准，既往主张在择期手术前至少用抗纤溶药一周或雄激素 3 天。现主张直接预防性应用 C1-INH 浓缩制剂替代治疗。目前有两类 C1-INH 浓缩制剂，一类为血浆制品（pdC1-INH），另一类为基因工程合成制剂（rhC1-INH）。其中，有三种 pdC1-INH 制剂获欧洲药品管理局（EMA）批准，其商品名分别为 Berinert、Cetor、Cinryze，而美国 FDA 只批准了 Berinert。1 单位 pdC1-INH 相当于 1 mL 健康人血浆 C1-INH 含量（270 mg/L）。rhC1-INH 制剂在欧洲与美国均有上市，其商品名分别为 Ruconest 与 Rhucin。pdC1-INH 与 rhC1-INH 剂量单位是一致的。C1-INH 浓缩制剂的用量因手术大小及体重而异，一般体重 50 kg 以下者术前 1 小时补充 500 单位、体重超过 50 kg 者补充 1 000～1 500 单位，并做好多次用药的准备。无 C1-INH 浓缩制剂时可输入新鲜冻干血浆（FFP），但要注意 FFP 内所含的 C2 可衍生为激肽或缓激肽而加重本病发作，故目前对 FFP 尚有争议。由于我国无 C1-INH 浓缩制剂上市，用 FFP 是一种无奈的选择，临床上应权衡利弊，在严密观察下使用。尽管术前 STP 对一些患者可有效预防其发作,但这一预防措施并不是万无一失的。

211. 遗传性血管性水肿的麻醉管理要注意什么?

① 本病发作时可引起严重的呼吸道阻塞、窒息、甚至死亡,麻醉医师要充分认识到本病的严重性。术前应详细询问病史与家族史,对疑似患者择期手术应延期,对不能延期者应按本病准备。麻醉前还要了解其既往发作的诱因、是否曾行气管切开并合并有气管狭窄。由于头颈面部肿胀一旦发生,进展迅速,有时面临困难气管插管的问题,麻醉前必须做好气管切开的准备。② 术前预防性用药(见"遗传性血管性水肿患者麻醉前如何预防性用药?")。③ 防止各种诱发因素:围术期应激反应、口腔与气道手术、气管插管等是诱发本病的重要危险因素,麻醉管理的首要任务是镇静、镇痛,防止缺氧与二氧化碳蓄积,减少应激反应。在麻醉前要充分镇静、麻醉中要保持适当的麻醉深度,气管插管与拔管时要防止应激反应,必要时可在"深麻醉"下拔管,术后要给予适当的镇痛等。为避免气道操作引起的应激反应,一些文献主张首选椎管内麻醉等神经阻滞麻醉。分娩也是重要的诱发因素,建议在剖宫产前使用 pdC1 - INH 预防发作。

212. 什么是遗传性大疱性表皮松解症?

遗传性大疱性表皮松解症(hereditary epidermolysis bullosa,EB)是一种皮肤和黏膜对机械损伤特别敏感的机械性遗传性皮肤病。临床特点是轻微的机械刺激即可引起全身皮肤黏膜水疱,水疱亦可无任何刺激自发性出现。其基本病变为皮肤和黏膜结构蛋白先天异常,相关基因包括 *DSP*、PKP1、KRT5、KRT14、PLEC、KLHL24、DST、EXPH 5、CD151、TGM5、ITGB4、COL17A1、LAMA3、LAMB3、LAMC2、COL17A1、ITGA3、ITGA6、ITGB4、FERMT1 等,涉及 Desmoplakin、Plakophilin 1、Plakoglobin、Keratin 5、Keratin 14、Plectin、Kelch-like protein、BPAG1、Exophilin 5、Tetraspanin 24、Transglutaminase 5、a6b4 Integrin、Collagen XVII、Laminin - 332、a3b1 Integrin、Collagen VII、Kindlin - 1 等多个与皮肤黏膜结构相关的蛋白。患病率为 1/50 000～1/500 000,无种族与性别区别,发病年龄<1 岁者约占 90%。

213. 遗传性大疱性表皮松解症的临床表现什么?

临床特点是轻微的机械刺激即可引起全身皮肤黏膜水疱,水疱亦可无任何刺激自发性出现。水疱破溃后可感染,如此反复发生,全身各部位均可形成瘢痕,引起关节挛缩与张口障碍。口腔、咽喉、气管、食管、角膜均可受累,全身水疱、体液渗出、蛋白质丢失及食管瘢痕不能进食,可引起营养障碍及低蛋白、贫血及水电解质平衡失调。部分患者还可能合并肌肉萎缩、心肌病、幽门梗阻、皮肤癌易感性增加等。

214. 遗传性大疱性表皮松解症如何分型?

根据水疱位于皮肤组织结构中的部位分型:单纯型(水疱位于表皮内)、交界型(水疱位于透明板和基底膜带中央)、营养不良型(水疱位于致密板下)、Kindler综合征(表皮、透明板、致密板下多个水疱形成面),此外还有一些亚型。其中,单纯型最多见,多为常染色体隐性遗传。各型的临床特征见相关专著。

215. 遗传性大疱性表皮松解症如何诊断及治疗?

① 诊断主要功能根据临床表现、皮肤活检免疫荧光定位,基因检测对诊断有帮助。② 本病目前无治愈方法,主要是局部治疗,包括:避免创伤、良好的皮肤护理、仔细伤口管理等,基因治疗、蛋白质替代治疗、反义寡核苷酸治疗等正在探索中。肾上腺皮质激素无效。

216. 遗传性大疱性表皮松解症的麻醉前管理要注意什么?

本病的麻醉处理非常棘手,术前应了解其损害程度与范围,要特别重视营养障碍者。术前应改善营养状况,纠正贫血、低蛋白血症、水及电解质平衡失调。由于长期的疾病折磨,多数患者合并易激惹、烦躁、抑郁等性格异常,应精神抚慰及适度镇静,术前用药禁止肌注,应口服或待进入手术室后静脉给药。口服药应尽量选水剂或散剂,禁用片剂,以免损伤口腔与食管黏膜。为了避免搬动患者加重其皮肤损伤,最好让其自己向病床或手术台上移动,镇静药用量不可过大。有人认为本病与卟啉症有一定的关系,应避免用巴比妥类。部分患者可能合并扩张型心肌病、肾功能损害及其他先天性代谢性疾病。患者还可能用肾上腺皮质激素、苯妥英钠等药物治疗,应注意相关不良反应。其麻醉管理注意事项见相关章节。患者常合并食管狭窄、吞咽困难、幽门梗阻,胃食管反流的风险高。

217. 遗传性大疱性表皮松解症的麻醉管理要注意什么?

重点是避免机械刺激与损伤、保护皮肤黏膜免受进一步损害,要特别注重细节的管理。① 有时建立静脉通道非常困难,而常规周围静脉穿刺(用止血带充盈周围静脉)及黏性胶带固定都有可能造成患者损伤,应采用非黏性胶带固定。必要时在超声引导下行中心静脉穿刺。禁止皮内浸润注射。在搬动患者时要轻柔。② 手术床单要柔软、平整,以免皮肤受压。③ 电刀电极板不可使用粘贴式,与患者皮肤接触可隔以盐水纱布。④ 皮肤消毒时应避免擦拭法消毒,而应采用浸泡法,自然晾干。⑤ 眼角膜特别容易受伤,应注意保护眼睛。⑥ 麻醉选择:原则是尽量减少患者的机械性损伤、包括穿刺损伤。多选全身麻醉及非气管插管、保留自主呼吸的"面罩麻醉",注意避免面罩压迫面部致皮肤损伤。由于可能合并困难气道,应避免深度镇静,因为紧急气道处理可能给患者带来更大的创伤。穿刺点及其附近皮肤无大疱及感染灶时,也可用椎管内麻醉及区域神经阻滞,穿刺时禁止皮内浸润麻醉,可仅行肌肉、韧带、软组织内局麻,应尽量避免置入导管行连续法;神经阻滞应在超声引导下实施,移动超声探头时应使用大量的凝胶,减少皮肤摩擦。防止患者兴奋、躁动及术后恶心呕吐等意外受伤是预防机械性损伤的最重要措施,良好的镇痛镇静、恰当的肌肉松弛、平稳的麻醉诱导期与苏醒期,是麻醉管理的最基本要求。⑦ 本病无特殊禁忌的麻醉药,合并营养不良性肌病者应避免用去极化肌肉松弛药,有人认为丙泊酚有预防术后恶心呕吐作用,较吸入麻醉药好。

218. 遗传性大疱性表皮松解症的气道管理要注意什么?

① 气管插管:严重症型患者常常合并面部、颈部、口腔、咽部瘢痕、红肿、水疱、溃烂,瘢痕挛缩致头颈活动及张口受限、口咽腔狭窄,甚至舌头与上腭粘连,这些均可导致气管插管困难。另一方面,气管插管操作可引起严重的口腔与咽部水疱、出血及继发瘢痕形成,应尽量避免气管插管。因病变常累及会厌,故应选用Macintosh镜片,尽量避免触及会厌。② 喉罩的应用:咽喉部为扁平上皮,而气管黏膜为柱状上皮,与咽部及会厌相比,本病气管黏膜较少受累,而喉罩对咽喉部压迫不可避免,增加了机械损伤的风险,故本病患者不推荐用喉罩。需要用器械维持呼吸道通畅的患者,气管插管仍是首选。③ 经鼻插管与经口插管:对一些经口或插管困难的患者,经鼻插管可能更有优势;鼻黏膜上皮细胞为有分泌黏液功能的杯状细胞,与口腔黏膜的分层鳞状上皮细胞相比不易起水泡。困难插管患者纤支镜引导下清醒经鼻插管可能更好操作,而且在没有胶带的情况下,与经口插管比,经鼻插管更易固定,但部分患者可能有鼻孔瘢痕狭窄。无论何种途径,损伤最小是唯一的标准,各种视频插管工具可减少损伤。④ 气管导管尽量选用较细的、不带套囊、质地柔软者,咳呛、躁动、吞咽活动致导管与气管壁摩擦可带来气管损伤,应避

免之。⑤ 导管固定：粘贴式胶布可造成皮肤损伤甚至撕脱，应尽量不用或少用，必须用时应选用柔软、黏附力弱者，使用前应先在一小块皮肤区域进行测试。气管导管固定可用绳带绑扎，或用导管支架固定，但要防止导管脱出。⑥ 尽量减少口腔与气管内吸引的次数，且吸引负压不可过大。插管前用凡士林保护口唇。吸氧面罩、气管导管与喉镜片等器械涂倍他米松等皮质激素软膏。⑦ 气管拔管：因插管困难与插管损伤，患者可能拔管困难。在拔管前应充分评估、慎重决定。

219. 遗传性大疱性表皮松解症的术中监测要注意什么？

原则是尽量减少不必要的监测项目，各种电极、探头、袖带均应尽量不直接接触患者皮肤。① 心电监测：尽量不用粘贴式电极。如果不得不使用，应选用黏度与面积最小者，在取下时应特别小心，或用针式电极。② 脉搏氧饱和度：指夹式探头的钳夹力过大可造成的损伤，建议用一次性探头（不要直接粘贴皮肤）。重症型患者指（趾）常形成大量瘢痕以致脉搏氧饱和度监测困难，可测量耳垂等部位。③ 血压监测：袖带与皮肤接触处应垫弹性绷带，尽量减少测压次数，必要时可行有创血压监测。④ 全身溃烂易致体温丢失，术中要注意保温，体温监测可用红外线鼓膜温度计。⑤ 食管、直肠黏膜容易受累，有在拔胃管时将食管黏膜剥脱的报道；此外尿道的远心端黏膜为扁平上皮细胞、拔除尿管后有尿道内形成水疱而引起尿潴留的危险，应尽量避免插胃管、尿管等。

220. 遗传性大疱性表皮松解症术后管理要注意什么？

术后镇痛尤其重要，无特殊禁忌镇痛药。椎管内或神经阻滞只能实行单次注射，不建议置入导管。可以以局麻药为主要的椎管内镇痛或区域神经阻滞，或阿片类、非甾体镇痛药静脉镇痛，口腔手术也可用利多卡因浸润，但在注射时要小心，避免黏膜起泡。文献报道，局部表面伤口用 2% 利多卡因胶有效。要特别注意预防阿片类药物引起的瘙痒，可用抗组胺药、加巴喷丁、普瑞巴林，小剂量纳洛酮或阿片受体兴奋-拮抗（如纳布啡等）。

221. 什么是遗传性果糖不耐受症？

遗传性果糖不耐受症（hereditary fructose intolerance，HFI），又称果糖-1-磷酸醛缩酶缺乏症（醛缩酶 B 缺乏症、ALDOB 缺乏症）。它是一种常染色体隐性遗传性果糖代谢障碍性疾病。其病因是编码果糖分解代谢第二步果糖 1-磷酸醛缩酶 B（ALDOB）的 ALDOB 基因突变、ALDOB 缺乏所致。ALDOB 缺乏导致上游代谢产物 1-磷酸果糖（F1P）蓄积、磷酸盐消耗、果糖代谢与糖酵解、糖异生、肝线粒体氧化磷酸及脂肪酸氧化、N-糖基化障碍，导致 ATP 产生减少、低血糖、代谢性酸中毒、高尿酸血症、高镁血症、低磷酸盐血症及肝肾功能与多器官损害与 N-糖基化障碍等。本病在新生儿发病率为 1/20 000～1/60 000。

222. 遗传性果糖不耐受症的临床表现是什么？

患儿通常在开始食用添加含果糖、蔗糖（一种由果糖与葡萄糖组成的双糖）、山梨醇（在肝脏中被山梨醇脱氢酶转化为果糖）的食物后出现症状。表现为呕吐、腹泻、腹痛、胰高血糖素无反应性急性低血糖、肝大与黄疸、肾功能损害、凝血功能障碍及代谢障碍[高乳酸血症与代谢性酸中毒、低血糖、高尿酸血症、高镁血症、低磷酸盐血症、高丙氨酸血症（hyperalaninemia）等]，严重者可导致肝肾及多器官功能衰竭、抽搐、昏迷，甚至死亡。临床表现的程度与酶缺陷程度相关，长期反复发作可造成生长发育障碍。杂合子携带者多无症状或可能易出现高尿酸血症与痛风。

223. 遗传性果糖不耐受症如何诊断及治疗？

① 诊断：根据临床表现，基因检测可确诊。必要时可检测肝、肾、肠果糖-1-磷酸醛缩酶活性。不推荐果糖耐受试验，因它可引起严重的代谢失代偿。② 治疗：目前无根治方法，主要治疗为终生限制含果糖、蔗糖、山梨醇食物，补充维生素，尤其是水溶性维生素。可食用葡萄糖、麦芽糖和玉米淀粉。早期防治，预期寿命正常。急性期治疗为对症处理代谢紊乱等。

224. 遗传性果糖不耐受症的麻醉管理要注意什么？

① HEI 急性发作的表现与脓毒症、尿素循环障碍等遗传和代谢病相似，也可能因为腹痛而误诊为急腹症。麻醉医师应具备对本病的鉴别能力。② 择期手术应在疾病完全控制、代谢障碍的原因完全查清与排除后实施。③ 患者可能合并营养缺乏症，或未得到及时防治者可能合并肝肾等多器官慢性病变，或合并杜氏肌营养不良等其他先天性异常。④ 除限制含果糖、蔗糖、山梨醇饮食外，要特别注意一些小儿口服药（如咪达唑仑等镇静剂）、灌肠液、营养液等可能以果糖、蔗糖、山梨醇作为佐剂，切勿误用。⑤ 有些麻醉药对糖异生有抑制作用（如氟烷、异氟烷、硫喷妥钠、地西泮等），但在禁食含果糖食物时，这些影响无临床意义。高渗性脱水剂应禁用甘油果糖、山梨醇，前者是由甘油与果糖组成的复方制剂，可用甘露醇。因 1,6 二磷酸果糖与甘油处于果糖代谢通路的下游，在限制果糖饮食的情况下，不影响

其应用,但 HFI 急性发作期应禁用。丙泊酚脂肪乳剂(Diprivan)含有 2.25% 的甘油。⑥ 注意肝肾功能的保护。

225. 什么是遗传性低镁血症?

遗传性低镁血症(hereditary hypomagnesemia)是一组以低镁血症为特征的基因缺陷性疾病,可能合并其他电解质代谢异常并涉及多个临床综合征。镁(Mg²⁺)是细胞内仅次于钾的第二大阳离子,它参与 600 多种酶促反应,有广泛的生物学作用。尤其在中枢及周围神经系统、心脏和骨骼肌中发挥着重要的生理作用。本病主要是由于肾脏髓绊升支粗段与远曲小管上镁重吸收相关蛋白通道基因异常,肾小管镁重吸收障碍、经尿排泄丢失过多所致。迄今已发现了近 20 个相关致病基因。

226. 遗传性低镁血症包括哪些遗传性疾病?

主要包括四类:① 高钙尿性低镁血症(以高钙尿、肾钙质沉积为特征。包括:家族性低镁血症合并低钙血症和肾钙质沉积症 1 型、2 型,常染色体显性低钙血症合并低尿钙,Bartter 综合征 3 型)。② Gitelman 综合征样低镁血症(以低尿钙、低钾血症、代谢性碱中毒为主要特征。包括 Gitelman 综合征,Bartter 综合征 4 型,癫痫-共济失调-感音神经性耳聋-肾小管病变综合征,单纯的常染色体显性遗传低镁血症,常染色体显性遗传肾小管间质病/肾囊肿和糖尿病,高苯丙氨酸血症 BH4 缺乏/肾囊肿和糖尿病)。③ 线粒体低镁血症(高血压-高胆固醇血症-低镁血症,高尿酸血症-肺动脉高压-肾衰-碱中毒综合征,Kearns-Sayre 综合征);④ 其他(低镁血症合并继发性低血钙,单纯的常染色体隐性遗传低镁血症,新生儿炎症性皮肤肠病 2 型,低镁血症合并癫痫和智力障碍,常染色体显性遗传低镁血症/发作性共济失调 1 型,Kenny-Chaffey 综合征 2 型)。

227. 低镁血症有哪些临床表现?

① 神经肌肉兴奋性增加,肌肉震颤、痉挛、甚至癫痫等。② 精神症状:有躁动易怒、感觉异常、幻觉、神志错乱、定向力障碍等。③ 心肌兴奋性增加、心肌细胞代谢障碍和冠状血管痉挛,血管钙化和内皮功能障碍,表现为心动过速、室性早搏等心律失常,心电图 QT 间期延长,严重者可致猝死。④ 镁对其他电解质有直接影响,包括钠、钙和钾。缺镁可导致镁依赖性腺苷酸环化酶生成 cAMP 障碍、减少甲状旁腺素(PTH)的释放,致低钙血症。低钾血症与低钙血症可加重低镁血症的表现。

228. 低镁血症应如何诊断及治疗？

① 诊断根据血镁检测值低于正常值、相关临床表现,基因检测可确诊。② 治疗主要为补充镁剂及对症治疗,轻症患者可口服门冬氨酸钾镁、硫酸镁等,严重者静脉输注硫酸镁。

229. 遗传性低镁血症的麻醉管理要注意什么？

① 本病与单纯的低镁血症不同的是,它可能是一些临床综合征的表现之一,患者常合并多器官畸形或病变。② 麻醉前应纠正低镁血症与水、电解质失衡。尤其要注意本病常合并低钾血症与低钙血症,低镁血症补充镁剂后神经肌肉与心脏兴奋性增加的症状无改善者,应考虑低钾血症与低钙血症。要注意过量补镁可造成严重的循环与呼吸抑制,应严密监测血镁与肌腱反射。

230. 什么是遗传性多发脑梗死性痴呆？

遗传性多发脑梗死性痴呆(hereditary multi-infarct dementia),又称常染色体显性遗传性脑动脉病伴皮质下梗死和白质脑病(CADASIL)等。它是一种伴有皮层下梗死和白质脑病的常染色体显性遗传性脑动脉病,其病因是由于染色体 19q12 上 NOTCH3 基因突变所致;主要病理变化为嗜锇样颗粒在脑部小血管平滑肌细胞基底膜沉积,使血管平滑肌细胞过早破坏,血管进行性损伤、血管狭窄、大脑皮层与皮层下大范围的多发性梗死及微出血。估计发病率为(2~5)/10 万,出现临床症状的平均年龄为 46.1 岁(最低年龄 8 岁),平均死亡年龄为 61 岁,平均病程约为 23 年。

231. 遗传性多发脑梗死性痴呆有哪些临床表现？

偏头痛,反复发生短暂性脑缺血发作及缺血性卒中,进行性认知功能障碍、精神障碍、痴呆、活动能力减退、大小便失禁、球麻痹、癫痫发作、视力障碍等,严重者卧床不起,直至死亡。

232. 遗传性多发脑梗死性痴呆如何诊断及治疗？

① 诊断根据临床表现、家族史、头部 MRI 等,确诊根据皮肤活检血管平滑肌嗜锇性粒状物质(GOM)堆积及基因检测。② 本病无有效治愈方法,主要为对症及支持治疗,亦有用抗血小板或抗凝药预防缺血性卒中。

第十章

233. 遗传性多发脑梗死性痴呆麻醉管理要注意什么?

① 麻醉医师应了解本病,这有助于我们认识及鉴别一些可能与麻醉手术相关的合并症。② 麻醉前应继续全身支持治疗、改善营养状况及控制肺部及全身感染;要注意球麻痹及胃排空障碍可能导致饱胃及反流误吸。③ 麻醉管理原则是维持足够的脑血流灌注、防止脑缺血或脑血管痉挛,应维持较高的平均动脉血压、防止过度通气及避免过度头低位等。但注意避免血压过度升高而引起脑出血。④ 全身麻醉用药选择原则同其他中枢神经系统疾病,肌肉松弛药禁用琥珀胆碱。椎管内麻醉已有较多安全应用的临床报道,但要注意术前抗血小板或抗凝药治疗造成的凝血功能障碍、严重中枢神经系统病变与颅高压。

234. 什么是遗传性痉挛性截瘫?

遗传性痉挛性截瘫(hereditary spastic paraplegia),又称家族性痉挛性截瘫(FSP)等。它是一组以渐进性双下肢痉挛性截瘫、行走困难为主要临床特征的神经系统遗传性疾病。其发病机制尚不清楚,目前已发现80多个相关致病基因。病变主要在脑和脊髓上位运动神经元,特别是将信号从大脑运动皮层传输到胸脊髓下部的长神经轴突,包括皮质脊髓束、股薄束和脊髓小脑束等。某些类型的病变不仅限于脊髓,还有四肢周围神经及脑部的病变。患病率为 $1/11\,000 \sim 1/77\,000$。

235. 遗传性痉挛性截瘫如何分类?

目前主要根据以下分类:① 根据遗传方式:常染色体显性遗传、常染色体隐性遗传、X连锁遗传及线粒体遗传;一些类型兼有多种遗传方式。② 根据临床表现:"单纯型"症状局限于下肢痉挛及肌无力(痉挛性截瘫)、可合并高张力性排尿障碍及轻度深感觉障碍;"复杂型"除下肢症状外,还伴有其他神经系统障碍。③ 根据发生突变的基因:HSP相关基因的染色体位置(基因座)称为"痉挛性截瘫基因座"(SPG),它按其发现顺序编号(如SPG1到SPG80),目前已发现HSP相关致病基因超过80多个,目前这一清单仍在继续扩充之中,SPG4是最常见的单纯型常染色体显性遗传性HSP。复杂型者有SPG20(Troyer综合征)、SPG21(Mast综合征)、SPG23(Lison综合征)等;X连锁有SPG22(Allan-Herndon-Dudley综合征);线粒体遗传包括线粒体ATP6基因突变所致者(无SPG命名)。

236. 遗传性痉挛性截瘫的临床表现是什么?

渐进性双下肢痉挛性截瘫、行走困难。其表现还与基因型或遗传方式有关,有明显的临床异质性。如：SPG4 还有迟发性认知障碍；SPG9B 合并白内障、胃食管反流、周围神经病变、痉挛性构音障碍、共济失调、认知障碍；SPG7 可能合并轴突神经病变、远端或广泛性肌肉萎缩、白质异常、骨骼肌活检线粒体异常、构音障碍、吞咽困难、视盘苍白、脑血管病变、脑萎缩等。

237. 遗传性痉挛性截瘫如何诊断及治疗？

① 诊断：目前无诊断标准，其诊断主要根据临床表现、家族史及基因检测。② 治疗：目前无有效治愈方法，主要为对症治疗及康复治疗。

238. 遗传性痉挛性截瘫的麻醉管理要注意什么？

HSP 是一组庞大的、临床与遗传异质性明显的疾病群。应根据其临床表现制定相应的管理方案，重点关注以下几点：① 通常合并呼吸肌功能受损、呼吸储备能力下降，应选择短效及速效全身麻醉药及阿片类药，以避免术后长时间呼吸抑制。② 慎用肌肉松弛剂，尤其避免用长效肌肉松弛剂，禁用琥珀胆碱；个案报道新斯的明拮抗罗库溴铵后发生再箭毒化，不建议用新斯的明拮抗罗库溴铵的肌肉松弛作用。要注意上位运动神经元病变者周围神经刺激肌肉松弛监测有时不可靠，应结合临床情况综合判断。③ 慎行椎管内麻醉。目前已有数例椎管内麻醉（包括蛛网膜下腔麻醉）安全用于本病的临床报道，术后神经症状均未恶化。但椎管内麻醉用于 HSP 的安全性存有疑问，这是因为椎管内麻醉有神经系统损伤的风险，而且目前还不清楚 HSP 是否会增加局部麻醉药的神经毒性。此外，文献报道了一例 SPG6 患者死于肌萎缩侧索硬化症。

239. 什么是全羧化酶合成酶缺乏症？

全羧化酶合成酶缺乏症（holocarboxylase synthetase deficiency，HCSD 或 HLCSD），又称早发型生物素反应性多羧基酶缺乏症（early-onset biotin-responsive multiple carboxylase deficiency）等，它是一种常染色体隐性遗传性生物素依赖性羧化酶缺陷性疾病，以出生后早期发病为特征。人体有 5 种依赖生物素的羧化酶：丙酰 CoA 羧化酶、3-甲基巴豆酰 CoA 羧化酶、丙酮酸羧化酶及 2 种乙酰 CoA 羧化酶，它们参与糖异生、脂肪酸合成及支链氨基酸分解代谢的关键步骤，在糖、脂肪、蛋白质及核酸的代谢中起着重要作用。全羧化酶合成酶（holocarboxylase synthetase，HCS）的主要作用是催化生物素与这些羧化酶脱辅基蛋白结合，生成有活性的羧化酶。生物素是一种水溶性 B 族维生素，它是多种羧化酶的辅酶，广泛存在于酵母、蛋黄及动物内脏中,肠道中的微生物也可合成生物素,满足人体所需,故较少缺乏生物素。本病是由于全羧化酶合成酶基因 HCS(21q22.1)突变所致。HCS 基因突变导致 HCS 活性降低、生物素不能与上述羧化酶结合而活化,从而影响羧化酶的活性,造成脂肪酸、糖、氨基酸代谢障碍,同时导致 3-羟基异戊酸、3-甲基巴豆酰甘氨酸、甲基枸橼酸、3-羟基丙酸等有机酸血症及酮症酸中毒、乳酸酸中毒、高氨血症等。文献报道患病率约为 1∶87 000。

240. 全羧化酶合成酶缺乏症的临床表现是什么?

症状通常在出生后数小时至数周内出现。主要表现为喂养困难、生长发育迟缓、呕吐、腹泻、肌张力减退、嗜睡及惊厥等,对抗惊厥药反应差。严重者出现顽固性癫痫、脑水肿和昏迷。常合并酮症及乳酸酸中毒、有机酸血症和高氨血症。皮肤表现为脂溢性皮炎,头发变细、脱落,严重者可全秃,睫毛及眉毛亦可脱落。皮损亦可累及口周、鼻周及其他褶皱部位。本病神经、皮肤、呼吸、消化和免疫等多个系统的损害,但无特异性,极易误诊和漏诊,当幼儿或青少年出现不可解释的惊厥发作,并且伴有难以纠正的代谢性酸中毒,尤其是伴有酮症酸中毒及皮肤改变时即应考虑该病可能。

241. 全羧化酶合成酶缺乏症如何诊断及治疗?

① 诊断:根据多系统损害的临床表现、难治性皮肤损害、神经系统症状及生化检查异常(酮症酸中毒、乳酸酸中毒、高氨血症、低血糖等代谢紊乱);血串联质谱酰基肉碱检测 3-羟基异戊酰肉碱增高,可伴丙酰肉碱与乙酰肉碱比值升高;气相色谱-质谱(GC/MS)尿检查异常(甲基枸橼酸、3-羟基丙酸、3-羟基异戊酸和 3-甲基巴豆酰甘氨酸、乳酸等有机酸水平异常增高);培养成纤维细胞检测全羧化酶合成酶活性低下可确诊,必要时可行基因检测。② 治疗:主要补充大剂量生物素及对症治疗,同补充肉碱。

242. 全羧化酶合成酶缺乏症麻醉管理要注意什么?

① 本病是一种涉及多系统及多个代谢通路的复杂代谢性疾病,术前应纠正代谢紊乱、高氨血症和代谢性酸中毒、改善全身状况,对严重酸中毒或高氨血症者,可考虑血液透析或净化治疗,它还可降低血有机酸及有害代谢产物浓度,有助于提高麻醉手术的安全性。应慎行非急诊手术,因为长时间禁食、呕吐、脱水、感染、发热、手术及创伤等应激因素,可使加重机体代谢紊乱,甚至诱发生代谢危象而危及生

命。② 生物素、左旋肉碱补充治疗应持续至术前并增加用量,术中应根据手术时间的长短适当补充,术后应尽早开始补充;抗癫痫药等应持续服用至术前。③ 术前应尽量缩短禁食时间,围术期应静脉持续输注葡萄糖液。④ 注意患者可能还合并其他畸形或异常。⑤ 麻醉管理重点是应加强动脉血气、血糖及血氨水平的监测,及时处理酸中毒、高氨血症等异常。避免输注含乳酸液,持续输注含葡萄糖的电解质液,以防止低血糖。⑥ 麻醉相关药物的安全性尚不清楚,避免用可能代谢成丙酸前体的药物,其中,丙泊酚脂肪乳剂中的不饱和脂肪酸可能被代谢成丙酸;此外,应慎用由酯酶代谢的非去极化肌肉松弛剂(如阿曲库铵、顺阿曲库铵、米库溴铵等)及琥珀胆碱。⑦ 避免可长时间抑制呼吸功能的药物。

243. 什么是高同型半胱氨酸血症?

高同型半胱氨酸血症(hyperhomocysteinemia,HHcy),又称同型半胱氨酸血症(homocysteinemia)。它是一组由于多种原因导致的同型半胱氨酸(homocysteine,Hcy)代谢障碍、以血浆 Hcy 浓度异常升高为重要临床表现的代谢性疾病。HCY在血浆中以多种形式存在,包括游离型(1%)、二硫化物型(30%)及蛋白结合型(约70%),它们称为总同型半胱氨酸(tHCY)。血浆 tHCY 正常值为 $5 \sim 15\ \mu mol/$L,$>15\ \mu mol/L$ 为 HHcy。当 tHCY 浓度超过 $100\ \mu mol/L$ 时,在尿中可测出,称之为同型半胱氨酸尿症(homocystinuria)。Hcy 是源自饮食中的必需氨基酸——蛋氨酸(Met)的中间代谢产物,它有广泛的生物学效应:HHcy 可导致血管内皮损伤、促进炎症反应及增加氧化应激,Hcy 及其代谢物还通过影响 DNA 甲基化、组蛋白修饰、非编码 RNA 调控等影响基因的表达。HHcy 与全身性疾病的关系是近年的研究热点。尽管目前还不完全清楚 HHcy 毒性的分子机制及其与相关疾病之间的具体关系,但有证据证实 HHcy 可导致动脉粥样硬化、高凝状态、血栓形成与栓塞,增加罹患脑萎缩、认知功能障碍、阿尔茨海默病、精神分裂症、癌易感性、视力障碍、慢性肾病、急性胰腺炎、甲状腺功能减退等以心血管及中枢神经系统病变为主的多种全身性疾病的风险。Hcy 还干扰可影响弹力蛋白与胶原蛋白的合成、改变骨基质并增加骨骼的脆性,易发生髋部骨折、骨骼畸形、自发性气胸、晶状体脱位;同时它还增加妊娠合并症的风险。HHcy 的原因十分复杂,包括先天性与后天性,涉及蛋氨酸循环与叶酸循环的底物与多个酶及其辅酶。总体发病率 5% ～ 7%,我国发病率高达 27.5%,但先天性者发病率低。

244. 同型半胱氨酸是如何产生的?

同型半胱氨酸(Hcy)是一种含硫氨基酸,是源自饮食中蛋氨酸(Met)的中间代谢产物。Hcy 的产生过程涉及"蛋氨酸循环"的前半段,其过程是:Met 被蛋氨酸 S-腺苷转移酶激活为 S-腺苷蛋氨酸(SAM),SAM 为多种受体分子(蛋白质、DNA、RNA、神经递质等)提供甲基后转变成 S-腺苷同型半胱氨酸(SAH),SAH 随后被 SAH 水解酶(AHCY)水解脱腺苷而产生 Hcy。

245. 高同型半胱氨酸血症的生化机制是什么?

高同型半胱氨酸血症(HHcy)与"蛋氨酸循环"的后半段 Hcy 分解代谢障碍有关。Hcy 分解代谢主要有三条途径:① 胱硫醚 β 合成酶(CBS)催化途径:Hcy 在 CBS 催化下(辅酶:维生素 B_6)与丝氨酸缩合成胱硫醚,胱硫醚进一步转变成半胱氨酸与 α-酮丁酸,而 α-酮丁酸转变琥珀酸单酰辅酶 A 进入三羧酸循环生成葡萄糖,半胱氨酸则经尿排出。② 蛋氨酸循环途径:HCY 在辅酶维生素 B_{12}(钴胺素。cyanocobalamin, Cbl)帮助下,通过蛋氨酸合成酶(Met synthase, MS)催化,接受 5-甲基四氢叶酸(血中叶酸的主要存在方式)提供的甲基重新生成蛋氨酸。在这一过程中,5-甲基四氢叶酸变成 5,10-亚甲基四氢叶酸,后者通过"叶酸循环",在 5,10-亚甲基四氢叶酸还原酶(MTHFR)的催化下重新生成 5-甲基四氢叶酸,并进入蛋氨酸循环。③ HCY 也可在甜菜碱 Hcy 甲基转移酶(BHMT)的催化下重新甲基化成为蛋氨酸。

246. 高同型半胱氨酸血症的病因是什么?

高同型半胱氨酸血症(HHcy)的病因非常复杂,包括后天性与先天性,涉及上述"蛋氨酸循环"与"叶酸循环"的底物与多个酶及其辅酶。后天性病因包括:维生素 B_{12}(钴胺素,Cbl)、维生素 B_6、叶酸、甜菜碱缺乏,Met 过量摄入等,与饮食习惯、生活方式、基础疾病(肾功能不全)和药物治疗等有关。先天性病因主要包括:胱硫醚 β 合成酶(CBS)、蛋氨酸合成酶(MS)、5,10-亚甲基四氢叶酸还原酶(MTHFR)缺乏及遗传性钴胺素缺乏症等。它们与相应的基因变异有关,临床表现因酶缺乏不同而有差别。其中,胱硫醚 β 合成酶(CBS)缺乏症最为常见。

247. 什么是遗传性钴胺素缺乏症?

遗传性钴胺素缺乏症(hereditary cobalamin deficiency)是由于钴胺素(cyanocobalamin, Cbl)吸收、转运、细胞内加工相关蛋白基因缺陷引起的一组疾

病。① 与 Cbl 吸收、细胞内转运相关蛋白基因突变有关,它们异常影响肠道中 IF -
Cbl 复合物形成、Cbl 在回肠末端吸收及 Cbl 转运到细胞内。除高同型半胱氨酸血
症,还有先天性恶性贫血——1 型巨幼红细胞性贫血(megaloblastic anemia 1,
MGA1),MGA1 又称 Imerslund-Gräsbeck 综合征,迄今全世界仅报道 300 余例。
② Cbl 先天性代谢障碍:肠道吸收的 Cbl 先要进行一系列的生化修饰转变成甲钴
胺(MeCbl)、腺苷钴胺(AdoCbl)后才能发挥辅酶作用,迄今已知有 7 种遗传缺陷影
响这一过程,其中一些类型不仅有高同型半胱氨酸血症,还合并甲基丙二酸尿症、
严重贫血及神经学损害。

248. 什么是遗传性叶酸缺乏症?

　　遗传性叶酸缺乏症是由于叶酸吸收、转运、代谢相关蛋白基因突变所引起的一
组(五种)疾病。包括:遗传性叶酸吸收不良(HFM)、5,10 -亚甲基四氢叶酸还原
酶(MTHFR)、谷氨酸亚氨基转移酶缺乏等。其中,MTHFR 缺乏症最常见,为常
染色体隐性遗传。MTHFR 的作用是将叶酸循环过程中产生的 5,10 -亚甲基四氢
叶酸转化为 5 -甲基四氢叶酸。MTHFR 缺乏导致严重的高同型半胱氨酸血症及
中枢神经系统和血管并发症,血浆蛋氨酸水平低,通常无巨幼红细胞性贫血及甲基
丙二酸血症。但年长儿和成人可能合并巨幼红细胞性贫血。其麻醉管理同胱硫醚
β 合成酶缺乏症。

249. 高同型半胱氨酸血症的临床表现、诊断及治疗是什么?

　　请参考“胱硫醚 β 合成酶缺乏症”。① 临床表现:涉及全身多系统与器官,除
胱硫醚 β 合成酶缺乏症的表现外,先天性者还合并多种先天性畸形或代谢异常
(如:甲基丙二酸血症、巨幼红细胞性贫血)。② 诊断:血浆同型半胱氨酸(Hcy)浓
度升高(>15 μmol/L)或尿 Hcy 升高,不同病因者有相关酶缺乏与基因检测异常。
③ 治疗:限制天然蛋白质饮食以减少蛋氨酸摄入,婴儿可能需要长期食用无蛋氨
酸配方(用半胱氨酸替代蛋氨酸)食品;补充维生素 B12、维生素 B6、叶酸、甜菜碱
等。根据病因对症治疗,如:高血压、冠心病及血栓的预防及治疗等;维生素 B12 先
天性吸收与转运障碍者,非经肠道补充维生素 B12 治疗及治疗可能合并的甲基丙
二酸血症等。

250. 什么是胱硫醚 β 合成酶缺乏症?

　　① 胱硫醚 β 合成酶缺乏症(cystathionine - β - synthetase deficiency,CBSD),

又称经典型高同型半胱氨酸血症或经典型同型半胱氨酸尿症（classical homocystinuria）。它是由于胱硫醚 β 合成酶（CBS）基因 CBS（21q22.3）突变所致，为常染色体隐性遗传。CBS 是 Hcy 代谢的关键酶，主要在肝脏、胰腺、肾脏和脑中表达。Hcy 在 CBS 催化下（辅酶：维生素 B_6）与丝氨酸缩合成胱硫醚，后者在胱硫醚 γ 裂解酶的作用下进一步转变成半胱氨酸与 2-oxobutyrate，2-oxobutyrate 进一步转变成琥珀酸单酰辅酶 A 进入三羧酸循环生成葡萄糖，半胱氨酸则转变成牛磺酸或无机硫酸盐经尿排出。② 生化异常：除 HHcy 外，还导致血 S-腺苷高半胱氨酸（SAH）浓度升高，蛋氨酸再甲基化增加，胱硫醚、半胱氨酸消耗。但以 HHcy 最重要，它是高凝状态、血栓形成与栓塞、动脉血管粥样硬化等心脑血管疾病及中枢神经系统病变的重要危险因素。此外，SAH 升高可抑制蛋氨酸循环过程中的甲基化反应，而胱硫醚和半胱氨酸的浓度下降与细胞凋亡、氧化应激和结构蛋白（纤维蛋白）的合成有关，这些可导致结缔组织异常。③ CBSD 分为维生素 B_6 反应型及维生素 B_6 无反应型，前者症状较轻。它与基因变异型有关，其中 p.Gly307Ser 多属维生素 B_6 非反应型，而 p.Ile278Thr 多属维生素 B_6 反应型。④ 新生儿患病率估计约为 1/1 800～1/90 000，卡塔尔的患病率最高（1/1 800），爱尔兰为 1/65 000，德国为 1/17 800，我国不详。

251. 胱硫醚 β 合成酶缺乏症的临床表现是什么？

① 眼睛异常：晶状体脱位和（或）严重近视、青光眼等；② 骨骼与结缔组织异常：Marfan 综合征样体型，身材瘦长、四肢长及漏斗胸，骨质疏松、脊柱侧弯、自发性气胸等；③ 心血管系统异常：动、静脉血栓，动脉粥样硬化，缺血性心脏病，脑血管病变等；④ 中枢神经系统异常：认知功能障碍、精神发育迟缓、智力低下及强迫症、抑郁症、精神分裂症等精神障碍，椎体外系症状等；⑤ 其他：皮肤色素脱失、网状斑、胰腺炎、自发性气胸、高腭弓等。

252. 胱硫醚 β 合成酶缺乏症如何诊断及治疗？

① 诊断：根据临床表现、家族史，血生化检查血浆总同型半胱氨酸（tHcy）水平升高，胱硫醚、半胱氨酸下降，Met 升高；除外其他导致 HHcy 的原因；成纤维细胞或血浆中 CBS 活性和（或）CBS 基因检测可确诊。② 治疗：目标是将血浆 tHcy 浓度降低到安全水平（维生素 B_6 反应型 tHcy<50 μmol/L，维生素 B_6 无反应型 tHcy<100 μmol/L），同时维持营养平衡。首先补充维生素 B_6，同时补充维生素 B_{12}、叶酸、甜菜碱等。饮食治疗包括限制 Met、补充半胱氨酸等。对症治疗及预防

并发症(如血栓与栓塞性疾病)。

253. 胱硫醚 β 合成酶缺乏症的麻醉管理要注意什么?

① 术前应重点对包括心脑血管及中枢神经系统在内的全身状况进行充分检查与评估,并制定相应的管理计划。由于限制天然蛋白质的摄入,患者可能有蛋白质营养不良。合并精神发育迟缓、认知功能障碍者要适当镇静。② 上述维生素、叶酸等补充治疗与饮食治疗应持续至术前,术后尽早按计划继续给药。要注意注意这些治疗药的毒不良反应,如:婴儿大剂量维生素 B_6 治疗可引起呼吸抑制与长时间无反应、周围神经病变等,静脉注射维生素 B_6 出现横纹肌溶解症;大剂量甜菜碱可导致急性脑水肿与脑白质异常,它可能与血蛋氨酸水平过高有关,甜菜碱治疗者应避免蛋氨酸水平过高。③ 预防血栓形成与栓塞是围麻醉期管理的重点。④ 麻醉药中,应禁用氧化亚氮。因为氧化亚氮可氧化维生素 B_{12} 而使其失活、抑制蛋氨酸合成酶的功能、Hcy 升高,氧化亚氮还可引起叶酸代谢紊乱。此外,本病患者用氧化亚氮后还有导致脊髓亚急性联合病变的风险。⑤ 椎管内麻醉或区域神经阻滞可改善高凝状态,并有利于术后镇痛及早期下床活动,对预防血栓形成有利。但患者常行抗凝治疗,有血肿的风险,临床较少应用。⑥ 其他:因骨质病变,要预防骨折;青光眼与晶状体脱位,应注意眼压管理;可能合并上呼吸道畸形与困难气道;Marfan 综合征样体形,可能合并颈椎不稳定及颈髓损伤、气胸;胰腺炎者应避免用大剂量丙泊酚等。

254. 围术期如何预防胱硫醚 β 合成酶缺乏症血栓与栓塞?

① HHcy 特别容易发生血栓与栓塞,它是本病的主要死亡原因。术前排查血栓、预防血栓形成与栓塞是围麻醉期管理的重点。肢体长时间静止不动、脱水与感染是围术期发生血栓的重要原因。预防的根本措施是降低血 Hcy,而手术引起的创伤与分解代谢,可增加血浆 Hcy 浓度、继而增加血栓与栓塞发生的风险,有作者甚至建议应尽量避免手术治疗,特别是口服避孕药的女性。② 血栓可发生在任何部位,但静脉血栓比动脉多见。下肢深静脉血栓者术前要考虑安放过滤器。术中应着弹力袜,对确认无下肢深静脉血栓的患者可用下肢防血栓加压装置。抗血小板药与抗凝药的应用同心脏疾病非心脏手术,停药期间要用低分子肝素桥接。③ 加强体液与营养管理,防止禁食造成的脱水与血液浓缩而加重高凝状态。术前适当增加碳水化合物的摄入、改善营养状况、避免分解代谢增加导致的 HHcy。要充分补液,围术期可按生理需要量的 1.5 倍超量输注葡萄糖盐水,预防脱水与低血

糖。心血管风险大的患者应在严密监测下输液。也有建议输注低分子右旋糖酐以抗凝。④ 预防感染、保证良好的麻醉质量、避免过度的应激反应。⑤ 加强术后镇痛，促使患者早期下床活动。⑥ 加强监测，发现异常时要考虑栓塞的可能（如：严重循环抑制时肺栓塞与心肌梗死，中枢神经症状或麻醉后延迟苏醒时脑梗死与脑静脉窦血栓形成等）。

255. 什么是家族性高胆固醇血症？

家族性高胆固醇血症（familial hypercholesterolemia，FH），又称常染色体显性遗传性高胆固醇血症等。它是 FH 是一种以血低密度脂蛋白胆固醇（LDL－C）水平明显升高及动脉粥样硬化性心血管疾病（ACVD）为主要临床特征的遗传性脂质代谢障碍性疾病。

256. 家族性高胆固醇血症的发病机制是什么？

血中胆固醇主要与低密度脂蛋白（LDL）组合成低密度脂蛋白胆固醇（LDL－C）携带运输，肝脏是 LDL－C 代谢的主要器官，胆固醇通过细胞膜上低密度脂蛋白受体（LDLR）介导的内吞作用进入细胞内被利用、储存或代谢清除。家族性高胆固醇血症（FH）是由于 LDL－C 代谢障碍所致，其机制与 LDLR 及 LDLR 通路相关蛋白基因（APOB、LDLR、LDLRAP1、PCSK9）突变有关。这些基因突变导致 LDL－C 不能与 LDLR 结合及代谢清除，从而导致高胆固醇血症，胆固醇在血管、皮肤、肌腱等组织中异常沉积引起相应病变。

257. 什么是纯合子家族性高胆固醇血症？

家族性高胆固醇血症（FH）可能为常染色体显性或隐性遗传。HF 分为杂合子家族性高胆固醇血症（HeFH）及纯合子家族性高胆固醇血症（HoFH）。其中，HeFH 是由于上述基因之一杂合突变引起的高胆固醇血症，在文献中 FH 通常是指 HeFH。HoFH 是由上述基因纯合突变或复合性杂合突变引起的高胆固醇血症。与 HeFH 相比，HoFH 高胆固醇血症出现更早、症状更重。HeFH 患病率约为 1∶200～1∶250，HoFH 患病率约为 1∶160 000～1∶300 000。

258. 家族性高胆固醇血症的临床表现是什么？

主要表现为高 LDL－C 血症及继发性心脑动脉粥样硬化。与 HeFH 相比，HoFH 高胆固醇血症出现更早（出生后即有 LDL－C 升高）、症状更重。此外，胆固醇沉积在皮肤、肌腱、眼睛形成黄色瘤与脂性角膜环。

259. 家族性高胆固醇血症如何诊断及治疗？

① 诊断：根据临床表现、高 LDL－C 血症及基因检测。② 治疗：HoFH 在出生后或确诊后开始治疗，主要有改善生活方式、最大剂量他汀类药物治疗等。其他，还联合其他降脂药（如：依折麦布、洛美他派等）、PCSK9 单克隆抗体治疗等。药物联合治疗效果不佳者需行脂蛋白血浆置换，肝移植亦用于本病的治疗。

260. 家族性高胆固醇血症的麻醉管理要注意什么？

① 麻醉风险与高胆固醇血症继发动脉粥样硬化性心血管疾病及血高黏滞有关，尤其是 HoFH 以早期快速动脉粥样硬化为特征。冠状动脉开口狭窄、主动脉根部病变与狭窄（瓣膜上主动脉狭窄）、主动脉瓣狭窄是本病的重要特征，可造成严重的心肌缺血与心衰、甚至猝死。② 成人择期手术前 LDL－C 目标值应低于 1.8～2.6 mmol/L，小儿应低于 3.5 mmol/L。他汀类降脂药等应持续服用至术前。抗凝药及抗血小板药的应用同心脏病患者非心脏手术麻醉。择期手术最好安排在脂蛋白血浆置换后第二天实施。肝脏移植也是 HoFH 的重要治疗手段，有的患者甚至实施肝及心脏联合移植。肝移植后随着 LDL－C 的下降，其心肌缺血等可能会有所改善，但不能改善主动脉瓣狭窄性病变、甚至可能持续性加重。③ 麻醉管理原则同动脉粥样硬化性心血管疾病。本病无特别禁忌的麻醉药。脂肪乳剂应用的安全性尚不清楚，丙泊酚乳剂含有的中、长链脂肪酸不通过 LDLR 通路代谢，它不加重本病的病理改变。但由于 HoFH 患者可能还合并脂蛋白异常与脂质转运障碍，建议尽量少用脂肪乳剂类药。

261. 什么是亨廷顿病？

亨廷顿病（huntington disease，HD），又称亨廷顿舞蹈病（huntington chorea）等。它是一种以缓慢进展的舞蹈样不自主运动及运动障碍、精神障碍、认知障碍等为主要临床特征的致死性常染色体显性遗传性神经系统单基因疾病。其病因是编码亨廷顿蛋白（HTT）的亨廷顿基因（HTT 基因）胞嘧啶-腺嘌呤-鸟嘌呤（CAG）三核苷酸重复异常扩增突变、产生含有多聚谷氨酰胺残基链的异常 HTT，这些异常 HTT 可影响基因转录、线粒体功能与细胞代谢、神经细胞蛋白质稳态异常，但具体机制不明。病变累及整个中枢神经系统，病理改变主要在纹状体（包括壳核和尾状核），神经细胞丢失与胶质细胞增生，神经细胞内可见大量异常 HTT 聚集与泛素蛋白聚集。MRI 示纹状体萎缩,后期可见大脑皮质弥漫性萎缩。主要神经生化改变是纹状体传导神经元中 γ-氨基丁酸(GABA)、乙酰胆碱减少,多巴胺正常或略增加。患病率有人种差异,白种人患病率为 4/100 000~8/100 000,中国与日本的患病率约为 0.4/100 000。

262. 亨廷顿病的临床表现是什么?

① 多在中年期发病,也可能在儿童期或老年期发病,无性别差别。它与 CAG 重复扩增次数有关,100% 外显率阈值是≥40 次。② 隐匿起病,呈缓慢进行性加重,通常在发病 15~20 年后死亡。主要表现为运动、精神、认知障碍"三联征"。运动障碍:早期以肢体、面部不自主、快速、无节律的"舞蹈样"不自主运动为主,逐渐影响膈肌、咽喉肌,出现吞咽障碍、构音障碍、不自主发音、运动保持困难、平衡障碍等;后期自主运动障碍,舞蹈样动作消失,出现肌张力障碍、肌强直、肌痉挛或肌阵挛直至卧床。10% 的年轻患者表现为运动不能-肌强直或帕金森综合征(Westphal 变异型 HD)。精神障碍:抑郁最常见,常有自杀倾向;其他表现有:躁狂、强迫、焦虑、冲动与攻击行为、社会退缩、性欲亢进及精神分裂症状。认知障碍:思维缓慢、记忆减退、执行功能障碍、痴呆等。其他:眼球运动异常,睡眠紊乱,癫痫,自主神经系统障碍,进行性体重减轻与营养不良,常合并糖尿病及神经内分泌疾病等。

263. 亨廷顿病如何诊断及治疗?

① 诊断:依据临床表现、家族史、基因检测。② 治疗:目前无有效根治方法,主要是对症治疗及改善生活质量。舞蹈症状可用多巴胺能阻滞剂丁苯那嗪,抑郁可用三环类抗抑郁药或选择性 5-羟色胺再摄取抑制剂,精神症状的治疗可用非典型或典型抗精神病药,也可丁苯那嗪联用典型抗精神病药。强直和运动徐缓症状一般不需要治疗,因为左旋多巴效果有限并可能加重精神症状。同时应加强营养治疗与全身支持治疗。

264. 亨廷顿病的麻醉前管理要注意什么?

① 麻醉前对神经、精神病变的程度进行评估。要理解患者表现出的冷漠、易怒、甚至攻击行为,必要时可适当镇静。通常 HD"舞蹈样"不自主运动明显者多为疾病早期,而自主运动障碍者则较晚,患者多死于全身衰竭。术前应控制肺部感染,改善营养不良。② 舞蹈样症状也可能是一组类亨廷顿病(huntington diseaselike，HDL)或某些综合征的表现之一，它也见于一些全身性疾病，如：血管相关性疾病、低血糖、感染性疾病、自身免疫性疾病、药物成瘾等，麻醉前应鉴别。③ 要熟悉术前治疗药的种类、用量、不良反应及与麻醉药的相互作用。长期服用抗精神药有引起猝死、麻痹性肠梗阻、抗精神病药恶性综合征、肝功能受损及造血系统等不良反应，而且可影响循环、内分泌、自主神经系统功能，患者对麻醉手术的耐受性及围术期应激反应的调节能力降低，易发生低血压、血栓形成、心脏传导阻滞、QT 延长、甚至猝死等。④ 丁苯那嗪及抗精神药物，包括三环类抗抑郁药等可继续服用至术前，但单胺氧化酶(MAO)抑制剂应在手术前 3 周停药，抗胆碱药有引起或加重术后谵妄及认知功能障碍的风险，术前应停用。⑤ 围术期密切看护、防止自杀非常重要。超过一半的 HD 患者有抑郁症状，其抑郁并非对患病的心理反应，而是 HD 病理改变导致，27% 的 HD 患者有自杀念头，其中 10% 有自杀未遂史，超过 9% 的 HD 患者死因是自杀。

265. 亨廷顿病的麻醉管理要注意什么？

① 麻醉方法：区域神经阻滞与椎管内麻醉对呼吸循环影响小、有良好的术后镇痛作用，对有适应证、且依从性良好的患者是一个良好的选择。但对合并精神障碍、痴呆、不自主运动的患者，可能面临穿刺与麻醉中管理困难的问题，必要时可考虑在全身麻醉下穿刺。② 呼吸管理：由于吞咽障碍、咽喉功能失调、胃排空障碍，易发生反流、误吸。由于疾病与治疗药的影响，患者易发生呼吸抑制，应加强呼吸管理，避免长效阿片类麻醉药，同时预防肺部感染。③ 循环管理：患者可能合并各种老年性疾病、自主神经功能障碍可能导致剧烈的血流动力学波动、围术期治疗用药与麻醉药的相互作用等，应加强血流动力学监测与管理。④ 麻醉药与术前治疗药(尤其是抗精神病药)的相互作用目前尚不完全清楚，患者可能出现各种异常反应，如：血流动力学波动、心电图改变、对麻醉药的敏感性增加、持续性呼吸抑制、寒战、体温升高或低体温、肌肉痉挛或强直、认知功能障碍等，抗精神病药可能加强麻醉药的镇静和降压作用、引起锥体外系症状、抗精神病药恶性综合征，三环类抗抑郁药可增加去甲肾上腺素和肾上腺素的升压效应，抗胆碱药东莨菪碱可能会加重术后意识障碍与谵妄，曲马多与哌替啶可引起 5-羟色胺综合征等。⑤ HD 自身的病变也使患者对麻醉药的敏感性增加或出现异常反应，如：患者对巴比妥类、咪达唑仑的敏感性增加，地西泮、硫喷妥钠用于 HD 患者可引起明显的呼吸抑制，氟烷可增加 HD 患者苏醒期全身性强直痉挛、寒战等的风险。但七氟烷、丙泊酚及瑞芬太尼等用于 HD 患者是安全的。由于肌张力障碍，应避免用琥珀胆碱，应在肌肉

松弛监测下使用非去极化肌肉松弛剂。⑥ 术后应防止反流、误吸及呼吸抑制,并做好长时间呼吸支持治疗的准备。

266. 什么是 HHH 综合征?

　　HHH 综合征(HHH syndrome),又称高鸟氨酸血症-高血氨症-同型瓜氨酸尿症综合征(hyperornithinemia-hyperammonemia-homocitrullinuriasyndrome)、线粒体鸟氨酸转运蛋白 1 缺乏症(mitochondrial ornithine transporter 1 deficiency)等。它是一种罕见的常染色体隐性遗传性尿素循环障碍性疾病。"HHH 综合征"的病名源自其三大主要临床特征("代谢三联征")的首位大写英文字母:高鸟氨酸血症(hyperornithinemia)、高氨血症(hyperammonemia)、同型瓜氨酸尿症(homocitrullinuria)。本病的病因是由于编码线粒体鸟氨酸转运蛋白 1(ORNT1)的 SLC25A15 基因(13q14.11)突变、鸟氨酸不能从细胞质转运到线粒体内参与尿素循环所致。其代谢三联征的生化机制是:① 鸟氨酸不能从细胞质转运到线粒体内,致血鸟氨酸浓度升高。② 线粒体内鸟氨酸含量减少,无法与氨甲酰磷酸充分反应,致瓜氨酸生成减少及氨甲酰磷酸累积;累积的氨甲酰磷酸既可通过旁路代谢途径生成乳清酸,也可与赖氨酸结合生成同型瓜氨酸,后者经尿排出而表现为同型瓜氨酸尿症。③ 线粒体内鸟氨酸量减少、瓜氨酸生成减少等致尿素循环障碍与高氨血症。氨是一种强效神经毒素,高氨血症可致脑细胞受损,氨还可干扰肝细胞的能量代谢并对肝脏有损害作用,阻碍凝血因子合成,导致炎症与凝血功能障碍。其流行病学资料尚不清楚,欧美发病率约为 1∶350 000,它占尿素循环障碍性疾病的 1%～3.8%。迄今全球仅约报道 100 多例。

267. HHH 综合征的临床表现是什么?

　　临床表现因 ORNT1 缺陷程度而异,以神经系统症状为主。新生儿发病者约占 12%,通常在开始喂养后 24～48 小时出现高氨血症表现:嗜睡、拒绝进食、呕吐、低体温、呼吸急促和/或癫痫。婴儿期、儿童期和成年期发病者约占 88%,表现为发育迟缓、椎体外系症状、共济失调、痉挛及痉挛性截瘫、学习障碍、认知功能障碍、不明原因的癫痫、慢性肝功能障碍与不明原因的肝酶升高。伴有或不伴有轻度凝血障碍,伴有或不伴有轻度高氨血症和蛋白质不耐受;多种因素诱发的严重的高氨血症可致急性脑病危象。

268. HHH 综合征如何诊断及治疗？

① 诊断：根据临床表现及持续的高鸟氨酸血症、发作性或餐后高氨血症和同型瓜氨酸尿症可诊断，肝脏或皮肤成纤维细胞 ORNT1 活性及 SLC25A15 基因检测可确诊。② 治疗：饮食治疗（高热量、蛋白质限制饮食，补充瓜氨酸、精氨酸和必需氨基酸）、应用排氨药物（苯甲酸钠、苯乙酸钠）控制高氨血症、对症治疗及肝移植等。

269. HHH 综合征的麻醉管理要注意什么？

① 本病的麻醉管理可参考"鸟氨酸氨甲酰基转移酶缺乏症"。麻醉前评估的重点是血氨浓度、神经系统病变、肝功能损害程度及营养状况等，据此制定相应的麻醉管理方案。② 血氨管理：避免加重血氨升高是麻醉管理的重点之一。围术期应严密监测血氨浓度，维持血氨在正常范围。择期手术应选在血氨正常、疾病的缓解期实施。苯丁酸钠与苯丁酸甘油应用至术前，术后应尽量早期重新开始服药。急性高氨血症的急救治疗可静脉注射苯乙酸钠和苯甲酸钠复方制剂，严重高氨血症和/或急性脑病危象时应考虑腹膜或血液透析。③ 营养管理的目标是避免长时间禁食引起蛋白分解而加重高氨血症。术前应尽量缩短禁食时间，禁食期间应持续静脉输注 10% 葡萄糖液，通常成人为 10% 葡萄糖 2 mg/(kg·min)，儿童为 6～8 mg/(kg·min)，直到恢复正常进食。严密监测血糖，防止低血糖。高血糖时不要降低葡萄糖输注量，可用胰岛素控制。④ 无文献报道提示临床常用的麻醉药对 ORNT1 及尿素循环相关酶有何直接影响。良好的麻醉管理比麻醉药的选择更为重要。在麻醉管理时，还应考虑其神经系统病变、肝脏损害等的病理改变。凝血功能障碍者应慎行椎管内麻醉。

270. 高苯丙氨酸血症的病因分为哪两类？

高苯丙氨酸血症（hyperphenylalaninemia, HPA）是由于苯丙氨酸羟化酶（PAH）先天性缺乏或其辅酶四氢生物蝶呤（BH4）先天性缺乏导致的苯丙氨酸代谢障碍性疾病。它是最常见的遗传性氨基酸代谢障碍性疾病，为常染色体隐性遗传。根据病因，HPA 分为两类：苯丙氨酸羟化酶缺乏症（PAHD）及四氢生物蝶呤缺乏症（BH4D）。其中多为 PAHD，通常 HPA 指 PADH。BH4D 是一组与 BH4 合成和再生有关的先天性疾病，涉及 5 个酶与 6 个病，由于它还影响中枢神经系统递质的合成，大部分专著将其单独介绍（见"113. 四氢生物蝶呤缺乏症"）。PAHD 是由于苯丙氨酸羟化酶基因 PAH 突变、苯丙氨酸代谢障碍导致的血苯丙氨酸升高。

271. 高苯丙氨酸血症的生化异常是什么？

苯丙氨酸(Phe)是人体必需氨基酸。正常时 Phe 在肝脏苯丙氨酸羟化酶(PAH)及其辅酶四氢生物蝶呤(BH4)的作用下转变成酪氨酸(Tyr)。PAH 与 BH4 缺乏，导致 Phe 代谢障碍、Tyr 及正常代谢产物合成减少、Phe 异常升高；高 Phe 还可激活 Phe 代谢旁路，产生苯丙酮、苯乙酸、苯乳酸等大量异常代谢产物。

272. 什么是高苯丙氨酸血症？

血苯丙氨酸(Phe)正常值低于 120 μmol/L(<2 mg/dl)，当血 Phe 高于 120 μmol/L(>2 mg/dl)或血 Phe 与酪氨酸(Tyr)比值(Phe/Tyr)>2 时称之为高苯丙氨酸血症(HPA)。

273. 什么是苯丙酮尿症？

苯丙酮尿症(phenylketonuria，PKU)是高苯丙氨酸血症(HPA)的重症形式。指血苯丙氨酸(Phe)浓度远高于正常值(通常>1 000 μmol/L)、且尿中出现苯丙氨酸及苯丙酮、苯乙酸、苯乳酸等代谢产物。血 Phe 浓度高于正常值，但尿中不出现苯丙氨酸及苯丙酮、苯乙酸、苯乳酸等，则称之为无苯丙酮尿症的高苯丙氨酸血症(non-PKU HPA)。与 HPA 相比，临床上更多使用 PKU 的病名，国家卫健委等五部门的《第一批罕见病目录》将其单独介绍。

274. 高苯丙氨酸血症的病理生理机制是什么？

HPA 造成严重的脑神经损害是的机制是：高苯丙氨酸竞争性抑制其他氨基酸(包括酪氨酸和色氨酸)通过血脑屏障进入神经细胞、影响神经细胞蛋白质合成；抑制酪氨酸和色氨酸羟化酶，导致中枢神经胺类神经递质(多巴胺、5-羟色胺、去甲肾上腺素、肾上腺素)合成障碍；减少胆固醇合成和髓鞘合成；直接髓鞘毒性；促进氧化应激反应；谷氨酸能突触传递减少；丙酮酸激酶抑制；钙稳态失调；血 Phe 及其旁路代谢产物苯丙酮酸、苯乙酸、苯乳酸通过血脑屏障直接导致脑白质脱髓鞘性病变等。

275. 高苯丙氨酸血症的临床表现与分型是什么？

分为七型：① HPA Ⅰ型：又称经典型苯丙酮尿症，PAH 缺陷所致；最常见、最严重，多在出生后半岁左右起病，表现为智力低下、易激惹、肌张力与腱反射亢进、癫痫及椎体外系与椎体系的表现、皮肤与头发色素减少、湿疹、尿液特异性鼠臭味(苯乙酸所致)、骨质疏松等;常因反复的呼吸道感染而死亡。② HPA Ⅱ型:又称良性或轻型高苯丙氨酸血症;仅血中苯丙氨酸轻度升高,无症状或症状很轻。③ HPA Ⅲ型:又称一过性高苯丙氨酸血症;仅见于新生儿,由于 PAH 成熟延迟所致,症状较轻。④ HPA Ⅳ~Ⅶ型:又称不典型 HPA;BH4 缺乏所致,除 PKU 症状外,主要表现为躯干肌张力低下、四肢肌张力增高或低下、吞咽困难、角弓反张、严重智障等。

276. 高苯丙氨酸血症如何诊断及治疗?

① 诊断:根据临床表现、血苯丙氨酸浓度、血苯丙氨酸与酪氨酸比值(Phe/Tyr)、尿中检出苯丙氨酸及苯丙酮酸、苯乙酸、苯乳酸等代谢产物可诊断 HPA。PAH 基因检测可诊断苯丙氨酸羟化酶缺乏所致的 HPA;红细胞 DHPR 活性测定、尿蝶呤谱分析、BH4 合成相关酶基因(PTPS、DHPR 等)检测、BH4 负荷试验等可诊断 BH4 合成酶缺乏或 BH4 摄入不足所致的 HPA。② 治疗:低苯丙氨酸饮食,补充 BH4、四氢叶酸等;补充神经递质前体左旋多巴、5-羟色胺酸等。

277. 高苯丙氨酸血症的麻醉管理要注意什么?

① 神经系统病变、精神异常、营养不良是术前评估的重点。不合作的患者术前可适当用镇静药,但镇静药的效果很难预测。② BH_4 及甲基多巴肼、左旋多巴、5-羟色胺酸及抗癫痫药持续用至术前,术后应尽早重新用药。要注意它们的不良反应,如:左旋多巴可在外周组织转变成多巴胺,导致体位性低血压与心律失常;它还可以引起运动障碍、不自主抽搐及兴奋;5-羟色胺酸可致 5-羟色胺综合征样反应,导致精神和行为异常、肌强直、肌震颤及高血压、心动过速、发热等自主神经功能障碍表现;过度限制苯丙氨酸饮食可造成苯丙氨酸缺乏,导致严重的皮肤损害、嗜睡、营养不良、甚至死亡。③ 围术期避免可能导致蛋白质分解代谢增加的各种因素与过度的应激反应,禁食期间应静脉补充葡萄糖液。④ 麻醉及相关用药:避免用氧化亚氮,因它可氧化维生素 B_{12} 并引起叶酸代谢紊乱;由于胺类中枢神经递质肾上腺素、多巴胺、5-羟色胺等合成障碍,患者对麻醉性镇痛药、巴比妥类及其他中枢神经抑制药的敏感性增加且难以预测,应滴定式用药。氟哌利多有中枢性多巴胺阻断作用,引起锥体外系症状,应禁用;苯二氮䓬类可通过 GABA 受体抑制 5-羟色胺的合成,亦应慎用;肌张力异常者,应慎用肌肉松弛剂、禁用琥珀胆碱。⑤ 中枢神经系统受损,体温调节障碍,加强体温的监测与管理;本病肌张力异常为

中枢神经病变所致,不属恶性高热高危者。但要注意一些重叠综合征的患者可能有恶性高热的风险。

278. 什么是低磷酸酯酶症?

低磷酸酯酶症(hypophosphatasia,HPP),又称低碱性磷酸酶血症。是一种以骨骼与牙齿矿化障碍、骨软化与易骨折、牙齿过早脱落、血与骨骼中碱性磷酸酶(ALP)水平低下等为主要临床特征的骨骼代谢障碍性疾病。其病因与组织非特异性 ALP 同工酶(TNSALP)基因(ALPL,p34-36)突变有关。ALP 有四种同工酶,由四个独立的基因编码。其中三种同工酶是组织特异性 ALP,在肠、胎盘和生殖细胞中表达,另外一种是组织非特异性 ALP(TNSALP),存在于所有细胞中,但主要在骨骼、肝脏、肾脏、中表达,ALPL 突变,导致 TNSALP 活性降低。TNSALP 通过糖基磷脂酰肌醇(GPI)锚定分子与质膜结合,其细胞外底物主要是焦磷酸盐(PPi)、磷酸吡哆醛(PLP)及三磷酸腺苷(ATP)、二磷酰基脂多糖(LPS)、磷酸化骨桥蛋白等。TNSALP 减少,PPi 不能代谢而堆积,抑制无机磷酸盐(Pi)释放及抑制羟基磷灰石(HA)形成、诱导骨桥蛋白产生,从而导致骨矿化障碍、骨脆性增加、骨软化及易骨折、牙齿脱落与佝偻病。PLP 代谢障碍与癫痫有关。HPP 可以常染色体显性或隐性方式遗传。通常严重表型多是常染色体隐性遗传,较轻的表型可能是常染色体隐性或显性遗传。本病的患病率不明,在加拿大一般人群中,最严重形式的 HPP 新生儿患病率估计为 1/100 000,日本患病率估计为 1/900 000。

279. 低磷酸酯酶症的临床表现与分型是什么?

从出生前和新生儿期发病的严重表型,到仅影响成人牙齿的温和表型,其临床表现差异很大。典型症状为骨骼和牙齿矿化不全:牙齿过早脱落、病理性骨折、骨骼畸形和骨痛、生长障碍、颅缝早闭、脊柱侧弯、串珠肋、手(足)镯征、长骨弯曲、韧带松弛、肌肉松弛与肌张力减退,有骨软骨刺和胫前凹陷的产前长骨弯曲,无血清 ALP 活性升高的婴儿佝偻病等。婴儿可有高钙血症和高钙尿症、癫痫、胸廓畸形、肾钙质沉着和与肺发育不全相关的呼吸功能障碍等。根据出现症状的年龄、严重程度,分为 6 型:围生期致死型、围生期良性型、婴儿型、儿童型、成人型、牙齿型。实验室检查:血清 ALP 活性低、尿 PEA 升高、血清维生素 B_6 活性代谢物 PLP 浓度升高,血清钙、离子钙和无机磷酸盐浓度多正常(婴儿或有升高),25-羟基和 1,25-二羟基维生素 D、甲状旁腺激素正常,尿液无机焦磷酸盐(PPi)升高。双能 X 线吸收仪(DEXA)骨质减少、骨质疏松。

280. 低磷酸酯酶症如何诊断及治疗?

① 诊断:依据临床表现、血清 ALP 活性下降等实验室检查等,基因检测可确诊。② 治疗:围生期、婴儿和青少年发病的 HPP 可用 asfotase alfa(Strensiq™),行 TNSALP 酶替代治疗。骨髓移植也用于本病,但效果仍需估。其他:对骨折、疼痛、肾脏功能受损等对症支持治疗。

281. 低磷酸酯酶症麻醉管理要注意什么?

① 婴儿幼儿发病者常有严重的胸廓畸形、肺发育不全、气管软化、营养及发育不良及继发性心肺功能障碍,呼吸系统并发症是主要死亡原因。麻醉前应改善呼吸功能,控制肺部感染。② 纠正高钙血症,维持钙稳态。可试用降钙素和类固醇。严重高钙血症应考虑血液透析。癫痫治疗首选维生素 B_6,也可用其他抗癫痫药。③ 麻醉难度与骨软化及骨折后继发畸形的程度相关,也与中枢神经发育不全有关,卧床不起或活动障碍者要注意深静脉血栓。临床常用的麻醉药对钙磷代谢无明显影响,本病无特殊禁忌的麻醉药物。但 TNSALP 缺乏可导致线粒体功能障碍、代谢紊乱及肌病与肌无力,应慎用非去极化肌肉松弛剂,禁用琥珀胆碱。④ 预防骨折及牙齿脱落。麻醉前应对全身骨骼与牙齿状况进行评估,处理松动的牙齿。在进行气道管理时应避免牙齿脱落、颌骨与颈椎骨折,应谨慎搬动及转移患者。麻醉诱导与苏醒要平稳,兴奋、挣扎及粗暴的约束是导致骨折的重要原因。

282. 什么是低血磷性佝偻病?

低血磷性佝偻病(hypophosphatemic rickets,HR)是一组主要因肾脏磷酸盐排泄过多引起的、以慢性低磷(酸盐)血症、佝偻病和/或骨骼软化为主要临床特征的骨骼矿化障碍性疾病。最常见原因是肾脏磷酸盐排泄过多,此外还与肠道吸收减少有关。它多与相关基因突变或其他后天性原因导致血成纤维生长因子(FGF23)水平增加有关,FGF23 通过抑制近端肾小管磷酸钠重吸收,同时抑制活性维生素 D(1,25 -羟基维生素 D)合成,结果是磷酸盐肾脏重吸收与肠道吸收均减少。总体发病率为 3.9/100 000。

283. 遗传性低血磷性佝偻病有哪些?

X 连锁显性遗传 HR(XLHR)、常染色体显性遗传 HR(ADHR)、常染色体隐性遗传 HR(ARHR)、颅面骨发育不良(osteoglophonic dysplasia,OGD)、McCune-Albright 综合征(MAS)、马赛克(Mosaic)皮肤病、遗传性低磷性佝偻病伴高钙尿症(HHRH)等。其他,Lowe 综合征、Dent 综合征、Toni-Debré-Fanconi 综合征等先天性疾病也可直接影响远端肾小管功能、导致低磷血症,它们还可能同时有糖尿、低钾血症、近端肾小管酸中毒、高尿酸尿和全氨基酸尿等。X 连锁显性遗传性低血磷性佝偻病(XLHR)最常见,它是由于 PHEX(Xp22.1)基因突变、成纤维细胞生长因子 23(FGF23)分泌增加所致。

284. 低血磷性佝偻病的临床表现是什么?

儿童主要表现为佝偻病伴骨骼软化症,成人主要表现为骨骼软化症。佝偻病表现为:方颅、鸡胸、串珠肋、手(足)镯征、亨利沟等。骨骼软化症表现为:易骨折、骨骼与肢体畸形、蹒跚步态、不成比例的身材矮小、牙齿矿化不良而易脱落与牙脓肿,常合并肌腱附着点疼痛、骨关节炎、假性骨折(pseudofractures)、肌肉无力、听力障碍、颅缝早闭和/或颅内高压、继发性甲状旁腺功能亢进等。实验室检查:血磷酸盐水平及 25 羟维生素 D 与 1,25 羟维生素 D 活性低,高磷酸盐尿,血钙通常低或正常、尿钙低、甲状旁腺激素、碱性磷酸酶(ALP)升高等。与 FGF23 水平增加有关者,血 FGF23 水平可能升高等。

285. 低血磷性佝偻病如何诊断及治疗?

① 诊断:根据病史、临床表现、实验室检查、骨骼 X 线检查、基因检测等,首先诊断低血磷性佝偻病,然后病因诊断。② 治疗:因病因不同而异。儿童应早期治疗,改善生长和其他症状并使 ALP 正常化。与 FGF23 水平增加有关者,应同时补充磷酸盐及活性维生素 D 类似物,避免继发性甲状旁腺功能亢进及高钙血症、高钙尿症和肾结石。补钙可增加肾结石的风险,相对禁忌。抗 FGF23 单克隆抗体 burosumab 特异性治疗目前已在欧美应用,并获得良好效果。其他治疗包括:生长激素、噻嗪类利尿剂(减少高钙尿症)、骨骼畸形手术治疗、骨痛治疗等。

286. 低血磷性佝偻病的麻醉管理要注意什么?

① 本病是一组病因与表型十分复杂的疾病,HR 可能是一些先天性综合征临床表现的一部分,患者可能合并其他全身或麻醉风险高的病变。成年患者常有抑郁等心理等障碍,应予心理支持治疗。② 区域神经阻滞与椎管内麻醉可能定位与穿刺困难。全身麻醉可能有困难气道与难以判断插管深度的问题。术中应保证良好的麻醉质量,维持内环境与呼吸、循环的稳定。过度通气可导致钙、磷酸盐向细胞内转移,引起低钙血症与呼吸肌无力,应避免。本病无特殊禁忌的麻醉药,但患

者常合并肌肉无力,应慎用非去极化肌肉松弛剂,禁用琥珀胆碱。③ 注意骨骼与牙齿的保护。可能合并 Chiari 畸形的患者还应注意保护颈髓。

287. 什么是特发性心肌病?

心肌病(cardiomyopathies,CM)是一组由心肌结构与功能异常引起的、与进行性心功能不全(心衰)和心脏猝死相关的心肌疾病。CM 多采用基于表型和基因型的 MOGE(S)分类系统,但由于心肌疾病遗传和表型的异质性,这些的分类系统不能完全满足临床多学科的需要。2006 年美国心脏协会(AHA)将心肌病分为原发性或继发性,原发性 CM 的病变仅局限于心肌,继发性 CM 的心脏病变继发于全身性疾病。原发性 CM 又根据发病机制分为遗传性、后天性、混合性。特发性心肌病(idiopathic cardiomyopathy,ICM)指原发性遗传性或混合性 CM。主要包括:特发性或家族性肥厚型心肌病(HCM)、扩张型心肌病(DCM)、限制性心肌病(RCM)及致心律失常型右心室发育不良/心肌病(ARVD/C)、左室致密化不全(LVNC)等。一些 ICM 可能是单基因疾病,或同一基因多个致病变异,或来自不同基因的变异组合,且表型与许多综合征有关。其遗传模式包括常染色体显性遗传、常染色体隐性遗传、X 连锁遗传、线粒体遗传等。

288. 什么是扩张型心肌病?

扩张型心肌病(dilated cardiomyopathy,DCM)是以左心室或双心室扩大、收缩功能下降为主要临床特征的心肌病(CM),其心肌病变不能用异常负荷情况(如:高血压、心瓣膜病、先天性心脏病)或冠状动脉疾病来解释。它是最常见的心肌病之一。目前已发现至少超过 100 个编码心肌细胞结构与代谢相关的基因与 DCM 有关,包括:编码肌动蛋白、肌钙蛋白、肌球蛋白、核包膜蛋白、肌节和 Z 盘、细胞骨架、核膜、线粒体、肌浆网、桥粒、离子通道和转录因子的基因等,其中编码肌动蛋白的 TNN 截断突变是最常见原因。由于一些基因与其他类型的 CM 或骨骼肌病变有关,DCM 分为非综合征型和综合征型。非综合征型病变仅限于心脏,综合征型者 DCM 是其表型的一部分,包括:Barth 综合征、Carvajal 综合征、Duchenne/Becker 肌营养不良、Emery-Dreifuss 肌营养不良、Laing 远端型肌病、Limb 肢带型肌营养不良 1B 型等。特发性 DCM 年发病率约为 6/100 000,与 DCM 相关的死亡原因多为心衰(70%),心律失常引起的猝死占 30%。

289. 扩张型心肌病的病理生理学机制是什么？

心肌病变引起心脏纤维化和结构不良重塑,左心室(LV)扩张,严重者 LV 呈球形。病理生理学改变是：心肌收缩力与每搏输出量下降,最初心室扩张以增加收缩力(Frank-Starling 定律),随着代偿机制失效,出现进行性 LV 功能衰竭,每搏输出量(SV)和心输出量(CO)下降,心室充盈障碍和舒张末期压力升高(LVEDP)；CO 下降,激活肾素-血管紧张素-醛固酮系统,导致心率增快、动脉收缩、外周血管阻力增加及循环血容量与静脉压增加(心脏前、后负荷增加),心室舒张功能障碍及后负荷增加导致心室壁张力升高,更加重 LVEDP 升高与 CO 减少,形成恶性循环。

290. 扩张型心肌病的临床表现是什么？

体征和症状与 LV 或双心室收缩功能障碍的程度有关,主要表现为 LV 射血分数降低的心衰(充血性心衰)和室性心律失常。心衰表现可能是爆发性、急性、亚急性或慢性。主要表现为劳力性呼吸困难、心悸、下肢、心律失常、传导障碍、血栓栓塞并发症、心源性休克或猝死。超声心动图示 LV 扩张如球形,心肌总质量增加,心肌壁厚度正常或减少,LV 收缩功能障碍,左室射血分数(LVEF)降低,同时左室舒张功能障碍,左心室舒张末期容积指数(EDVI)通常>100 mL/m^2(正常<75 mL/m^2)。其心衰通常为射血分数降低的心衰(HFrEF)。除单独的左心室扩张外,可能还有全心扩大与继发性二尖瓣关闭不全。心脏磁共振(CMR)钆增强(LGE)示心脏扩大、纤维化。ECG 可能正常或出现 T 波改变、传导阻滞、房室传导延长、心动过速及心律失常等。实验室检查：心衰时利钠肽(BNP、NT-proBNP)升高。

291. 扩张型心肌病如何诊断及治疗？

① 根据临床表现、超声心动图、CMR、心内膜心肌活检(EMB)等,排除左心室扩张的其他原因,基因检测对诊断有帮助。② 治疗：标准治疗基于血管紧张素转换酶抑制剂(包括：血管紧张素受体阻滞剂或血管紧张素受体/脑啡肽酶抑制剂)及 β-受体阻滞剂、盐皮质激素受体拮抗剂、I_f 抑制剂控制心率、硝酸盐和肼苯哒嗪、地高辛等。LV 收缩功能障碍和心室激动不同步、QRS≥130 ms、LVEF≤35% 者,可行心脏再同步治疗(CRT)。严重心律失常者可能需要植入 ICD。

292. 扩张型心肌病的麻醉前评估要注意什么？

① 心脏风险评估：重点是心衰和心律失常的风险。LVEF＜35％、右心室受累、NYHA 分级Ⅲ或Ⅳ级者预后差。其他指标包括：心肺运动试验 6 分钟步行距离＜300 m、氧消耗峰值（Peak VO$_2$）＜预测值的 60％、心肌不良重塑（功能性二尖瓣关闭不全、心肌纤维化、心室收缩不同步、其他腔室扩大等）、肺动脉高压、右室功能障碍、室性心律失常、新出现的左束支传导阻滞与房颤、合并肝肾功能损害及 sST2、NT-proBNP 等血清生物标志物升高等。应动态评估。② DCM 还可能是一些综合征，尤其是有较大麻醉风险的肌肉病变相关综合征的临床表现之一。

293. 扩张型心肌病的麻醉管理要注意什么？

① LVEF＜25％、NYHA 分级≥Ⅲ者应避免择期手术，必要时应有 ECMO 的支持及进行心脏移植的准备。择期手术至少要在控制心衰一周、全身状况改善后实施。术前治疗药除血管紧张素转换酶抑制剂在手术当天早晨停药外，其他均可用至术前。② 麻醉管理的目标是保证良好的麻醉质量、尽量减少麻醉药的负性肌力作用、维持偏高的前负荷（尽管本病 LVEDP 是增加的）、避免后负荷增加（SBP≤110 mmHg）、维持冠脉灌注压（MBP＞60 mmHg）、控制心律失常、防止低血压及心动过速。③ 监测：除常规监测外，应直接动脉压、中心静脉压监测，但要注意插入中心静脉导管可能影响 CRT。建议经食管超声心动图（TEE）监测。④ 麻醉药与方法的选择：硫喷妥钠、丙泊酚、挥发性吸入麻醉剂可导致血管扩张与和心肌抑制，而依托咪酯、氯胺酮、麻醉性镇痛药对血液动力学影响小，常作为麻醉诱导的首选。因循环时间延长，应缓慢诱导，以维持血流动力学的稳定。应采用复合麻醉技术，局部麻醉或区域神经阻滞单独或与全身麻醉联合对血流动力学影响小，其镇痛作用有利于降低交感神经介导的心率和后负荷增加。⑤ 高危患者通常需要血管加压药联合正性肌力药的支持，可持续泵注去甲肾上腺素、多巴酚丁胺及磷酸二酯酶抑制剂、钙增敏剂等，通常避免用肾上腺素，因为它可引起心率增快与乳酸酸中毒并增加死亡率。⑥ 有 ICD 或 CRT 设备时，应遵守其管理指南。

294. 什么是肥厚型心肌病？

肥厚型心肌病（hypertrophiccardiomyopathy，HCM）是一种病因不十分明确的、以心肌进行性不对称性肥厚为主要特征的心肌病。其心肌病变是独立的，并非继发于心脏疾病或全身性疾病。心肌肥厚多累及左心室（LV）室间隔与游离壁，尤其是室间隔基底部，病变也可仅局限于心尖部、左心室前壁或后壁等，右心室较少受累。诊断标准是：经胸壁超声心动图（TTE）成年人左心室肥厚（LVH）一个节段壁厚≥15 mm 或多个节段≥13 mm；儿童为最大 LV 壁厚度＞其年龄和性别平均值 2 个标准差。心肌病理学特征是心肌细胞异常肥大、排列紊乱、间质纤维化等。HCM 的相关心脏异常包括：左心室流出道梗阻（LVOTO）、心肌缺血、心室收缩与舒张功能障碍、心律失常、心源性猝死（SCD）等，其中 LVOTO 是左右临床结局的最重要因素；室间隔基底部肥厚与二尖瓣异常是导致 LVOTO 的主要解剖学基础。ECM 的病因主要与编码心肌细胞肌节相关蛋白基因突变有关，目前已报道了近 30 个基因突变，这些基因多数还与其他类型的 CM 有关。其中，编码 β-肌球蛋白重链（MYH7）基因和肌球蛋白结合蛋白 C（MYBPC3）基因突变最常见（各占 40%），其次是编码心肌肌钙蛋白 T2（TNNT2）和心肌肌钙蛋白 I3（TNNI3）基因等。遗传方式多为常染色体显性遗传。临床表现因病变累及的部位和范围而异，从无症状到 LVEF 保留的心力衰竭（HFpEF）、心律失常、SCD，在疾病的末期可出现 LVEF 降低的心衰。SCD 的主要原因是 LVOTO 及心律失常。本病是临床上最常见的遗传性心脏病，患病率为 1/200～1/500，是年轻人（包括运动员）SCD 的第一大原因。

295. 与肥厚型心肌病相关的临床综合征有哪些？

HCM 也可能是一些临床综合征的表现之一。包括 Anderson-Fabry 病、Danon 病、Friedreich 共济失调、Kearns-Sayre 综合征、Noonan 综合征（RAS/MAPK 信号通路综合征或 RASopathies）、Pompe 病、Niemann-Pick 病、线粒体脑肌病等。

296. 肥厚型心肌病的病理生理改变是什么？

① 心肌不对称性向心性肥厚与心室腔缩小、心肌不良重塑、心肌纤维化、心脏舒张和收缩功能障碍、心肌缺血、心力衰竭、心律失常主要由基因突变效应引起，也与继发效应及一过性的病理因素有关。② LVOTO 为在静息或诱发时 TTE 测定收缩期 LVOT 压力阶差增加（≥30 mmHg）。它与室间隔非对称性肥厚、收缩期二尖瓣前叶（SAM）前移，或二尖瓣前叶或双叶过长，或腱索与乳头肌过长有关。LVOT 压力的阶差是动态可变的，它受心肌收缩力、心率（律）、前负荷、后负荷等因素的影响。LVOTO 导致心排量急剧减少、严重的心肌损伤、诱发恶性心律失常、猝死。死因多为室颤。

297. 肥厚型心肌病的临床表现与分期是什么？

基因突变启动了 HCM 心肌终生不良性重塑。多数在 20～50 岁发病，也有在儿童期发病或终生无症状者。分四期：0 期：基因型阳性/表型阴性的临床前期。Ⅰ期：左心室肥厚(LVH)伴或不伴 LVOTO、左室高压、轻度症状。Ⅱ期：LV 纤维化增加和功能恶化、LV 壁变薄；临床表现从轻微到严重，但血流动力学尚平稳，LVEF 低或正常、中至重度舒张功能障碍、心房扩张、房颤等，运动耐量明显降低、利钠肽升高。Ⅲ期：为"终末期"，LV 极端纤维化、收缩和舒张功能障碍、LV 与心房扩张、血流动力学失代偿、心衰。它分为"活动减退性扩张性心衰(左心室壁厚减少、舒张末期心腔扩大)"及"活动减退限制性心衰(小而僵硬的 LV 伴极度舒张功能障碍，类似限制性心肌病)"。

298. 肥厚型心肌病如何诊断及治疗？

① 诊断：根据家族史、临床表现、TTE 检查、基因检测等，同时排除其他继发性因素与综合征。必要时可能需心导管检查和心内膜心肌活检。② 目前本病无根治方法。主要是对症治疗，同时预防 LVOTO、恶性心律失常与 SCD。首选 β 受体阻滞剂以改善心室舒张功能、增加舒张期灌注时间，可合用丙吡胺及维拉帕米或地尔硫䓬等；心律失常用胺碘酮。对不良重塑尚无有效治疗。药物难治性 LVOTO 可行室间隔心肌切除术或酒精消融术。恶性心律失常风险高者需植入 ICD。

299. 肥厚型心肌病麻醉前管理要注意什么？

① 对一、二级血亲中有 SCD 或经常在运动后发作性晕厥的年轻患者要考虑本病的可能。HCM 的麻醉风险包括恶性心律失常、LVOTO、严重心功能受损三个方面。SCD 的主要原因是心室颤动，其危险因素包括：左心室壁厚度 >30 mm、不明原因的晕厥、家族史中有年龄 <40 岁的猝死者、非持续性室性心动过速、运动试验(CPET)时异常血压反应(血压不升高，甚至下降)、收缩期 LVOT 压力阶差 $\geqslant$ 50 mmHg、左心房扩大等。此外，CPET 时耗氧量峰值(peak VO_2) $<50\%$ 和通气量/CO_2 产生量(VE/VCO_2)增高也与 HCM 死亡率相关。心功能的评估也很重要，一些专著极少讨论 HCM 的心肌纤维化、心功能受损的问题。② β 受体阻滞剂、抗心律失常药、钙通道阻滞剂等用至术前。术前应充分镇静，并充分补液、保证血容量充足。植入 ICD 者的管理请见"长 QT 综合征"及参考相关设备指南。准备好除颤器及静脉 β 受体阻滞剂、胺碘酮等。

300. 肥厚型心肌病的麻醉管理要注意什么?

目前无 HCM 麻醉管理指南,预防 LVOTO 及维持心功能是重点。① 监测:除常规监测外,应直接动脉压及中心静脉压监测,麻醉诱导后建议经食管心脏超声(TEE)监测。② 麻醉管理目标:维持偏慢的窦性心律、维持前负荷与后负荷、避免心肌收缩力增高。麻醉诱导前扩容,预防脱水、失血及麻醉药血管扩张作用造成的前负荷下降。外周血管阻力(SVR)降低、血压下降时首选 α_1 肾上腺素能激动剂去氧肾上腺素、去甲肾上腺素或血管加压素,避免用有正性肌力和变时作用的 β 肾上腺素能药物(如:多巴酚丁胺、多巴胺、肾上腺素、异丙肾上腺素、麻黄碱等);交感神经兴奋导致儿茶酚胺释放对 LVOTO 的效应等同静注肾上腺素,应保证良好的麻醉质量,预防过度应激反应致儿茶酚胺释放。因地高辛有正性肌力作用,亦应慎用。③ LV 舒张功能障碍使心脏对容量、外周血管阻力和心肌收缩力的变化很敏感。麻醉诱导应尽量减少 SVR 降低并防止心动过速,可缓慢滴定式应用丙泊酚、芬太尼类等,心功能差者可用依托咪酯。吸入麻醉剂中推荐用七氟烷,禁用氯胺酮与绊库溴铵。硬膜外麻醉应慎重,应缓慢滴定用药、控制阻滞平面,维持前负荷、后负荷并充分镇静。④ 采用低潮气量、高频率通气的模式,避免气道压过高。术中高血压处理:β 受体阻滞剂、钙通道阻滞剂、加深麻醉,避免用血管扩张剂;低血压处理:容量扩张、前述不增加心率或心肌收缩力的血管加压药;心动过速处理:β 受体阻滞剂、钙通道阻滞剂、加深麻醉。因 LV 舒张功能障碍使心排量高度依赖于心房收缩,应维持窦性心律,新发房颤者可用胺碘酮或电复律。

301. 什么是致心律失常型右心室发育不良/心肌病?

致心律失常型右心室发育不良/心肌病(arrhythmogenic right ventricular dysplasia/cardiomyopathy, ARVD/C)是一种遗传性心肌病。其病理学特点是右心室心肌纤维脂肪进行性浸润,导致高危性室性心律失常并伴心源性猝死(SCD)及右心室功能障碍,它是青少年和运动员猝死的常见原因之一。本病多为常染色体显性遗传,但亦有与皮肤表型相关的常染色体隐性遗传方式,如:Naxos 病与 Carvajal 综合征。右心室病变是本病的主要特征,但也有一定程度的左室参与,至疾病晚期可导致与 DCM 相似的双室衰竭。由于双心室病变,故现主张将本病的病名更改为"致心律失常性心肌病(arrhythmogenic cardiomyopathy, AC)"。

302. 致心律失常型右心室发育不良/心肌病的病因是什么？

ARVC/D 的病因尚不完全清楚，目前认为它是一种桥粒疾病，在约 60% 的患者中发现编码心脏桥粒蛋白的基因突变。桥粒是细胞之间的一种锚定连接结构，基因突变致这些蛋白连接位点的缺陷可中断细胞黏附，特别是在机械应力或拉伸增加的情况下，导致细胞死亡、心肌逐渐丧失和纤维脂肪替代、心室壁变薄。这个过程常从心外膜开始，逐渐通过心肌向心内膜扩散，最常受累区域为右心室流出道、心尖和三尖瓣区及左心室后壁、前壁和室间隔。但肌小梁与冠状动脉常不受累。在这些基因中有两种与桥粒无关基因：心脏 ryanodine 受体（RYR2）基因（ARVC2），其突变导致舒张期肌浆网大量钙离子外漏，细胞胞浆内钙离子异常增加、导致钙超载并诱发延迟后除极；另外是解码转化生长因子（TGFB3）基因，它参与组织分化和纤维化修复；TGFB3 突变导致其表达增加、心肌过度纤维化。本病在普通人群中患病率约 1/5 000，成年男性约是女性的 3 倍。

303. 致心律失常型右心室发育不良/心肌病的临床表现是什么？

通常在 20～40 岁之间出现症状，1/3 的患者在 30 岁之前出现症状。表现为各种心律失常、心悸、呼吸困难、非典型胸痛、晕厥、死亡或心力衰竭。此外，还可能有心腔内血栓的症状。竞技体育与气候（温度、湿度）的变化可增加室性心律失常和死亡的风险。

304. 致心律失常型右心室发育不良/心肌病如何分期？

根据病程，分为四期：隐蔽期（轻度右心室结构异常，伴或不伴有室性心律失常，SCD 可能是其首发症状）、显性心律失常期（右室明显结构与功能异常，症状性室性心律失常）、右心衰竭期、双心室衰竭期。

305. 致心律失常型右心室发育不良/心肌病如何诊断？

目前诊断标准基于欧洲心脏学会 ARVC/D 国际工作组 2010 年的指南，主要诊断条件包括：① 心脏整体和/或局部运动障碍：二维超声、MRI、右室造影右室局部无运动或运动减退。② 室壁组织学检查：至少 1 个样本中残余心肌细胞＜60%（或估计＜50%），伴有纤维组织替换游离壁心肌，伴有或不伴有脂肪组织替换。③ 复极障碍：右胸前导联（V_1，V_2，V_3）T 波倒置，或＞14 岁者在无右束支阻滞时 QRS≥120 ms。④ 除极/传导异常：右胸前导联（V_1～V_3）出现 Epsilon 波（ε 波）。⑤ 心律失常：左束支传导阻滞形非持续性或持续性室性心动过速，伴电轴向上(II、III 和 aVF 的 QRS 为负向或不确定,aVL 为正向)。⑥ 家族史:一级亲属中有符合当前工作组诊断标准的 ARVC/D 患者,或一级亲属中有尸检或手术病理证实为 ARVC/D 患者,或患者基因检测与 ARVC/D 相关或可能与 ARVC/D 相关。2020 年意大利 Padua 大学的 Corrado 等在 2010 年 ITF 标准的基础上提出了 ARVC/D 的 Padua 诊断标准,增加了左心室病变指标。

306. 致心律失常型右心室发育不良/心肌病麻醉管理要注意什么?

① ARVD/C 的患病率相对较高,且好发于年轻人,早期可能以猝死为唯一症状,尤其是未确诊的患者,围术期猝死风险较高。对有家族史、不明原因的晕厥或"癫痫"患者要注意本病的可能。尤其是心电图 $V_1 \sim V_3$ 导联出现 T 波倒置或出现 ε 波者要警惕。② 患者可能合并有其他器官先天性异常或畸形,本病也亦可能是其他先天性综合征的临床表现的一部分。③ 交感神经兴奋是诱发本病心律失常、甚至猝死的重要危险因素。麻醉前应充分镇静。④ 麻醉管理原则可参考"儿茶酚胺敏感性多形性室速"。但它较 CPVT 更为棘手,因为患者不仅面临着恶性心律失常的问题,还可能合并右心衰、甚至全心衰。由于右心室壁穿孔风险高,应避免肺动脉插管,中心静脉穿刺时亦不应置管过深。⑤ 避免拟交感活性或有促进儿茶酚胺释放的药物,避免在局麻药内添加肾上腺素,避免大剂量的布比卡因,以减少潜在的心脏毒性的风险。因氟烷易诱发心律失常,应禁用。硫喷妥钠、依托咪酯、丙泊酚、咪达唑仑、七氟烷、异氟烷及小剂量氯胺酮等均已安全用于患者。右美托咪啶用于本病有一定的优势。肌肉松弛药禁用绊库溴铵。良好的麻醉管理比药物的选择更为重要。⑥ 低血压时应慎用有 β 肾上腺素能激动作用的升压药,必要时可用纯 α 受体激动剂(如去氧肾上腺素或去甲肾上腺素)。室性心动过速首选 β 受体拮抗剂艾司洛尔或胺碘酮。右心衰时应控制输液量、保证充分的氧合、低气道压肺通气。⑦ 本病不是恶性高热高危者。琥珀胆碱、氟化醚类吸入麻醉药已安全用于本病患者。

307. 什么是特发性低促性腺激素性性腺功能减退症?

特发性低促性腺激素性性腺功能减退症(idiopathic hypogonadotropin hypogonadism, IHH)是由于下丘脑促性腺激素释放激素(GnRH)合成、分泌、作用障碍所引起的一组以青春期性功能发育障碍和生殖功能障碍为主要临床特征的罕见遗传性疾病。IHH 分为嗅觉正常的 IHH(normosmic idiopathic hypogonadotropin hypogonadism, nIHH)及嗅觉缺失的 IHH——卡尔曼综合征(Kallmannsyndrome)。

其发病机制与编码调控 GnRH 神经元迁移、调节 GnRH 分泌或调节 GnRH 作用的蛋白基因缺陷有关,二者可能有相同或不同的致病基因。实际上本病包含卡尔曼综合征,除嗅觉缺失外,其临床表现与诊断、治疗基本相似。

308. 特发性低促性腺激素性性腺功能减退症的麻醉管理要注意什么?

同卡尔曼综合征。要注意患者可能合并困难气道、多种先天性畸形及自卑、抑郁等心理障碍。合并骨质疏松者应注意预防骨折。一些先天性综合征或下丘脑与垂体病变也可能有类似 IHH 的表现,这些患者要考虑多种激素分泌不足的问题,术前评估应特别注意甲状腺与肾上腺皮质功能。

309. 什么是特发性肺动脉高压?

特发性肺动脉高压(idiopathic pulmonary arterial hypertension,IPAH)是指一类无明确原因、以肺血管阻力和肺动脉压(PAP)进行性升高为主要特征的恶性肺血管疾病。其定义是:静息状态下右心导管测定肺动脉平均压≥25 mmHg(运动时>30 mmHg),肺血管阻力>3 Woods 单位,呼气末肺动脉楔压(PCWP)≤15 mmHg,同时要排除所有引起肺动脉高压的遗传与继发性因素。IPAH 主要影响肺泡毛细血管前肺动脉系统,表现为血管内皮细胞一氧化氮(NO)与前列环素生成障碍,肺小动脉中层肥厚、内膜损伤与内膜纤维化、外膜增厚、丛状病变、"洋葱皮"样同心病变、血管内血栓形成及肺动脉闭塞等,导致肺血管阻力增加、肺动脉压升高及右心室后负荷增加、右室肥厚与扩张、三尖瓣关闭不全、心包积液、心源性肝硬化、右心衰竭与死亡。右心室扩张导致室间隔变平,最终又可增加肺动脉收缩压,形成恶性循环;右心衰竭与左心前负荷减少,导致心排量减少,而扩张的肺动脉也可能压迫左冠状动脉主干。其症状与体征缺乏特异性,早期症状不明显,常见症状是活动后气短,其他:疲乏、胸痛、心悸、呼吸困难、眩晕、晕厥、肝大、下肢水肿等。如果不治疗,中位生存期为确诊后 2.8 年;良好治疗的患者,1 年与 3 年生存期分别可达 90% 和 70% 以上,但长期预后很差。本病多见于中青年,女多于男(男:女为 1:2~1:3)。发病率约 1/1 000 000。

310. 特发性肺动脉高压如何治疗?

本病目前无特殊有效根治方法,主要为药物扩张肺动脉、防止血栓形成、降低肺血管阻力与肺动脉压(PAP),改善右心功能。同时治疗与预防各种可能增加PAP 及右心前、后负荷的因素(如:控制肺部感染、利尿剂应用与抗凝治疗、氧疗及避免缺氧等)。药物治疗包括：① 钙通道阻滞剂(CCB)：用于肺血管反应性测试阳性者,心率快者用地尔硫䓬,心率慢者用硝苯地平或氨氯地平。② 靶向治疗药：包括内皮素受体拮抗剂(波生坦等)、5 型磷酸二酯酶抑制剂(西地那非等)、前列环素类(伊洛前列素等)、鸟苷酸环化酶激动剂、选择性前列环素 IP 受体抑制剂等。可根据肺动脉高压分级单独或联合应用。晚期或快速进展的 IPAH 外科治疗包括：房间隔造口术、肺移植或心肺移植术。

311. 特发性肺动脉高压如何测试肺血管反应性?

用一氧化氮或依前列醇、腺苷等血管扩张剂后,右心导管测平均肺动脉压降低 10 mmHg 以上、心输出量增加或不变、体循环血压不下降者为阳性。

312. 特发性肺动脉高压如何评估其手术麻醉风险?

目前无单独的 IPAH 手术麻醉风险评分系统,以下指标可供参考。IPAH 麻醉和手术时并发症发生率和死亡率显著增加,它与肺动脉高压的程度及是否合并右心功能不全有关。与 1 年生存率降低独立相关因素还包括：60 岁以上男性,HYHA/WHO 心功能分级Ⅲ级或Ⅳ级,合并肾功能不全,静息体循环收缩压＜110 mmHg、心率＞92 bpm,6 分钟步行测试小于 165 m 或 (440 m),血 BNP＞180 pg/mL(或 NT-proBNP＞1 400 pg/mL),肺血管阻力＞32 Woods 单位,右房压(RAP)＞14 mmHg,心脏指数(CI)＜2 L/(min·m²),混合静脉血氧饱和度＜60%,超声心动图示心包积液、三尖瓣环平面收缩偏移(TAPSE)＜1.5 cm,肺一氧化碳(CO)弥散量预计值百分比(DL$_{CO}$)＜32%、睡眠和运动期间氧饱和度(SpO₂)显著下降等。目前有几个 PAH 风险评分量表(如：肺动脉高压 REVEAL 风险评分),可供麻醉前评估时参考。但要注意多普勒超声心动图对 PAP 的评估可能不准确,它对肺动脉收缩压(PASP)评估的准确率只有 50%,有过低的风险,应结合心脏整体状况与右室功能判断。眩晕、晕厥提示左心排出量显著减少。

313. 特发性肺动脉高压麻醉前管理要注意什么?

① 术前应多学科会诊,对 REVEAL 评分中、高风险的患者,应权衡麻醉手术的风险和获益,高风险的患者不建议实施择期手术。中、高风险患者建议在具备 ECMO 支持治疗的条件下实施。② 术前持续吸氧、控制肺部感染,改善全身状况与营养状况。上述降肺动脉压药可用至术前,静脉持续用药应带进手术室。麻醉医师应熟悉这些药物的药理作用与给药方法,要注意它们联合应用或与其他心血

管治疗药联合应用可引起严重低血压(如：西地那非与硝酸酯类或鸟苷酸环化酶激动剂合用)。③ 根据病情的轻重,恰当、谨慎地应用镇静剂。

314. 特发性肺动脉高压的麻醉管理要注意什么?

① IPAH 麻醉安全的前提是准确评估肺动脉高压及肺血管病变的可逆程度、权衡麻醉和手术的风险和获益。对中、高风险患者建议在具备 ECMO 支持治疗的条件下实施手术麻醉。② 除标准监测外,应直接动脉压与中心静脉压监测,建议经食管心脏超声监测。肺动脉导管对本病风险较高,慎用。③ 重症患者可持续吸入一氧化氮(NO)或前列环素类(伊洛前列素),但 NO 可导致有毒代谢物形成(高铁血红蛋白、二氧化氮、亚硝酸盐自由基等)、组织缺氧或直接损害呼吸道,它还破坏肺泡表面活性物质、降低肺泡表面张力。而吸入伊洛前列素有良好的肺部特异性,无静脉注射导致严重降低体循环血压的缺点,现已成为围术期首选用药。④ 麻醉方法的选择,应根据肺动脉高压和右心功能衰竭的程度和手术内容。椎管内麻醉导致外周血管扩张、前负荷和体循环阻力剧降,可严重影响右心功能,应慎用于严重患者。重症患者禁忌腰麻。无论什么麻醉方式,均应"滴定式"给药,保证良好的麻醉质量,避免缺氧与 CO_2 蓄积、疼痛、体温异常、水及电解质与酸碱平衡异常,维持血流动力学与内环境的稳定。⑤ 呼吸管理:氧是良好的肺动脉扩张剂,麻醉期间应吸高浓度氧。机械通气应采取较低潮气量、适当的呼吸频率,必要时间断加低水平 PEEP(<5 cmH$_2$O)。轻微过度通气(PaCO$_2$ 30～35 mmHg)似乎可降低 PAP。⑥ 体液管理:IPAH 右心前负荷的承受范围很窄,维持一个既能满足左心输出量、又不会导致右心室前负荷过度增加、超过右心室工作能力的容量负荷很重要。前负荷通常可通过 CVP 和 PCWP 来评估,本病 RAP 或 CVP 更重要,必要时可同时监测 PCWP 和 CVP,分别评估左、右心室前负荷,或用 TEE 监测左、右心室的充盈状况及功能。⑦ 防治肺动脉高压危象及右心衰。

315. 特发性肺动脉高压患者发生肺动脉高压危象时如何救治?

肺动脉高压危象是由于缺氧、肺栓塞、感染等原因诱发肺血管痉挛收缩,PAP增高≥主动脉压。由于右心室射血严重受阻,导致严重低氧血症和低心排,它是患者死亡的重要原因。临床表现为肺动脉压力急剧升高,心率增快、血压下降、血氧饱和度下降,清醒的患者表现为烦躁不安、晕厥、意识消失。其预防比治疗更重要。一旦发生,应立即吸入纯氧,必要时应在充分镇静或麻醉下面罩或气管插管控制呼吸,同时吸入高浓度一氧化氮或伊洛前列素。无上述吸入剂型或用药装置时可在严密血压监测下持续静脉注射 PGI_2、PGE_1，必要时采用体外膜式肺氧合（ECMO）支持治疗。

316. 特发性肺动脉高压导致急性右心功能衰竭时如何救治？

肺血管阻力（PVR）增高是导致右心衰的最主要原因，降低 PVR 是救治的关键。主要措施前已述及，其他特殊处理包括：① 维持和支持心肌收缩力、降低右室后负荷、增加右冠脉灌注压。可用多巴酚丁胺、多巴胺、肾上腺素等和米力农等增加心室收缩力，可联合应用血管收缩剂，以增加体循环压力以保证冠状动脉灌注。肾上腺素主要用于难治性心源性休克时。左西孟旦可能对肺动脉高压和右心衰竭有一定效果。② 血管扩张药降低右室后负荷。常用药物有：酚妥拉明及西地那非、波生坦、前列环素及其类似物 PGE_1、PGI_2（持续静脉输注）、伊洛前列素（吸入）。静脉用药缺乏肺血管选择性，在降低肺动脉压同时引起低血压与冠脉灌注减少、加重右心衰竭、恶化通气/血流比例，推荐吸入用药。③ 缩血管药，如：去氧肾上腺素、去甲肾上腺素和血管加压素等是提高冠状动脉灌注压的一线药物，但它们在升血压的同时也会升高 PVR；去甲肾上腺素和血管加压素对 PVR/SVR 比值的降低效力优于去氧肾上腺素；小剂量血管加压素可通过肺血管内皮释放 NO 降低 PVR，但它有其剂量依赖性的冠状动脉收缩作用，应小剂量使用。④ 常需联合用药：经中心静脉用支持心肌收缩力药物，经肺动脉用酚妥拉明、PGI_2 扩张肺动脉，用血管加压素或去甲肾上腺素维持外周血管张力和保持冠脉血供，改善右心功能。严重的肺高压者需吸入 NO 或前列环素类。

317. 什么是特发性肺纤维化？

特发性肺纤维化（idiopathicpulmonaryfibrosis，IPF）是一种慢性进行性纤维化性肺间质性疾病。其病因与发病机制尚不清楚，可能与多种原因（如：吸烟、环境/职业污染物、病毒感染、胃食管反流致慢性误吸等）、基因突变与遗传易感（如：MUC5B、TERT、TERC、DKC1、RTEL1、AKAP13、DSP、FAM13A、DPP9、TOLLIP 基因突变）等致肺泡上皮细胞稳态失衡有关。肺纤维化通常始于肺周胸膜下，并向肺中心部位发展，最终导致肺功能下降、肺损毁、呼吸衰竭及死亡。患病率为百万分之 0.2 至 3，目前美国有 8 万多名 IPF 患者，且每年约新增 48 000 例；我国流行病学资料尚不清楚。

318. 特发性肺纤维化的临床表现是什么？

　　特发性肺纤维化可见于任何年龄，但发病年龄多在 50 岁到 75 岁之间，男性及吸烟者多见，约 3% 的患者有家族史（家族性 IPF）。其临床表现有明显的异质性，从无症状的稳定状态到急性加重。表现为干咳、劳力性呼吸困难、杵状指、肺动脉高压、肺心病、低氧血症、呼吸衰竭等。肺功能检测：弥散功能与通气功能下降；胸部高分辨率 CT（HRCT）：双下肺近胸膜部分布为主的网格、蜂窝影；肺部组织活检：肺瘢痕性疾病特征，纤维化由致密的胶原纤维组织组成，其内可见成纤维母细胞灶，可伴平滑肌增生。

319. 特发性肺纤维化如何诊断及治疗？

　　① 诊断：根据临床表现、HRCT，并除外其他各种间质性肺炎，必要时可行肺组织活检；关于其诊断标准请参考相关专著。② 治疗：戒烟、呼吸锻炼、氧疗等呼吸支持治疗；吡非尼酮和尼达尼布有抗炎、抗氧化和抗纤维化作用，是目前主要治疗药物；终末期患者需要进行肺移植。

320. 特发性肺纤维化的麻醉管理要注意什么？

　　① 本病预后差，诊断后平均生存时间约为 3～5 年，麻醉前应对呼吸功能与全身状况进行充分的评估，改善营养状况、控制肺部感染。尤其要预防重症患者病情急性加重（AE），AE 的原因分为触发性和特发性，触发性因素包括：感染、药物毒性、反流误吸及手术相关合并症。由于严重肺功能受损者的生存期有限，应禁止实施任何择期手术。② 呼吸功能评估中，FVC 是患者预后的重要指标。白细胞计数、C 反应蛋白、血清乳酸脱氢酶（LDH）等有助于疾病预后的判断。③ 反流误吸是 AE 的重要原因。抗纤维化药吡非尼酮、尼达尼布及质子泵抑制剂等制酸剂应持续应用至术前。要特别注意一些患者可能经常使用糖皮质激素治疗，应对肾上腺皮质功能进行评估。④ 患者可能合并老年性疾病；一些患者存在与呼吸疾病相关的抑郁与焦虑，其对心理支持的需求被认为与癌症患者相当。⑤ 麻醉管理原则同其他严重的肺毁损性疾病，应根据手术及患者的情况选择适当麻醉方法。保护残存的呼吸功能、维持呼吸功能脆弱的代偿平衡、预防病情急性加重，是麻醉管理的关键。为避免机械通气加重肺损伤及预防继发性肺部感染，应尽量避免气管插管全身麻醉。需要气管插管全身麻醉的患者亦应采取低气道压为主的肺保护通气策略，要特别注意体液平衡的管理及严格遵守无菌操作原则。严重呼吸功能衰竭的患者围术期可能需要体外膜式肺（ECMO）的支持。

321. 什么是 IgG4 相关性疾病？

IgG4 相关性疾病(IgG4-related disease，IgG4-RD)，又称 IgG4 相关性系统性疾病、IgG4 综合征。它是一类新近发现的、以全身多组织与器官 IgG4 阳性($IgG4^+$)浆细胞浸润和血清 IgG4 水平升高为主要临床特征的自身免疫性纤维炎性病变。包括：以泪腺和腮腺炎为主要表现的 Mikulicz 病、以颌下腺炎为主要表现的 Kuttner 病、Riedel 甲状腺炎及硬化性胆管炎、硬化性肠系膜炎、小管性间质性肾炎、炎性假瘤、腹膜后纤维化、自身免疫性垂体炎、肥厚性硬脑膜炎等。本病的病因尚不清楚，目前认为与遗传易感性、环境、感染等多因素致免疫功能失调有关。其流行病学资料尚不清楚，在美国估计有 18 万 IgG4 - RD 患者，日本报道的发病率为 2.8/100 000～10.8/100 000，中老年男性多见。

322. IgG4 相关性疾病的临床表现是什么？

本病几乎可累及全身所有的组织与器官，组织与器官肿大、硬化、甚至出现肿块，伴血清 IgG4 升高及组织中大量 $IgG4^+$ 浆细胞浸润等。包括：泪腺、腮腺、颌下腺、眼眶肌、鼻窦、肺、胰腺、胆囊与胆管、肝脏、肾脏与输尿管、前列腺、腹膜后、淋巴结、血管、甲状腺、中枢神经系统及脑垂体等。起病缓慢，可单器官起病，逐渐累及多器官，或多器官同时起病。其表现与受累的器官及损害程度有关。

323. IgG4 相关性疾病如何诊断及治疗？

① 诊断：根据 2019 年美国风湿病学会(ACR)和欧洲风湿病联盟(EULAR)专业小组分类标准，包括综合诊断标准与特定器官诊断标准，一个或多个器官肿大、硬化、肿块，伴血清 IgG4 升高及组织中大量 $IgG4^+$ 浆细胞浸润等。② 治疗：药物治疗首选糖皮质激素，还可用免疫抑制剂硫唑嘌呤、吗替麦考酚酯、甲氨蝶呤、环磷酰胺及利妥昔单抗等。

324. IgG4 相关性疾病的麻醉管理要注意什么？

① 病变累及多系统、多组织器官，血清 IgG4 水平与受累器官数量及程度相关，术前重点是血管、中枢神经、内分泌、肝、肺、肾、肠、上呼吸道等重要器官，因为它们可能危及生命或给麻醉管理带来困难。近半数患者有过敏史。糖皮质激素、免疫抑制剂等可用至术前，常需对肾上腺皮质功能进行评估。② IgG4 相关性主动脉周围炎或动脉周围炎较常见，它可能累及所有血管，包括冠状动脉炎，影像学表现为狭窄、动脉瘤和血管壁弥漫性增厚。③ 内分泌的损害也可能是全方位的，包

括：甲状腺功能减退；自身免疫性垂体炎及尿崩症、肾上腺皮质病变、自身免疫性
胰腺炎及糖尿病、长期用糖皮质激素治疗致肾上腺皮质功能减退等。麻醉前必须
进行充分的评估并进行恰当的激素替代治疗、改善代谢状况。④ 可能存在困难气
道，如：Riedel 甲状腺炎及局部组织浸润和肿块可能致气管压迫与颈部活动受限，
腮腺与颌下腺病变可能致张口困难，炎性假瘤病变还可累及咽喉部等。病变可累
及鼻窦，经鼻气管插管前应对鼻腔通畅性进行评估。⑤ 本病多见于中老年，要注
意可能合并的老年性疾病。⑥ 应根据病变累及的器官与程度制定相应的麻醉管
理方案，要注意一些术前未能发现的隐匿性病变，尤其是注意维持血流动力学与内
环境的稳定，预防心脑血管意外与动脉瘤破裂。⑦ 由于唾液腺分泌减少，经口气
管插管时应防止口腔黏膜损伤；由于泪腺分泌减少，应点滴人工泪液并防止角膜
损伤。

325. 什么是先天性胆汁酸合成障碍？

　　先天性胆汁酸合成障碍（inborn errors bile acid synthesis，IEBAS；或
congenital bile acid synthesis defect，CBAS）属于胆汁酸合成障碍性疾病［bile acid
synthesis disorders(defects)，BASDs］，它是一组由于胆汁酸合成酶先天性缺陷所
导致的胆汁酸合成障碍，多为常染色体隐性遗传。胆汁酸（主要为胆酸与鹅去氧胆
酸）在肝细胞中由胆固醇合成而来，它是胆固醇分解代谢的最终产物。胆汁酸合成
主要有经典途径及替代途径，其过程十分复杂，至少需要 15 个酶参与。其中任何
一种酶缺陷都会导致胆汁酸合成障碍并产生中间代谢物，这些异常胆汁酸、中间代
谢物及胆固醇在体内的累积可造成机体损害，包括：① 肝内胆汁淤积致肝功能损
害，胆汁成分入血致瘙痒、黄疸等；② 异常胆汁酸导致肠道脂肪和脂溶性维生素吸
收障碍、腹泻、营养不良；③ 中间代谢产物在肝脏堆积，除损害肝功能外，还进入肝
外组织，造成中枢神经系统损伤；④ 胆固醇和胆甾醇等在肝外组织堆积，引起动脉
粥样硬化、脑腱黄瘤病等。本病较罕见，其流行病学资料尚不清楚，占婴儿胆汁淤
积性疾病的 1%～2%。

326. 先天性胆汁酸合成障碍有哪几种常见的酶缺陷？其临床表现是什么？

　　目前已发现了几个与 IEBAS 有关的酶缺陷，不同的酶缺陷，其表型亦有差异。
① 3β-羟基类固醇-$\triangle^5$-C27-类固醇脱氢酶缺陷（胆汁酸合成障碍 1 型）；由
HSD3B7 基因（16p11.2）突变引起。主要表现为婴儿胆汁淤积、进行性肝病和脂溶
性维生素吸收不良及维生素缺乏引起的各种异常；一些成年期特发性胆汁淤积者

也可能与本病有关。② $\triangle^4$ - 3 -氧固醇 5β -还原酶缺陷(胆汁酸合成障碍 2 型)：与 AKR1D1 基因(7q33)突变有关。表现与胆汁酸合成障碍 1 型相似，但更重、可能迅速进展为肝硬化与肝衰。③ 氧固醇 7α 羟化酶缺陷(胆汁酸合成障碍 3 型)：与 CYP7B1 基因(8q12.3)突变有关。表现为严重的新生儿胆汁淤积、凝血功能障碍，早期即发生肝硬化、肝功能衰竭、死亡。年长存活者还可能合并遗传性痉挛性截瘫有关。④ α甲酰辅酶 A 消旋酶缺陷(胆汁酸合成障碍 4 型)：与 AMACR 基因(5p13.2)突变有关。表现为轻度胆汁淤积性肝病、脂肪和脂溶性维生素缺乏、成年人感觉及运动神经病变。⑤ 固醇 27 -羟化酶缺陷：又称脑腱黄瘤病。与 CYP27A1 基因(2q35)突变有关。既往认为 CTX 只是一种脂肪储存异常的神经系统疾病，与肝脏疾病无关，将它归属于"脑白质营养不良病"。IEBAS 的 CTX 表现为儿童期胆汁淤积性肝病、腹泻、脂溶性维生素缺乏，胆固醇沉积在神经细胞及其他组织中，造成大脑、脊髓、肌腱、晶状体和动脉的损伤。⑥ 三羟基胆酸(THCA)辅酶 A 氧化酶缺陷：主要表现为神经功能障碍，肝脏病变较轻。通常在 3 岁左右症状明显。⑦ 酰胺化缺陷：目前发现有二种缺陷：胆汁酸辅酶 α 连接酶缺陷，与 SLC27A5 基因突变有关；胆汁酸- CoA：氨基酸 N -乙酰转移酶缺陷，与 BAAT 基因突变有关。表现为新生儿胆汁淤积，脂肪和脂溶性维生素吸收不良和生长发育障碍。

327. 先天性胆汁酸合成障碍如何诊断及治疗？

① 诊断：根据病史、临床表现及实验室检查[血清结合胆红素升高、谷丙转氨酶升高、γ -谷氨酰转肽酶(GGT)低；肝组织活检巨细胞肝炎；串联质谱尿与血中检测出异常胆汁酸与胆汁醇；质谱仪检测氧固醇与异常胆汁酸聚积]。基因检测可明确酶缺陷类型。② 治疗：目前无根治手段，主要补充初级未结合胆汁酸，通过负反馈作用，抑制异常胆汁酸及毒性中间代谢产物的产生。同时补充脂溶性维生素，并针对不同酶缺陷进行个体化治疗。多数患者在治疗后生化指标及临床症状可明显改善，但胆汁酸合成障碍 3 型患者病情严重，补充胆汁酸治疗无效。治疗效果不佳及严重患者可进行肝移植。

328. 先天性胆汁酸合成障碍患者的麻醉管理要注意什么？

① 本病是一种表型差异较大的全身性疾病，除肝功能严重损害外，病变还可累及中枢与周围神经系统、循环系统、血液系统等全身多器官与系统，患者还同时合并营养不良及脂溶性维生素，或可能并存一些罕见的疾病。麻醉前应多学科会

诊,进行系统的全身检查与评估。非肝移植手术的患者,围术期应继续补充初级未结合胆汁酸,术后应尽早口服或经胃管给药。② 麻醉管理要重点关注肝脏功能的保护。保证良好的麻醉质量、维持生命体征与内环境稳定、避免肝毒性药物等是主要措施。包括挥发性吸入麻醉药七氟烷在内的临床常用的麻醉药用于本病是安全的。但要注意静脉输注丙泊酚可能影响尿胆汁酸串联质谱分析结果,对诊断性检查的患者要慎用丙泊酚。③ 目前不清楚麻醉药及相关药物对胆汁酸合成的影响。包括丙泊酚在内的一些麻醉药可能会通过 CYP 抑制或酶诱导来影响胆固醇与胆汁酸的代谢。但从现有的报道来看,麻醉期间短时间应用这些药物对胆汁酸代谢的影响是轻微的。

329. 什么是异戊酸血症?

异戊酸血症(isovaleric acidemia,IVA),又称异戊酸辅酶 A 脱氢酶缺乏症。它是一种常染色体隐性遗传性亮氨酸代谢障碍性有机酸血症,其病因是由于线粒体异戊酸辅酶 A 脱氢酶(IVD)基因突变、IVD 缺乏所致。本病是临床上最先发现的有机酸血症。共生化异常是:在亮氨酸分解代谢的第三步,IVD 催化异戊酰辅酶 A 转化为 3-甲基巴豆酰基辅酶 A;IVD 缺乏导致产生的异戊酸、3-羟基异戊酸、异戊酰肉碱、异戊酰甘氨酸等有机酸累积。这些有机酸有较强的神经毒性,造成代谢紊乱与中枢神经系统等多器官系统的损害。其患病率有种族差异,日耳曼人患病率最高,约为 1/67 000;美国人患病率约为 1/250 000,我国患病率约为 1/160 000。

330. 异戊酸血症的临床表现是什么?

典型症状是蛋白饮食不耐受,摄入富含蛋白质食物后出现发作性呕吐、代谢性酸中毒、酮症、低或高血糖、高氨血症、低钙血症等电解质异常、脱水、低体温及嗜睡、昏迷、癫痫发作等急性脑病表现与异戊酸蓄积引起的臭脚等,严重者死亡。本病临床表现差异很大,它分为两型:① 新生儿急性发病型:出生后早期发病,起病急而重。② 慢性间歇性型:起病于婴儿或儿童期,病情较前者轻,多因感染或进食富含蛋白质食品后反复发病。

331. 异戊酸血症如何诊断及治疗?

① 诊断:根据上述临床表现、家族史等,白细胞或培养皮肤成纤维细胞异戊酸辅酶 A 脱氢酶活性缺乏,血氨基酸与肉碱谱分析异戊酰肉碱及异戊酰肉碱/乙酰

基肉碱比值升高,尿有机酸分析异戊酰甘氨酸水平升高。基因检测可确诊。② 治疗：限制进食含亮氨酸食物；服用 L-肉碱(左卡尼汀)、甘氨酸以偶联异戊酸,使其转化为毒性较低的异戊酰肉碱、异戊酰甘氨酸经尿排出；纠正发作时的代谢紊乱与并发症。

332. 异戊酸血症的麻醉管理要注意什么？

① 麻醉前评估时除要注意长期低蛋白饮食致营养不良及疾病自身导致的中枢神经系统损害与代谢紊乱外,还要注意是否合并其他先天性异常。择期手术应在疾病的缓解期实施,应尽量避免一些非必要的手术麻醉。② 术前应控制肺部感染,纠正代谢性酸中毒、高氨血症及水电解质紊乱,对严重代谢紊乱的急诊手术患者可考虑血液透析治疗。③ 围术期应继续低蛋白质饮食或亮氨酸限制性饮食,左卡尼汀、甘氨酸及抗癫痫药应服至术前。术前应缩短禁食时间,禁食期间应持续输注葡萄糖液。④ 麻醉管理的基本原则同“枫糖尿症”及“高苯丙氨酸血症”等氨基酸代谢障碍疾病。应保证良好的麻醉质量,维持生命体征与内环境稳定,减少分解代谢。术中输液采用葡萄糖电解质液,因乳酸林格氏液可加重乳酸酸中毒,应慎用；严重的代谢性酸中毒者可用碳酸氢钠处理。⑤ 本病无特殊禁忌的麻醉药,但有文献认为本病布比卡因心脏毒性阈值下降,建议避免用布比卡因。感染也是诱发和加重本病的重要因素,应加强无菌操作与管理,尽量避免侵入性气道内操作。区域神经阻滞及椎管内阻滞可能是本病的良好选择。

333. 什么是卡尔曼综合征？

卡尔曼综合征(kallmann syndrome),又称嗅觉缺失性腺功能减退症(anosmic hypogonadism)。它是一种以低促性腺激素性性腺功能减退与嗅觉缺失为特征的先天性疾病,属于“特发性低促性腺激素性性腺功能减退症(IHH)”。其病因可能与丘脑下部促性腺激素释放激素(GnRH)产生障碍有关,目前已发现有 20 多个基因与本病有关,其中最常见的是 ANOS1、CHD7、FGF8、FGFR1、KALIG-1、PROK2 及 PROKR2 基因,还有一些未知基因。这些基因的具体作用尚不清楚,但它们似乎与胚胎期分泌促性腺激素释放激素的神经元前体不能完成由鼻的嗅觉上皮到丘脑下部迁移过程有关,从而导致 GnRH 合成和分泌障碍及促卵泡激素(FSH)促黄体生成素(LH)分泌不足,同时合并嗅球和嗅束发育缺陷。LH 与 FSH 共同作用促进女性卵泡成熟,分泌雌激素、排卵,以及黄体的生成和维持,分泌孕激素和雌激素。LH 促成男性睾丸间质细胞合成和释放睾酮。ANOS1 基因位于 X 染色体上,如果由 ANOS1 基因突变引起者,则为 X 连锁隐性遗传;当 Kallmann 综合征是由其他基因突变引起者,通常为常染色体显性遗传。此外,KALIG-1 基因编码蛋白与神经细胞黏附分子(N-CAM)同源,可能与 X 染色体的鱼鳞病、智力发育迟缓、软骨发育不良和身材矮小有关。本病患病率男性约为 1∶30 000,女性约为 1∶120 000,男性较多,无种族差别,我国亦有较多报道。

334. 卡尔曼综合征的临床表现是什么?

青春期延迟或不存在,男性小阴茎、小睾丸或隐睾,大多数无青春期第二性征发育,如不接受治疗,大多数受影响的男性和女性都无法生育。嗅觉减退或嗅觉缺失是其特征,也是区别于其他低性腺性机能减退疾病的主要特征。其他表现:肾发育不全、心脏畸形、手指或脚趾的骨骼畸形、唇腭裂、牙齿发育异常、眼球异常运动、听力丧失、智力障碍、小脑共济失调、骨质疏松。一些患者表现为双手连带运动,患者很难完成如演奏乐器这些需要双手分开动作的活动。

335. 卡尔曼综合征如何诊断及治疗?

① 诊断:根据临床表现及促黄体生成素(LH)与促卵泡激素(FSH)浓度检测。
② 治疗:性激素替代治疗(雄激素、促性腺激素、GnRH 等)。

336. 卡尔曼综合征麻醉管理要注意什么?

① 本病可能合并多器官与系统的畸形,其中尤其要注意心脏畸形,包括:心房和室间隔缺损、大动脉转位、Ebstein 畸形、主动脉弓异常及房室传导阻滞、束支阻滞、Wolff-Parkinson-White 综合征等。由于青春期不发育,患者可能合并严重的自卑、抑郁等心理障碍,加上可能合并智力迟钝而不合作,适当的镇静对患者有利。② 唇、腭裂及牙齿异常等可能是困难气道危险因素,麻醉前应仔细评估并做好相应的预案。要特别注意鼻孔闭锁,它既可能造成呼吸窘迫,又可致经鼻气管插管失败。

337. 什么是朗格汉斯细胞组织细胞增多症?

朗格汉斯细胞组织细胞增多症(langerhans cell histiocytosis, LCH),又称组织细胞增多症 X(histiocytosis X)。它是一种罕见的朗格汉斯细胞病理性增多疾病,属于组织细胞增多症的朗格汉斯细胞相关组(L 组)。朗格汉斯细胞(LC)的特征是含有 Birbeck 颗粒及免疫组化 CD1a+、CD207(langerin)+。LCH 因其细胞学特征与皮肤 LC 相似而得名,但基因分析结果提示 LCH 细胞可能源自骨髓树突状细胞前体,而与皮肤 LC 无关,目前认为 LCH 是一种源自髓系的克隆性血液系统炎性肿瘤。尽管 LCH 是否属于恶性肿瘤有争议,但有部分生物学恶性的表现,其病理改变是增多的未成熟 LC 细胞浸润全身多脏器和/或堆积形成肉芽肿,造成组织器官破坏。本病的病因尚不完全清楚,近年的研究认为它与骨髓的树突状细胞前体在形成 LCH 细胞时编码 MAPK 信号通路(RAS - RAF - MEK - ERK)相关蛋白的 BRAF - V600E、MAP2K1 基因突变有关,约在一半的 LCH 患者病变组织中发现有 BRAF - V600E 突变。少数患者可能与调节细胞周期的 PI3K 信号通路(PI3K - AKT - mTOR)相关基因(PICK1、PIK3R2 和 PIK3CA)有关。其他因素(如:病毒感染、环境毒素)也可影响本病的发生与发展,吸烟与肺 LCH 有密切的关系,部分患者似有遗传易感性。本病儿童相对多见,但也可影响所有年龄段的成年人。15 岁以下者年发病率为 5/1 000 000～9/1 000 000,15 岁以上者年发病率约为 1/1 000 000。西班牙裔等白种人发病率较高,亚洲和非洲发病率较低,我国也有较多的临床报道。

338. 什么是组织细胞增多症?

组织细胞(histiocyte)是指血液外、组织中的巨噬细胞、树突状细胞或单核细胞来源的细胞。组织细胞增多症(histiocytoses)的特征是上述组织细胞在组织与器官中累积,目前将这类疾病分为 5 组:① 朗格汉斯细胞相关组(langerhanscell-related, L 组);② 皮肤和黏膜组织细胞增生组(cutaneous and mucocutaneous histiocytoses, C 组);③ 恶性组织细胞增多症(malignant histiocytoses, M 组);④ Rosai-Dorfman 病和其他非皮肤、非朗格汉斯细胞组织细胞增多症(Rosai-Dorfman disease and miscellaneous noncutaneous, non-Langerhans cell histiocytoses, R 组);⑤ 噬血细胞综合征和巨噬细胞活化综合征(hemophagocyticsyndromeand macrophage activation syndrome, H 组)。

339. 朗格汉斯细胞组织细胞增多症的临床表现是什么?

任何器官都可能单独或同时受累,包括:皮肤、骨骼、淋巴结、骨髓、肝脏、脾脏、肺、胃肠道、胸腺、中枢神经系统和内分泌腺等。① 骨骼和皮肤病变最常见,皮肤病变表现为皮疹,骨骼表现为骨局部疼痛和肿块。② 3.4%～57% 的患者有中枢神经系统损害,包括局部肿块和中枢神经进行性退行性病变,肿块通常位于脑膜、蛛网膜及脑实质,病变常累及下丘脑-垂体系统,导致垂体前叶功能不全、多种相关内分泌激素减少,其中抗利尿激素最易受影响,其次为生长激素、促性腺激素、促甲状腺素、促肾上腺皮质激素;垂体前叶功能不全多见于儿童期发病和多系统病变者,而抗利尿激素分泌减少导致的中枢性尿崩症(DI)是 LCH 最常见的表现,DI 也可能是 LCH 的初始症状。③ 严重的肺部病变可导致肺大疱、气胸、呼吸困难、呼吸衰竭等。孤立性肺 LCH (PLCH)是一种特殊类型的 LCH,是成人患者的最常见表现。④ 肝脾肿大。肝脏 LCH 可导致肝功能受损、肝硬化、腹水、黄疸、低白蛋白血症、凝血时间延长、甚至肝功能衰竭。累及骨髓导致贫血、血小板与白细胞减少。

340. 朗格汉斯细胞组织细胞增多症如何诊断及治疗?

① 诊断:根据临床表现、头部及肺部影像学检查等;病理学检查是诊断的金标准,特征是病变组织内有含有 Birbeck 颗粒及免疫组化 CD1a$^+$、CD207(langerin)$^+$ 的朗格汉斯细胞。② 治疗:应根据病变累及器官或系统制定治疗方案。全身治疗包括糖皮质激素(泼尼松)加甲氨蝶呤、环磷酰胺、阿霉素、长春新碱、博来霉素、阿糖胞苷等免疫抑制治疗,有 BRAF – V600E 突变者可用 BRAF 抑制剂 Vemurafenib 治疗;单器官的局部病变也可采用放疗、手术切除等局部治疗;戒烟对 PLCH 有效,合并不可逆肺损害或严重肺动脉高压患者可行肺移植。

341. 朗格汉斯细胞组织细胞增多症有哪些亚型?

朗格汉斯细胞组织细胞增多症(LCH)包括 4 种亚型,因为它们有共同的 LCH 病理学特征,现多不认为它们是单独的疾病或综合征。① Hashimoto-Pritzker 病 (桥本–普利兹克病):又称先天性自愈性朗格汉斯细胞组织细胞增多症(congenital self-healing langerhans cell histiocytosis)或先天性朗格汉斯细胞组织细胞增多症。其特征是出生时或出生后不久出现皮肤丘疹与结节,2～3 个月后自然消退。② Letterer-Siwe 病(莱特勒–西韦病,LSD):重度、急性、播散性 LCH。③ Hand-Schüller-Christian 病(HSCD):中度、慢性、多部位病变的 LCH,以尿崩症、眼球突出、骨骼局部病变为特征。④ 嗜酸性肉芽肿(eosinophilic granuloma):多为单个或数个病灶,常累及骨骼(EGB)或其他器官。

342. 朗格汉斯细胞组织细胞增多症麻醉管理要注意什么?

① 择期手术与麻醉应在缓解期实施。② 超过半数患者可能累及多系统/器官。其中,骨髓(造血系统)、肝脏与脾脏被认为是影响预后的"危险器官"。除孤立

性肺 LCH 外,肺部病变也是不良结局的预测因子,极易发生肺气肿与气胸。骨骼(尤其是脊柱)和中枢神经系统病变与麻醉风险及麻醉方式的选择有关。常合并其他恶性肿瘤,尤其是血液肿瘤。③ 尿崩症术前可用抗利尿激素类药替代治疗,纠正水、电解质失衡,垂体前叶功能不全要特别注意甲状腺与肾上腺皮质功能减退。垂体前叶功能不全者,行甲状腺素替代治疗之前,应先补充糖皮质激素,否则可导致肾上腺皮质功能危象。④ 注意术前免疫抑制剂治疗的不良反应及与麻醉药的相互作用。⑤ 可能气道管理困难。LCH 病变可发生在头颈部任何部位,包括颈部、咽部、纵隔、气管旁淋巴结及颌面骨、颈椎等。经鼻插管时还应对鼻腔进行评估。颌面骨、颈椎病变者应预防气道管理时引起骨折与继发性损伤。可能合并胃肠道病变与胃排空障碍,易反流、误吸。⑥ 麻醉用药和麻醉方法遵循一般的麻醉管理原则。肺损害导致的呼吸功能障碍是麻醉管理的重点。尽量避免全身麻醉与正压通气,以防止气胸,必要时采取低气道压肺保护通气策略或保留自主呼吸。⑦ 椎管内麻醉的安全性:目前几篇安全实施椎管内麻醉的临床报道,但有中枢神经系统病变、明显神经学症状、颅高压症状者应避免。⑧ 其他:预防骨折,严密监测尿量;因下丘脑体温调节中枢受损、体温调节障碍,应加强体温监测与管理。

343. 什么是莱伦氏综合征?

莱伦氏综合征(laron syndrome),又称生长激素抵抗/不敏感/不反应综合征、Laron 侏儒症。本病是一种对生长激素的作用不敏感(或抵抗/不反应)、身材异常矮小为主要临床特征的常染色体隐性遗传性疾病。其病因与生长激素受体(GHR)基因变异致受体缺陷、或 GHR 受体后细胞内参与途径的基因变异有关。部分接受重组生长激素治疗的患儿可能与产生了生长激素抗体有关。由于上述病变,生长激素与 GHR 结合不能产生胰岛素样生长因子 1(IGF-1),IGF-1 水平低下、不能发挥生长激素的"生长效应"而致病。本病极为罕见,迄今全世界约有 500 例患者报道,大多数来自中东、中亚和南亚、地中海地区及其后代,在厄瓜多尔约有 100 名患者。

344. 莱伦氏综合征的临床表现是什么?

出生时身高、体重大多正常,但患儿生长发育迟缓,身材矮小;性发育迟缓,但性发育完全;特殊面容:小脸及小下颌,前额突出、头发稀疏、头围低于正常,由于面中部与咽喉结构异常,声音高尖;患者可能合并髋关节脱位、主动脉瓣狭窄等先天畸形。代谢紊乱表现为脂肪代谢异常、血清脂联素增高、肥胖并伴血胆固醇升高,患者常合并胰岛素抵抗、葡萄糖耐量下降、甚至在青少年期即出现糖尿病。肥胖与糖尿病可致心血管合并症。实验室检查:血 IGF-1 水平低下、生长激素水平显著升高。

345. 莱伦氏综合征如何诊断及治疗?

① 诊断依据临床表现及实验室检查 IGF-1 水平低下、生长激素水平显著升高。② 目前最为有效的治疗是在青春期前用重组 IGF-1(rIGF-1)治疗。

346. 莱伦氏综合征的麻醉管理要注意什么?

① 麻醉前评估重点是肥胖、糖尿病、心血管病变等,同时要注意是否合并其他系统性疾病。生长激素与胰岛素样生长因子 I(IGF-1)不仅调节血糖代谢,而且可调节心脏的收缩、代谢;生长激素和 IGF-1 异常可增加卒中和心血管疾病的风险。用重组 IGF-1(rIGF-1)治疗者要注意它可能导致低血糖。常有心理缺陷与合并智力迟钝、听力障碍。② 气道管理:肥胖、面骨发育不全、小下颌、相对大头、易发生睡眠呼吸暂停是本病的重要临床表现,患者可能是困难气道者。③ 1/3 的患者合并椎管狭窄及寰枢关节不稳,要注意保护颈椎,避免造成颈髓损伤。④ 常合并胰岛素抵抗、糖耐量下降、糖尿病,患者也容易发生低血糖。低血糖尤其危险,可能无症状或表现为癫痫,重组 IGF-1 治疗期间更易发生,而全身麻醉容易掩盖低血糖的症状而酿成严重后果。麻醉中应严密监测血糖。⑤ 可能合并颈椎管狭窄、甚至脊髓软化病灶,出现周围神经症状。尽管不清楚这些病变是否会出现在胸腰椎节段,在椎管内麻醉时应对神经功能进行详细评估,慎重抉择。由于肌肉量减少,应减少肌肉松弛剂用量。有神经损伤症状的患者应避免用琥珀胆碱。

347. 什么是 Leber 遗传性视神经病变?

Leber 遗传性视神经病变(leberhereditary optic neuropathy,LHON),又称遗传性视神经视网膜病变等。它是一种罕见的以双侧无痛性视力丧失为主要临床特征的母源遗传性线粒体疾病,本病也是第一个被确认与线粒体基因组有关的先天性疾病。超过 90% 的 LHON 患者与三个线粒体 DNA 位点突变有关:m. 3460G>A(MT-ND1)、m. 11778G>A(MT-ND4)、m. 14484T>C(MT-ND6);其中,m. 11778G>A 突变最常见(占 70%),而 m. 3460G>A 突变外显率最高。这些突变导致线粒体呼吸链复合体功能障碍、ATP 合成减少及活性氧产生过多,造成视神经节细胞变性及凋亡。本病是最常见的遗传性视神经病之一,患病率约为 1 : 27 000～1 : 100 000,英格兰东北部及北欧患病率相对较高,80%～90%为男性。

348. Leber 遗传性视神经病变的临床表现是什么?

双眼先后出现无痛性、亚急性、中央性视力丧失。发病年龄多在 15～35 岁,也有报道 2～87 岁之间。视野检查:中央暗点、视野缺损;眼底检查:早期视盘充血、视乳头水肿、视网膜毛细血管扩张和血管弯曲增加,后期视盘萎缩等。

349. Leber 遗传性视神经病变如何诊断及治疗?

① 诊断:根据临床表现、家族史、眼底检查、光学相干断层扫描等,线粒体 DNA 检测可确诊。② 治疗:本病目前无明确有效治疗方法,目前主要治疗方法包括:健康生活与饮食习惯、维生素与艾地苯醌等代谢辅助剂、基因治疗等。

350. Leber 遗传性视神经病变的麻醉管理要注意什么?

① 视力丧失及中枢神经系统器质性病变,患者常有心理障碍与精神行为异常,围术期应给予心理与精神扶持。② 要特别注意"加强型 LHON(LHON plus)"的患者,他们可能还合并眼外多器官与系统的病变,如:神经系统异常(智力障碍、运动障碍、听力障碍、体位性震颤、多发性硬化样病变、周围神经病变等)、非特异性肌病、心肌病与心律失常(尤其是预激综合征)等。③ 麻醉管理原则是保护其残存的视力、避免视力障碍进一步恶化。因为本病的发病受环境因素的影响,线粒体 DNA 突变携带者只有 1/3 发病,而且在 30 岁后发病概率降低。减少诱发因素对本病的预防很重要,尤其是家系中有携带线粒体 DNA 突变者。尽管目前尚不清楚麻醉手术是否是诱发本病的危险因素,但对危险人群应尽量避免手术麻醉,尤其在 35 岁之前。保证良好的麻醉质量、避免可能导致视神经与神经网膜缺血的因素(如低血压、失血、贫血、大量补液致血液稀释、眼眶内和眼周水肿、俯卧位、眼外压迫、静脉压增加、长时间手术、长时间大剂量应用血管收缩药、合并动脉硬化等基础疾病、应用西地那非等药物等)、维持围麻醉期内环境稳定对减轻病变的发生与发展可能是有益的。要注意尚未发病的、携带有 LHON 线粒体 DNA 突变者,可能在术后"不凑巧"发生视力障碍,这些是导致医疗纠纷的隐患,麻醉医师掌握 LHON,有助于与其他手术后失明的原因鉴别。

351. 什么是长链 3-羟酰基辅酶 A 脱氢酶缺乏症?

① 长链 3-羟酰基辅酶 A 脱氢酶缺乏症(long chain 3-hydroxyacyl-CoA dehydrogenase deficienc, LCHAD deficiency, LCHADD)是由于先天性线粒体中长链 3-羟酰基辅酶 A 脱氢酶(LCHAD)缺乏引起的长链脂肪酸 β 氧化代谢障碍性疾病,为常染色体隐性遗传。LCHAD 是线粒体脂肪酸 β 氧化三功能蛋白酶复合体(MTP) 三种酶组成的组成之一,其他二种酶是长链烯酰辅酶 A 水合酶(LCEH)、长链 3-酮酰辅酶 A 硫解酶(LCKAT),其作用是催化长链脂肪酸 β 氧化的最后三个步骤。MTP 由 HADHA 和 HADHB 基因编码,其中 HADHA 编码LCEH、LCHAD,HADHB 编码 LCKAT。MTP 缺陷分为完全型与单纯型,单纯型仅 LCHAD 活性丧失,而其他两种酶活性正常或基本正常,完全型者三种酶活性均消失,完全型者症状更重。② 长链脂肪酸存在于牛奶和某些油脂食物中,在人体脂肪组织中储存。长链脂肪酸的 β 氧化是心脏、肌肉的主要能量来源,禁食期间也是肝脏、神经系统和其他组织的重要能量来源,LCHAD 缺乏导致这些组织器官能量供给缺乏;同时,长链脂肪酸及其中间代谢产物在细胞内蓄积,对组织器官产生毒性作用。本病的患病率约为 1∶31 500∼1∶250 000。

352. 长链 3-羟酰基辅酶 A 脱氢酶缺乏症的临床表现是什么?

① 患儿可在出生后数天或数月出现症状。本病主要影响心脏、骨骼肌等以长链脂肪酸为主要能源的器官,主要表现为生长发育障碍、心肌病、肌病、肝病及低酮性低血糖、乳酸酸中毒等代谢紊乱,常合并渐进性视网膜病变及周围神经病变、脑病等。尤其在禁食期间易发生急性代谢危象与横纹肌溶解,后者表现为血清肌酸激酶(CK)水平增高、肌红蛋白尿,严重者可致死亡。② 根据酶活性、发病年龄、病情轻重分为:早发严重型、肝型、肌型。其中,早发严重型在出生时、甚至在宫内即发病,多因代谢紊乱、肝性脑病或心肌病而早期死亡;肝型多在幼儿期发病,病情较轻,主要表现为肝肿大、胆汁淤积、肝硬化;肌型多在青少年发病,主要表现为肌无力、肌痛、反复发生横纹肌溶解。上述各型心脏、肌肉、肝脏、代谢紊乱等表现有交叉重叠。

353. 长链 3-羟酰基辅酶 A 脱氢酶缺乏症如何诊断及治疗?

① 诊断:根据临床表现,血串联质谱分析长链脂肪酸中间代谢产物豆蔻羟酰基肉碱(C14∶OH)、棕榈羟酰基肉碱(C16∶OH)、棕榈羟烯酰基肉碱(C16∶1-OH)、油酸羟酰基肉碱(C18∶OH)、油酸羟烯酰基肉碱(C18∶1-OH)升高,基

因检测可确诊。② 治疗：避免饥饿致分解代谢及其给心脏、肝、肌肉带来能量负荷，限制长链脂肪酸摄入，补充中链脂肪酸(MCT)，补充肉碱。

354. 长链 3-羟酰基辅酶 A 脱氢酶缺乏症的麻醉管理要注意什么？

① 本病代谢障碍可损害心、脑、肝、肌肉等多器官，麻醉前应充分补充碳水化合物及中链脂肪酸，纠正代谢异常。② 术前尽量缩短禁食时间，避免饥饿致脂肪分解代谢增加，在禁食期间应持续静脉输注葡萄糖液。此外，疼痛、焦虑、精神紧张等应激反应也可促进分解代谢、加重或导致低酮性低血糖、乳酸酸中毒等代谢紊乱。应保证良好的麻醉与镇痛镇静效果。③ 避免用丙泊酚乳剂，因为它含有大量的长链脂肪酸(LCFAs)。但本病患者并非完全不能用 LCFAs，因为 LCHAD 缺乏症患者长链脂肪酸饮食限制方案包括 LCFAs 摄入量可占总热量的 10%，而中链脂肪酸(MCT)占 10%～20%。有些文献报道诱导剂量的丙泊酚是安全的，但应避免长时间、大剂量应用，同时应尽量选用中长链脂肪乳剂配方；同样，大部分文献建议避免用依托咪酯乳剂；硫喷妥钠、苯二氮䓬类、阿片类及七氟烷是安全的，麻醉维持建议用挥发性吸入麻醉药。④ 围术期应持续输注葡萄糖液，以保证心、脑、肌肉等重要器官能量供应，避免分解代谢。应维持较高的血糖水平，血糖过高可用胰岛素控制。⑤ 横纹肌溶解是肌肉能量代谢障碍的重要表现，充分输注葡萄糖液是预防横纹肌溶解的重要措施；应严密监测血清肌酸激酶(CK)与尿液，肌红蛋白尿与CK 增加时，首先应补充足量的葡萄糖液，同时加强肾功能保护。由于肌肉病变，应避免用琥珀胆碱。⑥ 周围神经病变，应慎行区域神经阻滞(包括椎管内麻醉)。⑦ 加强血流动力学、血糖、血气的监测，维持内环境的稳定，加强心脏及肝功能的保护。⑧ 产科麻醉：LCHAD 缺乏症杂合子孕妇易合并 HELLP 综合征。

355. 什么是淋巴管肌瘤病？

淋巴管肌瘤病(lymphangioleiomyomatosis，lymphangiomyomatosis，LAM)是一种主要影响肺部、肾脏和淋巴系统的全身肿瘤性疾病。它几乎仅见于育龄期妇女，且可能与结节性硬化症(TSC)有关。根据它与 TSC 的关系，LAM 分为散发型(S-LAM)、与 TSC 有关的 LAM(TSC-LAM)。本病与 TSC1 及 TSC2 基因突变有关，且以 TSC2 为主。TSC1 和 TSC2 基因蛋白分别为错构瘤蛋白(hamartin)与结节蛋白(tuberin)，其作用是通过 mTOR 信号通路调节细胞的生长与分裂，但具体机制尚不清楚。本病极为罕见，S-LAM 发生率约为每百万女性人口中 3.3～7.4 例，30% 的 TSC 患者合并 LAM。但因为早期诊断困难，其发病率可能被低估。

356. 淋巴管肌瘤病的病理改变与临床表现是什么？

LAM 被认为是一种低度恶性、有一定侵袭性与转移性的肿瘤，肺移植后也可能复发。本病只见于育龄期女性，出现症状的平均年龄为 33 岁，30% 的 TSC 患者合并肺 LAM。主要病理改变包括三个方面：① 肺组织内（肺间质、支气管、血管和淋巴管）未成熟的平滑肌细胞（LAM 细胞）弥漫性异常增生，形成弥漫性肺囊肿、并导致正常肺组织破坏，表现为胸部高分辨率 CT（HRCT）示双肺弥漫性薄壁囊性病变，胸痛、咳嗽、咯血、呼吸困难、反复发生自发性气胸及乳糜胸，其病变呈进行性加重，最终可导致肺动脉高压与呼吸衰竭。② 淋巴管平滑肌瘤还可累及淋巴系统，在胸腹部或腹膜后形成实质性肿瘤或囊肿。③ 血管平滑肌脂肪瘤（AML）由 LAM 细胞、脂肪细胞和血管组成，通常发生于肾脏，可致血尿、腹腔内出血等。

357. 淋巴管肌瘤病如何诊断及治疗？

① 诊断：根据临床表现、HRCT 检查特征及合并结节性硬化症、肾血管平滑肌脂肪瘤、乳糜胸或乳糜腹水、淋巴管肌瘤、血清血管内皮细胞增长因子-D（VEGF-D）升高等，组织学活检可确诊。② 治疗：特异性 mTOR 靶点抑制剂西罗莫司、肿瘤切除、对症治疗等。

358. 淋巴管肌瘤病的麻醉管理要注意什么？

① 30% 的结节性硬化症（TSC）患者合并本病，LAM 是 40 岁以上 TSC 患者的主要死亡原因之一。女性 TSC 患者要考虑是否合并本病的同时，LAM 患者也要考虑是否合并 TSC。肾血管平滑肌脂肪瘤（AML）与肺 LAM 有密切关系，而肺 LAM 常预后不良，尤其是多发性 AML 的年轻女性应在术前进行 LAM 筛查。要特别注意一些症状隐匿的患者。② 麻醉前评估重点是肺与肾功能，肺功能的评估可通过 HRCT、血气、肺功能检查，严重 LAM 患者肺功能检查表现为混合性肺通气障碍与弥散障碍，其中 1 秒率（FEV_1）最为重要。西罗莫司有较强的免疫抑制作用，可增加感染的风险，围术期可以停药。术前应加强呼吸肌锻炼、控制肺部感染。③ 麻醉手术风险与肺部病变程度相关。在肺部病变中，气胸最为重要，有一半的 ALM 患者死于自发性气胸。建议应尽量避免全身麻醉，对有适应证的患者应尽量采用区域神经阻滞（包括椎管内麻醉）与局麻，并注意控制阻滞平面、避免强效呼吸抑制药物。如果实施全身麻醉，应尽量保留自主呼吸、避免正压通气；如果不得不正压通气，应采用压力限制肺通气（PCV）模式，尽量采用最低有效的气道压，建议

最高气道压不超过 15 cmH$_2$O。合并肺大疱者应避免用氧化亚氮。此外,还应避免一切可能诱发气胸的因素,如:剧烈的咳呛。无论实施何种麻醉,围术期均应严密监测气胸的发生并做好应急处理准备。④ LAM 者肺部感染风险较高或常合并肺部感染,在进行气道操作时应注意无菌原则,择期手术应控制感染后实施,术后应做好呼吸支持治疗的准备。

359. 什么是赖氨酸尿蛋白不耐受症?

赖氨酸尿蛋白不耐受症(lysinuric protein intolerance,LPI),又称先天性赖氨酸尿症(congenital lysinuria)等。它是一种罕见的以赖氨酸尿、不耐受富含蛋白质食物为主要临床特征的常染色体隐性遗传性双碱基氨基酸或阳离子氨基酸(赖氨酸、精氨酸、鸟氨酸)转运与代谢障碍性疾病。其流行病学资料尚不清楚,目前临床报告了 200 多例患者,至少来自 25 个国家,其中 1/3 来自芬兰。据估计,芬兰 LPI 的发病率为 1∶60 000,日本为 1∶50 000。

360. 赖氨酸尿蛋白不耐受症的病因与发病机制是什么?

LPI 的病因与 SLC7A7 基因突变有关,SLC7A7 基因编码转运双碱基氨基酸 y+L 氨基酸转运蛋白 1(y+LAT1)的轻链。y+LAT1 介导肠上皮细胞和肾小管细胞基底外侧膜的上述双碱基氨基酸的吸收,其异常时导致体内赖氨酸、精氨酸和鸟氨酸吸收障碍,血中浓度下降、尿液中排出增多,机体缺乏赖氨酸、精氨酸和鸟氨酸,导致多器官与系统病变:① 精氨酸和鸟氨酸是尿素循环的底物,其缺乏可导致尿素循环障碍与高氨血症;② 赖氨酸是构成皮肤、肌腱和韧带等结缔组织胶原蛋白的重要成分,其缺乏导致身材矮小和骨质疏松;③ 蛋白质合成障碍致营养不良;④ 除肠道与肾脏外,y+LAT1 还在肺、肝、脾及单核细胞与巨噬细胞等中表达,双碱基氨基酸在这些组织中转运障碍、可沉积致相应病变,如:肾小管与肾小球病变、肾钙质沉积等肺间质病变、肺泡蛋白沉积等;肝脾肿大、噬血细胞综合征等。但双碱基氨基酸转运障碍并不能完全解释 LPI 复杂的多器官病变,尤其是肺、肾、免疫和血液系统并发症。

361. 赖氨酸尿蛋白不耐受症的临床表现是什么?

婴儿断奶后反复呕吐、腹泻、喂养困难,拒食蛋白质食物,或进食富含蛋白质食物后出现高氨血症症状。同时生长发育障碍、肌营养不良、肌张力减退、骨质疏松、骨骼发育迟缓。随着病程的进展,出现肝脾肿大及肺、肾、血液等多系统病变,患者常合并高脂血症、甚至胰腺炎。由于患者可能拒食蛋白质食物，其"蛋白不耐受"的典型症状可能不明显。实验室检查：进食富含蛋白质餐后血氨升高（但空腹时通常是正常的），血双碱基氨基酸（赖氨酸、精氨酸、鸟氨酸）浓度正常或低，尿双碱基氨基酸与透明质酸排泄增多，尤其是赖氨酸。

362. 赖氨酸尿蛋白不耐受症如何治疗？

目前无根治方法，主要是对症治疗。预防及治疗高氨血症，限制蛋白质、以碳水化合物和脂肪为主饮食，补充瓜氨酸、必需氨基酸、肉碱及适量的赖氨酸。同时治疗合并症，但目前的治疗不能阻止肺部和肾脏并发症的进展。

363. 赖氨酸尿蛋白不耐受症麻醉管理要注意什么？

① 本病可致高氨血症，同时还可能合并全身多器官与系统病变。其中，肺泡蛋白沉积、肾脏病变、急性胰腺炎是重要死亡原因；而年龄与血赖氨酸浓度是病情与生存率的重要预测因子。高氨血症者，术前用排氮药物（苯甲酸钠、苯乙酸钠等）和/或透析（血液、腹膜）使血氨降至安全水平。② 围术期应继续"限制蛋白质、以碳水化合物和脂肪为主饮食"。术前应尽量缩短禁食时间、避免饥饿致蛋白质分解代谢。禁食期间应持续输注葡萄糖液。③ 本病多器官、多系统病变使其麻醉管理非常棘手。应保证良好的麻醉效果、维持内环境稳定，尽量保持合成代谢、避免可能导致分解代谢增加的各种因素，如：精神紧张、疼痛、缺氧、二氧化碳蓄积、体温异常、饥饿、感染等。④ 凝血功能障碍者禁忌椎管内麻醉；由于常合并高甘油三酯血症、甚至导致急性胰腺炎，应慎用丙泊酚乳剂。⑤ LPI 产妇妊娠期贫血、妊高症及分娩期出血并发症的风险增加，胎儿常合并宫内发育迟缓。产科麻醉时要做好母婴救治的准备。

364. 什么是溶酶体酸性脂肪酶缺乏症？

溶酶体酸性脂肪酶缺乏症（lysosomal acid lipase deficiency，LALD）是一种罕见的常染色体隐性遗传性胆固醇酯与三酰甘油代谢障碍性疾病。它是编码溶酶体酸性脂肪酶基因（lysosomal acid lipase gene，LIPA）（10q23.2～q23.3）突变、溶酶体酸性脂肪酶（lysosomal acid lipase，LAL）缺陷所致。LAL 是溶酶体中唯一能水解胆固醇酯和甘油三酯的脂肪酶，在所有的细胞脂质代谢中起着非常重要的作用，LAL 缺陷导致胆固醇酯和甘油三酯水解减少或缺失，胆固醇酯和甘油三酯在肝脏、脾脏、血管内皮系统、淋巴结、骨髓、肠道巨噬细胞、肾上腺等全身组织内贮积并

对其造成损害,患者同时还合并血脂升高。本病的发病率尚不清楚,总体患病率为
1∶40 000～1∶300 000,来自伊拉克或伊朗的犹太婴儿似乎是 LALD 高危者。

365. 溶酶体酸性脂肪酶缺乏症的分型与临床表现是什么?

　　根据发病年龄与临床表现,本病分为两型:① 婴儿发病型:又称 Wolman 病
(wolman disease,WD)。出生后几天至第一个月出现呕吐、腹泻、肝脾肿大、腹胀、
严重营养与发育不良。肾上腺增大和钙化、肾上腺功能不全。很少能活过 12 个
月,严重者通常在 4 个月内死亡。② 晚发型:统称为胆固醇酯贮积病(cholesterol
ester storage disease,CESD),与 Wolman 病相比,症状出现较晚且轻。症状无特
异性,其寿命取决于疾病严重程度。包括:早发性动脉粥样硬化及其并发症(如冠
心病、脑血管病变、甚至猝死)、肝脏病变(如肝功能异常、黄疸、脂肪肝、肝硬化及食
管静脉曲张、肝功能衰竭、肝癌等)、继发性脾功能亢进、贫血和/或血小板减少、营
养不良、肾上腺增大和钙化等。实验室检查:转氨酶升高,高脂血症(血清总胆固
醇、甘油三酯、低密度脂蛋白升高,高密度脂蛋白低)。

366. 溶酶体酸性脂肪酶缺乏症如何诊断与治疗?

　　① 诊断:根据临床表现、实验室检查,LIPA 基因检测及外周血白细胞与成纤
维细胞 LAL 酶活性低下可确诊。② 治疗:包括降血脂、护肝、肝脏移植和干细胞
移植治疗,但这些治疗均不能完全纠正本病多系统的病变。酶替代治疗(ERT)是
最有希望的治疗方法,最近 FDA 批准了重组人溶酶体酸性脂肪酶 Kanuma
(sebelipase alfa)用于治疗本病,临床初步应用显示它有利于脂质参数和肝酶的改
善,但仍需要进一步证实其安全性和有效性。

367. 溶酶体酸性脂肪酶缺乏症的麻醉管理要注意什么?

　　① 麻醉前管理:因 Wolman 病病情重笃、多在出生后早期死亡,即使用酶替代
治疗,其生存期也只能略有延长,因此不主张实施任何择期手术。胆固醇酯贮积病
(CESD)累及全身多个器官与系统、病变呈进行性发展,但由于其症状不具特异性,
临床上容易忽视,麻醉前应进行全面仔细的全身检查与评估,对年轻消瘦、合并肝
脾肿大、肝酶升高、高脂血症、全身动脉粥样硬化的患者应考虑本病。麻醉前应积
极改善肝脏功能、高脂血症及营养状况。他汀类药可服用至术前。肾上腺皮质功
能不全是本病的重要病理改变,术前应对肾上腺皮质功能进行评估并进行恰当的
糖皮质激素替代治疗。围术期 sebelipase alfa 可按计划应用,但要注意其可能发生

的过敏反应。由于过敏反应可发生于用药后 4 小时内,因此建议择期手术尽量在手术前一天或手术后应用。② 保护肝脏功能,避免肝功能进一步受损。同时应避免主要经肝脏代谢的药物。③ 加强循环监测与管理,维持血流动力学稳定与心肌氧供需平衡,防止心脑血管合并症。④ 由于高脂血症,应避免用脂肪乳剂类麻醉药(丙泊酚、依托咪酯及非甾体类镇痛药氟比洛芬酯等)。尤其是应避免长时间、大剂量输注丙泊酚。

368. 什么是枫糖尿症?

枫糖尿症(maple syrup urine disease,MSUD),又称枫糖浆尿病、支链酮酸脱氢酶缺乏病等。本病是一种少见的常染色体隐性遗传性三种支链氨基酸(BCAAs)——缬氨酸、亮氨酸、异亮氨酸代谢障碍性疾病。BCAAs 存在于富含蛋白质的食物中(如:肉类、鸡蛋和牛奶)。其病因与 BCKDHA、BCKDHB、DBT 基因的突变有关,这些基因中任何一个突变都可致支链 α 酮酸脱氢酶复合体(BCKDC)活性下降,支链氨基酸所生成的支链酮酸在氧化脱羟过程中发生障碍,不能进行正常的分解代谢,致使食物蛋白质中的大量支链氨基酸与支链酮酸在血中蓄积,并随尿排出,使尿呈枫糖浆样气味。支链酮酸与支链氨基酸可引起严重中枢神经系统及其他器官损害。有作者认为在上述三种支链氨基酸中,有直接毒性的似乎仅限于亮氨酸,因为在本病的治疗过程中经常需要额外补充缬氨酸和异亮氨酸。此外,除缬氨酸属生糖氨基酸外,异亮氨酸、亮氨酸分别为生酮生糖氨基酸及生酮氨基酸,它们生成的支链酮酸可经过一系列的代谢过程转变为酮体、导致代谢性酸中毒(酮症酸中毒),患者还容易发生低血糖。本病流行病学资料尚不清楚,美国患病率估计为 1∶185 000,德系犹太人中患病率估计为 1∶26 000。

369. 枫糖尿症的分型与临床表现是什么?

MSUD 分为四或五个亚型,它们与残留酶的活性程度及发病年龄有关。① 经典型:最常见、最严重,其特点是几乎没有酶的活性,BCAAs 血浆浓度在出生后几小时内就开始上升,出生后 1~2 天内就散发出枫糖浆的气味,并出现症状,首先表现为非特异性神经功能障碍症状,继而出现神经系统灶症状,通常会在几周或几个月内因进行性脑损伤、呼吸衰竭猝死而死亡。本病如果经过及时治疗,病情可暂时稳定,常合并出现各种神经精神异常、智力缺陷、各种行为问题及骨质疏松、易骨折,部分合并胰腺炎及颅内高压,引起头痛、恶心呕吐。患者病情可因感染及各种应激因素诱发"代谢危机"而恶化。② 中间型:其残留酶的活性较经典型高,可能在新生儿期发病及出现症状,但大多数儿童的诊断年龄在 5 个月到 7 岁之间。③ 间歇型:正常生长和智力发育,通常能够耐受饮食中正常水平的支链氨基酸而不会出现症状,但在严重应激反应与蛋白质分解时出现症状,甚至发生代谢危机。④ 硫胺素(维生素 B_1)反应型:特点是对大剂量硫胺素(维生素 B_1)治疗有反应,其表现与中间型相似,新生儿期很少出现症状。⑤ 脂酰胺脱氢酶缺陷型:极少见,表现较轻,但常伴严重乳酸酸中毒。

370. 枫糖尿症如何诊断及治疗?

① 诊断:根据临床表现、特异的枫糖浆的气味、尿液检测高浓度支链酮酸、血液检测高浓度支链氨基酸(尤其是异亮氨酸与别异亮氨酸)及白细胞或皮肤细胞支链 α 酮酸脱氢酶复合体酶(BCKDC)活性下降等可诊断,BCKDHA、BCKDHB 和 DBT 基因检测也可用于确定诊断。② 治疗:主要是支链氨基酸蛋白质饮食限制(尤其是亮氨酸),维持血浆支链氨基酸浓度在较低水平、防止代谢危机的发作,同时补充硫胺素,对合并的神经精神症状与代谢紊乱对症治疗。

371. 枫糖尿症的麻醉管理要注意什么?

① 麻醉前应继续限制含支链氨基酸食物及补充硫胺素。麻醉手术应安排在血酮酸与 BCAAs 浓度相对正常、疾病的缓解期实施,应尽量避免一些不必要的择期手术。术前应保证良好的镇静状态,并控制肺部感染与全身感染。为避免长时间禁食引起脱水、低血糖与蛋白质分解,应尽量缩短禁食时间,禁食期间持续静脉输注 10% 葡萄糖液。② 防治代谢危机。③ 加强代谢管理,促进合成代谢、抑制蛋白质分解代谢,同时预防低血糖及酮症酸中毒。④ 加强体液与酸碱平衡的管理,预防低血容量、脱水、血液稀释与低渗,纠正代谢性酸中毒。⑤ 本病无特殊禁忌的麻醉药,麻醉药的选择应根据患者病理改变而定,七氟烷、氯胺酮、丙泊酚等均有安全用于本病患者的报道,但它们在癫痫患者中应用的安全性问题仍存在争议,氯胺酮还可使颅内压升高,应慎用于颅内高压者;合并胰腺炎者应慎用丙泊酚乳剂;中枢神经系统病变致肌张力异常者应慎用非去极化肌肉松弛剂,禁用去极化肌肉松弛剂。椎管内麻醉的报道较少,它生理扰乱较小,且有良好的术后镇痛作用,对合作、无颅内压升高、且有适应证的患者可能不失为一种良好的选择。⑥ 患者骨质疏松、易骨折。

372. 如何防治枫糖尿症的代谢危机？

枫糖尿症的代谢危机（metabolic crises）是指各种因素导致蛋白质分解增加，血 BCAAs（尤其是亮氨酸）、支链酮酸、酮体浓度急剧升高而危及生命的一种状态。诱发因素包括感染、饥饿或饮食习惯改变、精神紧张、手术创伤等。其临床表现同未经治疗的经典型病例。这是一种相当危急的状态，应立即救治。主要措施是降低血 BCAAs、支链酮酸、酮体的浓度，包括：输注葡萄糖液和/或脂肪乳剂、纠正脱水、镇静镇痛、控制感染等，促进合成代谢、抵制蛋白质分解代谢，必要时可行血液透析治疗。

373. 枫糖尿症围术期如何进行代谢管理？

代谢管理对枫糖尿症患者十分重要。其目的是促进合成代谢、抑制蛋白质分解，预防低血糖及酮症酸中毒。异亮氨酸、亮氨酸分别是生酮生糖氨基酸及生酮氨基酸，缬氨酸是生糖氨基酸，它们代谢障碍可削弱氨基酸的糖异生作用并产生大量的支链酮酸，支链酮酸可经过一系列的代谢过程转变为酮体（乙酰乙酸、丙酮、β羟基丁酸），支链酮酸与酮体均可引起代谢性酸中毒。良好的能量管理还可有效降低血支链氨基酸、支链酮酸及酮体浓度，有助于缓解病情。目前主张在围麻醉期间采取"高热量补充方案"，静注不含支链氨基酸的能量混合物，包括：静脉注射葡萄糖（同时加胰岛素）和/或静脉注射脂肪乳剂。通常输注葡萄糖液，但也有作者认为与单独输注葡萄糖相比，脂肪乳剂似乎更为可取，因为高渗葡萄糖溶液不仅能增加氧的消耗与二氧化碳的产生，还可额外产生大量的游离水（1 mol 葡萄糖彻底氧化可生成 44 mol 水）。而脂肪乳剂在提供能量的同时不会产生大量水分及造成血液稀释与低渗，增加脑水肿与颅内压升高的风险较小。但大量应用脂肪乳剂要考虑急性胰腺炎的风险。在静注葡萄糖的同时加小剂量胰岛素有助于合成代谢并防止高血糖，但要注意低血钾。可根据血钾监测，配制成葡萄糖-胰岛素-氯化钾液输注。防止低血糖是本病麻醉管理重点之一，麻醉期间应频繁监测血糖。

374. 枫糖尿症围术期如何进行体液与酸碱平衡的管理？

枫糖尿症者良好的体液管理十分重要，低血容量与脱水及过量补液致血液稀释与低渗均对患者不利。低血容量与脱水可使血酮酸及 BCAAs 浓缩，加重或诱发病情；而血液稀释与低渗可诱发或加重患者脑水肿与颅内高压。脑水肿与颅内压升高是本病的重要病理改变之一，也是患儿死亡的重要原因。一些作者认为导致这些患者死亡的原因可能还与过量饮水致体液低渗有关，建议采取更为保守的体液限制管理措施,应优先选用胶体液。此外,几乎所有的麻醉病例报道均合并不同程度的代谢性酸中毒,应根据血气分析结果用碳酸氢钠治疗。

375. 什么是马方综合征?

马方综合征(marfan syndrome,MFS)是一种常染色体显性遗传性结缔组织疾病。其主要病因与编码细胞外基质蛋白的原纤维蛋白 1 基因(FBN1)突变、原纤维蛋白 1 异常有关,部分患者可能与编码转化生长因子-β受体基因(TGFBR)突变有关。原纤维蛋白 1 是形成结缔组织弹性纤维的基础,其异常可导致全身结缔组织异常,病变主要累及心血管系统、骨骼、眼等多器官或系统。其中,心血管的病变是造成死亡的主要原因,病理改变是主动脉中层弹力纤维细小与断裂、中膜囊性坏死、纤维化和平滑肌细胞丢失,形成主动脉瘤、动脉夹层。主动脉瘤、动脉夹层常见于升主动脉,偶见于降主动脉及腹主动脉。动脉夹层剥离影响冠状动脉、主动脉瓣时,可导致冠脉供血不足、主动脉瓣关闭不全。MFS 的患病率约为 1/3 000～1/5 000,无性别差异,但男性升主动脉扩张与心血管事件发生率较高。

376. 马方综合征临床表现是什么?

本病是一种全身性结缔组织疾病,主要累及骨骼、心血管系统和眼等多器官或系统。① 骨骼:长管骨(如肱、股、胫骨)细长、扁平胸、鸡胸、手足细长呈蜘蛛样指(趾)、脊柱畸形等。② 眼:80%有晶状体脱位或半脱位,多为双侧;常合并高度近视、视网膜剥离。③ 95%～100%患者有心血管病变,是主要死亡原因;主动脉根部扩张伴主动脉瓣关闭不全最为常见,其次是升主动脉瘤。④ 其他:肺部表现为肺大泡、肺气肿、支气管扩张等,中枢神经系统硬脊膜扩张等。诊断主要根据临床表现、家族史、超声心动图、MRI、基因检测。

377. 马方综合征的麻醉管理要注意什么?

① 一些 MFS 病变需要外科治疗,如:漏斗胸、脊柱畸形、晶状体脱位或半脱位、主动脉瘤或动脉夹层、主动脉瓣关闭不全等。术前除重点评估心血管病变外,还应关注肺部病变、颈椎的稳定性等。2010 ACC/AHA/AATS 指南推荐以下患者应行主动脉根部置换术:主动脉直径≥5 cm 者,主动脉直径<5 cm 但扩张速度快(>5 mm/年)者,有主动脉直径<小于 5 cm 就发生动脉夹层或发展为主动脉瓣反流患者的家族史,进行性主动脉瓣关闭不全者。这些患者麻醉风险极大,应认真对待。② 术前长期服用的 β 受体阻滞剂可用至手术当天早晨,血管紧张素受体抑

制剂 ARB 手术当天应停用。③ 麻醉方法应根据手术内容而定,主动脉根部置换术和/或主动脉瓣手术需在全身麻醉低温体外循环下实施,麻醉管理应遵循大血管手术的麻醉管理要点,即控制血压,维持循环平稳,详见相关专著。无论实施何种手术麻醉,均应维持血流动力学稳定,避免血压的突然升高与剧烈波动,防止形成主动脉夹层或动脉瘤破裂。在保证恰当麻醉深度的同时,可用短效的 β 受体阻滞剂、钙离子阻滞剂、硝酸酯类血管扩张药调控血压和心率;严重低血压时推荐使用小剂量去氧肾上腺素、去甲肾上腺素;慎用肾上腺素,因其强大的正性肌力作用会增加心脏和主动脉壁的压力。④ 气道管理与呼吸管理:由于上颚高拱、合并牙齿拥挤,可能直接喉镜下声门暴露困难。在气管插管时要注意防止下颌关节脱位。颈椎稳定性差、寰枢椎脱位是本病重要病理改变,气管插管及头颈部操作应谨慎。由于常合并肺大疱及自发性气胸,患者发生气胸的风险增加,围麻醉期应加强呼吸与气胸监测。有肺大疱或自发性气胸病史的患者,原则上应采取保留自主呼吸的麻醉方式;需控制呼吸者,应采用低气道内压的呼吸模式(如:压力限制性肺通气)。笑气可增大肺大疱,应禁用。⑤ 勿压迫眼球,以免引起或加重视网膜剥离。

378. 妊娠合并马方综合征患者的麻醉管理要注意什么?

① 所有已经确诊 MFS 的女性在妊娠前应该充分评估发生主动脉夹层和动脉瘤破裂的风险。主动脉夹层多发生于妊娠期后三个月(50%)或者产后早期(33%)。主动脉根部直径>4 cm 的 MFS 孕妇与主动脉根部直径<4 cm 的孕妇比较,孕期发生主动脉夹层的风险高 10 倍;如果主动脉根部直径>4.5 cm,不建议妊娠。妊娠会加剧主动脉根部扩张,因此马方综合征的孕妇,应该在整个孕期和产后6 个月每隔 4~12 周采用超声心动图监测主动脉根部直径的发展。孕期应由有经验的心外科医生和产科医生检查评估。② 主动脉扩张直径>4 cm 的孕妇建议到具备心血管手术条件的医疗机构分娩。无心血管合并症和主动脉根部扩张稳定(直径<4 cm)的孕妇可以经阴道分娩,推荐硬膜外分娩镇痛,以减少分娩期疼痛刺激。主动脉根部直径>4.5 cm、合并夹层、严重主动脉瓣反流或心衰的产妇,应行剖宫产手术。对于主动脉根部直径在 4.0~4.5 cm 的孕产妇,分娩方式应由治疗团队(产科医生、麻醉医师和心外科医生)个体化分析,结合其主动脉夹层家族史、孕期主动脉根部扩张速度决定。整个孕期和围生期应持续使用 β 受体阻滞剂。已经行心脏机械瓣置换术者,要注意其抗凝剂的使用问题,同时评估瓣膜功能。③ 麻醉管理原则同"马方综合征患者的麻醉管理要注意什么?"。可行椎管内麻醉与全身麻醉,椎管内麻醉对全身影响小,有良好的术后镇痛作用,是剖宫产的良好

选择；但面临抗凝治疗、脊柱畸形、硬脊膜扩张等问题。硬脊膜扩张多见于腰骶部，它可能导致蛛网膜下腔或硬脊膜外腔扩大，可能需要更多的局麻药；或导致硬膜外导管置入扩张的硬膜囊内而麻醉效果差；有作者推荐采用腰麻-硬膜外联合麻醉。此外，由于硬脊膜较为脆弱，硬膜外穿刺时要防止穿破之。

379. 什么是 McCune-Albrigh 综合征？

① McCune-Albrigh 综合征（mcCune-albrigh syndrome，MAS）是一种以多骨性纤维结构不良、皮肤牛奶咖啡斑及内分泌异常为主要临床特征的先天性疾病。所谓多骨性纤维结构不良（POFD）是指多处骨骼或骨骼的多部位被不正常的纤维状结缔组织所取代，它可使造成骨骼异常脆弱而容易骨折及畸形。② 病变呈进行性，其症状取决于所累及的具体骨骼，任何骨骼都可能受到影响，但四肢长骨、面部和颅骨及肋骨最容易受到影响，如：病变发生在颅骨与颌面骨时可导致面部畸形、腿骨生长不均匀及不对称生长可导致跛行、脊柱病变致脊柱侧弯、压迫神经可能导致多种神经系统症状等。通常病变限制在身体的一侧，表现为无痛性肿胀，极少患者骨骼病变可能导致癌变。③ 皮肤牛奶咖啡斑为边缘不规则的浅棕色皮肤斑点。④ 内分泌异常表现性早熟、甲状腺功能亢进、生长激素分泌过多及 Cushing 综合征等。⑤ 因为纤维异常增生组织产生的成纤维细胞生长因子 23（FGF23）抑制肾脏重新吸收磷酸盐，患者可出现低磷酸盐血症，它可导致严重的佝偻病或骨软化症。⑥ 其他，一些不太常见表现包括：胃食管反流、胃肠道息肉、胰腺、心脏异常（心动过速、心衰、主动脉根部扩张等）。⑦ 本病不是遗传性疾病，它由于胚胎受精后体细胞 GNAS1 基因（20q13.2）突变所致，但具体机制尚不清楚。患病率尚不清楚，据估计在普通人群中约为每 10 万至 100 万人中 1 例。无性别差异，但性早熟在女性中更为常见。

380. McCune-Albrigh 综合征的麻醉管理要注意什么？

① 麻醉前评估的重点是骨骼病变的部位与程度、有无气道管理困难及是否合并内分泌腺功能异常，同时还应关注是否合并心脏病变。而颅骨病变可压迫中枢神经系统，造成复杂的继发性损害。患者内分泌功能异常多表现为功能亢进，其中尤其重要的是甲状腺功能亢进，Lawless 报道了一例患儿骨科手术后发生甲亢危象。术前应对甲状腺、肾上腺等内分泌功能进行检查与评估，并制定相应的管理计划。② 患者可能是困难气道者，其原因除颌面部骨骼纤维化病变致口腔与颌面畸形、颈椎病变活动受限外，还与生长激素过度分泌造成肢端肥大或巨人症、甲状腺

肿大等有关。③ 本病无特殊禁忌的麻醉药,但脊柱畸形者应慎行椎管内麻醉。由于骨骼病变,应注意防止骨折。

381. 什么是中链酰基辅酶 A 脱氢酶缺乏症?

中链酰基辅酶 A 脱氢酶缺乏症(medium chain acyl-CoA dehydrogenase deficiency,MCADD)是最常见的遗传代谢性疾病之一,为常染色体隐性遗传,经常被误诊为婴儿猝死综合征或雷氏综合征。本病是由于 ACADM 基因(1p31.1)突变致中链酰基辅酶 A 脱氢酶(MCAD)功能缺陷、中链脂肪酸(C4 - 14)β 氧化障碍,导致能量生成减少和中间代谢产物在体内大量蓄积。它可累及全身所有的组织器官,但以中枢神经系统、心脏、肝脏、肌肉等主要由脂肪酸供给能量的器官与系统损害为主。MCADD 在北欧高加索人群中多见,新生儿患病率约为 1/12 000。

382. 中链酰基辅酶 A 脱氢酶缺乏症的临床表现是什么?

MCADD 的临床表现与残存的中链酰基辅酶 A 脱氢酶活性有关,病变累及肌肉、肝脏、神经、心脏及代谢等多系统与器官。大多在出生后 3 个月至 3 岁发病,一些患者可能在没有症状的情况下存活多年,并在成年后发病。发病常有诱发因素(如:饥饿或感染、手术等应激时),表现为:低酮性低血糖、呕吐、嗜睡、昏迷、癫痫发作、心律失常、甚至猝死,可合并肝肿大与肝功能异常,肌病表现为肌无力、肌痛、甚至横纹肌溶解,急性脑病症状反复发作可遗留神经学后遗症。实验室检查:血液检查低酮性低血糖、代谢性酸中毒、高氨血症、CK 升高;血串联质谱检测辛酰肉碱升高,而癸酰肉碱正常或仅轻度升高,辛酰肉碱/癸酰肉碱升高;尿气相质谱分析尿二羧酸升高。

383. 中链酰基辅酶 A 脱氢酶缺乏症如何诊断及治疗?

① 诊断:根据临床表现及实验室检查(其中血辛酰肉碱水平是最重要的特征性指标),酶学或基因检测可确诊。② 治疗:早期诊断及有效治疗,预后良好。主要治疗的方法是避免长时间饥饿,在禁食期间补充充足的热量。

384. 中链酰基辅酶 A 脱氢酶缺乏症麻醉管理要注意什么?

① 本病对麻醉医师具有挑战性,因为其临床表现无特异性、有时甚至表现为"正常人",一些患儿常被误诊为婴儿猝死综合征或雷氏综合征。但在禁食及麻醉手术、感染等应激状况时可诱发代谢失代偿。临床上对经常发生低酮性低血糖、合

并肝肿大与神经、肌肉症状者应考虑本病的可能。术前应纠正低酮性低血糖、酸中毒、高氨血症等代谢紊乱，可持续输注葡萄糖电解质液，严重酸中毒时可用碳酸氢钠处理。② 营养管理是麻醉管理的关键。术前应尽量缩短禁食时间，手术应安排在手术当天的第一台，围术期禁食期间应持续输注 10％葡萄糖盐水并持续到术后可以正常进食后，以提供足够的碳水化合物并抑制分解代谢。推荐葡萄糖输液速率为：成人 8～9 mg/(kg·min)，小儿 12 mg/(kg·min)。应加强血糖监测，出现高血糖时可用胰岛素控制。术中输液应选生理盐水而非乳酸林格氏液，因为后者有加重乳酸酸中毒的风险。术前输液时，应同时补充肉碱。③ 麻醉药物的安全性尚不清楚，但部分文献建议避免用丙泊酚脂肪乳剂，因它可增加脂质负荷、并影响线粒体功能；挥发性吸入麻醉药可能导致血游离脂肪酸的增加，也存在不确定性。肌肉松弛药亦要慎用，因为一些肌肉松弛药可代谢成奇链脂肪酸（包括：琥珀胆碱、阿曲库铵、美维松等）；此外，由于合并肝病，患者对肌肉松弛剂十分敏感，可在严密肌肉松弛监测下用小剂量非去极化肌肉松弛剂（如罗库溴铵等），禁用去极化肌肉松弛剂。麻醉药的选择还应考虑可能合并的肝功能损害、心肌病变、中枢神经病变等。良好的麻醉管理、避免过度的应激反应十分重要，应保证良好的麻醉效果，避免疼痛、缺氧、二氧化碳蓄积、体温异常等，维持血流动力学与内环境的稳定。

385. 什么是甲基丙二酸血症？

甲基丙二酸血症（methylmalonic academia，MMA）是由于甲基丙二酰辅酶 A 变位酶（MUT 或 MCM）或其辅酶钴胺素（cobalamin，维生素 B_{12}）代谢缺陷所引起的一种有机酸血症，为常染色体隐性遗传。甲基丙二酸是异亮氨酸、亮氨酸、缬氨酸、苏氨酸、蛋氨酸、胆固醇侧链、奇数链脂肪酸、肠道细菌产生的丙酸盐分解代谢途径中甲基丙二酰辅酶 A 的代谢产物。正常情况下甲基丙二酸在 MUT 及钴胺素的作用下转化生成琥珀酸，参与三羧酸循环。MUT 缺陷或钴胺素代谢障碍时，甲基丙二酸及其上游代谢产物丙酸、甲基枸橼酸等蓄积，引起神经、心脏、肝脏、肾脏、骨髓等多系统受损。本病涉及多个基因与酶缺陷，目前已发现与 MMUT、MMAA、MMAB、MMADHC 和 MCEE 基因突变有关。其临床表现取决于突变的基因与严重程度，约 60％的患者与 MMUT 基因有关。由于丙酸血症（PA）的丙酰辅酶 A 羧化酶（PCC）缺陷位于 MUT 的上述生化路径的上游，故 MMA 者同时有 PA 的表现，PA 与 MMA 的临床表现有相互重叠。根据酶缺陷，本病分为 MUT 缺陷型（MUT 型）及钴胺素代谢障碍型（cbl 型），根据是否合并高同型半胱氨酸血症，分为单纯型与合并型。MMA 存活率还取决于发病年龄和疾病亚型，早发性

MMA 者,尤其是 MUT^0 和 $cblB$ 型者死亡风险高。本病是我国最常见的常染色体隐性遗传性有机酸代谢障碍性疾病,患病率为 1/50 000～1/100 000。

386. 甲基丙二酸血症的临床表现是什么?

临床表现为多系统或多器官损害,其程度与发病年龄有关,年龄越小,程度越重、死亡率越高。诱发因素包括:感染、饥饿、疲劳、手术麻醉等应激状态及进食高蛋白饮食后等。急性代谢紊乱表现为:酸中毒、酮症、高乳酸血症、高氨血症、低血糖等;脑病表现为:呕吐、意识障碍、抽搐与惊厥、肌张力与运动障碍,长期病变可遗留智力障碍、精神行为异常、运动障碍、肌张力障碍、共济失调、癫痫、瘫痪、视神经病变;心脏表现心肌病、心衰、QT 间期延长、心律失常等。其他:生长发育障碍、肝肿大、肾小管间质性肾炎伴进行性肾功能衰竭、胰腺炎、周围神经病变、贫血及血小板与中性粒细胞减少、免疫功能低下等。实验室检查:血串联质谱(MS/MS)检测丙酰肉碱(C3)高、游离肉碱(C0)与乙酰肉碱(C2)低,尿气相色谱质谱分析(GC/MS)甲基丙二酸和甲基柠檬酸高。

387. 甲基丙二酸血症如何诊断及治疗?

① 诊断:根据临床表现、实验室检查,除外其他代谢紊乱及脑病因素等,基因检测可确诊。检测血浆同型半胱氨酸可鉴定 MMA 类型。② 治疗:对严重的急性代谢紊乱,首先应除去诱发因素,充分补液,纠正酸中毒(用碳酸氢钠)、低血糖、高氨血症(用氨甲酰谷氨酸),维持水、电解质与酸碱平衡;低蛋白质限制饮食,或食用不含缬氨酸、异亮氨酸、蛋氨酸、苏氨酸的特殊蛋白粉;静脉输注葡萄糖电解质液和/或脂肪乳剂,保证充足的能量供给,抑制蛋白质分解,同时纠正低血糖;补充左旋肉碱;严重者需血液透析。长期治疗包括:低蛋白质限制饮食,补充左旋肉碱,钴胺素反应型者可补充维生素 B_{12}。严重患者可能需要肝移植或肝肾联合移植。口服甲硝唑、阿莫西林或复方新诺明以减少肠道细菌丙酸盐的产生。要注意甲硝唑周围神经病变、QTc 延长、胰腺炎等不良反应。

388. 甲基丙二酸血症的麻醉管理要注意什么?

① 择期手术应在疾病的缓解期实施。术前必须纠正酸中毒、高氨血症,并维持 48 小时以上。低蛋白饮食及左旋肉碱补充持续至术前,术前左旋肉碱改为静脉注射,维生素 B_{12} 反应型者术前额外增加补充维生素 B_{12}(羟钴胺)。② 应缩短术前时间,在禁食期间应持续静脉输注葡萄糖液和/或脂肪乳剂、补充充足的能量并避

免蛋白质分解,高血糖时可用胰岛素控制。要特别注意静脉补充大量葡萄糖可能与乳酸性酸中毒有关,围术期长时间禁食或长时间手术者应适当补充脂肪乳剂,同时补充钠、钾等电解质。③ 麻醉管理的重点是维持代谢的稳定性,代谢性酸中毒和高氨血症是代谢失代偿的表现,血甲基丙二酸、丙酰肉碱、氨基酸浓度监测是代谢稳定性的替代标志物。应保证良好的麻醉质量,维持血流动力学与内环境的稳定,避免不恰当的应激反应。围术期应频繁监测血气、血糖、血氨,积极处理酸中毒、高氨血症、低血糖。④ 应加强脑、肾、心等重要器官的保护。本病及丙酸血症(PA)的患者麻醉手术后易发生神经合并症;据文献报道,25%的患者在肝、肝肾或肾移植后新发神经系统后遗症。肾功能受损是 MMA 的常见并发症,但在 PA 中较少见,表现为肾小管间质性肾炎和肾小管酸中毒,所有 MMA 患者都有发生肾功能不全的风险。要加强肾功能的保护。PA 心肌病发生率为 25%,但 MMA 较低;心肌病、QT 间期延长、心律失常等可导致心力衰竭甚至死亡。术前应行心电图和超声心动图检查。全血细胞减少或血小板减少,由于 MMA 和 PA 在手术后神经学损伤症状发生率较高、可能合并血小板减少,应慎行椎管内麻醉。⑤ 术后应保证良好的镇痛,由于肌张力减退或合并神经肌肉病变,术后可能需要机械通气支持。术后应尽早恢复经口饮食,只有经口饮食耐受良好时才能减少并最终停止静脉补充葡萄糖与脂类。⑥ 由于免疫功能低下,在进行麻醉操作时应严格遵守无菌操作原则。⑦ 骨密度低、骨质疏松症,易骨折。

389. 甲基丙二酸血症及丙酸血症麻醉药的选择要注意什么?

① 氧化亚氮可氧化维生素 B_{12}、抑制其作用,从而有可能加重本病的病理改变,应禁用。② 目前无报道证明其他麻醉药对甲基丙二酸的代谢有影响,但由于患者常合并酸中毒、肾功能损害、神经肌肉病变等,应避免用琥珀胆碱。建议慎用丙泊酚乳剂,因为长时间、大剂量输注丙泊酚可能导致代谢障碍及酸中毒(丙泊酚输注综合征),此外本病常合并胰腺炎,约 5%～10%合并急性或慢性胰腺炎,有微弱的证据表明胰腺炎与死亡率增加相关。值得注意的是,胰腺炎可无腹痛症状,存在漏诊的可能,MMA 和 PA 患者术前应胰腺炎的可能。丙泊酚脂肪乳剂可增加胰腺炎的风险。但多数报道认为小剂量、短时间应用丙泊酚是安全的,有作者甚至将它用于本病肝移植的麻醉。③ 慎用甘露醇、丙戊酸、乳酸林格液、糖皮质激素,防止丙酸负荷或蛋白质分解代谢增加。

390. 什么是甲基丙二酸血症及丙酸血症的代谢性卒中？

代谢性卒中（metabolic stroke，MS）是指甲基丙二酸血症（MMA）及丙酸血症（PA）患者中枢神经功能障碍急性发作、不能用缺氧或血管功能障碍解释。它可能与代谢失代偿有关，主要涉及基底神经节区域（如苍白球梗死），MRI 有助于诊断。MMA 和 PA 常见的运动障碍也可能由 MS 造成。对 MS 的治疗，目前尚无相关指南，主要是在控制代谢失代偿的同时，按卒中对症治疗。肝移植可改善代谢稳定性，但不能预防 MS，一些患者在肝移植后脑 MRI 结果有所改善，也有报道称肝移植后出现新的 MRI 异常而没有明确的 MS 表现。

391. 什么是全身型重症肌无力？

全身型重症肌无力（generalized myasthenia gravis，GMG）是一种以易疲劳和骨骼肌波动性肌无力为主要临床特征的神经肌肉接头（NMJ）自身免疫性疾病。它包括乙酰胆碱受体（AChR）相关的 MG[患病率（70～163）/1 000 000]及与肌肉特异性激酶（MuSK）相关的 MG[患病率（1.9～2.9）/1 000 000]等。女性比男性更容易受到影响。最初肌无力通常只影响眼部肌肉，表现为上睑下垂或复视，大在发作后两年内进展为全身无力，如：肢体肌无力，延髓肌受累致构音障碍、咀嚼和困难，20% AChR MG 患者呼吸肌受到影响。AChR MG 进一步分为：早发性 MG（EOMG，发病年龄小于 50 岁，多在 20～30 岁，女性多见，常伴有胸腺增生，抗体为 IgG1，IgG）、迟发性 MG（LOMG，发病年龄大于 50 岁，男性多见，抗体为 IgG1，IgG3）、与胸腺瘤相关的 MG（TAMG，抗体为 IgG1，IgG3）、眼 MG（OMG，抗体为 IgG1，IgG3）、MuSK 相关型 MG（严重表型，呼吸肌和球麻痹肌，女：男高达 9∶1，与 HLA - DR14 - DQ5 遗传相关，与 MuSK 抗体 IgG4 有关，胸腺正常）、Lrp4 MG（中等表型，胸腺正常或胸腺瘤或胸腺淋巴滤泡增生，与 Lrp4 抗体 IgG1，IgG2 有关）、聚蛋白（Agrin MG，全身无力，通常还有额外的 AChR、MuSK 或 Lrp4 抗体）、新生儿一过性 MG（TNMG，源自母亲的 IgG）、胎儿型 MG（源自母亲的 IgG）。新斯的明试验阳性；电生理重复电刺激低频递减＞10%，SFEMG 示 Jitter 增宽；外周血中可检测 AChR、MuSK、Lrp4 抗体。治疗包括高胆碱酯酶抑制剂、免疫治疗、胸腺手术治疗等。

392. 什么是线粒体脑肌病？

线粒体脑肌病（mitochodrial encephalomyopathy）是一组由于线粒体基因（mtDNA）或细胞核基因（nDNA）突变、线粒体呼吸链功能障碍所导致的以肌肉与脑部病变为主要特征的多系统性疾病。超过 70 种多肽在线粒体内膜上相互作用形成呼吸链，其中，13 个亚基由 mtDNA 编码，其余的呼吸链多肽以及呼吸链组装、线粒体结构以及 mtDNA 的维持和表达所必需的蛋白质由 nDNA 编码。线粒体呼吸链是有氧代谢必不可少的最终共同途径，一些线粒体疾病可影响单个器官（如：Leber 遗传性视神经病变），但多影响多器官系统，其中高度依赖有氧代谢的组织和器官（如：肌肉和脑）最易受影响。其症状可出现在任何年龄过去认为 nDNA 线粒体病出现在儿童期，而 mtDNA 病出现在儿童晚期或成年期，但最近发现许多 mtDNA 病出现在儿童期，许多 nDNA 线粒体病出现在成年期。常见的临床特征包括：睑下垂、眼肌麻痹、肌病、运动不耐受、心肌病、感音神经性耳聋、视神经萎缩、视网膜色素变性、糖尿病、耳聋及肝功能衰竭、肾病与肾小管功能障碍、贫血、乳酸性酸中毒、胃肠功能障碍等。中枢神经系统的表现通常是波动性脑病、癫痫、痴呆、偏头痛、中风样发作、共济失调、痉挛、舞蹈病、痴呆、脊髓变性等。有些还表现为综合征。

393. 与线粒体脑肌病有关的综合征有哪些？

常见的有：慢性进行性眼外肌麻痹（CPEO）、Kearns-Sayre 综合征、线粒体脑肌病伴乳酸性酸中毒和卒中样发作（MELAS）、肌阵挛伴破碎红色纤维（MERRF）、神经源性肌无力伴共济失调和视网膜色素变性（NARP）、线粒体神经胃肠脑肌病（MINGIE）、Leigh 综合征、Pearson 综合征、Alpers-Huttenlocher 综合征等。

394. 线粒体脑肌病的麻醉管理要注意什么？

① 除肌病与脑病变外，病变还累及多系统器官，同时合并多种代谢异常，一些综合征还可能有重叠。要重视术前未能发现的本病，其麻醉风险更大，对合并多系统受累，尤其是同时有脑、心肌病（包括传导阻滞）、骨骼肌、视网膜病变者或不明原因横纹肌溶解、乳酸酸中毒者，要考虑本病的可能。② 术前改善全身状况，尽量减少禁食时间、避免低血容量、低血糖，禁食期间持续输注葡萄糖电解质液。同时控制肺部感染，纠正酸中毒等代谢异常。癫痫治疗避免用丙戊酸类，因它抑制肉碱生物合成、可能导致线粒体 β-氧化受损。注意胃排空障碍导致反流、误吸。③ 麻醉管理重点是尽量保证中枢神经系统、肌肉、心脏、肾脏、肠道、肝脏、眼睛等重要器官的能量供应。应减少全身能量消耗，维持循环、呼吸稳定，防止横纹肌溶解。多数全身麻醉药是安全的，但患者对全身麻醉药与肌肉松弛药的敏感性增加。氟化醚类吸入麻醉剂，尤其是七氟烷有较多安全应用的报道。硫喷妥钠、氯胺酮、咪达唑仑、

依托咪酯、丙泊酚均有安全应用的报道。但应避免长时间、大剂量输注丙泊酚。右美托咪定对线粒体膜有保护。芬太尼类均可安全应用。慎用非去极化肌肉松弛药,禁用去极化肌肉松弛药琥珀胆碱。局部麻醉药在体外会破坏氧化磷酸化并降低线粒体生物能量储存,但临床用量是安全的。本病可能合并周围神经病变,椎管内麻醉与区域神经阻滞前需全面评估。④ 既往认为本病是恶性高热(MH)高危者,但它们之间的关系尚不完全清楚,美国 MH 建议无需常规禁用氟化醚类吸入麻醉剂,但不建议用琥珀胆碱。我们建议在慎重评估、除外其他 MH 高危病变后再做决定。应加强体温的监测与管理。⑤ 保证良好的麻醉质量,维持生命体征与内环境稳定更重要。术中输液用葡萄糖生理盐水。围术期应加强血糖、血气、电解质、肌酸磷酸激酶及肌红蛋白尿的监测。⑥ 术后可能需要长时间呼吸支持治疗。

395. 什么是黏多糖贮积症?

黏多糖贮积症(mucopolysaccharidosis,MPS)是一种溶酶体贮积病。黏多糖贮积症是由于与黏多糖分解有关的溶酶体水解酶先天性缺乏、体内黏多糖-葡萄糖胺聚糖不能分解而在组织中贮积所致。黏多糖包括:硫酸皮肤素、硫酸类肝素、硫酸软骨素、硫酸角质素及透明质酸等,它们可与肽链结合聚合形成更大的分子,是人体组织结构,尤其是结缔组织的重要构成成分,分别以不同比例存在于毛发、皮肤、关节、骨骼、心血管、牙齿、角膜、神经、肺等全身组织器官。正常时溶酶体内有多种酶参与黏多糖的降解,在酶缺乏时可造成黏多糖及其代谢产物在体内组织器官中异常沉积,久而久之这种沉积可对细胞、组织及各种器官系统造成渐进性的损害。本病总体患病率估计为每 25 000 个新生儿中 1 例,但对一些较轻的病例有时可能漏诊或误诊。不同类型 MPS 患病率不同,如:Hurler 综合征约十万分之一,Scheie 综合征约五十万分之一,Hurler-Scheie 综合征约十一万分之一,Sanfilippo 综合征约七万分之一,Morquio 综合征约二十万分之一,Sly 综合征约二十五万分之一。

396. 什么是溶酶体贮积病?

溶酶体约含 60 多种水解酶,其主要功能是参与细胞内的消化活动,它是清除细胞内废弃细胞器及大分子代谢废物(如:一些蛋白质、黏多糖、黏脂质、糖原、脑苷脂等)的重要细胞器官。溶酶体贮积病是一类由于先天性基因变异等因素致溶酶体酶功能缺陷、次级溶酶体内相应底物不能消化而堆积引起相应细胞与器官功能障碍性疾病。目前已确认有超过 40 种不同的溶酶体贮积病,它们包括:黏多糖贮积症、糖原累积病、脑苷脂贮积病、粘脂糖贮积病等。

第十章

397. 黏多糖贮积症如何分型？

黏多糖贮积症尚有很多不明之处，其分型十分复杂，并在不断地完善中。根据酶缺陷与临床表现，黏多糖贮积症曾分为九型，现分为七型，各型又分为若干亚型。除Ⅱ型为性连锁隐性遗传外，其他为常染色体隐性遗传。各型的主要酶缺陷见表4。

表 4　黏多糖贮积症的分型

分　　型		别　　名	酶　缺　陷	严重程度
Ⅰ型	Ⅰ-H	Hurler 综合征	α艾杜糖苷酶	极重
	Ⅰ-S型	Scheie 综合征	α艾杜糖苷酶	轻
	Ⅰ-H/S型	Hurler/Scheie 综合征	α艾杜糖苷酶	中
Ⅱ型	重症型（MPS ⅡA）	Hunter 综合征	硫酸艾杜糖醛硫酸脂酶	重
	轻症型（MPS ⅡB）			轻
Ⅲ型	Ⅲ-A型	Sanfilippo A 综合征	类肝素 N-硫酸脂酶	轻
	Ⅲ-B型	Sanfilippo B 综合征	N-乙酰-α-葡萄糖胺酶	轻
	Ⅲ-C型	Sanfilippo C 综合征	乙酰 CoA-α-葡萄糖胺-N-乙酰转移酶	轻
	Ⅲ-D型	Sanfilippo D 综合征	乙酰 CoA-α-葡萄糖胺-N-乙酰转移酶	轻
Ⅳ型	Ⅳ-A型	Morquio A 综合征	N-乙酰氨基半乳糖-6-硫酸-硫酸脂酶	重
	Ⅳ-B型	Morquio B 综合征	β-半乳糖苷糖	
Ⅵ型		Maroteaux-Lamy 综合征	芳香基硫酸脂酶 B	轻至重
Ⅶ型		Sly 综合征	β葡萄苷酶	重
Ⅸ型			透明质酸酶	轻

引自：郑利民主编.少见病的麻醉(第二版)[M].北京：人民卫生出版社,2020 年.

398. 黏多糖贮积症的临床表现是什么?

本病涉及的酶缺陷及其底物繁多,这些酶缺陷或程度不同、或单独出现、或以组合形式出现,因临床表现各有特点。① Ⅰ型(MPS-Ⅰ):硫酸类肝素及硫酸皮肤素沉积所致,它又分为3个亚型。A. Ⅰ-H型:是黏多糖贮积症的原型,其病变严重。表现为智力障碍、耳聋、角膜混浊生长缓慢、脊柱畸形、椎管狭窄、寰枢关节半脱位、关节僵硬、肝脾肿大、主动脉关闭不全等心脏病变、Gargoylism 面容(短躯、皮肤肥厚、前额部突出、眼距增宽、鼻尖大、口唇肥厚、巨舌、口裂大、上颌突出等)、颈短,呼吸道分泌物多,反复的泌尿和上呼吸道感染。文献报道它是小儿麻醉中最难维持呼吸道通畅的疾病之一。常早期死于心功能不全及呼吸道感染。B. Ⅰ-S型:儿童期发病,可存活至成年;病情较轻,表现关节僵硬、腕管综合征、主动脉瓣关闭不全、角膜混浊、甚至视力丧失;无神经系统异常,智力正常。C. Ⅰ-H/S型:表现介于上述二型之间,面部粗糙、关节僵硬、身材矮小、角膜混浊、肝脾肿大及骨骼和心脏异常,智力正常或轻到中度障碍。症状通常在3～6岁变得明显。② Ⅱ型(MPS-Ⅱ):它是因为硫酸类肝素与硫酸皮肤素沉积所致;临床表现同Ⅰ型,但程度轻且无角膜混浊;症状通常在2～4岁变得明显,渐进性生长延迟,身材矮小,关节挛缩,面部粗糙(嘴唇、舌头、鼻孔增厚),巨头,短颈,阔胸,牙齿异常,渐进性听力丧失和肝脾肿大;它又分为重症型(MPS ⅡA)与轻症型(MPS ⅡB),前者多合并智力障碍。③ Ⅲ型(MPS-Ⅲ):根据所缺陷的酶不同,它又分为A、B、C、D四型,共同特点是硫酸类肝素沉积,无硫酸皮肤素与硫酸角质素沉积;主要表现为中枢神经系统症状(如:智力障碍、多动症、睡眠障碍、语言及行走障碍或失去行走、抽搐,以前获得的技能逐渐丧失和听力丧失)及骨发育不良,常有攻击行为。④ Ⅳ型(MPS-Ⅳ):它是由于硫酸角质素与硫酸软骨素贮积所致。临床特点主要为骨骼异常,尤其是颈椎异常,甚至寰枢关节半脱位及脊髓受压,脊柱后侧凸,膝外翻,扁平足。同时合并心脏病变及胸廓异常、角膜混浊等。智力多正常。它又分为 Morquio A 及 Morquio B 二个亚型,其中,后者比前者症状轻。⑤ Ⅴ型(MPS-Ⅴ):现无此型,已归属于Ⅰ-S型(Scheie 综合征)。⑥ Ⅵ型(MPS-Ⅵ):它主要是由于硫酸皮肤素贮积所致;临床表现同Ⅰ-H型,个体差异很大,可能症状包括:面部粗糙、脐疝、胸廓畸形、关节挛缩、角膜混浊及肝脾肿大、骨骼畸形、心脏病等,但多无智力障碍。⑦ Ⅶ型(MPS-Ⅶ):它主要是由于为硫酸皮肤素、硫酸类肝素及硫酸软骨素贮积所致;临床表现为多样性,智力正常或智力障碍,骨骼异常,疝,角膜混浊,脑积水,身材矮小,心脏病,面部粗糙等。⑧ Ⅷ型(MPS-Ⅷ):已取消。⑨ Ⅸ型(MPS-Ⅸ):1996年首次提出,临床表现较轻,包括轻度矮小、频繁的耳部感染、腭裂和软组织肿块的形成。

399. 黏多糖贮积症的麻醉管理要注意什么？

① MPS 患者病变涉及呼吸、循环、骨骼与脊柱、肝肾、神经精神及肌肉等全身多器官多系统，其手术与麻醉死亡多与困难气道、颈椎与心血管病变等有关。麻醉评估要注意各型既有共同的病变与临床表现，又有独特的表现。要注意"贮积性"疾病的特点，其病变呈慢性进行性发展。既往的手术麻醉史仅作为参考，麻醉前对每例患者均应重新评估。② 抗癫痫药应服用至术前并注意它们的不良反应。酶替代治疗者，由于基因组人工合成酶可致过敏反应，不建议手术当天应用。要注意皮肤与皮下组织水肿、增厚，可能致周围静脉穿刺困难。③ 气道管理是 MPS 患者麻醉管理的重点，由于颈短，黏多糖沉积于上呼吸道软组织并使之增厚硬化，巨舌，扁桃体与腺样体肥大、咽部狭窄，下颌关节活动性差、张口受限，颈椎狭窄、颈部后仰困难，甚至寰枢椎半脱位等，可能是困难气道者。除声门显露困难外，常合并气管及声门下狭窄。由于鼻腔组织增生、狭窄，可导致经鼻插管困难。此外，由于颈短、软组织增厚，MPS 患者气管切开有时十分困难。④ 应加强循环管理。心脏病变包括心肌肥厚、心肌病、冠脉狭窄、瓣膜病等，一些类型的心脏病变发生率可高达80%以上，它和肺部感染是本病的重要死亡原因。⑤ 呼吸管理：诸多因素（如：胸壁硬化、胸廓异常、肝脾肿大或神经肌肉功能受损致膈肌上移而致限制性肺疾病，气道分泌物增加，咽腔狭窄，阻塞性睡眠呼吸暂停，气管及支气管软化与狭窄等）可导致呼吸功能低下，容易发生肺部感染及慢性呼吸功能不全。应避免用长效呼吸抑制药，注意无菌操作，加强呼吸管理。患者术后还容易发生声门水肿，水肿期最长可能持续至术后 27 小时，术后早期拔管可能招致窒息。术后应做好长时间呼吸支持治疗的准备。⑥ 颈椎保护：颈椎管软组织增厚及寰枢关节半脱位，在气管插管等头颈部操作时可引起颈髓损伤，尤其是 Morquio 综合征者。术前应行颈椎影像学检查，对不稳定颈椎者应采取稳定颈椎措施，避免颈髓损伤。⑦ 胸或腰椎椎管狭窄同样可致瘫痪，文献报道了一例 Morquio A 综合征术后发生截瘫的病例，它与脊髓直接机械性受压或脊髓缺血有关。应注意体位的摆放，避免脊柱过曲或过伸，维持血流动力学的稳定，尤其避免血压下降。⑧ 本病无特殊禁忌的麻醉药，麻醉方法的选择原则遵循一般的麻醉管理原则。

400. 什么是多灶性运动神经病？

多灶性运动神经病（multifocal motor neuropathy，MMN）是一种由免疫介导

的,以慢性、进行性、不对称性肢体肌无力与肌萎缩为主要临床特征的罕见多发性运动神经病变。其发病机制可能与自身免疫有关,因为多数患者血清中存在 IgM 抗神经节苷脂(GM1)抗体(anti-GM1),且对静脉注射免疫球蛋白等免疫治疗有较好的反应。与感觉神经相比,运动神经更易受 anti-GM1 介导的损伤,其主要作用部位在运动神经纤维 Ranvier 结及结旁组织。anti-GM1 攻击 GM1 可破坏运动神经纤维离子通道、影响动作电位的传播;神经电生理检测表现为运动神经传导阻滞和传导速度下降,故本病也称为"多灶性运动神经病伴传导阻滞(multifocal motor neuropathy with conduction block,MMNCB)"。本病周围运动神经传导阻滞的特点,可与平山病等脊髓前角运动神经元疾病相鉴别。但并非所有的 MMN 患者都存在 anti-GM1,这类患者的发病机制存在争议,可能 anti-GM1 低滴度、未能检测出,或者可能存在针对其他神经组织抗原的抗体。

401. 多灶性运动神经病的临床表现是什么?

各年龄均可发病。表现为多发性单根神经病变,四肢亚急性或慢性、进行性、不对称性肌无力及肌萎缩,可伴"冷性麻痹"及痉挛与震颤;病变以上肢及远端肌为主,脑神经、球部肌及呼吸肌通常不受累;可能合并轻度感觉障碍,无上运动神经元受累体征。1/3～2/3 的患者血及脑脊液中 IgM 抗神经节苷脂(GM1)抗体阳性,脑脊液蛋白水平通常正常或轻度升高;肌电图示运动神经传导阻滞,感觉神经传导通常正常;高分辨率神经超声和磁共振成像示臂丛、神经根和周围神经多灶性神经增大。

402. 多灶性运动神经病如何诊断及治疗?

① 诊断:根据病史、临床表现及上述实验室检查与影像学检查。目前多采用 2010 年欧洲神经病学学会(EFNS)和周围神经学会(PNS)工作组诊断标准,详见相关专著。② 治疗:静脉注射免疫球蛋白(IVIG)是最主要的药物治疗方法,也可皮下注射免疫球蛋白(SCIG)。免疫调节剂环磷酰胺、硫唑嘌呤和利妥昔单抗、Eculizumab 等对一些患者有效,但皮质类固醇和血浆置换对本病无效、甚至使症状恶化。

403. 多灶性运动神经病的麻醉管理要注意什么?

① 本病神经病变相对较为轻微,对全身的影响较小,麻醉前评估时应与其他麻醉管理风险较高的神经肌肉疾病鉴别。围术期应继续 IVIG 治疗,要注意这些

治疗的不良反应,如:IVIG 治疗可引起血栓栓塞(心肌梗死、脑梗死或深静脉血栓形成)、肾功能衰竭、过敏反应、无菌性脑膜炎、输血相关的急性肺损伤;环磷酰胺、硫唑嘌呤除可引起骨髓抑制、间质性肺炎、心肌损伤外,还有轻度肌肉松弛药拮抗作用等。② 尽管现在还不清楚麻醉及手术创伤是否可加重本病的症状,但文献报道上呼吸道感染可使病情恶化。围术期应维持内环境的稳定,尽量减少麻醉手术等应激反应对免疫功能的不良影响。麻醉手术前应控制呼吸道感染。③ 由于病变位于神经根及周围神经,为防止穿刺导致神经损伤及局麻药的神经毒性作用而加重病情,或病情进展与麻醉损伤难以鉴别,应避免区域神经阻滞及椎管内麻醉。为防止失神经支配的肌肉释放大量的钾而导致高钾血症,禁用去极化肌肉松弛剂琥珀胆碱。同时要注意运动神经传导阻滞可影响周围神经刺激肌肉松弛监测(如 TOF),从而导致肌肉松弛剂过量。本病通常不影响呼吸肌,但也有脑神经及膈神经受累的个案报道,应注意呼吸功能的评估与管理。

404. 什么是多种酰基辅酶 A 脱氢酶缺乏症?

多种酰基辅酶 A 脱氢酶缺乏症(multiple acyl-CoA dehydrogenase deficiency,MADD)是一种以黄素腺嘌呤二核苷酸(FAD)作为辅助因子的几个线粒体脱氢酶缺乏有关的遗传性代谢性疾病,为常染色体隐性遗传。目前已知至少有 12 个酶受影响,包括:脂肪酸 β 氧化乙酰 CoA 脱氢酶、戊二酸代谢酶、异戊酸代谢酶及甘氨酸代谢产物肌氨酸代谢酶等。其病因是编码氧化型电子传递黄素蛋白(ETF)α 或 β 亚单位基因 ETFA、ETFB 或 ETF 脱氢酶基因 ETFDH 先天缺陷所致。ETF 或电子传递黄素蛋白脱氢酶(ETFDH)缺乏可导致上述 FAD 依赖性脱氢酶的活性降低,它们涉及到脂肪酸、糖及支链氨基酸代谢,出现联合代谢紊乱。其中,对脂肪酸代谢的影响最大,因为 ETF 及 ETFDH 是脂肪酸 β 氧化电子传递过程中的关键转运体,它可致脂肪酸 β 氧化代谢障碍。MADD 亦可影响糖及支链氨基酸的代谢。其结果是心肌、肌肉等重要组织器官能量缺乏,中间代谢产物在体内蓄积,导致一系列的病理改变与临床表现。因血及尿中戊二酸、异戊酰甘氨酸、乙基丙二酸、3-羟基异戊酸等有机酸升高,故 MADD 又称戊二酸血症Ⅱ型(GAⅡ),其生化改变与戊二酸血症Ⅰ型相似,但 MADD 的代谢障碍与生化异常远较戊二酸血症Ⅰ型复杂。

405. 多种酰基辅酶 A 脱氢酶缺乏症的临床表现及分型是什么?

① 脑病、肌无力、肌病、横纹肌溶解症、心肌病,易发生低血糖。在空腹期间,

由于脂肪酸 β 氧化不足以维持重要器官的能量需要,患者完全依赖于葡萄糖来获得 ATP。② 分为三型：MADD Ⅰ 型：新生儿起病,常合并有先天畸形,如：面部畸形、发育不良、脑异常、囊性肾、心血管畸形等；在出生后 1 至天出现症状,包括肌张力减退、肝肿大、严重的非酮症性低血糖、高氨血症、代谢性酸中毒和特异性汗脚臭,多存活不超过几周,幸存者多在出生后几个月时死于肥厚性心肌病,尸检心脏、肝脏、肾脏脂肪浸润。MADD Ⅱ 型：新生儿起病,无先天畸形,症状和代谢异常与 Ⅰ 型相似。MADD Ⅲ 型：又称为晚发型,不伴先天畸形,有轻度代谢障碍、肌病及心脏、肝脏功能损害等。常在感染、应激、发热、饥饿时呈急性间歇性加重。③ 实验室检查：血短、中、长酰基肉碱升高,尿戊二酸、异戊酰甘氨酸、乙基丙二酸、3-羟基异戊酸、中链与长链二羧酸等有机酸升高。

406. 多种酰基辅酶 A 脱氢酶缺乏症如何诊断及治疗?

① 诊断：根据非酮症性低血糖、高氨血症、代谢性酸中毒和特异性汗脚臭等临床表现、上述实验室检查,酶学检查及基因检测,ETFA、ETFB、ETFDH 等基因检测可确诊。② 治疗：应进食低脂、低蛋白及高碳水化合物饮食,避免饥饿、剧烈运动、脱水,分解代谢增加可导致代谢危象；本病是一种可治的代谢性疾病,主要为补充大剂量核黄素（维生素 B_2）；由于常合并血浆肉碱降低,可用左旋肉碱；ETFDH 基因突变者,应补充辅酶 Q10。

407. 多种酰基辅酶 A 脱氢酶缺乏症围术期代谢管理要注意什么?

代谢管理的重点是防止非酮症性低血糖、代谢性酸中毒、高氨血症等"代谢危象",增加碳水化合物供能、维持合成代谢、防止分解代谢,尤其是要防止脂肪与氨基酸的分解代谢。主要措施有：① 围术期继续静脉补充核黄素、左旋肉碱、辅酶 Q 治疗,同时继续低脂低蛋白高碳水化合物饮食；避免饥饿,尽量缩短麻醉前禁食时间,在禁食期间及围术期持续静脉输注含电解质的 10% 葡萄糖液。② 保证良好的麻醉效果及围术期镇痛镇静,维持内环境与血流动力学稳定、避免缺氧与二氧化碳蓄积等造成的过度应激反应。③ 维护心、肝、肝等重要器官的功能,保证充足的尿量、促进有机酸的排泄。④ 持续监测血糖与动脉血气,及时纠正低血糖与代谢性酸中毒；但高血糖也可增加血乳酸浓度；应慎用乳酸林格氏液,避免其恶化代谢性酸中毒,可用生理盐水代替。

第十章

408. 多种酰基辅酶 A 脱氢酶缺乏症麻醉管理要注意什么？

①Ⅰ型与Ⅱ型多在出生后早期死亡而失去了手术麻醉的机会,Ⅲ型应在疾病的缓解期实施。麻醉前除重点评估全身状况、代谢紊乱、酸碱平衡、心肌与骨骼肌病变程度、肝病外,还应关注是否合并其他先天性畸形或异常。② 麻醉前纠正低血糖与酸中毒等代谢紊乱。③ 麻醉的重点是通过适当的代谢管理,防止非酮症性低血糖、代谢性酸中毒、高氨血症等"代谢危象"。④ 部分患者可能合并困难气道与胃排空障碍。⑤ 供给充足的葡萄糖是心肌、肌肉、肝脏等重要组织器官最重要的保护措施。肌肉病变属脂质沉积性肌病,应防止横纹肌溶解,可连续监测尿色或血肌红蛋白浓度,注意保护肾脏功能;避免肌肉压迫、止血带、肌肉注射等机械性损伤;禁用去极化肌肉松弛剂,慎用非去极化肌肉松弛剂;肌无力可致呼吸功能障碍,术后可能需要长时间呼吸支持治疗。⑥ 麻醉剂药的安全性尚不清楚。丙泊酚乳剂输注可增脂肪酸负荷、加重线粒体功能紊乱与脂肪酸代谢紊乱,线粒体缺陷患者更易发生丙泊酚输注综合征,应慎用,尤其是持续大剂量输注。⑦ 本病虽属线粒体肌病,但并非恶性高热高危者,由于一些先天性肌病有重叠现象,临床上应谨慎,应密切监测体温。

409. 什么是多发性硬化症？

多发性硬化症(multiple sclerosis,MS)是一种中枢神经系统炎性脱髓鞘性疾病。其病因尚不清楚,目前认为它是一种由多种因素诱发的、自身免疫介导性疾病,遗传易感人群在某些诱因(如某些病毒感染、创伤、应激状态等)的作用下机体自身免疫性 T 淋巴细胞的激活和炎症因子的释放,血-脑屏障受到破坏,引起中枢神经系统脱髓鞘、神经胶质硬化等病变。MS 病理学特征包括血-脑脊液屏障损伤、多发性炎性病灶、脱髓鞘、少突胶质细胞减少、胶质细胞增生以及轴突变性等,后期以小胶质细胞激活和慢性神经变性为主。虽然中枢神经系统脱髓鞘及少突胶质细胞的破坏是 MS 病理改变的主要特征,但轴突崩解是导致永久性神经功能缺失的主要原因。易感因素有:北欧白人后裔、年龄(20～40 岁)、女性、吸烟、缺乏维生素 D、患有其他自身免疫性疾病。欧洲和美洲发病率为 6/10 000～30/10 000,亚洲发病率较低,男女比例为 1:3～1:2。

410. 多发性硬化症的临床表现是什么？

急性或亚急性起病,发病年龄 20～40 岁。呈复发、缓解反复发作病程,病情可能持续进展加重,残留缺陷,甚至死亡,也有可能病情较为温和者。病变累及中枢神经系统所有部位,大脑、脑干、小脑、脊髓可同时或相继受累,临床表现复杂多样。表现为:精神行为异常、感觉障碍、视力障碍、脑神经麻痹、共济失调、癫痫、四肢无力、自主神经功能障碍、膀胱与肠道及性功能障碍、呼吸肌麻痹或球麻痹致通气障碍与呼吸衰竭等。脑脊液检查 CSF‑IgG 寡克隆区带(OB)阳性,MRI 脑室周围、胼胝体和半卵圆中心卵圆形病灶(Dawson 手指征)。

411. 多发性硬化症的麻醉管理要注意什么?

① 麻醉手术等创伤与应激因素可诱发加重本病,应避免一些不必要的手术,择期手术应在疾病的缓解期实施。在急诊手术前可应用大剂量干扰素与糖皮质激素、免疫球蛋白缓解症状,必要时应考虑血浆置换。术前长期用糖皮质激素治疗者,应对皮质功能进行评估并给予应激保护剂量。② 术前评估重点是中枢神经病变对重要生命功能的影响,尤其是对呼吸功能的影响及自主神经系统障碍,后者可导致剧烈的血流动力学波动。还应注意患者是否合并其他自身免疫性疾病。③ 全身麻醉药的选择同其他中枢神经系统疾病,避免用长效呼吸抑制剂,可用丙泊酚、七氟烷、瑞芬太尼,禁用去极化肌肉松弛剂,慎用非去极化松剂。④ 除非特殊情况,椎管内阻滞不建议常规用于本病,其原因是:MS 血‑脑屏障受损、中枢神经对局麻药物的敏感性增高,容易发生局麻药中毒;呼吸肌麻痹及自主神经功能障碍时,椎管内麻醉可引起严重的循环呼吸抑制及剧烈的血流动力学波动;有文献报道认为蛛网膜下腔阻滞或硬膜外阻滞可能加重患者的神经学症状,也有报道认为硬膜外阻滞相对安全。⑤ 应保证良好的麻醉效果、避免过度的应激反应、维持内环境与血流动力学稳定。要特别重视体温的监测与管理,体温升高可减慢脱髓鞘的神经纤维传导速度、从而加重患者的神经损伤。应加强血流动力学监测与管理,自主神经受损不仅可引起排汗障碍与发热,还可使循环功能调节障碍、引起体位性低血压及血流动力学剧烈改变。由于常合并呼吸肌力肌力下降及肺部感染,应加强呼吸管理。

412. 多发性硬化症的麻醉管理要注意什么?

MS 主要累及育龄期女性,产后早期 MS 恶化的风险升高。目前尚不清楚硬膜外镇痛或椎管内麻醉下剖宫产是否与产后 MS 复发有关,但鉴于它有可能加重神经学症状的风险,对有需要的患者,建议在充分评估风险与收益的基础上,十分谨慎地实施最低有效局麻药浓度的硬膜外阻滞,避免蛛网膜下腔阻滞。

第十章

413. 什么是多系统萎缩症？

① 多系统萎缩症（multiple system atrophy，MSA），又称橄榄体脑桥小脑萎缩症（OPCA）、Shy-Drager 综合征（SDS）、纹状体黑质变性（SND）、加强型帕金森综合征等。本病是一种广泛性中枢神经系统退行性疾病，病理改变为中枢神经系统多核团或多部位"萎缩"。表现为自主神经功能障碍、帕金森病、小脑性共济失调、锥体束征等多种组合。由于受累部位不同，其临床表现亦不尽相同，因此本病在历史上有上述多个命名。如：OPCA 的特点是以小脑性共济失调为主，SDS 的特点是以自主神经功能障碍为主，SND 的特点是以帕金森病、锥体束征及自主神经功能障碍为主。目前认为 OPCA、SDS、SND 等实际上是同一疾病的不同临床表现。2007 年美国自主神经协会/美国神经病学学会专家共识进一步明确了 MSA 的病名，并将 MSA 分为二型：MSA - P 型（自主神经功能障碍并帕金森症状）和 MSA - C 型（自主神经功能障碍并小脑性共济失调症状），取消了 OPCA、SDS、SND 病名，但这些病名目前还经常在一些医学文献中出现。② 本病的病因与发病机制尚不清楚，其神经病理学特点是少突胶质细胞的胞质中出现以异常折叠的 α - 突触核蛋白为主要成分的包涵体（GCIs）聚集。GCIs 聚集和线粒体功能障碍可能是 MSA 相关病理生理学的关键因素，它分布于脑组织多个部位，如：大脑皮层、基底神经节、网状结构、小脑等，其密度与神经元缺失、变性的程度相关。③ MSA 的患病率取决于统计年龄和地区，美国明尼苏达州奥姆斯特德县患病率估计为每年 0.6/10 万，老年人（≥50 岁）患病率为每年 3/10 万；冰岛的一项全国性调查数据与上述相似；瑞典北部和俄罗斯报道患病率分别为每年 2.4/10 万和 0.1/10 万；我国流行病学资料不详。

414. 多系统萎缩症的临床表现是什么？

成年后发病（多在 60 岁以后）、散发性、进展快速。神经系统退行性病变涉及多个神经通路，表现为帕金森综合征、小脑共济失调、锥体束损害、自主神经障碍等症状及其重叠，多为混合表型，首发症状是自主神经功能障碍。平均发病年龄 53 岁，发病年龄早于 49 岁患者早期对左旋多巴治疗反应良好。病程进展较帕金森病快，呈进行性加重，约一半的患者出现运动症状后 3 年内行走需要帮助或借助轮椅，6～8 年后完全卧床，平均生存年限约为 8～10 年。① 运动症状：MSA - P 型以帕金森症状为主，表现为运动迟缓，伴肌强直、动作性震颤或肌阵挛样姿势，多对左旋多巴治疗反应较差；MSA - C 型以小脑性共济失调症状为主，表现为共济失调、小脑性构音障碍与发音困难、脑性眼动障碍，可伴有姿势异常（如：脊柱弯曲、严重的颈部与躯干前屈伴 Pisa 综合征、手足肌张力障碍与挛缩等）、流涎、吞咽障碍等。② 自主神经功能障碍：泌尿生殖系统表现为排尿障碍、男勃起功能障碍；心血管系统表现为体位性低血压，头晕、恶心、乏力、颤抖、头痛与颈部区域疼痛，此外，还表现为便秘、瞳孔异常、排汗异常等。③ 其他：睡眠障碍是 MSA 患者早期特征性症状，包括：快速眼动期睡眠障碍、睡眠呼吸暂停与鼾症、嗜睡及不宁腿综合征；呼吸系统功能障碍表现为吸气性喘鸣、声带麻痹。

415. 多系统萎缩症的麻醉管理要注意什么？

① 中枢神经系统多个核团与神经传递通路进行性、衰竭性病变，使本病的麻醉管理非常棘手。麻醉前除中枢神经系统病变的评估外，还应注意患者可能合并老年病变。要特别注意自主神经功能障碍的评估，因为其体位性低血压在卧床时血压正常，术前检查容易漏诊。自主神经功能障碍者围麻醉期可能出现意外的、剧烈的血流动力学波动，包括：心动过速与过缓，血压忽高忽低，心律失常，甚至心脏停搏，在应激反应时心率和血压反应性降低，心输出量增加缓慢。在多个自主神经功能检测试验中，血压体位实验与心率变异性检测最为重要。治疗用药可继续服用至术前，但应注意其不良反应，如左旋多巴可引起低血压，服用氟氢可的松水钠潴留以增加血容量者，应对肾上腺皮质功能进行评估、并给予应激保护剂量糖皮质激素。② 注意呼吸管理。③ 注意循环管理。④ 本病无特殊禁忌的全身麻醉药，但应避免长效阿片类药物，以免引起术后长时间呼吸抑制；患者对非去极化肌肉松弛剂敏感、且效果难以预测，应在肌肉松弛监测下使用；禁用去极化肌肉松弛剂。⑤ 椎管内麻醉的安全性尚不清楚。区域神经阻滞对全身影响小，且有较好的镇痛作用，对有适应证的患者可能是一个较好的选择。⑥ 体温管理：自主神经功能障碍可致周围血管收缩性体温调节与排汗障碍，严重患者可能合并体温调节中枢障碍，术中容易出现低体温或体温升高，术中应常规行体温监测。⑦ 术后至少应在重症监测治疗条件下监测 24 小时。

416. 多系统萎缩症麻醉时呼吸管理要注意什么？

声带外展麻痹（VCAP）致声门开放障碍是本病的特异性病变，它导致喉内收肌收缩、喉部变窄及吸气气流受阻并出现喘鸣。MSA 相关的呼吸中枢受损及声带内收肌吸气性激活引起的反常性声带运动是造成 VCAP 的原因，严重者可能需要气管切开。研究发现，麻醉时上呼吸道梗阻的原因是多因素的，除 VCAP 外，还包括会厌炎和吸气时杓状软骨狭窄等。VCAP 者持续气道正压或麻醉诱导时过度加压呼吸可加重上气道阻塞,造成通气困难与窒息。VCAP 可致睡眠呼吸障碍、甚至夜间猝死,它是本病最常见的死亡原因。术前有睡眠呼吸窘迫病史及有吸气喘鸣音者更要警惕。患者术后可能出现声嘶与声带麻痹,术前应行直接喉镜检查。

417. 多系统萎缩症麻醉时循环管理要注意什么?

除自主神经功能障碍、容易发生严重的血流动力学波动外,还可因迷走神经背核等部位损害而引起心跳骤停。术中应加强血流动力学监测与管理,既要预防低血压,又要防止高血压。由于节后自主神经功能障碍致超敏反应,患者可能对直接作用型血管活性药物非常敏感,如静注小剂量去甲肾上腺素引起血压异常升高,但患者对间接作用型升压药(如:麻黄素)敏感性下降;临床上常需使用去甲肾上腺素、肾上腺素、去氧肾上腺素等直接作用型升压药,麻醉前应充分了解患者对这些升压药的反应,从小剂量开始用药。由于体位改变及麻醉药的影响,容易发生低血压,术前可适当补充糖皮质激素及充分适当输液、增加血容量,麻醉前应用弹力绷带加压包扎下肢,减少于外周静脉血管血液潴留;麻醉开始可根据血压情况持续静注输注小剂量去甲肾上腺素或肾上腺素;对迷走张力过高、心动过缓的患者,应维持偏快的心率,可用阿托品、异丙肾上腺素,严重者应安置心脏起搏器。

418. 多系统萎缩症椎管内麻醉的安全性如何?

尚不清楚。有作者认为本病属于脊髓小脑变性疾病,椎管内麻醉有使症状恶化的风险,且自主神经功能受损,麻醉后可能出现严重的血压与心率下降。但也有作者认为本病的主要病变并不在脊髓,目前已有数篇在蛛网膜下腔阻滞下手术的报道,并无证据表明它可恶化神经学症状。相反,有作者认为本病患者在椎管内麻醉时较少出现严重的血压下降,血流动力学较全身麻醉平稳,其原因可能与本病交感神经已经受损、椎管内麻醉时并不会引起交感神经进一步阻滞有关。

419. 什么是强直性肌营养不良?

强直性肌营养不良(myotonic dystrophy, DM)是一种以肌无力、肌萎缩、肌强直及多系统受累为主要临床特征的常染色体显性遗传性肌营养不良。它分为二型:① DM1 型(Steinert 病)由 DMPK 基因非编码区 CTG 三核苷酸重复序列的扩增引起,影响骨骼肌和平滑肌以及眼睛、心脏、内分泌系统和中枢神经系统的多系统;它又分为轻型(轻度肌强直,寿命正常)、经典型(肌肉无力和萎缩、肌强直)、先天型(出生时全身肌无力,常伴呼吸功能不全或死亡)。② DM2 型由 CNBP 基因

CCTG 重复扩增引起基因，成人发病或晚发型，主要为近端肌无力，但多系统受累通常较轻。DM 的发病机制还不清楚，可能与 RNA 毒性功能获得有关。新生儿发病率 1/8 000。

420. 肌强直性营养不良的临床表现是什么？

① 缓慢进行性肌肉无力和肌肉萎缩。可影响全身所有肌群，包括肢体、颈部屈肌、呼吸肌肉和咽喉部等延髓肌，但以远端肢体肌最重，致吞咽、呼吸困难、足下垂、步态障碍、难以完成精细操作，面肌与提睑肌无力导致上睑下垂及眼睑闭合与微笑无力的典型面部特征。呼吸肌（包括膈肌）无力致肺通气不足是主要死亡原因，咽部肌肉无力导致阻塞性睡眠呼吸暂停和吸入性肺炎，常有中枢性通气障碍，致中枢性睡眠呼吸暂停及二氧化碳通气反应降低、慢性高碳酸血症等。② 肌强直。③ 多系统受累表现：白内障；心脏病变是 DM1 第二位死亡原因，主要为心脏传导阻滞，还可能合并心肌病、瓣膜病等；传导阻滞包括无症状的 PR 间期延长到完全性房室传导阻滞，缓慢性心律失常和室性心动过速可能是猝死的主要原因；中枢神经系统功能障碍（睡眠障碍、认知与智力障碍、攻击行为、弥漫性脑白质病变与皮层萎缩等）、周围神经病变、自主神经功能障碍；胃肠道表现吞咽困难、胃排空障碍、便秘等；内分泌功能障碍包括原发性性腺功能减退症、高胰岛素血症与糖尿病、甲状腺功能异常等；癌易感性增加等。

421. 肌强直性营养不良麻醉管理要注意什么？

① 多系统病变（肌无力致呼吸功能障碍、心脏传导阻滞等、横纹肌溶解、中枢与周围神经病变、自主神经功能障碍等）、胃排空障碍与吞咽障碍致反流误吸的风险等。② 应尽量选择局麻并减少镇静药用量，也可用椎管内麻醉。区域神经阻滞其安全不清楚，神经电刺激引导下实施可引起肌强直，应禁止，可在熟练的超声引导下慎重实施。患者对全身麻醉药、镇静药、阿片类药物、肌肉松弛剂极度敏感，应减量、滴定式应用。避免长效、强效呼吸抑制药。禁用去极化肌肉松弛剂琥珀胆碱，它可导致严重的肌强直与高血钾，并有触发恶性高热的风险；慎用非去极化肌肉松弛剂，建议用罗库溴铵（但有注射痛），肌肉松弛拮抗推荐用舒更葡糖，不用新斯的明，因它可导致再箭毒化或拮抗不全；阿曲库铵较安全。丙泊酚可引起肌强直，它可能与注射痛有关，但大多是安全的；因依托咪酯对类固醇的抑制，不推荐连续输注。阿片类药物可能会导致肌肉僵硬，有作者建议避免，但小剂量的短效瑞芬太尼是安全的。右美托咪定是复合麻醉的良好选择。有作者推荐全身麻醉用短效

苯二氮䓬类瑞马唑仑,因它还有特异的拮抗剂氟马西尼。③ 注意预防肌强直及肌肉的保护。肌酸磷酸激酶(CK)监测有助于了解肌肉病变的程度及发现横纹肌溶解。④ 本病是否是恶性高热(MH)高危者有争议。有多篇安全应用氟化醚类吸入麻醉药的报道,有作者认为其 MH 风险并不高于普通人群,但也有报道发生恶性高热者。建议按恶性高热高危者处理。⑤ 术后仍需密切监测呼吸与循环功能。

422. 肌强直性营养不良肌强直的临床表现是什么?

肌强直为持续性肌肉收缩或刺激终止后肌肉持续收缩,与氯离子通道突变导致肌肉持续去极化有关,通常不伴肌无力,也不引起血钾浓度升高,可导致疼痛或无痛。特点是"握力肌强直"及"敲击性肌强直",并有"热身现象"。全身肌肉均可受影响,面部肌与咽喉肌等延髓肌肉受累可导致说话和吞咽困难。寒冷可加重之。肌强直通常为轻度至中度,很少需要治疗。周围神经阻滞或神经肌肉阻滞剂无效,局麻药浸润及苯妥英、美西律、普鲁卡因胺、奎尼丁等药物可能有效。

423. 麻醉期间如何预防肌强直性营养不良的肌强直?

首先要注意保温;避免穿刺疼痛与注射痛;避免用电刀及其他神经肌肉电刺激装置(如:尺神经刺激肌肉松弛监测、神经刺激引导下神经阻滞、喉返神经刺激仪等);慎用丙泊酚,避免其注射痛;避免用大剂量阿片类药;禁用琥珀胆碱。局麻药浸润及苯妥英、美西律、普鲁卡因胺、奎尼丁等药物可能对肌强直有效。

424. 什么是 N-乙酰谷氨酸合成酶缺乏症?

N-乙酰谷氨酸合成酶缺乏症(N-acetylglutamate synthetase deficiency,NAG synthetase deficiency,NAGS deficiency,NAGSD)是一种以高氨血症为临床特征的常染色体隐性遗传性尿素循环障碍性疾病。其病因是由于 N-乙酰谷氨酸合成酶(NAGS)基因突变所致,NAGS 编码位于肝细胞线粒体内的 NAGS,其作用是催化乙酰辅酶 A 与谷氨酸合成 N-乙酰谷氨酸(N-acetylglutamate,NAG),而 NAG 是肝脏尿素循环的重要限速酶——氨基甲酰磷酸合成酶(carbamyl phosphate synthetase,CPS)的变构激活剂。CPS 的作用是催化氨与 CO_2 缩合成氨基甲酰磷酸,这是尿素循环的重要第一步。NAGS 缺乏致 CPS 不能激活,从而导致尿素循环障碍,蛋白质的代谢废物氨,无法转变为尿素经尿排出,它在血液中以氨的形式异常积累引起高氨血症。本病极为罕见,据估计全世界只有不到 200 例报道。

425. N-乙酰谷氨酸合成酶缺乏症的临床表现是什么？

临床表现为高氨血症。NAGS 完全缺乏者在新生儿期即可出现严重表现：拒食、反复呕吐、腹泻、躁动、进行性嗜睡、肝脏异常增大及癫痫发作、精神混乱、呼吸窘迫、昏迷、脑水肿，甚至死亡；NAGS 部分缺乏者表现相对温和，可能在婴儿期、儿童期、甚至成年期出现症状，包括：生长发育不良、嗜睡、呕吐、癫痫、共济失调、肌肉张力减退、智力障碍等。实验室检查：血氨升高，血瓜氨酸下降，尿乳清酸阴性等。

426. N-乙酰谷氨酸合成酶缺乏症如何诊断及治疗？

① 诊断根据临床表现及血氨升高等实验室检查，基因检测可确诊。② 治疗包括蛋白质限制饮食、促进氨排泄的尿素循环替代途径等；氨甲酰谷氨酸（N-carbamylglutamate，NCG。商品名：Carbaglu⑧)与 NAG 结构类似，有激活 CPS 的作用，在临床上受到重视；严重患者可能需要肝移植。

427. N-乙酰谷氨酸合成酶缺乏症的麻醉管理要注意什么？

① 对所有不明原因的脑病患者，或术后长时间不苏醒的患者，均应测定血氨，以排除尿素循环障碍性疾病。择期手术应在血氨正常、神经系统及全身症状缓解期实施。麻醉前应积极降氨治疗，严重者应血液透析。术前尽量缩短禁食时间，禁食期间静脉持续输注葡萄糖液。氨甲酰谷氨酸应持续服用至术前，术后尽早重新服药。② 其麻醉管理可参考"鸟氨酸氨甲酰基转移酶缺乏症"。要保证良好的麻醉与镇静镇痛效果，维持内环境稳定，维持合成代谢、避免分解代谢，监测血氨浓度，预防及处理血氨升高。除基因突变外，一些外源性原因（短链脂肪酸积累、有机酸血症或应用丙戊酸等）也可能抑制 NAGS 的活性，从而加重本病的病理改变；麻醉药对 NAGS 的活性的影响尚不清楚，但推测临床常用的麻醉药是安全的。

428. 什么是新生儿糖尿病？

新生儿糖尿病（neonatal diabetes mellitus，NDM）是一组在出生后早期起病的单基因糖尿病。多在出生后 6 个月内起病，亦有极少数在出生后 6～12 个月起病。活产婴儿发病率为 $1/90\,000$～$1/160\,000$。本病常以糖尿病酮症酸中毒或血糖明显升高起病。按表型特征，它分为暂时性（TNDM）、永久性（PNDM）及综合征型（SNDM）。其中，TNDM 表现为宫内发育迟缓，出生后 1 周左右即出现严重高血糖，约 12 周后恢复，约半数患者在青春左右复发，表现类似 2 型糖尿病；PNDM

糖尿病表现为持续性,无缓解期。目前已知有 22 个基因突变(如 KCNJ11、FOXP3、ABCC8、INS、GATA6、PDX1、GATA6、PDX1、EIF2AK3 等)及染色体 6q24 区印迹异常与本病有关,据此将它们分为 23 个亚型。

429. 新生儿糖尿病的临床表现是什么?

临床表现因 PNDM、TNDM 及基因型而异,表现为 1 型和/或 2 型糖尿病,血糖升高和/或糖尿病性酮症酸中毒、高渗透压综合征。部分患者可能有糖尿病以外表现,还可能合并多器官病变。

430. 新生儿糖尿病如何诊断及治疗?

① 诊断:根据临床表现,基因检测可分型与确诊。② 治疗:大部分病例用胰岛素治疗有效。同时治疗低血糖、糖尿病酮症酸中毒、高血糖高渗透压综合征等代谢紊乱等相关合并症。KCNJ11、ABCC8 基因型用磺脲类降糖药治疗有效,SLC19A2 基因型需维生素 B_1 治疗。

431. 新生儿糖尿病的麻醉前管理要注意什么?

① 除糖尿病及其并发症外,NDM 的单基因突变还可能合并糖尿病以外表现,甚至是某些综合征的一部分。② 新生儿期高血糖的病因很多,血糖升高并非都是由本病引起,应仔细检查与鉴别,以免遗漏其他重要病变。③ 术前管理目标:择期手术应维持糖化血蛋白在基本正常范围,血糖控制在正常偏高的范围,纠正糖尿病酮症酸中毒、高血糖高渗透压综合征等代谢紊乱、营养状况改善。④ 麻醉前应缩短禁食时间,在禁食期间应持续输注葡萄糖液,根据血糖加或不加胰岛素。磺脲类降糖药在手术当天停药,用皮下胰岛素输注泵者,在进入手术室前应暂停,改为静脉持续输注正规胰岛素。但对一些体表短小手术或诊断性检查的麻醉,可不必停药,但应加强血糖监测。

432. 新生儿糖尿病的麻醉管理要注意什么?

① 保证良好麻醉质量,预防麻醉及手术创伤所致的过度应激反应带来的胰岛素抵抗、高血糖等代谢紊乱。② 血糖管理与预防糖尿病相关合并症是麻醉管理的重点,需注意低血糖的危害更大。围术期应持续输注葡萄糖液以维持机体基本生理需要及预防低血糖,新生儿葡萄糖输注速度为 $6\sim12$ mg/(kg·min),同时静脉持续输注胰岛素新生儿正规胰岛素起始用量为 $0.02\sim0.1$ U/(kg·h),预防酮症

酸中毒。血糖不低于 7 mmol/L。维持血糖在正常偏高的水平,尤其是小婴儿。

433. 什么是视神经脊髓炎?

视神经脊髓炎(neuromyelitisoptical,NMO)是一种以脊髓炎和视神经炎为主要临床特征的自身免疫性中枢神经系统炎性脱髓鞘疾病。NMO 涉及范围广、病变程度亦不相同,IPND 建议将其命名为"NMO 谱系疾病(NMOSD)",这一"谱系"包括:视神经炎、脊髓炎、脑干病变、脑综合征等及其组合。发病机制尚不完全清楚,可能与自身免疫及遗传易感性有关。大部分患者体内可检出 AQP4 - IgG。AQP4 - IgG 与 AQP4 结合后,在补体的参与下造成星形胶质细胞炎性反应及坏死、少突胶质细胞损伤和脱髓鞘。但部分患者体内不能检出 AQP4 - IgG。NMOSD 分为 AQP4 - IgG 阳性、AQP4 - IgG 阴性、未知血清状态。AQP4 还存在于肾集合管、胃壁细胞、呼吸道、分泌腺和骨骼肌中,但常免受损害。近年 MOG 作为另一个抗原靶点受到重视。患病率为 1/100 000～5/100 000,女多于男,中位年龄为 39 岁。

434. 视神经脊髓炎的临床表现是什么?

急性或亚急性起病,反复发作,每次发作均可遗留严重神经功能残疾。两次发作之间可能间隔几周或几年,发作前可能有或没有上呼吸道感染等。表现为视神经炎与脊髓炎症状,而脊髓炎可扩展至脑干,表现为 6 组核心症候群,它们可单独或同时出现:视神经炎、长节段性横贯性脊髓炎(发生在脊髓任何部位,常累及 3 个以上节段)、极后区综合征(表现为顽固性呕吐与呃逆)、急性脑干综合征、症状性嗜睡或急性间脑综合征、症状性脑综合征。临床表现包括:单或双侧眼痛及视力丧失、恶心、呕吐、吞咽困难、顽固性呃逆、剧烈瘙痒、强直性痉挛;运动及感觉障碍、截瘫、膀胱功能障碍、大小便失禁、呼吸衰竭、认知功能障碍和自主神经功能失调等。

435. 视神经脊髓炎如何诊断与治疗?

① 诊断:根据病史、临床表现、血清 AQP4 - IgG 检测阳性、除外其他疾病等。② 治疗:急性期治疗以减轻症状、缩短病程、预防并发症为目标,包括:糖皮质激素、免疫调节剂、静注免疫球蛋白、血浆置换等,缓解期治疗以防止复发及延缓残疾为目标,包括:硫唑嘌呤、吗替麦考酚酯、甲氨蝶呤、利妥昔单抗、环磷酰胺等,其他:康复与对症治疗等。

第十章

436. 视神经脊髓炎麻醉管理要注意什么？

　　① 麻醉前应对病变累及的范围与程度进行仔细评估，明确脊髓病变的节段与脑干病变的部位。注意部分患者可能还合并其他自身免疫性疾病。② 感染、妊娠、应激等因素可诱发本病复发，术前应控制各种感染、纠正水电解质平衡紊乱、尽量避免外科手术。择期手术应在疾病的缓解期实施。③ 上述免疫调节剂应持续用至术前，要注意它们的不良反应及与麻醉药的相互作用，建议围术期给予与应激保护剂量或冲击剂量的糖皮质激素。急性期不得不行急救手术时，术前应继续糖皮质激素与免疫调节治疗，同时静脉给予 IgG，必要时行血浆置换治疗。④ 椎管内麻醉的安全性有争议。反对者认为，脊髓神经元脱髓鞘病变可能更容易受局部麻醉药神经毒性损害，而且可能难以区分穿刺时脊髓损伤与 NMOSD 的发生或复发。但也有作者认为，尽管 NMOSD 对椎管内麻醉表现出高度的敏感性，并非禁忌。目前关于 NMOSD 椎管内阻滞报道较少、且结果相互矛盾。我们建议采取谨慎的方法，尽量避免椎管内阻滞或至少避免蛛网膜下腔阻滞、有选择性实施硬膜外阻滞。实施前应充分告知。这对产科患者尤其重要，因为妊娠可诱发本病。⑤ 麻醉管理原则同其他中枢神经与周围神经系统疾病，应维持呼吸、循环与内环境的稳定，尤其要注意体温的管理，避免低体温与高体温。良好的麻醉管理及预防感染，也是预防手术麻醉后病情复发的重要措施。⑥ 本病主要死亡原因是神经源性呼吸衰竭。应注意呼吸功能的维护，尽量避免使用有长效呼吸抑制作用的阿片类药物等；慎用非去极化肌肉松弛剂，禁用去极化肌肉松弛剂。

437. 什么是尼曼匹克病？

　　尼曼匹克病（niemann-pick disease，NPD）是一种常染色体隐性遗传性脂质贮积性疾病，由 *NPC1* 或 *NPC2* 基因的突变引起。它与黏多糖贮积症同属溶酶体贮积病，但本病是由于脂质代谢障碍所致，细胞内脂质异常贮积可造成细胞功能障碍及细胞死亡。病变累及肝、脾、肺、骨髓、大脑等全身多器官及系统，出现相应组织和器官损伤症状。不同的临床分型其患病率不同，NPDA 型和 B 型见于各种族，患病率约为每 25 万人中 1 例，A 型在德系犹太人中更常见，其患病率约为每 4 万人中 1 例；C 型在西班牙裔波多黎各人中最常见，C1 型和 C2 型总患病率约为每 15 万人中 1 例，其中 C1 型更常见，约占 95%。此外，既往的 D 型现归类于 C1 型，它主要见于加拿大 Nova Scotia 省 Yarmouth 郡的法裔加拿大人群中。

438. 尼曼匹克病临床表现的临床表现是什么？

　　临床表现包括中枢神经受损、神经精神症状及内脏器官（肝、脾、肺、骨髓等）损害症状。其中，内脏器官损害症状在较年轻者中更为常见，但随着时间的推移，出现神经精神症状，并日益加重。内脏器官损害症状包括：胆汁淤积、黄疸、生长发育不良、肝脾肿大、血细胞减少等。神经精神症状包括：小脑性共济失调、肌张力障碍或震颤、癫痫发作、眼肌麻痹、听力丧失、构音障碍、失去先前获得的语言技能、吞咽困难、晕厥等，患者可能出现猝倒，"痴笑性猝倒"是其特征。同时可合并痴呆、认知障碍、儿童中晚期笨拙或书写困难，成年人可能会出现执行功能障碍，老年人可能首先被误诊为痴呆或精神疾病，如重度抑郁症或精神分裂症等。网状内皮系统及骨髓可见充满脂质的泡沫细胞（Niemann-Pick 细胞）。

439. 尼曼匹克病如何分型？

　　根据其临床表现及基因变异，本病分为 A、B、C 三型。① NPD－A 型及 NPD－B 型是由于 SMPD1 基因变异所致，鞘磷脂分解减少并细胞中贮积。有人认为它们是一个独立的疾病，统称为"酸性鞘磷脂酶缺乏病"。NPD－A 型最重，婴儿早期起病，主要见于犹太家庭；主要表现为严重的脑损伤与间质性肺病，存活期很少超过 18 个月。NPD－B 型通常在幼儿期起病，其症状与 A 型相似，但较轻；主要为肝脾肿大、间质性肺病及反复肺部感染、血小板减少、身材矮小与骨龄延迟；约 1/3 患儿有眼樱桃红点及神经损伤，患者通常能成活到成年。② NPD－C 型：是由于 NPC1 基因或 NPC2 基因变异、无酯化胆固醇、鞘磷脂及糖鞘脂在脑及肝脾等全身组织中异常贮积；可见于各年龄层，根据出现症状的时间分为围生期型、早婴型、晚婴型、青少年型及成人型；核上性垂直性眼动麻痹（VSGP）是其早期特点；但通常在 20～30 岁左右死亡。NPD－C 型又分为 NPD－C1 型及 NPD－C2 型，其中 NPD－C1 型与 NPC1 基因突变有关，并影响大脑和内脏。NPD－C2 型与 NPC2 基因的纯合突变有关，其症状比 NPD－C1 型更严重，主要影响肺部，泡沫细胞在肺内积聚导致肺间质病变。

440. 尼曼匹克病如何诊断及治疗？

　　① 诊断：根据临床表现、骨髓检查 Niemann-Pick 细胞及 A、B 型者培养成纤维细胞内鞘磷脂酶活性低下或串联质谱分析测定血酸性鞘磷脂酶活性低下；C 型者测定细胞内胆固醇脂化能力。基因检测可确诊。② 治疗：主要为对症治疗，近年来米格司他（Miglustat）已用于 C 型患者的治疗，它可阻止糖鞘脂的合成。此

外，NPC 主要病变为细胞内生性胆固醇等的贮积，与细胞外生性胆固醇无关，低脂肪和胆固醇饮食对本病无影响。

441. 尼曼匹克病的麻醉管理要注意什么?

① 病变累及全身多器官及系统的全身性疾病，部分患者预后极差、甚至在出生后早期死亡。死亡原因多为肺部感染及肺部合并症、神经系统病变及肝功能衰竭。麻醉前应对患者全身状况进行综合评估，并制订相应的麻醉管理计划。② 文献报道，麻醉并发症包括呼吸抑制、肺部感染、体温过低、癫痫发作、肝功能不全、血小减少与凝血功能障碍等。呼吸管理是围麻醉期管理重点，患者可能是困难气道，肺间质病变、吞咽困难与反流、误吸及气道分泌物增多等，易发生肺部感染及呼吸功能不全，术后应做好长时间呼吸支持治疗的准备。③ 本病无特殊禁忌的麻醉药，为避免术后苏醒延迟及长时间的呼吸抑制，建议使用对肝肾功能影响较小、苏醒快的短效麻醉药，如七氟烷、丙泊酚及瑞芬太尼等，由于合并神经肌肉病变，建议尽量避免用肌肉松弛剂，禁用去极化肌肉松弛剂。

442. 什么是非综合征型耳聋?

非综合征型耳聋(non-syndromic deafness, nonsyndromic hearing loss)是一组由基因异常所导致的、以听力部分或全部丧失为特征的遗传性疾病。约占遗传性耳聋的 70%。与综合征性耳聋不同的是，它除耳聋外不伴有其他体征和症状。本病按遗传方式分为常染色体显性遗传(DFNA)、常染色体隐性遗传(DFNB)、X连锁遗传(DFNX)或线粒体遗传，各型还包括多种亚型，按发现的顺序编号。目前已发现约 100 多个基因与本病相关，包括 GJB2、GJB6、GJB3、SLC26A4、POU3F4等。环境因素(某些药物、感染、噪声环境等)与年龄等在本病的发生、发展中也起着一定的作用。

443. 非综合征型耳聋的临床表现是什么?

单耳或双耳听力障碍，程度从轻到重度，病情可为稳定或渐进性加重;性质可为感音神经性、传导性或混合性，或有高、中、低音调独特的听力障碍模式。听力障碍发生的时间从婴儿期到老年期，发生于儿童学说话之前者有语言障碍。

444. 非综合征型耳聋的麻醉管理要注意什么?

① 听力及语言障碍，沟通困难。听力障碍也常是一些综合征的临床表现之

一，注意患者可能合并一些麻醉管理困难的致命性先天性异常。② 麻醉管理原则：保护患者残存的听力、避免听力障碍变为听力完全丧失（"全聋"）。可能加重听力障碍的危险因素有：年龄、中耳内压及颅内压升高、耳毒性药物、高体温、噪声、感染等；应维持耳蜗及听觉神经传导通路的血流灌注、氧供需平衡及代谢正常，维持血流动力学与内环境的稳定、避免颅内压及体温升高；保持手术室环境的安静；避免有耳毒性的药物。目前已知有 200 多种药物和化学物质可损害听力，如：氨基甙类抗生素、顺铂和卡铂等抗癌药、阿司匹林等水杨酸类解热镇痛药、奎宁等抗疟药。麻醉药的耳毒性尚不清楚，异氟烷对听力有一定影响，但长期作用不清楚。挥发性吸入麻醉剂及氧化亚氮均可扩散到中耳腔，可立即、并逐渐增加中耳腔的压力，其中氧化亚氮最为明显，应尽量避免用吸入麻醉。

445. 什么是努南综合征？

努南综合征（noonan syndrome），又称女性假 Turner 综合征（female pseudo-turner syndrome）、男性 Turner 综合征（male turner syndrome）等。本病是一种以特殊容貌、骨骼异常、心脏畸形及精神发育迟滞等为主要临床特征的常染色体显性遗传性疾病。其病因不明，可能与编码 RAS/MAPK 细胞内信号传递通路成分的基因异常有关。目前已发现至少有 10 多个基因突变与本病有关，其中最常见的 5 个基因是：PTPN11（占 50%），SOS1（占 10%～13%），RAF1（占 5%），RIT1（占 5%），KRAS（少于 5%）；其他相关基因还有：NRAS、BRAF、MEK2、RRAS、RASA2、A2ML1、SOS2 和 LZTR1 等。它属于患病率相对较高的一种先天性疾病，欧美报道新生儿患病率约为 1/1 000～1/2 500，日本约为 1/10 000。我国患病率不详，但有较多文献报道。男性多于女性。

446. 努南综合征的临床表现是什么？

临床表现与 Turner 综合征相似，但本病的心血管畸形以肺动脉狭窄为主，表型男或女，染色体核型正常。其临床表现范围与严重程度有很大差异，既有只有轻微的面部异常，也有严重畸形者。① 可能合并精神神经发育迟滞、智力障碍。② 特殊容貌：眼距宽、眼睑下垂、斜视、睑裂、内眦皮褶；耳低位；小下颌、高颚弓；颈短、颈蹼（翼状颈）等。鼻唇褶皱，皮肤透明，部分患者合并皮肤色素变化，毛发卷曲，弓形或钻石形眉毛。③ 生长发育障碍。身材矮小，呈侏儒状，第二性征发育差。胸廓畸形（鸡胸、漏斗胸），脊柱侧弯，可能合并颈椎狭窄、Arnold-Chiari 畸形和脊髓空洞症（syringomyelia）等。④ 超过 2/3 的患者合并心血管畸形。约

第十章

20％～33％患者合并凝血功能障碍。⑤ 其他：可能合并淋巴管发育不良，出现肺淋巴管及肠淋巴管扩张，肠内淋巴管扩张可导致蛋白质丢失肠病。此外，患者易患恶性肿瘤，其中最常见为白血病。

447. 努南综合征的麻醉管理要注意什么？

① 常合并全身多器官与系统病变，尤其是心血管畸形发生率较高，肺动脉狭窄（约占 80％），其次为肥厚梗阻型心肌病，其他还有房缺、室缺、动脉导管未闭等。大多数病例为单一的心脏缺陷，但也可能为复杂心脏畸形，它是麻醉管理的重点。② 患者可能合并智力障碍，术前沟通困难，麻醉前应适当安抚与镇静。新生儿淋巴管发育不良可致四肢周围淋巴水肿，可能面临周围静脉穿刺困难。营养不良及水电解质失衡者，术前应尽量纠正。③ 气道管理：颌面部及颈椎畸形，可能为困难气道者；易出现反流、误吸；可能合并鼻咽腔结构异常与经鼻插管困难；可能合并 Arnold-Chiari 畸形、甚至颈椎半脱位，气道操作与颈静脉穿刺等时注意预防颈髓损伤。④ 凝血功能障碍表现为凝血因子不足（XI、因子 XII 和/或 VII 减少）、血小板减少或功能低下，有的可能合并 von Willebrand 病，它们增加出血的风险。这些患者应慎行椎管穿刺及深部神经阻滞与锁骨下静脉穿刺。⑤ 注意恶性高热（MH）的风险。

448. 努南综合征是恶性高热高危者吗？

这个问题是麻醉的重要关注点。结论是：努南综合征不是恶性高热（MH）高危者，本病与恶性高热无关，也不存在使用氟化醚类挥发性麻醉剂、琥珀胆碱和（或）其他 MH 触发药物的禁忌。临床报道了一些"诊断"为努南综合征的患者发生 MH，其原因与个别 King-Denborough 综合征者被误诊为努南综合征所致。因为这二者的临床表现极为相似，容易混淆。我们建议除非已经完全排除 King-Denborough 综合征者，努南综合征最好按 MH 高危者处理，围术期应加强体温监测与管理。因为 MH 后果严重，目前我国大部分医院尚不能很好鉴别努南综合征与 King-Denborough 综合征，而现有静脉麻醉药完全可满足临床需要。

449. 什么是 King-Denborough 综合征？

King-Denborough 综合征是一种典型的恶性高热（MH）高危性先天性肌病，与19 号染色体上编码骨骼肌肌浆网上的钙通道 Ryanodine 受体 1 基因（RYR1）突变有关。其表型与努南综合征十分相似。

450. 什么是鸟氨酸氨甲酰基转移酶缺乏症?

鸟氨酸氨甲酰基转移酶缺乏症(ornithine transcarbamylase deficiency, OTCD),又称鸟氨酸氨甲酰基转移酶缺乏致高氨血症(hyperammonemia due to ornithine transcarbamylase deficiency)、高氨血症Ⅱ型。本病是一种罕见的 X 连锁显性遗传性尿素循环障碍性疾病,主要临床特征是氨代谢障碍引起高氨血症。其病因是 X 染色体上的鸟氨酸氨甲酰基转移酶(OTC)基因变异、肝细胞 OTC 先天性缺乏、尿素循环的第二步氨基甲酰磷酸不能与鸟氨酸缩合生成瓜氨酸,从而导致尿素循环受阻。本病在尿素循环相关酶缺陷引起高氨血症疾病中最为常见,患病率约 1/50 000,男性多见。

451. 尿素循环障碍性疾病主要有哪几种?

体内的氨(NH_3)主要通肝脏的"尿素循环(鸟氨酸循环)"合成尿素、并通过尿液从体内排出。尿素循环分为五个步骤,在这一过程中可能有多种酶缺陷而引起代谢性疾病与高氨血症。除鸟氨酸氨甲酰基转移酶缺乏症为 X 连锁显性遗传外,其他均为常染色体隐性遗传:第一步,氨与二氧化碳缩合成氨基甲酰磷酸。它由氨基甲酰磷酸合成酶催化,该酶缺陷导致氨基甲酰磷酸合成酶缺乏症(高氨血症Ⅰ型)。第二步,氨基甲酰磷酸与鸟氨酸缩合生成瓜氨酸。它由鸟氨酸氨甲酰基转移酶(OTC)催化,该酶缺陷导致鸟氨酸氨甲酰基转移酶缺乏症(高氨血症Ⅱ型)。第三步,瓜氨酸与天冬氨酸反应生成精氨酸代琥珀酸。它由精氨酸代琥珀酸合成酶催化,其缺陷导致精氨酸代琥珀酸合成酶缺乏症,又称瓜氨酸血症。第四步,精氨酸代琥珀酸裂解为精氨酸与延胡索酸。它由精氨酸代琥珀酸裂解酶催化,其缺陷导致精氨酸代琥珀酸裂解酶缺乏症,又称精氨酸代琥珀酸尿症。第五步,精氨酸裂解为尿素与鸟氨酸。它由精氨酸酶催化,其缺陷导致精氨酸酶缺乏症,又称高精氨酸血症等。

452. 鸟氨酸氨甲酰基转移酶缺乏症的病理生理改变是什么?

① 高氨血症:氨是一种强效神经毒素,它可通过血脑屏障,影响中枢神经系统的功能并对神经细胞有损害作用。其机制包括:干扰脑的能量代谢、活性氧产生增多等损害直接中枢神经系统,同时导致中枢神经系统兴奋性神经递质减少、抑制性神经递质增多。急性期可见脑水肿、颅内高压、脑细胞坏死等,缓解期可见皮质萎缩、脱髓鞘样改变及海绵样变性等。氨还可干扰肝细胞的能量代谢并对肝脏有损害作用。② 瓜氨酸合成障碍,大量氨甲酰基磷酸进入胞质,增加了嘧啶的合成,

抑制了乳清酸磷酸核糖转移酶活性，导致乳清酸在体内蓄积。

453. 鸟氨酸氨甲酰基转移酶缺乏症的临床表现是什么？

① 对男性的影响比女性更大，而且只在男性中充分表达。女性基因携带者症状轻微。② 症状出现的时间及其程度与酶缺陷程度有关。早发型患者在新生儿期出现症状，迟发型者可在年长儿发病或晚至 40～50 岁时发病。新生儿发病者多在出生后数天出现嗜睡、抽搐、呕吐等，严重者在出生后早期死亡。儿童期及此后发病者表现为间歇性、反复发作的高氨血症，不同程度的厌食、呕吐、淡漠、抽搐、嗜睡、谵妄甚至昏迷、呼吸异常等，长期发作可遗留共济失调、智力低下、自残、易怒、发育迟缓、癫痫、肌张力减退、脑瘫等神经精神损伤的症状。此外还合并肝肿大等肝损害症状。③ 实验室检查：血氨升高，血浆瓜氨酸水平低、谷氨酸水平高；尿乳清酸浓度高，肝活检 OTC 活性低。

454. 鸟氨酸氨甲酰基转移酶缺乏症如何诊断及治疗？

诊断：根据临床表现及实验室检查与肝活检，基因检测可确诊。治疗包括：蛋白饮食限制（无蛋白质或低蛋白质高热量饮食，辅以必需氨基酸及精氨酸与瓜氨酸）；尿素循环替代途径排氨药中，口服制剂苯丁酸钠与苯丁酸甘油（glycerol phenylbutyrate，RAVICTI™）在体内代谢成苯乙酸，后者在肝中与谷氨酰胺（含 2 分子氮）结合成苯乙酰谷氨酰胺复合物，它们容易通过肾脏排泄，主要用于慢性高氨血症的治疗。急性高氨血症的急救治疗可用静脉制剂苯乙酸钠和苯甲酸钠复方制剂（sodium phenylacetate 加 sodium benzoate，ammonul），其中，苯甲酸钠可与内源性甘氨酸结合变成马尿酸，它与苯乙酰谷氨酰胺复合物一样容易从尿中排出。合并意识障碍的重症患者应行血液或腹膜透析。OTC 活性极低的重症患者可行肝移植。

455. 鸟氨酸氨甲酰基转移酶缺乏症的麻醉管理要注意什么？

① 饥饿、麻醉、手术创伤、感染等是诱发高氨血症的重要原因。围术期继续无蛋白质或低蛋白质高热量饮食，辅以必需氨基酸及精氨酸与瓜氨酸，同时补充肉碱。尽量缩短禁食时间，术前禁食期间应持续静脉输注葡萄糖液。苯丁酸钠与苯丁酸甘油可持续服用至术前，术后应尽量早期重新开始服药。② 麻醉前评估的重点是神经系统与肝功能损害的程度、营养状况及血氨水平等。对术前已确诊的患者，择期手术应选在血氨浓度正常、疾病的缓解期实施。血谷氨酰胺是预测高氨血

症发作的敏感指标。对血氨显著升高、合并有意识障碍等中枢神经系统症状的急诊手术患者,麻醉手术风险极大,首先应积极救治,快速降低血浆氨浓度,逆转分解代谢,避免和/或治疗颅内压升高,主要措施包括:静脉输注葡萄糖及脂肪乳剂等高能量液,防止蛋白质分解;静脉注射苯乙酸钠和苯甲酸钠复方制剂;血液或腹膜透析等。③ 要特别注意一些术前未能诊断的本病患者。本病临床表现个体差异大,部分患者起病隐匿,呈间歇性发作,有的被误诊为"病毒性脑炎""肝炎"等。尤其是女性异常基因携带者平时无任何症状,但在手术、妊娠及分娩等应激状况时出现症状或症状加重,术前要详细询问家族史及病史,对术后出现意识障碍或全身麻醉后长时间不苏醒的患者要测血氨。

456. 鸟氨酸氨甲酰基转移酶缺乏症的麻醉管理要注意什么?

① 麻醉管理原则是:避免血氨升高、预防及处理神经系统合并症、加强肝脏及其他重要器官的保护等。维持合成代谢、避免分解代谢是预防血氨升高最重要措施,饥饿、麻醉手术、感染等应激因素可致蛋白质分解代谢增加,应保证良好的麻醉效果,维持生命体征与内环境稳定;围术期静脉充分补充葡萄糖液和(或)脂肪乳剂,为防止输注葡萄糖液导致血糖升高,可加入适量胰岛素,术中应常规监测血糖,防止低血糖。② 无文献报道提示临床常用的麻醉药对鸟氨酸氨甲酰基转移酶或尿素循环相关酶有直接影响,良好的麻醉管理比麻醉药的选择更为重要。由于氨对中枢神经系统的毒性作用及反复发作遗留的神经系统损伤,患者对麻醉药的耐受性下降,临床上应根据患者个体反应适当增减麻醉药的用量。为便于术后意识状态的评估及维持肝脏残存的氨解毒作用,全身麻醉时应采用苏醒快,且不加重肝脏损害的麻醉药,可用异丙酚、七氟烷、瑞芬太尼等,肌肉松弛药可选阿曲库铵或顺式阿曲库铵,对合并神经肌肉损伤者,禁用琥珀胆碱。局部麻醉或局部麻醉联合全身麻醉可能有助于防止血清氨水平升高;对高危患者,椎管麻醉或区域神经阻滞还有助于评估患者的意识状态。③ 糖皮质激素、氟哌啶醇、丙戊酸等可引起血氨升高,应慎用;甘氨酸液曾用作膀胱镜检查及手术时的冲洗液,但因为它可引起高氨血症,应禁用。④ 术中应常规监测血氨浓度。血氨正常值为 $10\sim30\ \mu mol/L$,高氨血症时血氨常 $>100\ \mu mol/L$。对术后长时间不苏醒的患者要检测血氨。麻醉医师必须掌握上述高氨血症的急救知识。⑤ 感染是诱发高氨血症发作的重要原因。在进行麻醉操作时应严格遵守无菌原则,尽量避免一些可有可无的有创操作;合并肺感染时应控制后手术。

457. 什么是成骨不全症?

成骨不全症(osteogenesis imperfecta,OI),又称脆骨病(brittle bone disease,fragilitas ossium),民间称"瓷娃娃"。本病是一种由于构成人体骨骼的重要有机质Ⅰ型胶原蛋白合成或加工异常所引起的罕见遗传性骨骼(结缔组织)疾病。其特征是骨密度低下、骨脆性增加及容易反复发生骨折,常合并其他先天性异常与代谢障碍。本病的病因尚不完全清楚。Ⅰ型胶原蛋白是构成骨骼、皮肤、肌腱、瓣膜等组织的主要蛋白。本病遗传模式包括:常染色体显性(AD)、常染色体隐性(AR)、X连锁遗传,其中以 AD 最多见。目前发现多个基因突变与本病有关,其中编码Ⅰ型胶原蛋白的 COL1A1 和 COL1A2 基因突变最常见。发病率因分型而不同,新生儿发病率约为 1/15 000～1/20 000。

458. 成骨不全症如何分型?

本病的分型尚未统一,目前较多采用的是国际骨骼发育异常学会的分型(Ⅰ～Ⅳ或Ⅰ～Ⅴ型),各型的遗传方式与相关致病基因如下:Ⅰ型(不变形型):最轻、最常见。常染色体显性遗传者相关基因为 COL1A1,COL1A2;X 连锁(X-linked)遗传者相关基因为 PLS3。Ⅱ型(围产型):最严重,常染色体显性或隐性遗传。相关基因为 COL1A1,COL1A2,CRTAP,LEPRE1,PPIB,BMP1。Ⅲ型(逐步变形型):严重程度介于Ⅰ、Ⅱ型之间,常染色体显性或隐性遗传;相关基因为 COL1A1,COL1A2,CRTAP,LEPRE1,PPIB,FKBP10,SERPINH1,SERINF1,WNT1。Ⅳ型:常染色体显性或隐性遗传;相关基因为 COL1A1,COL1A2,CRTAP,FKBP10,SP7,SERPINF1,WNT1,TMEM38B。Ⅴ型(骨间膜钙化或肥厚性骨痂型):常染色体显性遗传,相关基因为 IFITM5;也有文献将此型归类于Ⅳ型。

459. 成骨不全症的临床表现是什么?

其临床表现从轻微的几乎无症状,到婴儿期出现肋骨骨折与畸形、头颅脆弱及无法正常生活的长骨骨折、甚至早期死亡的围生型。主要表现为在轻微外力下容易发生反复骨折、骨折后继发骨骼畸形、身材矮小、胸廓与脊柱畸形等;其他:蓝巩膜、牙本质发育不全、成年后耳聋、心脏瓣膜关闭不全与主动脉根部扩张、全身韧带松弛、容易擦伤、疝、多汗症等。骨骼影像学表现为骨质稀疏、干骺端爆米花样。

460. 成骨不全症如何诊断及治疗?

① 诊断:根据临床表现、骨骼影像学、基因检测等。② 治疗:本病无特异有效

治疗方法,主要为补充维生素 D、钙剂、双膦酸盐等及骨科手术、康复治疗等对症治疗。

461. 成骨不全症的麻醉前评估要注意什么?

本病患者由于反复发生骨折,常需多次外科手术治疗。对重症患者,其麻醉管理十分棘手。麻醉前评估要重点注意以下几方面: ① 反复骨折造成的身材矮小、脊柱畸形、胸廓畸形等,及其对重要器官功能,尤其是对心脏大血管与肺的压迫。② 可能合并骨骼以外的全身异常,其中最重要的是心脏瓣膜关闭不全(尤其是主动脉瓣关闭不全)、主动脉根部扩张、肺心病、神经系统异常、代谢异常、泌尿系结石致肾功能损害、血小板功能障碍与易出血等。③ 麻醉的风险(骨折、出血等)与其分型有关。其中,Ⅰ型最轻、最常见,Ⅱ型最重,Ⅲ型介于Ⅰ、Ⅱ型之间。Ⅲ型的麻醉并发症发生率是Ⅰ型的 5.6 倍。要注意一些症状似乎并不十分严重的隐性成骨不全,麻醉手术医生对此可能并未重视,在"不经意间"可能对患者造成医源性损害,这些隐性成骨不全还可能与严重的致死表型有关。

462. 成骨不全症的麻醉管理要注意什么?

① 气道管理:包括颈椎在内的脊柱畸形、可能合并颌面部先天畸形及骨折与继发畸形、牙本质发育不全而易折断等,可能是困难气道者。② 麻醉方法的选择:全身麻醉是本病最主要的麻醉方法,由于本病可能与恶性高热有关联,目前多主张采取全凭静脉麻醉。椎管内麻醉的安全性有争议,因有潜在的出血风险、脊柱畸形致穿刺困难及局麻药的扩散范围与阻滞平面难以预测等,有作者建议避免椎管内麻醉;但也有较多安全应用的报道。应根据患者的凝血功能与脊柱畸形情况决定。应尽量避免蛛网膜下腔阻滞,局麻药应缓慢、小剂量试探性使用,避免阻滞平面过高。对有适应证的患者,超声引导下区域神经阻滞也是较好的选择。③ 可能有恶性高热的风险。④ 出血与血流动力学管理:Ⅰ型胶原蛋白也是构成血管壁的重要成分,部分患者还合并有血小板功能障碍,OI 患者术中容易发生严重出血。患者还容易出现血流动力学波动,围术期应加强循环监测与管理。本病还可能有静脉穿刺与置管困难。⑤ 预防麻醉手术中的骨折是重点之一。骨质脆弱、关节韧带过度松弛,除搬运、摆放体位(尤其是俯卧位)、气道管理时要避免各种外力损伤,应注意各种细节的管理,如:一些严重患者甚至在自动血压计袖带测压时过度充气或气压止血带可导致骨折,必要时采用有创测压,或用可控制充气压力的手动测血压计。要特别注意不要有外力压迫及有压力点。

463. 成骨不全症者是恶性高热易感者吗？

　　成骨不全症患者麻醉期间容易出现体温升高,但本病是否是恶性高热易感者尚有争议。大多文献建议麻醉管理管理时要注意其恶性高热的问题,避免氟化醚类吸入麻醉药及琥珀胆碱等触发剂。但近年来也有较多文献不认为本病与恶性高热有关,其体温升高可能与代谢增高或感染等其他因素有关。由于恶性高热后果严重、且目前有大量可供选择的麻醉药,建议对本病患者按恶性高热易感者处理,避免用恶性高热触发剂,麻醉期间应加强体温监测与管理。

464. 什么是帕金森病？

　　① 帕金森病(parkinson disease,PD),又称震颤麻痹(paralysis agitans)。帕金森病是继阿尔茨海默病之后第二常见的中枢神经系统退行性疾病,65 岁以上人群患病率为 1/10 万,男性稍多于女性。② 根据发病年龄帕金森病分为晚发型(发病年龄大于 50 岁)、早发型(发病年龄小于 50 岁,EOPD)。EOPD 又分为青年型(发病年龄在 21~50 岁,YOPD)、少年型(发病年龄<21 岁,JP)。③ 帕金森病的主要病理学特征是黑质多巴能神经元退化、纹状体多巴胺减少与神经元内异常蛋白聚集体——路易小体形成等。除多巴胺系统外,本病还与 5 -羟色胺、去甲肾上腺素、胆碱能等"非多巴胺能性"神经元有关,它们使本病的症状复杂化。帕金森病的病因与神经系统老化、环境及遗传等因素有关。遗传因素在 EOPD 中起着重要作用,患者多有家族史,目前已发现有 20 多个基因与 EOPD 有关,常染色体显性遗传相关基因包括:SNCA、LRRK2、UCH - L1、VPS35 等,常染色体隐性遗传相关基因包括:Parkin、PINK1、DJ - 1、ATP13A2 等,其他还有一些易感基因。EOPD占 PD 总数的 5%~10%。

465. 帕金森病的临床表现是什么？早发型及青年型帕金森病有什么特点？

　　① PD 常呈隐袭性发病,病程呈慢性进展,主要表现为静止性震颤、肌肉强直、运动迟缓、步态异常(PD 四主征),合并认知功能及精神行为障碍、语言障碍、自主神经功能障碍等。震颤多自一侧上肢远端开始,逐渐扩展到同侧下肢及对侧上下肢,疾病早期震颤仅于肢体处于静止状态时出现,随意运动时可减轻或暂时停止,情绪激动使之加重,睡眠时完全停止。肌肉强直,肌张力增高,关节被动运动或伸屈肢体时出现"铅管样强直"或"齿轮样强直",常合并步态异常,严重者可引起肌肉疼痛。运动迟缓的原因是肌肉强直加上姿势、平衡反射障碍引起,表现为运动减少、运动启动困难、速度减慢、表情缺乏、瞬目少、"面具脸"及写字过小征。后期生

活不能自理、卧床,严重患者构音、咀嚼、吞咽困难及大量流涎。自主神经功能障碍表现为直立性低血压、便秘、性功能障碍、尿失禁、体温调节障碍、多汗等。晚发型通常从发病至诊断时间平均 2.5 年,5～8 年后约半数患者需要帮助。② 早发型 PD(EOPD)与青年型 PD(YOPD)的临床表现同晚发型,但认知功能损害出现较晚,容易发生情绪障碍及行为障碍,治疗后容易出现左旋多巴诱导的运动并发症;此外,它们还有一些特定基因突变的相关表现。

466. 帕金森病如何诊断及治疗?

① 诊断:主要依据临床表现。EOPD 发病年龄小于 50 岁,基因检测可明确基因类型。② 药物治疗包括:多巴胺替代药(左旋多巴及其复方制剂苄丝肼左旋多巴、卡比多巴-左旋多巴等)、多巴胺受体激动剂(麦角类包括:溴隐亭、培高利特、d-二氢麦角隐亭、卡麦角林和麦角乙脲等,非麦角类包括:普拉克索、罗匹尼罗、吡贝地尔、罗替戈汀、阿扑吗啡等)、抗胆碱药(苯海索等)、金刚烷胺、单胺氧化酶 B 型(MAO－B)抑制剂(司来吉兰、雷沙吉兰等)、儿茶酚－o－甲基转移酶(COMT)抑制剂(恩托卡朋、托卡朋等);多数患者对左旋多巴治疗反应良好,但早发型在治疗过程中容易出现运动并发症,建议首选非左旋多巴治疗。手术治疗包括:脑深部电刺激及苍白球内侧部、丘脑腹中间核、丘脑底核等神经核毁损术;手术治疗的效果有限,仅作为药物治疗的一个补充手段。

467. 帕金森病的麻醉管理要注意什么?

晚发型与早发型 PD 麻醉管理原则相似。① 患者运动功能减退、甚至可能长期卧床及吞咽与进食困难,全身状况差,易误吸及合并肺部感染、甚至深静脉血栓,晚发型者可能还合并多种老年性疾病(如:心脑血管疾病、糖尿病等)。术前要加强全身管理及营养支持。呼吸系统合并症是本病患者最常见的死亡原因,择期手术应在肺部感染控制、全身状态改善后进行。由于患者可能合并抑郁、焦虑、幻觉、认知障碍或痴呆等精神行为异常,术前应加强心理支持治疗。② 自主神经系统功能障碍,容易发生直立性低血压,左旋多巴治疗更加重血流动力学紊乱。麻醉前应充分补充血容量,α 肾上腺素激动剂米多君及选择性外周多巴胺受体拮抗剂多潘立酮应持续服用至术前。术中应加强血流动力学监测与管理。③ 注意术前治疗用药的不良反应及它们与麻醉药的相互作用。④ 注意麻醉方法与麻醉药物的选择。

468. 帕金森病麻醉方法的选择要注意什么？

由于震颤与肌肉强直、本病多采用全身麻醉。对有适应证的患者也可采用在右美托咪啶、丙泊酚和/或中枢性肌肉松弛剂地西泮或咪达唑仑镇静下椎管内麻醉或区域神经阻滞。后者对全身影响小，有利于患者的康复，但震颤可妨碍穿刺与手术操作。由于自主神经功能障碍及术前治疗用药的影响，椎管内麻醉可出现严重的血流动力学改变。脑深部电刺激电极埋置术及神经核毁损术，多在头皮区域神经阻滞加清醒镇静下实施，其优点是有助于精准定位并避免伤及脑其他部位。对不合作的患者或药物难以控制的严重震颤者应考虑全身麻醉。

469. 帕金森病麻醉药物的选择要注意什么？

丙泊酚被认为是本病较为理想静脉麻醉药物；有作者推荐右美托咪啶，在脑深部刺激电极置入术中它还可抑制丙泊酚诱导的运动障碍。对正服用左旋多巴者应避免用氟烷，因其可增加心肌对儿茶酚胺的敏感性，可用异氟烷和七氟烷。芬太尼、苏芬太尼、瑞芬太尼等是安全的，但阿片类药物引起的肌肉强直可以使原有症状恶化，应注意给药速度及用药量，用单胺氧化酶 B 抑制剂治疗者要避免用哌替啶。由于患者多合并运动神经元病，应慎用非去极化肌肉松弛剂、禁用琥珀胆碱。其他：禁止使用可能引起或加重本病症状的药物，特别是甲氧氯普胺、氟哌利多、吩噻嗪类的药物。因自主神经功能障碍者对麻黄碱及其他间接作用型升压药敏感性下降，可用去甲肾上腺素、去氧肾上腺素等直接作用型药物。

470. 围术期应用左旋多巴等帕金森病治疗药要注意什么？

① 左旋多巴(L‐Dopa)是帕金森病无可替代的治疗用药，它是多巴胺前体，通过血脑屏障进入脑、脱羧成为多巴胺而起治疗作用。左旋多巴还可增加血中多巴胺浓度及促进去甲肾上腺素的释放，既可兴奋肾上腺素 α 受体与 β 受体、使血压升高、心率增快，又可因多巴胺受体兴奋而扩张内脏血管，在麻醉中可引起剧烈的血压改变，加之帕金森病患者常合并自主神经功能障碍，在麻醉诱导及体位改变时可出现体位性低血压。尤其是氟烷麻醉时可引起严重的心律失常。关于术前是否停用左旋多巴的问题，目前有争议。有文献报道认为麻醉前停药可减少术中血流动力学的波动。同样，亦有作者认为术后早期给予左旋多巴不仅不能阻止"开关现象"，相反可增加心血管不良反应，故不主张早期急于重新用药。但长期用药者突然停药，可引起帕金森高热综合征(parkinsonism-hyperpyrexia syndrome)与多巴胺激动剂戒断综合征(表现为焦虑、抑郁、紧张和心悸)。其中，帕金森高热综合征

与抗精神病药物的恶性综合征（neuroleptic malignant syndrome，NMS）有相似的临床表现（发热、肌强直、无汗、血 CPK 升高等），近年大部分作者不主张术前停药，不仅如此，如果长时间手术，术中亦应按其用药习惯继续给药，不能口服者，可通过胃管给药，在术后尽快恢复给药，但要注意，过大剂量应用这些药物可引起严重的运动障碍、甚至危及患者的生命，麻醉前最好有神经内科专家指导其应用。② 其他：MAO-B 抑制剂应该在手术前三周停药，抗胆碱药有引起术后谵妄及认知功能障碍的风险，术前应停药。其他药物是否停用可参考神经内科医生的意见。此外，要注意这些治疗药物的毒不良反应，多数药物都有肝肾功能损害作用，如金刚烷胺、COMT 抑制剂、MAO-B 抑制剂等，而麦角类多巴胺受体激动剂可致心脏瓣膜病变和肺胸膜纤维化，而某些药物（如哌替啶）与 MAO-B 抑制剂合用可引起肌肉强直、躁动和高热等严重的异常反应；MAO-B 抑制剂禁止与 5-羟色胺再摄取抑制剂（SSRI）合用。

471. 什么是阵发性睡眠性血红蛋白尿症？

　　阵发性睡眠性血红蛋白尿症（paroxysmal nocturnal hemoglobinuria，PNH）是一种以补体介导的后天获得性造血干细胞良性克隆性疾病。以血管内溶血、血栓形成、骨髓衰竭为主要临床特征。PNH 血管内溶血与血红蛋白尿多是持续性的，也不仅仅在睡眠时发生，仅 1/4 患者主诉夜间血红蛋白尿；它可因某些因素（如：感染、应激、手术、剧烈运动、饮酒或服用某些药物等，或无明显诱因）而阵发性加重。之所以称"阵发性睡眠性血红蛋白尿症"，是因为补体作用最适宜的 pH 是 $6.8\sim7.0$，而睡眠时呼吸中枢敏感性降低，可能导致 CO_2 与酸性代谢产物蓄积而加重溶血；此外，睡眠时尿液贮积在膀胱中，晨起后排出大量浓茶色血红蛋白尿，使其表现得更为明显。本病的患病率为 $0.5/1\,000\,000\sim2/1000\,000$，男多于女，各年龄均可发病，但发病年龄多在 40 岁以下。

472. 阵发性睡眠性血红蛋白尿症血管内溶血的机制是什么？

　　PNH 血管内溶血与一个或多个存在着获得性磷脂酰肌醇聚糖 A 基因（PIGA，位于 Xp22.1）体细胞突变的造血干细胞良性克隆性增殖有关。PIGA 为 X 连锁基因（位于 Xp22.1），编码糖基转移酶，后者是合成血细胞糖基磷脂酰肌醇锚连蛋白（GPI-APs）所必需的。PIGA 突变导致受累造血干细胞后代（红细胞、粒细胞、血小板、单核细胞、淋巴细胞等血细胞）表面缺失 GPI-APs。GPI-APs 的作用是锚连多种功能性蛋白，包括两种补体调节蛋白——衰变加速因子（CD55）和反应性膜抑制物（CD59）；红细胞膜缺乏 CD55、CD59 是 PNH 血管内溶血的基础。PNH 血管内溶血是由补体旁路途径（APC）所介导的，它呈级联反应，包括两个功能性组分：C3、C5 转化酶活化及形成膜攻击复合物（MAC）。CD55 可调节 C3、C5 转化酶的形成与稳定性，CD59 可阻断 MAC 的形成，它们是红细胞免受 APC 破坏的重要保护蛋白。

473. 阵发性睡眠性血红蛋白尿症骨髓衰竭与血栓形成的机制是什么？

PNH 骨髓衰竭与血栓形成的机制尚不清楚，骨髓衰竭可能也与 PIGA 突变、GPI-APs 缺乏、补体激活与骨髓破坏有关；血栓形成可能与以下因素有关：血中游离血红蛋白增加吸附并降低了血中一氧化氮（NO）浓度、削弱了 NO 抑制血小板对血管内皮的黏附和聚集作用；补体活化致血小板聚集；血小板 GPI-APs 缺乏；膜结合尿激酶型纤溶酶原激活受体缺乏、纤维蛋白溶解系统受到破坏等。

474. 阵发性睡眠性血红蛋白尿症的临床表现是什么？

① 发作性血红蛋白尿及贫血，血红蛋白尿呈浓茶色，多持续 2～3 天，严重者持续 1～2 周，可自行消退或持续更长时间，发作时可能合并发热、腰（腹）痛，长期血红蛋白尿损害肾功能。贫血的原因除慢性溶血外，还与骨髓衰竭有关。② 骨髓衰竭：从亚临床表现到再生障碍性贫血，全血细胞减少，贫血、血小板与白细胞减少，反复感染是 PNH 的重要死因。③ 血栓形成：多为静脉血栓，腹腔静脉（肝、门脉、脾或肠系膜）和脑静脉窦（海绵窦或矢状窦），以肝静脉血栓形成（budd-chiari 综合征）最为常见，深静脉血栓形成、肺栓塞、皮下静脉血栓形成也很常见。血栓是重要的死亡原因。④ 平滑肌肌张力障碍：与血管内游离血红蛋白增加导致一氧化氮（NO）的清除和降解增加、NO 合成障碍有关。表现为疲劳、吞咽困难与疼痛、食管痉挛、腹部疼痛、勃起功能障碍、高血压、肺动脉高压、肾功能损害等。此外，患者还可能合并骨髓增生异常综合征（MDS）等。

475. 阵发性睡眠性血红蛋白尿症如何临床分型？

根据临床表现，国际 PNH 研究组将本病分为三个亚型：典型 PNH、PNH 相关的再生障碍性贫血、亚临床 PNH。

476. 阵发性睡眠性血红蛋白尿症实验室检查表现是什么？

全血细胞减少、血与尿游离血红蛋白增高，Ham 试验、糖水试验、蛇毒因子溶血试验、补体溶血敏感试验阳性,Coombs 试验阴性,血乳酸脱氢酶升高,流式细胞术检测血细胞膜 GPI - APs 及 CD55、CD59 表达下降等。PNH 的特点是患者血细胞表现为正常与异常细胞的嵌合体;根据 GPI - APs 缺乏的程度,将细胞分为三型:PNH Ⅰ 型细胞 GPI - APs 表达正常,PNH Ⅱ 型细胞 GPI - APs 表达部分缺失(约 90%),PNH Ⅲ 型细胞 GPI - APs 表达完全缺失;各型细胞所占比例不同,其临床表现亦不同。

477. 阵发性睡眠性血红蛋白尿症的麻醉管理要注意什么?

① PNH 的病变累及全身多系统器官,溶血、骨髓功能障碍、高凝、血栓形成和平滑肌肌张力障碍致高血压、血栓形成与骨髓衰竭是本病的主要死亡原因,应是麻醉前评估的重点。手术应尽量安排在疾病的缓解期,尽量避免不必要的择期手术,乳酸脱氢酶(LDH)升高是血管内溶血的标志。② 依库珠单抗持续用至术前,术前增加次一次标准用量。要注意一些患者可能长期用糖皮质激素治疗,术前应对皮质功能进行评估并按皮质功能不全处理;用雄激素或同化类激素者要注意肝脏损害及加重血栓形成的不良反应,用免疫抑制药者注意其免疫抑制及心肺毒性作用等。③ 适当输血及预防血栓与栓塞。④ 预防及控制感染,PNH 患者易发生感染,而感染可诱发血栓与溶血。应坚守无菌操作原则,维持正常的血糖、体温及内环境的稳定,预防性应用抗生素。⑤ 麻醉方法:凝血功能障碍或服用抗凝药治疗者,应避免行椎管内麻醉或深部区域神经阻滞。本病无特殊禁忌的麻醉药,但肾功能障碍者应避免用肾毒性药物。良好的麻醉管理比药物选择更为重要。麻醉管理重点是维持机体内环境平稳、避免可能诱发补体激活的因素。可适当应用补体激活抑制剂(如:糖皮质激素、肝素、中分子或低分子量右旋糖酐等)。⑥ 加强监测,除常规监测外,还应行呼气末二氧化碳监测,以及时发现肺栓塞;监测血与尿游离血红蛋白浓度、LDH,及时发现溶血;溶血时,应充分补液、利尿、碱化尿液,维持尿量,防止急性肾衰。

478. 阵发性睡眠性血红蛋白尿症围术期应用依库珠单抗要注意什么?

依库珠单抗(Eculizumab)可与 C5 结合,阻断其活化并抑制膜攻击复合物的形成,可有效预防阵发性睡眠性血红蛋白尿症手术患者的血栓形成及溶血发作、改善患者的预后,是迄今本病最为有效的 PNH 治疗药,但它不能阻断 C3 激活所致的血管外溶血。依库珠单抗(半衰期为 4~21 天)静脉给药,负荷量为每周给药 1 次、五周后每两周给药 1 次维持。依库珠单抗价格昂贵,有条件的患者应持续用至术前,并在术前增加一次标准用量,术后尽早重新开始用药;手术前一天(或当天)单次用药对一些择期与急诊手术也有很好的保护作用。依库珠单抗治疗时,C5 功能抑制可增加奈瑟菌属(包括脑膜炎球菌等)感染的风险,此类患者不建议行椎管内麻醉,尤其是蛛网膜下腔麻醉。

479. 阵发性睡眠性血红蛋白尿症围术期输血治疗要注意什么?

慢性贫血与血管内溶血及骨髓衰竭有关,本病输血指征同其他疾病(通常是 Hb<70 g/L),轻度贫血术前不主张预防性输血;应输注洗涤红细胞,避免输全血与血浆,以免补充补体及抗体成分而加重溶血。铁剂可加重红细胞膜的脂质过氧化反应,可引起血红蛋白尿发作,术前应停用。由于红细胞膜缺陷,本病不主张自体血回收。

480. 阵发性睡眠性血红蛋白尿症围术期怎样预防血栓与栓塞?

术前应仔细检查脑静脉窦、腹腔静脉、下肢深静脉、肺动脉及其他血管等有无血栓形成。围术期应严密监测重要器官栓塞。对于严重的腹腔静脉脑静脉窦(如:Budd-Chiari 综合征)、脑静脉窦血栓及肺动脉血栓者,术前应行溶栓治疗;下肢深静脉血栓者要考虑安置过滤器。大部分文献建议对高危者围术期行抗凝治疗,常用华法林或肝素,用华法林者应在手术前一周停药,改用低分子肝素。肝素还可抑制补体活化的旁路途,对本病有利。不建议用普通肝素,因为与低分子肝素比,它导致"肝素诱导的血小板减少"风险更大。抗凝治疗者要注意是否有出血倾向。

481. 什么是黑斑息肉综合征?

黑斑息肉综合征(polyps andspots syndrome)是一种以皮肤(口周、手指等)与口腔黏膜色素沉着、胃肠道多发息肉及癌易感为主要临床特征的常染色体显性遗传性错构瘤性息肉病综合征。目前已证实本病主要与 STK11 基因突变有关,但约 10%~20% 的 PJS 患者无 STK11 突变,提示可能还有其他基因与本病有关。其患病率在 1/50 000~1/200 000,可发生在各种族,但有限的证据提示它可能在某些国家更多见(如荷兰和中国);本病无性别差异,但因为 PJS 增加了患乳腺癌、卵巢癌、宫颈癌和子宫癌的可能性,与男性相比,女性患癌的风险更高。

482. 黑斑息肉综合征的临床表现是什么?

胃肠道多发息肉、皮肤及口腔黏膜色素沉着、癌易感。色素斑为深蓝到深棕色,多见于口唇及其四周、眼睛、鼻孔、手指、口腔黏膜、肛周;最早在一岁时出现,常随年龄的增长而消失,在青春期或成年期可能完全消失或仅存在于口腔黏膜。全胃肠道错构瘤型息肉,多见于小肠,也可出现在胃和结肠,通常在10～30岁出现相关并发症,如:腹痛、呕吐、腹泻、肠套叠与肠梗阻、出血与贫血等,约半数需在18岁之前手术治疗。患者罹患癌症的风险高达93%,其风险随着年龄的增加而增加,易患癌症包括:乳腺癌、结肠癌、直肠癌、胰腺癌、胃癌、睾丸癌、卵巢癌、肺癌、宫颈癌等。

483. 黑斑息肉综合征如何诊断及治疗?

① 诊断:根据家族史、胃肠道多发错构瘤型息肉、皮肤及口腔黏膜色素沉着等,基因检测可确诊。② 治疗:本病无有效治愈方法,主要治疗包括定期筛查及严密监测、治疗肠道梗阻等合并症,亦有预防性乳房、子宫、输卵管卵巢切除术者。

484. 黑斑息肉综合征的麻醉管理要注意什么?

① 由于需要频繁的胃肠道内镜检查及肠道并发症与癌手术治疗,患者可能需要多次麻醉。由于罹患癌症和/或对可能罹患癌症的担忧及合并口面部色素斑,患者常合并抑郁、焦虑、紧张等情绪障碍,麻醉前应注意心理安抚,必要时应予适当的镇静。② 注意癌症及其治疗的不良反应与合并症。纠正肠梗阻致水电解质与酸碱平衡紊乱、纠正贫血,改善全身状况。要特别注意肠梗阻导致反流与误吸。③ 目前有关本病麻醉管理的临床报道较少。从现有的报道来看,临床常用的麻醉药并不增加本病的癌易感性,本病无特殊禁忌的麻醉药。

485. 什么是 POEMS 综合征?

POEMS 综合征(POEMS syndrome)是一种罕见的以单克隆浆细胞增殖合并多发性周围神经病变与多系统病变为主要临床特征的副肿瘤综合征。其 POEMS 综合征的病名源自它五大主要临床表现的首位英文字母:多发性神经炎(polyneuropathy)、脏器肿大(organomegaly)、内分泌障碍(endocrinopathy)、单克隆浆细胞紊乱或者 M 蛋白(monoclonal plasma cell disorder 或 M-protein)和皮肤损害(skin changes)。它亦称为 PEP 综合征——浆细胞病变(plasma cell dyscrasia)、内分泌障碍(endocrinopathy)、多发性神经炎(polyneuropathy)等。

第十章

486. POEMS 综合征的发病机制是什么？

尚不完全清楚。可能与增殖的浆细胞分泌有害物质引起内脏与神经系统等损害有关。其中，血清中血管内皮生长因子（VEGF）水平升高被认为是 POEMS 综合征的主要致病机制。VEGF 能够增加血管通透性、促进血管内皮细胞增生和新生血管形成，造成神经内膜水肿、血管瘤形成、多发性神经病变。此外，促炎症因子过度分泌也可能参与 POEMS 综合征的病理生理进程。白介素-12（IL-12）、IL-1β、IL-6 以及肿瘤坏死因子 α（TNFα）等炎性细胞因子的增加导致机体炎症反应以及周围神经脱髓鞘病变，使得机体进一步出现皮肤与器官损害、神经性水肿。

487. POEMS 综合征的临床表现是什么？

POEMS 综合征的周围神经炎（病）表现为四肢远端对称性感觉障碍和肌无力，逐渐向近端发展；部分患者可出现进行性的四肢远端肌萎缩，腱反射减低或消失，颅神经和自主神经较少受累。患者还常合并心、肺、神经、肝、肾、血液、骨骼、内分泌等多系统病变并出现相应症状：Castleman 病样淋巴结肿大，硬化性骨病，循环外水负荷增加，红细胞与血小板增多，肺动脉高压及脑梗死等。84% 的患者存在性腺功能低下、甲状腺功能异常、糖代谢异常及肾上腺皮质功能不全。

488. POEMS 综合征如何治疗？

目前暂无标准治疗。除对症支持治疗和改善患者的临床症状以外，抗浆细胞治疗包括：糖皮质激素、或联合免疫抑制剂、化疗药物、干细胞移植等。

489. POEMS 综合征的麻醉管理要注意什么？

① 病变涉及全身多器官系统，患者可能合并肺动脉高压、限制性肺疾病、膈肌麻痹与呼吸困难、心肌病、肝肾病变、运动神经受累后肌无力症状、颅内压增高、视乳头水肿、高凝状态及重要脏器梗死与深静脉血栓形成、多内分泌腺功能减退（甲状腺功能减退、肾上腺皮质功能不全）、糖代谢异常等。② 麻醉前对症治疗，纠正水、电解质与代谢紊乱，注意术前免疫抑制剂、糖皮质激素等治疗的不良反应及与麻醉药的相互作用；部分患者可能因关节炎症，头颈活动障碍而增加气道管理难度。③ 全身麻醉、椎管内麻醉均有安全应用的报道，但建议对有适应证、无凝血功能障碍者首选区域阻滞或椎管内麻醉；应慎用非去极化肌肉松弛药、禁用去极化肌肉松弛药。④ 术中应加强血流动力学监测与管理；本病患者血流动力学极不稳定，术中可出现剧烈的血压变化，表现为血压忽升忽降，难以预判；其原因可能与肿

瘤细胞释放肾素类活性物质及可能合并心肌病变有关；高血压时应使用短效、富有调节性的药物（如：硝酸甘油、硝普钠等），慎用长效药物。⑤ 免疫功能低下者，注意预防感染。

490. 什么是卟啉病？

卟啉病（porphyria）是一组卟啉代谢障碍性疾病。它是因参与血红素合成过程中的酶先天性或后天性缺陷，其中间代谢产物各种卟啉或其前体异常增多、在体内蓄积所致。在血红素合成过程中有 8 个酶参与，主要存在于幼稚红细胞与肝脏中。它们缺陷导致 8 种卟啉病。根据酶缺陷的原因，卟啉病分为原发性与获得性，前者是由于酶先天性缺陷所致，后者是继发于其他后天性疾病的症状性卟啉病。根据血红素合成代谢障碍发生的部位，原发性卟啉病又分为红细胞生成性与肝性卟啉病二类。根据表现，分为皮肤光敏型、神经精神症状型、混合型卟啉病。

491. 卟啉病的分类与临床表现是什么？

各型卟啉病的酶缺陷、遗传方式及主要临床表现见表 5。其中，急性间歇性卟啉病（AIP）的发病率最高。

表 5　卟啉病的分类、酶缺陷、遗传方式及主要临床表现

分　类	酶　缺　陷	遗传方式	主要临床表现
原发性卟啉病			
红细胞生成性卟啉病			
先天性红细胞生成性卟啉病（CEP）	尿卟啉原Ⅲ合成酶	常染色体隐性	皮肤症状，溶血性贫血
红细胞生成性原卟啉病（EPP）	铁螯合酶	常染色体显性	皮肤症状，溶血性贫血，肝损害
X 连锁原卟啉病（XLPP）	δ-氨基-γ-酮戊酸合成酶（ALA 合成酶）	性连锁隐性	溶液血性贫血
肝性卟啉病			
急性间歇性卟啉病（AIP）	羟甲基胆素合成酶（卟胆原合成酶）	常染色体显性	腹部及神经精神症状

续　表

分　类	酶　缺　陷	遗传方式	主要临床表现
ALA脱水酶缺陷性卟啉病（ADP）	δ-氨基-γ-酮戊酸（ALA）脱水酶	常染色体隐性	腹部及神经精神症状
混合型卟啉病（VP）	原卟啉原Ⅸ氧化酶	常染色体显性	腹部及神经精神症状，皮肤症状
遗传性粪卟啉病（HCP）	粪卟啉原氧化酶	常染色体显性	腹部及神经精神症状，皮肤症状
家族性/散发性迟发性皮肤卟啉病（PCT）	尿卟啉原脱羟酶	常染色体显性	皮肤症状
继发性卟啉病			

引自：郑利民主编.少见病的麻醉（第二版）[M].北京：人民卫生出版社，2020.

492. 什么是原发性红细胞生成性卟啉病？

原发性红细胞生成性卟啉病是由于骨髓内卟啉合成代谢障碍所致，故又称为骨髓性卟啉病。骨骼幼红细胞内有大量不正常卟啉生成。包括三种：X连锁原卟啉病（XLPP）、红细胞生成性原卟啉病（EPP）、先天性红细胞生成性卟啉病（CEP）。

493. 什么是原发性肝性卟啉病？

原发性肝性卟啉病是由于肝内卟啉合成障碍所致，肝内有大量的卟啉形成。它包括五种：急性间歇性卟啉病（AIP）、δ-氨基-γ-酮戊酸（ALA）脱水酶缺陷性卟啉病（ADP）、混合型卟啉病（VP）、遗传性粪卟啉病（HCP）、家族性/散发性迟发性皮肤卟啉病（PCT）。其中，急性间歇性卟啉病发病率最高。

494. 卟啉病的临床表现有哪些？

①皮肤症状：光敏感性皮炎。②精神神经症状：躁动、谵妄、幻觉、意识障碍；腹痛是神经受累的表现，特点是急性、稳定、严重、定位不明，可合并恶心、呕吐等消化道症状，可能误诊为急腹症而手术治疗；累及周围神经与脊髓时出现肢体感觉异常、肌无力、四肢瘫痪；累及延髓时出现延髓麻痹、呼吸困难；累及自主神经出现心率与血压波动、出汗等。③溶血性贫血。

495. 什么是急性间歇性卟啉病？

　　急性间歇性卟啉病(acute intermittent porphyria，AIP)是一种常染色体显性遗传性疾病，属于原发性肝性卟啉病。它主要是由于卟胆原脱氨酶(或羟甲基胆素合成酶)缺乏、或δ-氨基-γ-酮戊酸合成酶(ALA－S)活性增加致δ-氨基-γ-酮戊酸(ALA)及卟胆原(PBG)生成增多所致。本病主要累及神经系统，发病常在20～40岁，女多于男。正常时大部分患者并不表现出症状，其发病常有一些诱发因素。临床表现：反复发作的腹痛。神经精神症状：周围神经损害可出现肌无力，严重者可引起呼吸肌麻痹。颅神经受累可引起面神经与眼肌麻痹。中枢神经损害表现为烦躁不安、定向力障碍、幻觉等精神症状；部分患者出现癫痫样发作，严重者出现共济失调、意识丧失、肌肉无力、球麻痹、甚至呼吸肌麻痹。交感神经受累出现高血压、心动过速、出汗等，这些症状多为发作性，在缓解期完全恢复正常，但合并肾功能损害时可出现持续性高血压，部分患者可引起严重的心律失常，甚至猝死。实验室检查，尿PBG及ALA升高，尿PBG在日光下放置后变为特征性棕红色尿(尿卟胆原日晒实验)。

496. 急性间歇性卟啉病的诱因有哪些？

　　① 急性间歇性卟啉病的诱因包括药物、饥饿、过度劳累、精神紧张、应激等。② 目前已证实不诱发急性间歇性卟啉病的药物有：麻醉性镇痛药、吩噻嗪、青霉素及其衍生物、阿司匹林、对乙酰氨基酚、链霉素、乙醚、新斯的明、地高辛、噻嗪类、糖皮质激素、普萘洛尔、溴化物、胰岛素、阿托品、地西泮、肝素、双香豆素、胍乙啶、琥珀胆碱。③ 可能诱发急性间歇性卟啉病的药物有：巴比妥类、依托咪酯、喷他佐辛、卡马西平、苯妥英、磺胺、甲丙氨脂、氨鲁米特、乙氯戊烯炔醇、丙戊酸、雌激素、孕激素、甲乙哌啶酮、乙醇、琥珀酰亚胺、灰黄霉素、麦角、炔睾醇、氯霉素、磺脲等。

497. 卟啉病的麻醉管理要注意什么？

　　① 有时其腹痛表现类似急腹症而误行手术治疗，其麻醉有较大的风险，手术及麻醉医师应掌握本病，若发作性腹痛合并神经精神症状时，应高度怀疑本病并进行相应的检查。合并肌无力者，应对呼吸功能进行详细的评估，术前应加强呼吸管理，同时做好呼吸机治疗的准备。② 术前应进行详细的检查，明确其病型。以皮肤病损表现为主的卟啉病患者应注意保护皮肤，围术期应避光，尤其是波长在400 nm的紫外线光。贫血者可能需要输血。③ 麻醉管理重点是预防急性发作，避免各种诱发因素，尤其是常用药物。几乎所有的抗癫痫药(除外溴剂)均可诱发本

病的发作,应禁用。合并癫痫者术前可静注咪达唑仑。④ 避免精神紧张及疼痛刺激所引起的应激反应。术前应充分镇静,可适当增加镇静药的用量。术前用药可用咪达唑仑、麻醉性镇痛药及抗胆碱药阿托品与东莨菪碱,禁用苯巴比妥钠等巴比妥类。术中应维持适当的麻醉深度,术后应充分镇痛。饥饿、低血糖、低钠血症、低镁血症能诱发本病,葡萄糖及人血红素(精氨酸血红素)可抑制肝脏 ALA 合成酶的活性而缓解发作。术前应尽量缩短禁食时间,围术期应持续静脉输注葡萄糖氯化钠液,同时补充镁剂。⑤ 麻醉用药及围术期用药的选择见"急性间歇性卟啉病麻醉用药如何选择?"及"急性间歇性卟啉病者麻醉药物使用有何建议?",这些内容也适合于其他类型的卟啉病。⑥ 感觉与运动神经病者应避免区域神经阻滞及椎管内麻醉,禁用去极化肌肉松弛剂。麻醉期间应加强呼吸、循环及全身管理。及时发现与处理急性发作,急性间歇性卟啉病发作时常出现棕红色尿。

498. 急性间歇性卟啉病的麻醉用药如何选择?

急性间歇性卟啉病麻醉及围术期用药选择有许多不明之处,要避免误用"触发剂"而诱发急性间歇性卟啉病。巴比妥类、依托咪酯等可使 ALA 合成酶活性增高,从而诱发本病,应为禁忌。咪唑安定、笑气、麻醉性镇痛药(包括瑞芬太尼)等可安全用于此类患者,而挥发性吸入麻醉药、地西泮、氯胺酮等用于此类患者的安全性尚不清楚,但氯胺酮可能是安全的。恩氟烷在动物模型中已经被证明可诱导卟啉合成,但在临床上有较多安全使用的报道,异氟烷、七氟烷、地氟烷等吸入麻醉剂可能有一定的风险,但亦有较多文献认为它们是安全的。丙泊酚用于本病有争议,有文献报道用丙泊酚后尿中卟啉排泄增加,但在动物实验中它并不增加 ALA 合成酶的活性,已有大量临床安全应用的报道。一般而言,短效麻醉药的风险很低,可能是因为它们的快速消除,暴露时间较短、不足以引起明显的酶诱导,但重复或长时间暴露可能是危险的。全身麻醉时可考虑首选丙泊酚、挥发性吸入麻醉剂七氟烷、麻醉性镇痛药等。肌肉松弛药方面,维库溴铵、琥珀胆碱等均不增加 ALA 合成酶的活性,可安全用于本病患者,而一项研究证明阿曲库铵有卟啉原性作用,但包括阿曲库铵在内的大多数肌肉松弛剂似乎是安全的。若合并神经肌肉病变,则应禁用琥珀胆碱类去极化肌肉松弛剂。局麻药中布比卡因、普鲁卡因用于此类患者是安全的,应作为首选。尽管利多卡因在局麻及抗心律失常中有安全用于患者的报道,但在动物模型中被证明具有潜在的卟啉原性,其安全性尚有疑问,但一般认为是安全的。罗哌卡因的安全性尚不清楚,但近年有些文献报道认为它是安全的。

499. 急性间歇性卟啉病者麻醉药物使用有何建议?

由于麻醉药物对卟啉的代谢影响尚不十分清楚,以下建议多来源于个案报道,有时不同文献其结论似乎相互矛盾,用药期间应加强监测。① 可安全使用:一氧化氮、环丙烷、氟烷、丙泊酚、对乙酰氨基酚、阿司匹林、阿芬太尼、丁丙诺啡、可待因、芬太尼、苏芬太尼、瑞芬太尼、哌替啶、吗啡、纳洛酮、筒箭毒碱、泮库溴铵、琥珀胆碱、阿托品、格隆溴铵、舒更葡糖、新斯的明、布比卡因、利多卡因、丙胺卡因、普鲁卡因、丁卡因、多潘立酮、氟哌啶、吩噻嗪类、奥沙西泮、三唑仑。② 有一定风险,慎用:恩氟烷、异氟烷、七氟烷、地氟烷、氯胺酮、阿库氯铵、阿曲库铵、罗库溴铵、维库溴铵、美维库铵、苯二氮䓬类、地西泮、咪达唑仑、奥沙西泮、甲氧氯普胺、可卡因、卡波卡因、甲氰咪胍、昂丹司琼、雷尼替丁、地尔硫䓬、丙吡胺、硝普钠、维拉帕米。③ 风险较大,小心使用:肼苯哒嗪、硝苯地平、酚苄明、氯氮䓬、硝西泮、双氯芬酸、酮咯酸、非那西汀、替利定。④ 禁用:巴比妥类、依托咪酯、喷他佐辛。不明:罗哌卡因。

500. 急性间歇性卟啉病急性发作时如何处理?

早期识别与诊断是成功救治的关键。文献报道了一例误诊为急腹症而延误治疗的死亡病例。在麻醉手术中确诊 AIP 急性发作更加困难。这是因为在麻醉状态下患者常常仅表现为血压升高、心率增快、发热、出汗等非特异症状,而无腹痛与神经精神症状。当麻醉中出现不明原因的上述症状,且排除缺氧、二氧化碳蓄积、麻醉过浅等原因时,应考虑本病。若尿日晒试验或将尿酸化后煮沸 30 分钟呈棕红色则可诊断,必要时检测尿 ALA 与 PBG 浓度。具体治疗包括:① 消除诱发因素:再一次检查所用药物,消除缺氧、疼痛、精神紧张等应激因素。② 大量输注葡萄糖氯化钠液,预防与纠正低钠血症,同时补充镁剂。③ 血红素可反馈抑制 ALA 与 PBG 的生成,是抢救 AIP 急性发作的重要药物,常用精氨酸血红素,但要注意其肾功能损害、血栓性静脉炎和剂量相关性凝血功能障碍等不良反应。④ 对症治疗:维持血流力学的平稳;体温升高者,可采用物理降温;出现惊厥、躁动、抽搐者可用咪达唑仑、丙泊酚或镁剂等控制,禁用地西泮与硫喷妥钠;合并呼吸抑制者应作气管插管人工呼吸。

501. 什么是 Prader-Willi 综合征?

Prader-Willi 综合征(prader-willi syndrome),又称 HHHO 综合征(HHHO syndrome)、"三低一高"综合征等。本病是一种以低肌张力、低智力、低性腺功能及肥胖为主要临床特征的先天性染色体微缺失性疾病。所谓 HHHO 综合征或"三低一高"综合征,源自前述四大主要临床表现及其英文的首位字母:低肌张力(hypotonia)、低智力(hypomentia)、低性腺功能(hypogonadism)、肥胖(obesity)。其病因尚不完全清楚,目前认为它与 15 号染色体长臂(15q11.2～q13)区域基因缺失或变异有关,染色体 15q11.2～q13 被认为属于 Prader-Will 综合征/Angelman 综合征区,因此本病与 Angelman 综合征有相似的临床特点,有些文献错误地将它们混为一谈。其异常包括:父系 15q11.2～q13 区域部分缺失,母源单亲二倍体,父系染色体印记过程缺陷、15 号染色体平衡易位。本病是第一个被确认的与基因组印记有关的人类疾病,也是第一个被证明是由单亲二倍体引起的疾病。本病属于相对较为常见的先天性疾病,患病率为 1/10 000～1/15 000,无种族及性别差异。

502. Prader-Willi 综合征的临床表现是什么?

① 第一期:从新生儿期开始,主要表现为肌张力低下。此外,吸吮反应差,喂养困难,通常不能母乳喂养而需要鼻饲。生长发育不良,反应迟钝、嗜睡、哭声微弱、血压偏低。可能有独特的面部特征,包括杏仁眼、薄上下嘴唇、窄鼻梁及窄前额、长头。② 第二期:随着生长发育,患儿可适当成长,在 2～4.5 岁时体重可能增加。但在 4.5～8 岁出现暴饮暴食,如果不使用生长激素替代治疗,常发展成多食性肥胖。常合并智力低下、性腺发育障碍。平均智商在 60 左右,常合并自闭症等神经精神与行为障碍。外生殖器发育不全、小阴茎、隐睾、无初潮、缺乏第二性征、多无生育功能。出现典型的肌张力低下、智力低下、性腺功能低下及高体重,所谓"三低一高"表现。如果不加以控制和治疗,病态肥胖可能会发展导致危及生命的心肺并发症、糖尿病、高血压和其他严重并发症。③ 可能合并其他病变,包括:身材矮小,颌面部畸形、小下颌、牙齿异常、唇腭裂,皮肤、头发、眼睛色素减少,脊柱侧弯,异常小的手和脚,髋关节发育不良,心脏畸形,癫痫发作,睡眠障碍,中枢和(或)阻塞性睡眠呼吸暂停等。

503. Prader-Willi 综合征如何诊断及治疗?

① 诊断:根据 HHHO 临床表现及 DNA 甲基化测试等。② 治疗:包括营养治疗及对症治疗。生长激素治疗可增加身高、减少体脂、改善运动能力及呼吸功能。

504. Prader-Willi 综合征的麻醉管理要注意什么？

　　① 患者可能合并全身多系统器官的病变，要注意是否合并中枢性肾上腺功能不全(CAI)及甲状腺功能减退等内分泌异常。麻醉前必须对肾上腺与甲状腺功能进行评估。麻醉诱导前应对饱胃情况再一次评估。② 可能是困难气道。其原因与肥胖、口腔颌面部异常及脊柱畸形有关。③ 体温管理：围术期容易发生不明原因的体温升高或下降。但本病不属恶性高热高危者，其体温改变与体温调节中枢障碍有关。④ 呼吸管理：呼吸合并症是患者的重要死亡原因。易发生肺部感染及肺源性心脏病等，患者多有化学感受器异常，对缺氧及二氧化碳蓄积的反应不敏感。⑤ 血糖管理：本病不仅表现为高血糖，而且还特别容易发生低血糖。其原因与皮质功能减退等内分泌功能异常及碳水化合物和脂质代谢发生了改变有关。⑥ 本病无特殊禁忌的麻醉药。肌张力低下是本病的特征，肌肉活检既有报道为肌源性萎缩者，也有报道为神经源性萎缩者。应避免用去极化肌肉松弛药琥珀胆碱，慎用非去极化肌肉松弛剂。⑦ 患者痛阈升高，但并无文献报道它可降低吸入麻醉药的 MAC，术中应维持良好的麻醉深度。术后应加强镇静并加强看护与适当的约束，以防止剧烈活动致伤口裂开。

505. Prader-Willi 综合征麻醉前为什么要对患者再次进行饱胃评估？

　　其原因除患者智力低下不能合作外，主要是本病患者有着独特的、不由自主的强烈进食欲望，他们常暴饮暴食，甚至偷食物、吃垃圾，个别患者由于暴饮暴食而发生严重胃扩张、肠穿孔等并发症。其原因与丘脑下部病变、缺乏饱足感有关。确保患者麻醉前遵守禁食医嘱十分重要，麻醉前禁食期间必须加强患者的看护与监督，麻醉诱导前应对饱胃情况再一次评估。

506. 什么是原发性联合免疫缺陷病？

　　原发性联合免疫缺陷病(primary combined immunodeficiency，CID)是一组由于机体固有免疫系统先天性缺陷、以易感染为主要临床特征的异质性疾病。包括：T/B 淋巴细胞及抗体缺陷，同时还可能合并补体、NK 细胞与吞噬细胞缺陷等。CID 属于一种原发性免疫缺陷病(primary immunodeficiency diseases，PIDDs)，但CID 中"联合"的意思是同时合并 T 淋巴细胞(细胞免疫)和 B 淋巴细胞(体液免疫)等多个免疫环节的缺陷，其中以 T 淋巴细胞缺陷为主。本病与基因缺陷有关，多为常染色体隐性遗传，也可能是 X 连锁或常染色体显性遗传。目前有 350 多个PIDDs 被国际免疫学会联盟认可，其中超过 340 个是由于单基因缺陷引起的，迄今

第十章

已发现数十个基因与 CID 有关。CID 总患病率为 $1/100\,000\sim1/75\,000$。

507. 原发性联合免疫缺陷病的临床表现是什么？

　　① 易感染。其临床表现程度有较大的差异,其中,最为严重的是严重联合免疫缺陷病(SCID)。SCID 最常见的类型为 X 连锁严重联合免疫缺陷症(XSCID),它的另一种类型是 20 号染色体上腺苷脱氨酶(ADA)基因缺陷所致。SCID 的感染有反复、严重、难治、机会致病、病原谱广、感染部位多样的特点。由于细胞免疫缺陷,即使在出生早期有源自母体体液免疫的保护也可出现严重的感染。② 营养不良、生长发育障碍,可能合并肝肾功能障碍及血液系统异常等。③ 其他:可能合并自身免疫性疾病及自身炎症性疾病等。

508. 原发性联合免疫缺陷病的如何诊断及治疗？

　　① 诊断:根据易感染等临床表现及实验室检查(血免疫球蛋白低下、血淋巴细胞计数与分类异常等),基因检测有助于分类。② 治疗:包括预防及抗感染治疗、静脉注射免疫球蛋白(IVIG)替代治疗、造血干细胞移植、基因治疗、腺苷脱氨酶(ADA)替代治疗等。

509. 原发性联合免疫缺陷病的麻醉管理要注意什么？

　　① 麻醉前评估时要特别注意排除 HIV 感染所致的获得性免疫缺陷综合征(AIDS),因为它对医护人员潜伏着感染的威胁;同时还应注意其他一些综合征也可能表现为免疫缺陷,如:Di George 综合征、CHARGE 综合征、Wiskott-Aldrich 综合征等。患者还可能合并自身免疫性疾病与自身炎症性疾病等。② 麻醉手术的必要性应结合患者的表型判断,SCID 应禁忌一切非必要的择期手术。择期手术前应控制一切感染、改善患者的营养与全身状况。围术期应增加广谱抗生素的用量;增加 IVIG 替代治疗的剂量与输注频次、维持较高的免疫球蛋白谷浓度。③ 应保证良好的麻醉质量,维持生命体征与内环境的稳定是维护患者残余的免疫功能、防止继发感染的基础条件。④ 严格遵守无菌操作原则、防止医源性感染。历史上最为著名的 SCID 患者 David Vetter 的防护经验值得借鉴,围术期应采取严密的无菌隔离措施。⑤ 麻醉方法的选择:尽量避免气管插管及各种有创性或侵入性操作。如需气管插管,应尽量避免经鼻插管。即使插入喉罩,也可能造成咽喉部损伤。椎管内麻醉与区域神经阻滞用于本病患者有较多的优点,各种指南也未将免疫功能缺陷列为绝对禁忌证;AIDS 有较多安全实施椎管内麻醉的报道;但如果操

作不慎,有引起椎管内感染或脓肿的风险,应慎重评估其风险与收益,对 SCID 不建议实施。此外,应尽量避免置入导管行连续椎管内麻醉与区域神经阻滞。⑥ 麻醉药对免疫功能的影响未有定论,但不致导致临床问题。丙泊酚对多核白细胞的功能有一定的抑制作用,可能增加感染发生率;但也有认为丙泊酚脂肪乳剂是细菌的良好培养基,其增加感染发生率可能与此有关。与麻醉药的选择相比,坚守无菌管理原则及良好的麻醉管理对预防围术期感染更为重要。

510. 严重原发性联合免疫缺陷病者围术期如何实施无菌隔离措施?

① 目前对严重原发性联合免疫缺陷病(SCID)患者的麻醉手术管理无相关指南,但美国男孩 David Vetter 的防护经验值得借鉴。David 在出生前即被判断有 1/2 的可能性罹患 SCID。David 出生后立即被得克萨斯儿童医院的医生们放入一个相对无菌的隔离单元中生活,随后确诊为 SCID。他因为从未与人有过直接的接触、在这种几乎"与世隔绝"的环境中生活了将近 13 年而举世瞩目。由于他与外界交流的形象多位于透明塑料袋中("泡泡"),故人们亲切地称他为"泡泡里的男孩"。他是未进行造血干细胞移植的 SCID 患者中存活时间最长者,因为这些患者通常寿命不超过 2 岁。② 对 SCID 患者,应采取严密的无菌隔离措施,手术应安排在无菌层流手术间内实施,建议包括手术医生、护士及麻醉医师在内的手术室内相关工作人员均采取一级防护措施,着防护服、带 N95 口罩及无菌手套。其目的是预防医护人员携带的(或环境中的)病菌传播给患者,这与新型冠状病毒等感染性疾病时手术室管理目的正好相反。对这些患者,整个围术期都要注意无菌隔离管理,包括手术前后的转运等都需要周密的考虑。③ 应特别注意各个环节的无菌管理,尤其是"细节"的管理,如：医护人员的手消毒、动静脉通道的无菌管理、注射器与抽吸药物的无菌管理、吸痰管与导尿管的无菌管理、麻醉呼吸回路的无菌管理等。麻醉医师的操作多与血管直接相通,即使轻度的感染或菌血症,对本病患者都是致命的。

511. 什么是原发性轻链型淀粉样变?

原发性轻链型淀粉样变[primary (amyloid) lightchainamyloidosis,原发性 AL 淀粉样变]是淀粉样变的最常见亚型(约占 70%),由具有反向 β 折叠结构的单克隆免疫球蛋白(Ig)游离轻链片段(FLC)组成的淀粉样蛋白在组织、器官中沉积所致。原发性 AL 淀粉样变的病因尚不清楚,FLC 由异常增殖的单克隆浆细胞产生。继发性 AL 淀粉样变的 FLC 也可由 B 细胞肿瘤产生,约 10% 的多发性骨髓瘤(MM)

可能患有 AL 淀粉样变,同样,10％的 AL 淀粉样变者可能患有 MM。约 75％的 FLC 为 λ Ig 轻链。FLC 经血液转运,以不溶性淀粉样蛋白的形式沉积在除中枢神经系统以外的所有组织器官,主要累及心脏、肾脏、肺、肝脏及肠道、周围神经系统与自主神经系统、骨髓、肌肉和皮肤等,心脏病变是影响预后的最主要危险因素。本病的临床表现涉及多器官,病变呈进行性、不可逆性,预后差。年发病率为 8.9/1 000 000～12.7/1 000 000,诊断时的中位年龄为 63 岁,男性略多(55％)。

512. 原发性轻链型淀粉样变的病理学机制是什么?

由具有反向 β 折叠结构的单克隆免疫球蛋白(Ig)游离轻链片段(FLC)组成的淀粉样蛋白在组织、器官中沉积,导致:① 由 p38 丝裂原活化蛋白激酶介导的直接细胞毒性作用与促凋亡;② 机械性干扰与压迫器官结构,导致其功能障碍与损害。

513. 原发性轻链型淀粉样变的临床表现是什么?

临床表现取决于受累器官及其程度,通常病情进展迅速。主要累及心脏(75％～80％)、肾脏(约 65％)、肺(30％～90％),其次为软组织与肝脏(约 15％)、周围神经与自主神经(10％)、胃肠道(5％)。① 心脏:活动后气促、心悸、肢体水肿、胸腔积液、心包积液、心律不齐、晕厥、低血压或高血压消退、心率变异性降低。② 肾脏:全身水肿、以白蛋白为主的蛋白尿(肾病综合征样表现)、肾功能不全。③ 肝脏:肝肿大、肝硬化、腹水、碱性磷酸酶升高。④ 肺:可能无症状或呼吸急促、干咳、复发性胸腔积液、肺结节。⑤ 胃肠道:吞咽困难、食欲不振、胃排空障碍、餐后饱胀、腹泻、便秘、消化道出血。⑥ 神经系统:多发性感觉和/或周围神经病、自主神经功能障碍。⑦ 软组织:巨舌症、声音嘶哑、关节肿胀、肌无力等。⑧ 血液学病变包括:凝血功能障碍、微血管脆性增加、血小板功能障碍、纤维蛋白减少、凝血因子不足、脾肿大等,1/3 患者有继发性因子 X 缺乏。紫癜/皮肤出血(眶周或颈面部多见)。⑨ 眼:干眼症、玻璃体混浊、青光眼、视网膜血管病等。

514. 原发性轻链型淀粉样变如何诊断?

需满足以下 5 条标准:器官受累的临床表现,血与尿中存在单克隆免疫球蛋白和(或)游离轻链,组织学活检阳性,沉积物为与血或尿检一致的单克隆免疫球蛋白轻链,除外 B 细胞肿瘤等继发性 AL。确定诊断后还需对器官损害的程度及功能进行评估与分级。

515. 原发性轻链型淀粉样变如何治疗?

目前无根治手段。治疗目的是血液学缓解,通过降低血单克隆轻链水平、以减少其沉积,同时通过机体自身修复机制改善器官功能。治疗方案根据器官受累程度而调整。主要方法有:外周血自体造血干细胞移植(APBSCT)、抗浆细胞克隆靶向化疗或免疫调节治疗(如基于硼替佐米,或美法仑,或来那度胺的化疗方案等)。此外,干扰淀粉样蛋白产生和器官损伤、并靶向清除淀粉样蛋白沉积物等新疗法正在研究中并取得一些进展。支持治疗的重点是维持心脏与肾脏等重要器官功能,并提高生活质量,如:加巴喷丁或普瑞巴林治疗神经性疼痛,奥曲肽治疗腹泻,加强营养管理等,必要时可考虑心脏移植、心脏起搏器植入(埋藏式 ICD 用于本病有争议)、防血栓抗凝治疗、透析或肾脏移植等。

516. 原发性轻链型淀粉样变的麻醉前评估要注意什么?

① 因早期症状十分隐匿,文献报道了一些患者在围麻醉期出现一些意外情况而造成恐慌(如眶周或头颈部皮下出血、不明原因的双侧胸腔积液并间质性肺水肿等),麻醉医师应熟悉与识别本病。② 每一例淀粉样变都是独一无二的,应根据器官损害制定相应的麻醉管理方案。其中,心脏病变是最主要的死亡原因,应重点评估。心脏评估除运动耐量、心电图、超声心动图及心脏 MRI 等外,“AL 淀粉样变心脏风险分层(梅奥诊所)”较为重要,它包括血清肌钙蛋白 I/T(TnT/I)、N 末端前体脑钠肽(NT-proBNP),前者反映心肌损伤,后者则是反映舒张末期室壁肌张力与压力的稳定而敏感的指标;此后由欧洲学者对其进行了修订,加入参与和未参与(淀粉样蛋白生成)的血中游离轻链之差(dFLC)。这个分层也同样适合于麻醉风险的预测,分层≥Ⅱ者不建议行择期手术。其他重要器官的评估,除常规指标外,特异性指标包括:肾脏病变(肾小球滤过率下降、尿蛋白升高)、肝功损害(血碱性磷酸酶升高)、肺部病变(运动耐量下降、呼吸空气时 $SpO_2 < 92\%$、肺功能检测 CO 弥散功能下降)等。此外,还应重点评估凝血功能障碍、胃排空障碍及淀粉样蛋白沉积在头颈部并累及上、下呼吸道与肺,导致困难气道与呼吸管理困难等问题,必要时应对喉、气管-支气管树及肺进行 CT 扫描。③ 术前化疗可能加重肝脏功能损害与骨髓抑制。因化疗常合用地塞米松等糖皮质激素,应对肾上腺皮质功能进行评估。④ 术前改善心脏功能的药物 β 受体阻滞剂可用至手术当天早晨,但血管紧张素转换酶抑制剂(ACEI)和血管紧张素受体阻滞剂(ARB)应在手术当天早晨停药。患者可能合并老年性疾病,有高血压病史者,血压不明原因的下降可能提示心脏病变加重。术前应尽量改善患者全身状况、控制肺部感染。

517. AL 淀粉样变心脏和肾脏风险分层(梅奥诊所)是什么?

AL 淀粉样变心脏和肾脏风险分层见表 6。

表 6　AL 淀粉样变心脏和肾脏风险分层(梅奥诊所)

	实验室指标及临界值	风 险 分 层	预 后
心脏风险	NT-proBNP>332 ng/L cTnT > 0.035 ng/mL (或 cTnI>0.01 ng/mL)	Ⅰ. 均不高于临界值 Ⅱ. 一项指标高于临界值 Ⅲa. 二项指标均高于临界值,且 NT-proBNP <8 500 ng/L Ⅲb. 二项指标均高于临界值,且 NT-proBNP ≥8 500 ng/L	Ⅰ. 60%存活 10 年 Ⅱ. 中位生存期 49 个月 Ⅲa. 中位生存期 14 个月 Ⅲb. 中位生存期 5 个月
修订心脏风险分层	NT-proBNP>1 800 ng/L cTnT>0.025 ng/mL dFLC>180 mg/L	Ⅰ. 均不高于临界值 Ⅱ. 一项指标高于临界值 Ⅲ. 二项指标高于临界值 Ⅳ. 三项指标均高于临界值	Ⅰ. 55%存活 10 年 Ⅱ. 中位生存期 57 个月 Ⅲ. 中位生存期 18 个月 Ⅳ. 中位生存期 6 个月
肾脏风险	eGFR<50 mL/min/1.73 m² 蛋白尿>5 g/24 h	Ⅰ. eGFR 高于临界值及蛋白尿低于临界值 Ⅱ. eGFR 低于临界值或蛋白尿高于临界值 Ⅲ. eGFR 低于临界值且蛋白尿高于临界值	Ⅰ. 2 年内透析的风险为 1% Ⅱ. 2 年内透析的风险为 12% Ⅲ. 2 年透析风险为 48%

　　NT-proBNP:N 末端前体脑钠肽;cTnT:心肌肌钙蛋白 T;cTnI:心肌肌钙蛋白;dFLC:参与和未参与(淀粉样蛋白生成)的血中游离轻链之差(dFLC);eGFR:预测的肾小球滤过率。

518. 原发性轻链型淀粉样变的心脏病变有什么特点?

　　AL 心脏淀粉样变浸润整个心脏,导致心脏肥大而僵硬,其病理学特征属于限制性心肌病(RCM)。双心室浸润,导致室壁增厚、僵硬及舒张障碍、充盈异常,收缩功能早期接近正常,后期可能会降低;心房浸润,导致房颤,即使窦性心律,它也增加心房血栓形成和血栓栓塞的风险;淀粉样蛋白沉积在心脏小动脉内和/或周围,导致心肌缺血或心肌梗死。心脏淀粉样变的机制是淀粉样蛋白在心肌细胞间质沉积机械性损伤及轻链对心肌细胞的直接毒性(包括:溶酶体功能障碍、活性氧产生增加、细胞凋亡及小动脉异常、微血管功能障碍等)。

519. 怎样评估原发性轻链型淀粉样变的心脏风险？

心脏病变是本病最主要的死亡原因也是麻醉管理重点与难点。心脏风险评估中，"AL 淀粉样变心脏风险分层（梅奥诊所）"多为临床采用，它包括血清肌钙蛋白 I/T（TnT/I）、N 末端前体脑钠肽（NT-proBNP），前者反映心肌损伤，后者则是反映舒张末期室壁肌张力与压力的稳定而敏感的指标；此后由欧洲学者对其进行了修订，加入参与和未参与（淀粉样蛋白生成）的血中游离轻链之差（dFLC）。这个分层也同样适合于麻醉风险的预测，分层≥Ⅱ者不建议行择期手术。此外，以下指标也有助于心功能的评估：6 分钟运动耐量；心电图示 LV 低电压、各种传导阻滞、心室肥厚；经胸超声心动图（TTE）示心肌"斑点"、双心室壁对称性增厚（LV 壁厚＞12 mm）、心室僵硬与 LV 舒张功能障碍、双室充盈压升高、心房扩张、二尖瓣跨瓣流速低、瓣膜关闭不全、心房内血栓、心包积液等，由于心室壁僵硬、肥厚、纤维化增加和腔室相对较小，可表现为保留射血分数（EF）的心力衰竭（HFpEF），EF 不能反映其心脏功能；TEE 整体纵向应变（GLS）是心室变形性损伤的重要指标，也是生存独立预测因子；心脏磁共振（CMR）不仅诊断本病的敏感性与特异性很高，钆增强成像（LGE）从心内膜下到心外膜下弥漫性显影程度与心衰和存活率相关，是很准确的死亡率独立预测因子。

520. 原发性轻链型淀粉样变呼吸管理要注意什么？

病变可能累及呼吸系统的所有部位，其表现隐匿、且可能与心脏病变重叠而被忽视。主要表现有：① 巨舌症、鼻腔阻塞、咽喉部淀粉样蛋白沉积致上呼吸道梗阻、声门狭窄与声嘶、困难气道等；巨舌症（34%～40%）是本病的特征，其特点是舌大、硬而固定。② 气管与支气管淀粉样蛋白病：分为气管与支气管黏膜下斑块、单个肿瘤样肿块、弥漫浸润型，约 14% 的患者有骨质化生，表现为气管、支气管骨化病，它们可导致气管阻塞、肺不张、出血及困难气管插管。③ 肺淀粉样蛋白病：表现为单个或多个实质结节状、粟粒状、融合结节状或肺泡弥漫性病变，严重者表现为弥散障碍及限制性通气障碍。④ 胸腔积液。应根据患者的情况，采取相应的管理措施，严重者可能需要体外膜式肺氧合（ECMO）支持。

521. 原发性轻链型淀粉样变气道管理要注意什么？

巨舌、喉淀粉样蛋白病、气管与支气管淀粉样蛋白病及颈部包块等，均可致声门显露与气管插管困难，鼻腔阻塞可致经鼻插管困难，应按困难气道处理。病变累及咽喉、胃肠道及自主神经障碍，可致胃排空障碍及反流、误吸。必要时采取纤维支气管镜引导下清醒插管等措施。要注意声门下气管狭窄,选择较细的气管导管,避免损伤呼吸道黏膜导致出血或肿块脱落。有时本病患者的气道病变比预计严重且复杂,尤其是全喉-气管支气管树淀粉样变者。术前上呼吸道与气管树 CT 扫描、3D 打印技术可提供可靠的气道信息,有助于本病管理。部分患者病变可累及声带与喉周围肌,一侧声带麻痹时,由于对侧的代偿作用,常无声嘶与呼吸困难的表现。而气管插管操作可能招致对侧声带麻痹或有潜在病变的声带麻痹,患者出现声嘶、喘鸣、呼吸困难。麻醉前需对声带进行评估,但评估正常也不能排除声嘶的风险。

522. 原发性轻链型淀粉样变的麻醉管理要注意什么?

① 加强呼吸与气道管理。② 注意肝肾功能的保护。③ 循环管理是重点。围术期严重的心脏不良事件(如:术中死亡、围术期心肌梗死、术后室颤)已有较多的报道,由于心脏高风险,麻醉前应备好急救药物、除颤器、起搏器,应有心电图、$P_{ET}CO_2$、有创动脉压、CVP 等监测,TEE 监测应注意食管损伤。严重心功能不全者,应避免手术或在 ECMO 支持下手术。因 AL 心脏淀粉样变致限制性心肌病、心肌缺血伴室间隔活动障碍、自主神经功能障碍及术前治疗用药的影响等,易出现血流动力学不稳定,麻醉诱导或术中易出现严重的低血压,且对间接作用型升压药有抵抗,可用直接作用型的去氧肾上腺素、去甲肾上腺素处理。尽管 HFpEF 射血分数(EF)正常,但由于心室容量缩小,每搏量的绝对值不足;要注意心脏前、后负荷的管理,患者对前负荷很敏感,避免容量不足。④ 本病无特殊禁忌的麻醉药,早先有报道推荐异氟烷用于麻醉维持,因它有心肌保护作用及较低的致心律失常性,但丙泊酚、七氟烷等均可安全应用,心功能差者应减少用量并延长诱导时间和/或在血管加压药辅助下用药。由于可能有神经肌肉病变,禁用琥珀胆碱。⑤ 椎管内麻醉及区域神经阻滞有良好的镇痛作用并可减少其他麻醉药用量,单独应用时还可避免一些与气道管理相关的风险。但它们用于周围神经病变者的安全性仍有疑虑。椎管内麻醉及深部区域神经阻滞应禁用于出血倾向的患者。由于自主神经受损,要注意椎管内麻醉时容易出现血压下降。⑥ 出血倾向或术中严重出血。因皮肤黏膜血管脆弱,一些患者头面部或眼眶周围可形成特征性的瘀斑或"浣熊眼"。贴胶布或心电图电极等可致皮肤剥脱并增加出血的风险。

523. 什么是进行性家族性肝内胆汁淤积症?

进行性家族性肝内胆汁淤积症(progressive familial intrahepatic cholestasis,

PFIC)是一组由于肝内胆汁先天性排泌障碍导致的肝内胆汁淤积性疾病,为常染色体隐性遗传。根据基因缺陷,PFIC 主要分为 1～3 型,其病变均位于肝细胞毛细胆管膜。此外,近年新发现了 PFIC-4 与 PFIC-5 型,其中,PFIC-4 病变位于肝细胞膜,PFIC-5 病变位于肝细胞内。肝内胆汁淤积与胆汁酸分泌障碍,或磷脂代谢障碍,或胆汁流出受阻等有关。临床特点是在出生后早期(通常在婴儿期)出现肝内胆汁淤积,伴有瘙痒、黄疸和脂肪与脂溶性维生素(维生素 A、D、E、K)吸收障碍,进展迅速,在成年前发展为肝硬化及肝功能衰竭。PFIC-1 还有肝外表现。文献报道的 PFIC-1 与 PFIC-2 病例总数少于 200 例,占儿童胆汁淤积性肝病的10%～15%,患病率为 1/50 000～1/100 000;文献报道 PFIC-3 病例数少于 20 例;无地域与性别差异。

524. 进行性家族性肝内胆汁淤积症的分型与临床表现是什么?

① PFIC-1:ATP8B1 基因突变所致,ATP8B1 编码 FIC1,FIC1 异常致肝细胞胆盐分泌障碍、胆汁淤积。FIC1 蛋白还在胰腺、胃肠、膀胱、前列腺等肝外表达,PFIC-1 表型谱很广,包括"良性复发性肝内胆汁淤积 1 型(BRIC-1)",到最严重的表型。胆汁淤积症状始于婴儿期,导致肝硬化,并迅速发展为终末期肝病,需要肝移植。血清结合胆红素、碱性磷酸酶、初级胆汁酸(特别是鹅去氧胆酸)升高,γ谷氨酰转肽酶(GGT)活性正常,胆固醇水平多正常;肝外表现有:腹泻、吸收不良、胰腺炎、听力丧失、身材矮小、肝脏脂肪变性、肾结石等。肝移植后易发生肝脏脂肪变性,且不能解决肝外表现。BRIC-1 是一种较轻的 PFIC-1。② PFIC-2:与ABCB11 基因突变有关,ABCB11 编码的 BSEP 蛋白起着胆汁酸盐输出泵的作用,其表达仅限于肝脏,故无肝外表现。早发性严重胆汁淤积的表现与 PFIC-1 相似,但进展更快。易发生肝细胞癌或胆管癌。血清胆汁酸、胆红素和转氨酶均显著升高,GGT 正常。此型肝移植后易复发。本型温和的表型被称为"良性复发性肝内胆汁淤积 2 型(BRIC-2)"。③ PFIC-3:与 ABCB4 基因突变有关,ABCB4 编码的 MDR3 蛋白的作用是保护胆管上皮和肝细胞免受胆汁酸的损伤。儿童期或青年期出现进行性胆汁淤积和肝硬化,无肝外表现。肝移植治疗效果最好。④ PFIC-4:与 TJP2 基因突变有关,致小叶中央胆汁淤积、早发性严重胆汁淤积与肝衰竭,患肝细胞癌风险增加。GGT 正常。无肝外表现。⑤ PFIC-5:与 NR1H4 基因突变有关,NR1H4 编码的 FXR 是一种核受体,是维持胆汁酸稳态的主要调节剂,对防止肝癌的发生也有保护作用,FXR 通路缺陷可导致不同临床类型的胆汁淤积性肝病,如:妊娠相关性肝内胆汁淤积症(ICP)、药物相关性肝内胆汁淤积症(DIC)及 PFIC。

525. 进行性家族性肝内胆汁淤积症如何诊断与治疗？

① 诊断：根据临床表现、实验室检查、肝组织学检查、基因检测等。② 治疗包括：改善营养状况、补充脂溶性维生素、缓解瘙痒；补充熊去氧胆酸；胆汁分流术（部分胆汁分流术、回肠旁路手术）；肝移植是最终治疗手段。

526. 进行性家族性肝内胆汁淤积症的麻醉管理要注意什么？

① 本病从某种意义上来讲是一个外科疾病，手术包括胆汁分流术及肝脏移植术，它约占小儿肝移植的 1/10。麻醉医师应对本病有所了解。② 临床表现有较大的异质性，麻醉前应对肝功能与全身状况进行详细评估，其中，肝性脑病、腹水、血白蛋白、胆红素、凝血功能是构成 Child-Pugh 肝功能损害评分系统的 5 个重要指标。要关注脂肪与脂溶性维生素吸收不良造成的佝偻病、神经肌肉病变、营养不良、生长发育障碍及低体重等，PFIC-1 者还应注意其腹泻、胰腺炎、听力障碍等肝外症状；虽然肝移植是本病的终极治疗手段，但部分患者肝移植治疗的效果有限或移植后病情复发。③ 术前应改善患者的全身状况，纠正低蛋白血症、凝血功能障碍、水电解质紊乱与酸碱失衡。严重者，围术期可能需要人工肝支持。④ 麻醉管理原则是避免加重肝功能的损害、维持内环境的稳定。应使用无肝毒性或最小肝毒性的麻醉药，七氟烷、异氟烷、丙泊酚及芬太尼类药物等对肝脏损害小，即使是终末期肝病者，亦可安全应用；但 PFIC-1 型等有胰腺炎症状时应慎用丙泊酚乳剂，尤其应避免持续、大剂量应用；肌肉松弛剂可用阿曲库铵或顺式阿曲库铵。与药物选择相比，保证良好的麻醉质量、维持生命体征与内环境的稳定对肝功能的保护更为重要。要保证充分的氧合，避免缺氧，尤其是合并门脉高压者易发生低氧血症；在控制呼吸时，应注意避免高气道压和高 CO_2 血症，因为它减少肝血流灌注。脉搏氧饱和度（SpO_2）监测不受高胆红素的影响。此外，门脉高压致食管胃底静脉曲张与上消化道出血者应防止误吸，气管插管时应注意避免食管插管引起（或加重）出血。

527. 什么是进行性肌营养不良？

进行性肌营养不良（progressive muscular dystrophy）是一组骨骼肌原发性遗传性变性疾病。肌营养不良涵盖了从轻度到重度的一系列肌肉疾病。包括轻度的肌酸磷酸激酶（CK）血清浓度无症状性增加，及重度的伴有肌红蛋白尿的肌肉痉挛。进行性肌营养不良属于肌营养不良的严重表型。主要临床特征为进行性肌肉萎缩和无力。病理改变基本相同，最早是肌纤维膜缺损，胞外 Ca^{2+} 内流导致肌肉分解,逐渐出现灶性坏死、肌纤维粗细不均、散在虫蛀样变;肌纤维内有横纹消失、空泡形成、肌细胞呈链状排列并向中央移动。晚期肌纤维普遍萎缩并有大量脂肪细胞和结缔组织填充、堆积,导致肌肉假性肥大。多有家族史,目前已发现数十个相关致病基因,遗传方式包括常染色体显性与隐性遗传、X连锁遗传等。常合并心肌病、中枢神经系统、呼吸、胃肠道等异常。

528. 进行性肌营养不良包括哪些疾病?

根据遗传方式、肌无力与肌肉萎缩的分布、病程及预后等,分为不同的临床类型:Duchenne型肌营养不良、Becker型肌营养不良、面肱型肌营养不良(1型、2型)、肢带型肌营养不良(1型、2型)、Emery-Dreifuss肌营养不良、先天性肌营养不良、远端型肌营养不良、眼咽型肌营养不良、肌强直性营养不良、Dystroglycan糖基化相关肌营养不良等。其中,最为严重且多见的是Duchenne型肌营养不良、Becker型肌营养不良。

529. 什么是Duchenne型肌营养不良?

Duchenne型肌营养不良(duchenne muscular dystrophy,DMD)是一种预后不良的X-连锁隐性遗传的原发肌肉疾病,由肌营养不良蛋白基因(基因定位Xp21)突变引起,导致功能性肌营养不良蛋白缺失,肌营养不良蛋白是一种细胞骨架蛋白,可增强肌纤维的强度、稳定性和功能。主要影响男性,儿童早期(5岁前)出现症状,运动里程碑(包括独立行走和从仰卧位起立)延迟。进行性对称肌无力(近端>远端),导致步态蹒跚,难以爬楼梯、跑步、跳跃和从蹲姿站起,通常伴有小腿肥大。DMD进展迅速,受影响的儿童多在12岁左右依赖轮椅,几乎所有DMD者都合并心肌病,多为扩张型心肌病(DCM)。很少有人能活过30岁,进行性呼吸衰竭和心肌病、充血性心衰是主要死亡原因。

530. 什么是Becker型肌营养不良?

Becker型肌营养不良(becker muscular dystrophy,BMD)是一种相对温和的DMD变异型,二者致病基因一致(基因定位Xp21),与DMD肌营养不良蛋白完全丧失不同的是,Becker肌营养不良的肌营养不良蛋白仅部分减少。与DMD相比,BMD患者症状发作的年龄通常更晚,临床表现更轻。患者通常能保持行走能力至少到15岁,一般都能到成年后很长时间,一些患者甚至能维持行走能力到老年。表现为进行性对称肌无力(近端>远端),通常伴有小腿肥大,有时股四头肌无力是唯一表现,可出现运动引起的痉挛,晚期肘部屈曲挛缩,多在 16 岁以后依赖轮椅,但也有在 30 多岁甚至至 40 多岁时仍然可以行走,与 DMD 的区别是保留颈部屈肌力量。虽然 BMD 的肌肉受累程度不如 DMD 严重,但心脏受累往往更明显,超声心动图显示 60%～70%的亚临床或良性 BMD 患者(平均年龄 18 岁)有心脏受累迹象。主要表现为右心室早期受累,随后发展为左心室功能不全,最终所有 4 个腔室都会出现纤维化,病情可快速进展为伴心力衰竭的 DCM。此外,房室结和结下传导系统的异常可导致分支和束支传导阻滞,并可进展为完全性心脏传导阻滞。

531. Duchenne 型肌营养不良、Becker 型肌营养不良、心肌病之间有什么关系?

心脏受累是 20%的 DMD 患者和 50%的 BMD 患者的死亡原因。DMD、BMD、心肌病间有密切的关系。约 90%的 DMD 或 BMD 患者存在亚临床或临床心脏受累,心肌病为扩张型心肌病(DCM)。但早期心脏受累通常无症状,超声心动图正常或仅显示局部异常。当心脏主要受累时被归类为与 DMD 或 BMD 相关的 DCM。男性青少年患者 DCM 进展迅速,在出现症状后的 1～2 年内因充血性心衰死亡。DMD 和 BMD 的区别是依赖轮椅的年龄:DMD 为 13 岁之前,BMD 为 16 岁之后。在 13～16 岁坐轮椅的中间人群也被认为是 BMD。BMD 谱的轻度端还扩展到包括血清 CK 浓度升高和肌肉活检异常、但骨骼肌症状为"亚临床"者。

532. 进行性肌营养不良麻醉管理要注意什么?

① 注意术前未诊断的本病,其心脏与肌肉病变潜藏着巨大的麻醉风险,有多例麻醉期间发生不明原因的心跳骤停、而后检查确诊为本病的报道。对有家族史、肌酸磷酸激酶(creatine phosphokinase, CK)升高、运动延迟的患儿要考虑本病的可能。② 本病还可能是 Xp21 缺失综合征的一部分,可能合并先天性肾上腺发育不良、甘油激酶缺乏症、鸟氨酸氨甲酰转移酶缺乏症、IL1RAPL1 缺失等。由于吞咽困难与胃排空障碍,可导致反流、误吸。自主神经障碍与心肌病,可导致严重的循环抑制。呼吸肌受累导致呼吸衰竭。③ 麻醉管理要注意心功能的保护、维持呼吸肌功能、防止横纹肌溶解。④ 注意恶性高热(MH)或"恶性高热样反应"的风险。全身麻醉药建议用丙泊酚、瑞芬太尼等全凭静脉麻醉。⑤ 术后可能有通气不足、拔管困难,应持续监测并加强呼吸、循环的管理。

533. 进行性肌营养不良是恶性高热高危者吗?

本病是否是恶性高热(MH)高危者有不同的意见。目前大多数意见认为不是

MH 高危者,但也不能除外 MH 的风险。有不少文献报道用氟化醚类吸入麻醉剂(氟烷、恩氟烷、异氟烷、七氟烷)后发生高钾性心脏骤停、体温和心率升高、横纹肌溶解。但其临床表现与 MH 有区别,如:体温升高多为轻度、且停药后自然下降、无明显的代谢亢进表现(无耗氧量与 CO_2 产生量增加),而横纹肌溶解的表现很突出。一些作者将这种现象称之为"麻醉诱导的横纹肌溶解(anesthesia-induced rhabdomyolysis,AIR)"或"恶性高热样反应"。其机制与 MH 不同,目前认为 AIR 是由于肌肉乙酰胆碱受体(AChR)上调引起,药物作用于已经受损的骨骼肌纤维膜,导致持续去极化,钾外流增加、致高血钾,肌肉损伤(肌溶解)、致肌红蛋白尿。因此,本病禁用氟化醚类吸入麻醉剂及琥珀胆碱等。围术期应严密监测 ECG、体温、血钾、CK、尿肌红蛋白(巧克力色或尿液肌红蛋白定量)、尿量与肾功能。

534. 什么是丙酸血症?

　　丙酸血症(propionic acidemia,PA),又称丙酰辅酶 A 羧化酶缺乏症(propionyl-CoA carboxylase deficiency,PCC deficiency)、酮症性高甘氨酸血症(ketotic hyperglycinemia)等。它是一种较为常见的常染色体隐性遗传性有机酸血症。其病因是编码丙酰辅酶 A 羧化酶(PCC)的 PCCA 和 PCCB 基因突变、PCC 缺乏所致。PCC 的作用是催化线粒体内的生物素依赖性丙酰辅酶 A 转化为甲基丙二酰辅酶 A。丙酰辅酶 A 是特定氨基酸(缬氨酸、异亮氨酸、苏氨酸、蛋氨酸)、奇数链脂肪酸、胆固醇侧链及源自肠道菌群的丙酸盐分解代谢的中间代谢产物,正常时丙酰辅酶 A 在 PCC 作用下转化为甲基丙二酰辅酶 A,后者进而转化为琥珀酰辅酶 A 进入三羧酸循环代谢。PCC 缺乏时,丙酰辅酶 A 不能循正常途径代谢,丙酸、丙酰辅酶 A 堆积,同时激活旁路代谢途径,产生大量 3-羟基丙酸、甲基枸橼酸、丙酰甘氨酸等有机酸,造成酮症酸中毒、乳酸酸中毒、代谢性酸中毒、低血糖及中枢神经系统、心脏、肾脏、血液等多器官损害。代谢产物还可抑制尿素循环中氨甲酰磷酸合成酶 1 的活性,导致高氨血症。本病的患病率为 1:5 000~1:10 000。由于导致甲基丙二酸血症(MMA)的甲基丙二酰辅酶 A 变位酶(MUT 或 MCM)或辅酶钴胺素缺陷位于本病代谢路径的下游,故 PA 同时有 MMA 的表现,PA 与 MMA 的临床表现有相互重叠。

535. 丙酸血症的临床表现是什么?

　　① 丙酸血症累及全身多系统或器官,临床表现与 MMA 相似。病程呈急性、慢性或慢性急性间歇性发作,其急性发作通常是代谢失代偿和酸中毒的结果。急

性症状常因"触发"因素(包括但不限于：各种应激因素、感染、长期禁食引起分解代谢增加等)加重或首次出现,包括呕吐、体重减轻、低血糖、神经症状(早期表现为肌张力减退、惊厥、嗜睡、甚至昏迷)。慢性症状包括：发育迟缓、易怒、痴呆、精神行为异常、癫痫、视力与听力障碍、舞蹈病与锥体系症状、脑电图异常等。常合并代谢性酸中毒、酮症、高乳酸血症、高氨血症等生化异常及心脏和肾脏异常、胰腺炎、全血细胞减少、骨质疏松等。新生儿起病型(早发型)出生时正常,开始哺乳后出现蛋白质不耐受症状;迟发型者在婴幼儿或各年龄层发病,表现为更广泛的症状,包括一系列的神经系统症状(脑病、精神运动发育迟缓)、心脏及肾脏表现等。丙酸血症心脏异常、运动障碍较 MMA 多见,但肾脏异常、中风样发作少见。心脏损害表现心肌病、QTc 延长、各种心律失常、心功能衰竭、猝死等。② 实验室检查：血或尿丙酸、3-羟基丙酸、甲基枸橼酸升高;血丙酰肉碱(C3)及 C3 与乙酰肉碱(C2)比值、甘氨酸升高;本病与 MMA 的区别是无血或尿甲基丙二酸升高。血常规检查示粒细胞减少或血三系少。血生化与血气示酸中毒、酮症、高乳酸血症、高氨血症、低血糖等。MRI 可能表现为弥漫性脑水肿、萎缩性改变和双侧基底节受累。

536. 丙酸血症如何诊断及治疗?

① 诊断：新生儿酸中毒、高氨血症应考虑本病。诊断根据临床表现、实验室检查,基因检测可确诊。② 治疗：避免饥饿、感染等各种应激因素,避免分解代谢;高碳水化合物、低天然蛋白质饮食,或不含缬氨酸、异亮氨酸、苏氨酸、蛋氨酸的特殊配方奶粉;口服甲硝唑减少肠道细菌产生丙酸;补充左旋肉碱促进丙酸经肾脏清除。及时处理急性酸中毒及高氨血症。肝脏是支链氨基酸代谢和丙酸生成的主要场所,肝移植可纠正部分代谢缺陷、改善症状,但不能解决肝外源性的丙酸问题。

537. 丙酸血症急性代谢失代偿如何救治?

① 严重丙酸血症(PA)急性代谢失代偿可导致新生儿昏迷、甚至死亡,麻醉医师应具备相应的急救能力。早期识别、诊断对提高生存率非常重要。其表现与脓毒症相似,要注意鉴别。本病的特征是血丙酰肉碱(C3)升高,但 C3 也见于甲基丙二酸尿症,二者的急救原则相似。对确诊或高度怀疑 PA 者,应立即开始治疗,并请多学科会诊。② 危重患者立即启动基本生命支持,如：气管插管、呼吸支持、开放静脉通道,用血管活性药物支持循环,适当补充生理盐水(但要避免过度补液而增加脑水肿及组织水肿),根据需要镇痛、镇静等。③ 逆转分解代谢。④ 血液透析/滤过可迅速清除血氨、丙酸等有机酸、乳酸、酮体等,纠正水及电解质与酸碱平

衡紊乱。危重患者多采用血液透析,逐步过渡到血液滤过。尽管血液滤过速度较慢,但它可持续去除毒素,用于较轻的患者。当血氨>200 μmol/L、严重酸中毒与电解质失衡、严重的神经系统表现或症状恶化(昏迷、瞳孔扩大、呼吸异常等)时,应积极采取血液透析或有体外膜肺氧合(ECMO)功能的血液滤过。血液透析至少持续 24 小时,直至酸中毒得到纠正、血氨低于 100 μmol/L。⑤ 积极处理高氨血症及应用抗生素(在抽取血培养后)。

538. 救治丙酸血症急性代谢失代偿时如何逆转分解代谢?

丙酸血症(PA)代谢失代偿的主要原因是分解代谢增加,治疗的关键是逆转分解代谢,它可迅速纠正酸中毒、酮症及高氨血症,对纠正酸中毒比碳酸氢钠更有效。应在复苏的同时尽快启动,但对严重酸中毒可同时用碳酸氢钠处理。① 暂停输注所有蛋白质(肠内和肠外营养)。② 补充充足的碳水化合物能量,常用葡萄糖用量:6～8 mg/(kg·min),多用 10%的葡萄糖生理盐液(或加脂肪乳剂),上述用量是基于逆转 1A 型糖原贮积症儿童分解代谢所需的葡萄糖量,目前尚不清楚用于 PA 是否足够,已知甲基丙二酸血症者静息能量消耗(REE)略低于同龄对照组。重症患者需要更高能量供给,可增加葡萄糖浓度或加脂肪乳剂(用量: 3 g/kg/day)。③ 同时静脉滴注胰岛素(0.01 U/kg/h)以促进合成代谢。低血糖时,应增加葡萄糖输注量,不要减少胰岛素量。④ 注意水、电解质平衡。补液量通常为根据年龄计算的 1～1.5 倍,约 120～150 mL/(kg·d),补充 10%葡萄糖液通常可以满足液体供给。保证轻度正平衡,以促进代谢产物经肾脏排泄,但切勿过度输液,以免引起或加重脑水肿。⑤ 静脉补充左旋肉碱 300～400 mg/(kg·d),肉碱可促进丙酸的代谢。但它也可能导致隔离于肌肉的丙酰肉碱释放增加而加重酸中毒,但由于补充的肉碱输送到肾脏和肝脏的速度比输送到肌肉的速度要快,肌肉释放丙酰肉碱增加通常不致引起严重的酸中毒。

539. 丙酸血症患者治疗高氨血症要注意什么?

丙酸血症不仅会出现代谢性酸中毒、酮症,还可出现高氨血症。血氨水平与丙酸水平相关,是代谢失代偿的良好指标。PA 高氨血症的原因是丙酸或其代谢物抑制尿素循环的第一步 N-乙酰谷氨酸合成酶或氨基甲酰磷酸合成酶 I 的活性。高氨血症的处理请见"鸟氨酸氨甲酰转移酶缺陷症",血液透析/滤过和 N-氨基甲酰谷氨酸(Carbaglu®)是首选的治疗方法。对未确诊为本病的重症高氨血症患者,可考虑开始使用苯甲酸钠/苯乙酸钠,和/或 N-氨基甲酰谷氨酸。但一旦确诊 PA,

应停用苯甲酸钠/苯乙酸钠,因为它们可能增加谷氨酰胺的消耗而加剧草酰乙酸耗竭、α-酮戊二酸功能缺陷、N-乙酰谷氨酸合成减少等生化异常。建议用N-氨基甲酰谷氨酸,它既可治疗高氨血症,也可作为高氨血症的临时处理措施或等待血液透析治疗的过渡措施。同时监测血浆氨基酸,考虑补充瓜氨酸和精氨酸。

540. 丙酸血症的麻醉管理要注意什么?

① 感染、发烧、手术与创伤、精神紧张等应激状况可导致分解代谢增加与代谢失代偿,应尽量避免不必要的择期手术。术前应控制感染,高碳水化合物、低天然蛋白质饮食持续至术前,尽量缩短禁食时间,禁食期间持续输注葡萄糖液,纠正酸中毒、脱水、高氨血症等。适当镇静。② 麻醉管理重点是避免分解代谢,在持续输注葡萄糖液和脂肪乳剂的同时,积极处理代谢性酸中毒、高氨血症及水、电解质平衡紊乱,预防低血糖。同时要保证良好的麻醉效果,避免低血压,维持内环境的稳定及组织灌注。③ 目前不清楚临床常用的麻醉药对丙酰辅酶A羧化酶有何影响。但要注意有些药物或其代谢产物可产生丙酸或含丙酸盐,如:琥珀胆碱、阿曲库铵、顺式阿曲库铵、丙泊酚(含多不饱和脂肪酸)、布洛芬(含丙酸盐,可用对乙酰氨基酚)、甘露醇、丙戊酸、5-戊酸等。皮质类固醇可加重高氨血症、乳酸林格氏液可加重乳酸酸中毒,亦应避免。因为限制蛋白是治疗方案的重要组成部分,应避免输注白蛋白或输注血浆。区域神经阻滞(包括椎管内麻醉)对有适应证者是良好选择,但合并周围神经病变与血小板减少者应慎用。因中枢神经病变,患者对麻醉药和麻醉性镇痛药特别敏感。④ 心肌病、QTc延长等心脏病变是本病的重要特点,要加强循环监测与管理。⑤ 胃排空障碍,易发生反流、误吸。⑥ 术后要加强呼吸管理与监测。

541. 什么是肺泡蛋白沉积症?

肺泡蛋白沉积症(pulmonary alveolar proteinosis,PAP)是一种由于源自于肺泡表面活性物质的脂蛋白在肺泡腔内沉积、以进行性呼吸困难及低氧血症为主要临床特征的罕见呼吸系统综合征。其病因与肺泡表面活性物质稳态失调及巨噬细胞清除障碍有关,发病机制包括粒细胞-巨噬细胞集落刺激因子(GM-CSF)通路异常(影响肺泡中巨噬细胞成熟与分化)及编码表面活性物质蛋白基因突变(导致肺泡表面活性物质稳态性失调)等。根据病因与发病机制分为四类:原发性、继发性、先天性及未分类的形式。PAP起病隐匿,早期诊断困难,其流行病学资料不清楚,在一般人群中患病率为6.87/1 000 000,无性别差异,但不同类型的PAP患病率不同,吸烟者和职业暴露于各种吸入粉尘者患病率高。

542. 什么是肺泡表面活性物质?

肺泡表面活性物质是脂质-蛋白质复合物,由Ⅱ型肺泡上皮细胞合成并分泌到肺泡中,形成膜样层,它通过降低液气界面的表面张力,防止呼气末肺泡塌陷和肺不张,在维持肺容量方面发挥着关键作用;此外,它可稳定肺泡大小,降低肺的弹性回缩,并有助于防御感染。肺泡表面活性物质由磷脂(80%,主要是磷脂酰胆碱)、中性脂质(10%,主要是游离胆固醇以及微量的甘油三酯和游离脂肪酸)、蛋白质(10%,已鉴定出4种主要的表面活性蛋白 SP-A、B、C、D,其中 SP-A 和 SP-D 无表面张力特性)。表面活性物质的分解代谢与清除主要由肺泡巨噬细胞完成。GM-CSF 由Ⅱ型肺泡上皮细胞产生,它与巨噬细胞上的特异性受体结合,通过激活多种信号通路,促进肺泡巨噬细胞分化与功能成熟。

543. 肺泡蛋白沉积症如何分类?

① 原发性 PAP:由于 GM-CSF 信号通路破坏所致。它又分为两类:自身免疫性 PAP(aPAP):最常见(占90%);抗 GM-CSF 抗体阳性,它攻击 GM-CSF 信号通路并阻碍其刺激肺泡巨噬细胞成熟,肺泡巨噬细胞吞噬功能受损、无法降解表面活性物质。aPAP 多与其他自身免疫性疾病无关,只有1.7% aPAP 同时合并另一种自身免疫性疾病。原发性 PAP 的遗传性原因:仅占3%,抗 GM-CSF 抗体阴性。它与 GM-CSF 受体亚基基因突变、GM-CSF 刺激肺泡巨噬细胞的能力被削弱有关。② 继发性 PAP:占4%。与疾病或环境因素导致肺泡巨噬细胞减少或功能缺陷有关,主要原因为血液系统疾病(包括:骨髓增生异常综合征、血液恶性肿瘤等),其他原因包括:药物(如:化疗等免疫抑制药物、胺碘酮等)、免疫缺陷、慢性感染(HIV、诺卡氏菌、肺孢子菌等)、慢性炎症和吸入粉尘(钛、二氧化硅、铝等)。③ 先天性 PAP:占1.5%,见于新生儿,与生成肺泡表面活性物质相关的基因突变有关。主要包括:肺泡表面活性物质蛋白 B(SP-B)、肺泡表面活性物质蛋白 C(SP-C)、ATP-结合盒亚家族 A 成员 3(ABCA3)、甲状腺转录因子 1(TTF1)基因突变等。④ 未分类的 PAP:很少见,患者不符合上述任何标准,无抗 GM-CSF 抗体,无任何已知的继发性原因、基因突变或表面活性剂功能缺陷。

544. 肺泡蛋白沉积症的临床表现是什么?

症状轻而隐匿,只有2/3的患者在诊断时有症状。最常见的症状是呼吸困难、咳嗽,其他不常见的症状包括发烧、体重减轻等,严重者导致呼吸功能衰竭与继发性肺动脉高压与心衰。体格检查约 1/2 有吸气性爆裂音,1/4 有紫绀及杵状指。肺影像学表现重于症状,与疾病的严重程度相关。胸片类似肺水肿,通常表现为肺门周围分布的弥漫性双侧对称性磨玻璃影,可进展累及所有肺叶并融合浸润;胸部高分辨率 CT(HRCT)示小叶间隔增厚与斑片状毛玻璃相关的特征性"疯狂铺路石"影像。早期肺功能检测可能正常,弥散功能障碍(DL_{CO} 下降)与限制性通气障碍(用力肺活量和总肺活量降低)出现较早,后期可出现限制性、弥散性、阻塞性(混合性)肺通气障碍、肺泡气与动脉血氧分压差[$P(A-a)O_2$]升高、运动后 SpO_2 下降或静息时低氧血症。实验室检查:C 反应蛋白、血沉、乳酸脱氢酶可能升高。支气管肺泡灌洗液(BALF)呈乳白色和不透明,沉淀后可见沉积层和半透明的上清液,沉积层有特征性病理改变。

545. 肺泡蛋白沉积症如何诊断及治疗?

① 诊断:依据临床表现、实验室检查、肺功能检测、肺部影像学检查、支气管肺泡灌洗液及其沉淀物病理学分析等,必要时行肺活检。诊断时还需明确病因,如:aPAP 者血抗 GM-CSF 抗体增高(>5 μg/mL)。血 GM-CSF 浓度与 GM-CSF 信号通路测试也有参考价值,血抗 GM-CSF 抗体正常者,如果已排除继发性 PAP,应行血清 GM-CSF 浓度检测。GM-CSF 信号通路测试可通过检测 GM-CSF 刺激中性粒细胞后细胞内磷酸化 STAT5 或细胞表面 CD11b 的水平。先天性 PAP 可能有 SP-B、SP-C、ABCA3、TTF1 等相关的基因突变,继发性 PAP 可能有血液系统疾病、药物、吸入粉尘等。② 治疗:根据 PAP 的类型与病因采取相应治疗。目前最主要的治疗方法仍为全肺灌洗(WLL)。此外,自身免疫性 PAP 补充 GM-CSF(吸入或皮下用药)、针对抗 GM-CSF 抗体治疗(利妥昔单抗、血浆置换);先天性与遗传性采用基因治疗、造血干细胞移植等;近年来,靶向脂质稳态治疗受到重视。终末期患者需肺移植,继发性 PAP 应治疗其病因。同时应预防肺部与全身感染、氧疗及全身支持治疗等。

546. 肺泡蛋白沉积症麻醉管理要注意什么?

① PAP 是最需要麻醉医师参与治疗的疾病之一,因为不仅手术麻醉,其主要治疗——全肺灌洗(WLL)也必须有麻醉医师参与。PAP 有超过 100 种潜在原因,多数情况下 PAP 并不是一个独立的疾病,而是一种呼吸系统综合征,尤其是先天性与继发性者,其 PAP 只是全身性疾病(综合征)临床表现的一部分,如:自身免

疫性疾病与结缔组织病、恶性和非恶性血液系统疾病、免疫缺陷、慢性炎症和慢性感染、遗传性疾病（赖氨酸尿蛋白不耐受症、尼曼皮克病等）。一些继发性者中位生存期很短，需认真对待，应根据呼吸功能与基础疾病制定相应的管理方案。② 麻醉前评估重点是肺功能，包括 6 分钟步行运动耐量、运动后 SpO_2、静息时动脉血气分析（PaO_2、$PaCO_2$）、肺泡气与动脉血氧分压差[$P(A-a)O_2$]及肺功能测定用力呼气量（FEV_1）、肺活量（VC）、用力肺活量（FVC）和一氧化碳扩散能力（DL_{CO}）及 HRCT。择期手术的重症患者应在术前一周行 WLL 治疗、呼吸功能改善后手术。术前应加强氧疗、呼吸肌锻炼、控制肺部与全身感染。围术期继续补充 GM - CSF 治疗。对危重的急救手术患者可能需要体外膜式肺氧合支持下手术与麻醉。③ 本病无特殊禁忌的麻醉药与方法，但由于患者免疫功能低下、易合并肺部与全身感染，应预防性应用抗生素及加强无菌管理。

547. 全肺灌洗的适应证、禁忌证是什么？

全肺灌洗（whole lung lavage，WLL）通过向肺泡内灌注温盐水，物理除去肺泡中沉积的脂蛋白物质与坏死的细胞碎片，是 PAP 治疗的"金标准"。但目前无 WLL 实施指南及适应证、禁忌证标准。① 适应证：进行性呼吸困难、低氧血症、影像学恶化、肺功能下降等导致日常活动受限，$PaO_2 < 65\ mmHg$（吸空气）、$P(A-a)O_2 > 40\ mmHg$、分流率 $> 10\%$ 者更受益于 WLL。WLL 还用于 PAP 以外的疾病，包括：吸入活性炭、肺泡出血、硅蛋白沉积症、类脂性肺炎、矽肺、隐源性纤维化肺泡炎等。② 禁忌证：合并严重的心血管疾病、心衰、败血症、严重的肺部感染和终末期肺纤维化等。

548. 全肺灌洗的麻醉方法如何选择？

WLL 多在全身麻醉双腔支气管插管、单侧肺通气下实施。推荐全凭静脉麻醉，因为它对低氧性肺血管收缩的抑制作用小，有利于维持通气/血流比值、预防低氧血症进一步恶化；静脉麻醉还可维持稳定的麻醉药血药浓度、避免灌洗期间吸入麻醉药扩散障碍导致的血药浓度不稳定。麻醉药通常用丙泊酚、阿片类、非去极化肌肉松弛剂等可常规诱导与维持。必须保证充足的肌肉松弛，避免咳呛致气管导管移位或脱出。有些轻症患者在局麻、纤支镜引导下对肺段或单个肺叶灌洗，但效果差，现少用。

第十章

549. 全肺灌洗时如何选择气管导管和定位?

气管导管尽量选择内径粗的左侧透明双腔支气管导管(DLT)。透明导管以便观察双侧导管内情况;左侧导管可避免堵塞右上肺支气管并易于固定;套囊必须密封性能良好,能耐受 40 mmHg 的压力。必须采用纤维支气管镜准确定位,确保双肺完全隔离,以防灌洗液从治疗侧肺溢出到通气侧肺。也可采用有视频监控功能的导管。但小儿童的气道管理很有挑战性最小尺寸的带套囊 DLT 直径为 8.7 mm (26F),可用于 8 岁以上小儿。Marrano 双腔管不带套囊,不能用于 WLL。目前的方法包括:将两根较细的带套囊气管导管并排插入每个支气管,或通气侧支气管插管、灌洗侧插入支气管封堵器(或带球囊的飘浮导管)等,但效果与安全性需进一步评估。气道 CT 扫描、3D 打印技术可提供可靠的气道信息,有助于本病管理。婴幼儿、严重肺功能受损、不能耐受单侧肺通气的患者,可在体外膜肺氧合 (ECMO)支持下灌洗。

550. 全肺灌洗时如何确定首个灌洗肺?

原则是首先灌洗病变严重的一侧肺,用病变相对较轻的一侧肺进行气体交换。通常第二侧肺的灌洗相对安全,因为经过首次灌洗后肺的状况会明显改善。如双侧肺病变程度相同,则先行左侧肺灌洗,以较大容量的右侧肺通气。病变程度的确定通过影像学来判断,如果影像学结果模棱两可,可行肺灌注扫描检查。但最简单的方法是插入双腔管后分别进行单侧肺通气 10 分钟,并进行血气分析,以估计一侧肺灌洗时,对侧肺能否提供足够的气体交换。双肺病变,可先行一侧肺灌洗,间隔几天后,再行对侧肺的灌洗;病情允许时,也可先后对两侧肺进行灌洗。

551. 全肺灌洗时如何安放体位?

体位对肺内分流量和灌洗液的溢出有影响:侧卧位时,灌洗肺在上侧,可减少非通气肺的血流,肺内分流减少,有利于氧合,但灌洗液溢出量大,影响灌洗效果;灌洗肺在下侧,能减少灌洗液的溢出,灌洗效果好,但非通气肺的血流增加,增加肺内分流,不利于氧合。多采用仰卧位,因其对肺内分流影响小,便于调节体位(灌洗液流入时头高脚低,灌洗液引流时头低脚高),避免搬动患者导致导管移位,也便于通过胸壁拍击振动以加强灌洗效果。

552. 为什么在全肺灌洗前对要灌洗侧肺进行"肺不张/肺排气"操作？如何实施？

灌洗侧肺进行"肺不张/肺排气"操作的方法是：双肺用纯氧通气 15 分钟去氮，然后停止灌注侧肺通气并夹管 10～15 分钟，直至灌注侧肺形成吸收性肺不张。"肺排气"的目的是排出灌注侧肺内存积的氮气，避免氮气形成的气泡妨碍灌洗液进入肺泡，使灌洗液更容易、更均匀地到达肺泡。

553. 全肺灌洗使用的灌洗液的成分是什么？

灌洗液为 37 ℃生理盐水。有些医疗中心还在其中添 N–乙酰半胱氨酸、氨茶碱、氢化可的松、碳酸氢钠等。也有建议采用乳酸林格液，认为它吸收后对电解质紊乱的影响小。

554. 全肺灌洗的流程是什么？

① 静脉全身麻醉、左侧透明双腔支气管导管插管，纤支镜确认双肺隔离完好。仰卧位。② 确定首个灌洗肺后进行"肺不张/排气操作"。③ 用 Y 型管主管连接灌洗侧支气管导管，另两头分别接注入管和排出管。灌液时，患者取头高脚低位，灌洗液瓶置于腋中线上方 30 cm，依重力注入，流速约 100 mL/min，流动中止后，立即夹闭注入管。由呼吸治疗师进行胸壁拍击振动，5～6 分钟后开放排出管，患者取头低脚高位，依重力排液，排液瓶置于液中线下 60 cm。在灌注与排液时呼吸治疗师均应进行胸壁拍击振动，排出半量灌洗液时，灌洗侧肺纯氧手控正压通气数次，它既可改善缺氧症状，又可提高洗出率。通常单侧肺需要 10～30 次洗涤循环，持续时间 2～4 小时，双肺灌洗平均需耗时 6 小时。④ 开始排出的灌洗液呈米浆样白色或浅褐色，反复灌洗，直至排出液清亮为止，也可测定排出液蛋白质含量。⑤ 根据患者情况，进行对侧肺灌洗或数天后再进行灌洗。⑥ 术后继续呼吸治疗。

555. 肺泡蛋白沉积症全肺灌洗时麻醉管理要注意什么？

① WLL 需在手术室内或 ICU 内实施。其团队成员包括麻醉医师（负责全身麻醉管理、肺通气与气管导管的管理）、呼吸治疗师（负责灌洗液的准备、灌注、排放、胸部拍击、调节体位等），其中麻醉医师起着主导作用，团队应在其指挥下协同工作。② 麻醉手术的风险评估与感染预防，请见"肺泡蛋白沉积症麻醉管理要注意什么？"。因需要单侧肺通气及可能发生上述并发症，WLL 的麻醉风险高于非WLL 手术。肺功能严重受损的患者可能需要在 ECMO 支持下灌洗。③ 常规监

测 ECG、SpO_2、$P_{ET}CO_2$、直接动脉压、中心静脉压、体温、插入有体温监测功能的导尿管,同时监测动脉血气、电解质、血球压积(HCT)、渗透压及气道压、总肺与分肺顺应性等;HCT 可间接反映灌注液吸收与血液稀释。TEE 对循环监测与管理有利,但它在食管内移动可影响气管导管的固定,应慎用。应记录上述监测与实验室指标作对照值应持续监测双肺隔离情况,每次灌洗前均应并再次确认双肺隔离完好。④ 麻醉方法为左侧双腔支气管插管静脉全身麻醉,确保双肺隔离完好。麻醉药通常用丙泊酚、阿片类、非去极化肌肉松弛剂等,必须保证充足的肌肉松弛。⑤ 根据手术的进程与需要调节麻醉与通气方式,如:适时的单侧或双肺通气、WLL 前灌洗侧肺进行"肺排气"操作、排液时灌洗侧肺适当的肺通气等。⑥ 加强呼吸、循环管理。因肺顺应性下降,应采取纯氧、定容型肺通气,成人单肺通气潮气量为 200～350 mL,频率 12～16 次/min,可辅以低水平的 PEEP($<$0.68 kPa),根据 $P_{ET}CO_2$、血气等调整上述呼吸参数。灌注期间由于重力压迫可导致灌洗侧肺血流减少、肺内分流减少,氧合可能改善;而引流时反可增加肺内分流,恶化氧合。患者还可能有肺动脉高压、右心衰并影响左心室功能,灌洗时随着灌洗液注入,胸腔压力上升,可致心输出量与血压下降,同时可能有难以预测量的灌洗液吸收而造成循环过负荷、血液稀释、电解质紊乱。应精确记录灌注液的出入量,必要时应给与利尿剂利尿,同时纠正电解质与酸碱平衡失调。⑦ 加强体温管理。大量灌洗可导致低体温,应盖保温毯,灌洗液采用接近体温(37 ℃)的等渗盐水。⑧ 防治 WLL 并发症。

556. 肺泡蛋白沉积症全肺灌洗时有哪些并发症?

WLL 并发症包括灌洗液泄漏至通气侧肺、低氧血症、胸腔积液、气胸、心脏骤停、发热、哮喘、肺部感染等。其中,灌洗液泄漏与双肺隔离不良有关,表现为气道压增加、氧合下降、肺部啰音增加、甚至通气侧导管内出现大量液体;预防是避免导管移位(如:将导管插入左支气管相对较深、保证良好的肌肉松弛、体位改变时避免气管导管受到外力的牵扯作用、保证仰卧位时头部处于中立位)及套囊充气饱满等;治疗是立即在纤支镜引导下检查与调整套囊及导管位置、灌注侧在下侧卧头低位、同时吸引通气侧与灌注侧肺。套囊破裂时,应在排液后更换导管;严重低氧血症者可能需要 ECMO 支持。

557. 肺泡蛋白沉积症全肺灌洗后的麻醉管理要注意什么?

WLL 术后继续气道吸引及双肺 PEEP 辅助通气,血流动力学稳定、气道阻力下降、肺顺应性增加、脉搏氧饱和度与血气分析正常、胸部 X 线提示肺复张和肺泡内无大量残存的液体者,麻醉苏醒后可在手术室内拔除气管导管。呼吸功能未完全恢复者,改插单腔气管导管后,在 ICU 继续辅以 PEEP 机械通气,直至呼吸功能完全恢复后拔管。

558. 什么是囊性纤维化?

囊性纤维化(cystic fibrosis,CF)是一种外分泌腺疾病,涉及汗腺、唾液、胰腺、胃肠道、肺及呼吸道、生殖等多系统,为常染色体隐性遗传。其病因与囊性纤维化跨膜电导调节蛋白(CFTR)基因(CFTR)突变有关。CFTR 蛋白是一种氯离子通道,位于多种外分泌腺上皮细胞顶端(包括:呼吸道、肝、胆道、胰腺、消化道、汗腺等),CFTR 突变导致外分泌腺导管上皮细胞氯离子通道异常、氯离子转运障碍,分泌液中氯离子增多、水分减少而变得十分黏稠,不容易被纤毛清除,从而导致分泌腺导管及相应的管腔(气管、肠管等)堵塞及继发性损伤与感染。本病在欧洲,尤其是爱尔兰多见,是白种人最常见的致命性遗传性疾病之一,目前全世界有超过 10 万人患有本病。我国流行病学资料不明。

559. 囊性纤维化的病理改变与临床表现是什么?

CF 是一个病谱性疾病,其病变涉及呼吸、消化、生殖等多系统,一些患者在出生后即表现出症状,也有些患者症状较轻,直到成年后才有表现。① 呼吸衰竭是主要早期死亡原因。呼吸道分泌物过度黏稠与纤毛清除障碍,致反复发生进行性呼吸道感染、弥漫性肺不张、支气管扩张、肺纤维化、气胸、肺心病、呼吸衰竭和死亡。鼻腔分泌物黏稠致慢性鼻窦炎、鼻息肉。② 胰腺外分泌减少,脂肪与维生素 A、D、E、K 吸收障碍,营养不良与生长发育障碍;胰腺纤维化和胰岛破坏致 CF 相关性糖尿病(CFRD)。患者容易并发慢性胰腺炎。③ 肠黏膜黏稠的分泌物可导致新生儿肠套叠、肠梗阻,较年长儿和成年人也可能因粪便坚硬引起远端肠梗阻综合征(DIOS)。④ 胆管阻塞致胆汁性肝硬化、门脉高压等,它是本病的第二位死亡原因。⑤ 维生素 D 和钙吸收障碍、骨分解代谢增加,或 CFTR 在骨细胞中表达,致骨质疏松。⑥ 男性先天性双侧输精管缺失与女性宫颈分泌物过度黏稠导致不孕。⑦ 部分患者合并与 Bartter 综合征相似的水、电解质与酸碱平衡紊乱,表现为低钾、低钠、低氯和代谢性碱中毒,容易发生脱水与低血容量性休克。因它无 Bartter 综合征肾活检异常及基因异常,故称之为"假 Bartter 综合征(PBS)",其原因主要与 CFTR 蛋白异常、汗液与分泌物内丢失大量的钠、氯、钾离子有关。

560. 囊性纤维化如何诊断及治疗？

① 诊断：根据临床表现、家族史及汗液试验（汗液氯化物浓度≥60 mmol/L）、鼻腔跨上皮电位差（示上皮氯化物分泌异常）、基因检测。② 治疗：本病目前无根治方法，CFTR 基因调节治疗只对少数特定的基因位点突变有一定效果。对症治疗包括：清除气道分泌物、预防及控制肺部感染；改善营养状况，高热量饮食、补充胰酶、脂溶性维生素、电解质；治疗 CF 相关性糖尿病、纠正高血糖等代谢障碍等。严重者可能需要肺和肝移植。

561. 囊性纤维化的麻醉管理要注意什么？

① 病变涉及多系统或器官，其中呼吸系统病变是主要死亡原因。麻醉手术可增加肺部并发症的风险，术前 FEV_1<61%、PaO_2<70 mmHg、$PaCO_2$>50 mmHg 者，术后呼吸并发症发生率高、常需呼吸机支持治疗。术前应有效地清除肺与气道内分泌物、控制肺部感染、控制高血糖、纠正代谢紊乱及水电解质与酸碱失衡、改善营养状况。不用抗胆碱药。② 呼吸管理是重点。插喉罩、保留自主呼吸可最大限度地减少全身麻醉时控制呼吸对呼吸力学的不利影响。但气管插管有助于气管内吸痰，并能更好地控制肺通气。正压通气时，应尽量保持较低的气道压力水平。应保持吸入气体与呼吸回路内湿化、避免脱水等致气道干燥。气道管理时必须严守无菌原则。③ 麻醉方法：椎管内麻醉或区域神经阻滞对有适应证的患者是比较好的选择，也可与全身麻醉联合应用。但严重呼吸功能障碍或实施重大手术者应选全身麻醉。严重呼衰者可考虑体外膜肺氧合（ECMO）或 ECMO 加呼吸机支持。麻醉药选择短效、对肝肾及呼吸与循环功能影响小者，同时限制肌肉松弛剂的用量。常用七氟烷、瑞芬太尼，合并慢性胰腺炎者应慎用丙泊酚。④ 由于鼻息肉的发生率高，应尽量避免经鼻气管插管。合并远端肠梗阻综合征者应注意反流、误吸。⑤ 重症患者术后应考虑呼吸机支持治疗。

562. 什么是视网膜色素变性？

视网膜色素变性（retinitispigmentosa，RP）是一组以进行性视网膜光感受器细胞凋亡和色素上皮变性为特征的异质性遗传性视网膜变性疾病。视网膜光感受器细胞包括视杆细胞和视锥细胞，本病主要影响视杆细胞。视杆细胞是能够确保夜间视力和周边视力的视网膜光感受器细胞。RP 与多个基因突变有关，其中大多数基因在光感受器或视网膜色素上皮中表达（如：*RHO*、RPGR、*RPRH2*、*PRPF31*、*RP1* 及 *RP25*、*PDE6A*、*RPE65* 等）。遗传方式包括 X 连锁、常染色体显性或隐性、线粒体遗传,部分患者为散发。视力障碍程度与遗传方式有一定的关联。本病包括非综合征形式及综合征形式,非综合征形式者其病变仅限于眼部,综合征形式者还合并其他器官异常(如 Usher 综合征、Bardet-Biedl 综合征、Leigh 综合征、Alström 综合征、Refsum 病等)。其病程可历经数年或数十年,它分为早期、中期、后期三个阶段,多在青少年期出现视力障碍症状,表现为夜盲、色觉障碍、畏光、周边视野缺损、视力障碍乃至完全失明。眼底检查:毯样视网膜变性,视网膜骨细胞样色素沉积并中周部视网膜萎缩等。本病是 20～60 岁人群失明的最常见遗传原因,发病率为 1/3 000～1/8 000。目前无特殊有效治疗方法,基因治疗、干细胞治疗及人工视网膜等正在探索中。

563. 视网膜色素变性的麻醉管理要注意什么?

① 保护患者残存的视力是麻醉管理的重点。麻醉前评估要特别注意本病可能是某些综合征的一部分,这些患者可能合并危及生命或麻醉管理困难的病变。要注意术前未能发现的轻度患者在术后发生视力障碍。术前应了解视力情况与家族史,并向患者交代视力损伤的风险。由于视力障碍,麻醉前应加强心理安抚与精神支持。② 围术期应避免有害光直接照射眼睛,最危险的是紫外线(波长 200～400 nm)、高能紫光(波长 400～440 nm)、蓝色光(波长 440～500 nm),佩戴紫外线和蓝光过滤镜片可减少对视网膜的光毒性作用。手术室应采用幽暗灯光,术中避免灯光直接照射眼睛。③ 避免使用有眼毒性的药物(见"临床常用的药物中哪些有眼毒性?")。④ 目前未见本病麻醉管理的报道,也无证据提示临床常用的麻醉药有眼毒性。手术后失明是全身麻醉的一种严重而罕见的并发症,应加强麻醉管理,避免眼球受压、低血压、俯卧位等上述可能致失明的高危因素。

564. 临床常用的药物中哪些有眼毒性?

目前还不完全清楚。根据有限的临床资料,以下药物风险较大:① 潜在的视网膜毒性药物,包括:cGMP 特异性 5 型磷酸二酯酶抑制剂(勃起功能障碍药物)、异维甲酸和其他类视黄醇、含有吩噻嗪的抗精神病药和抗组胺药、氨己烯酸(抗癫痫药)、氨基喹啉(抗疟药)、他莫昔芬(雌激素受体拮抗剂)、大剂量羟氯喹(抗疟药)。② 潜在的神经毒性药物,包括:乙胺丁醇(抗分枝杆菌药)、利奈唑胺(抗生素)、胺碘酮(抗心律失常药)等。

565. 全身麻醉手术后失明的原因有哪些？

全身麻醉手术后失明是的一种严重而罕见的并发症,其原因与机制尚不清楚,大致包括以下四类原因:① 视网膜缺血(包括视网膜中央动脉闭塞及视网膜分支动脉闭塞)。主要原因有:眼球受外压、视网膜动脉栓塞、视网膜静脉回流障碍、视网膜血供减少等。② 缺血性视神经病变(IOH)。最常见。包括前部缺血性视神经病变(AION)与后部缺血性视神经病变(PION)。AION 是睫状后动脉循环障碍、视盘供血不足造成;PION 是由于眼动脉循环障碍、视神经供血不足造成。其原因不清楚,可能与以下因素有关:低血压、失血、贫血、大量补液致血液稀释、眼眶和眼周水肿、俯卧位、眼外压迫、静脉压增加、视神经血管解剖变异、长时间手术、长时间大剂量应用血管收缩药、合并动脉硬化等基础疾病、服用眼毒性药物、异常的血管自身调节等。AION 多发生在心脏手术后,PION 多发生在脊柱手术后。③ 急性闭角型青光眼。④ 脑缺血引起的皮质盲(多发生于冠脉搭桥术或体外循环心脏手术后)。

566. 什么是视网膜母细胞瘤？

视网膜母细胞瘤(retinoblastoma,RB)是起源于视网膜干细胞或视锥细胞前体的恶性肿瘤。它分为遗传型与非遗传型,约各占一半。遗传型为常染色体显性遗传,多为双眼或有家族史。RB 的发病机制是肿瘤生物学"双重打击假说"的灵感来源,其病因是视网膜母细胞瘤 1 基因(RB1)纯合或复杂杂合突变所致。主要表现为白瞳症、斜视、视力低下。根据病程,分为眼内期、青光眼期、眼外期及全身转移期。根据病变范围,分为单侧、双侧、三侧性,三侧性 RB 是指合并颅内肿瘤(如松果体母细胞瘤等)。患者发生第二种原发性恶性肿瘤的风险高。病理学特征为小圆形蓝细胞肿瘤,核质比高,大量有丝分裂和坏死,Flexner-Wintersteiner 玫瑰花结和 Homer Wright 玫瑰花结等。本病的发病率约为 20 000 名活产婴儿中 1 例,是儿童期最常见的眼内恶性肿瘤,占所有儿科癌症的 4%。我国每年约新发 1 000 例 RB 病例。目前的治疗不仅仅是挽救生命,还应尽量保眼。治疗根据分期,进行手术切除及放疗与化疗,或保眼局部治疗(热疗/激光光凝、冷冻、近距离放疗、静脉/动脉/眼周化疗、玻璃体内注射治疗等)。

567. 视网膜母细胞瘤的麻醉管理要注意什么？

① 麻醉前评估要重点注意:肿瘤转移、扩散对中枢神经及周围组织的侵犯,放/化疗对心肺与肝肾的毒性,肿瘤导致的全身消耗、营养不良、甚至恶病质,可能

合并的第二个肿瘤等。要特别注意气道的评估,因为肿瘤转移至颈部、颌面部或上述部位放疗可致困难气道。不建议行经鼻插管。② 麻醉管理同其他恶性肿瘤。由于 RB 患者发生第二种原发性恶性肿瘤的风险高,应注意麻醉及其相关药物的致畸、致突变作用。目前临床常用的麻醉药是安全的。

568. 什么是重症先天性粒细胞缺乏症?

重症先天性粒细胞缺乏症(severe congenital neutropenia, SCN)是一组以低中性粒细胞计数为特征的遗传性造血系统疾病,无淋巴细胞及红细胞、血小板缺陷。外周血绝对中性粒细胞计数(ANC)或绝对粒细胞计数(AGC)正常值是 $1.5\sim7\times10^9$/L,本病的定义尚未统一,如:NORD 网 SCN 的定义是 ANC$<0.5\times10^9$/L,NIH 与 orphanet 网为 ANC$<0.2\times10^9$/L。轻度中性粒细胞减少(ANC $0.5\sim1$)通常无临床问题;严重的中性粒细胞减少(ANC<0.5),细菌感染的风险增加;ANC $0.2\sim0.5$,易发生中耳、咽喉、皮肤、口腔及尿路感染;ANC<0.2,可发生危及生命的感染,如:肺炎、脑膜炎、血液中毒或感染性休克。本病的病因尚不清楚,可能与基因突变、髓系细胞凋亡增加、中性粒细胞分化成熟受损有关。目前已发现 100 多个基因突变与本病有关,包括:包括中性粒细胞弹性酶基因(ELANE,或 ELA2)、GFI1、HAX1 和 Wiskott-Aldrich 综合征激活基因(WASP)等。其中,约 50% 是 ELANE 突变,10% 是 HAX1 突变,其致病基因有种族差异。遗传方式包括常染色体显性与隐性遗传、X 连锁遗传、线粒体 DNA 遗传(线粒体 DNA 删除)及染色体异常。普通人群患病率为 $1/333\,300\sim1.7/333\,300$。

569. 重症先天性粒细胞缺乏症的临床表现是什么?

① 反复发生各部位细菌与真菌感染,其细菌的通常源自患者的皮肤和肠道菌群。患者对病毒具有正常免疫力,不会比普通人更容易受病毒感染,甚至可接种减毒活病毒疫苗。② 感染程度轻重不一,在某些患者中可能会导致危及生命的并发症。肝、肺、皮下组织等深部脓肿很常见。③ 一些患者可能还合并癫痫、发育迟缓或心脏和生殖器畸形等先天性异常。④ 约 40% 的患者合并骨质减少、骨质疏松、容易骨折。患骨髓异常增生(MDS)或急性骨髓性白血病的风险增加,尤其在粒细胞集落刺激因子治疗后。⑤ 血常规:中性粒细胞少;骨髓检查:大多数患者示骨髓细胞成熟停滞于早幼粒细胞或中幼粒细胞阶段水平。

第十章

570. 重症先天性粒细胞缺乏症如何诊断及治疗？

① 诊断：根据病史、临床表现、实验室检查及基因检测。② 治疗：预防及控制感染，早诊断、早治疗，一旦有感染迹象，应立即给予广谱抗生素治疗在抗生素，也可以预防性应用抗生素。SCN 的首选治疗方法是粒细胞集落刺激因子（G-CSF）。严重或需大剂量 G-CSF 的患者可行造血干细胞移植。

571. 重症先天性粒细胞缺乏症的麻醉管理要注意什么？

① 麻醉手术可增加感染的风险，应尽量避免一些非急诊手术与麻醉。术前应控制感染，尤其是要注意一些隐匿性的感染。要注意患者反复多部位感染可能残留一些在麻醉时可能直接危及生命的重要病变或并发症（如：气道病变或肺脓肿等）。患者还可能合并一些先天畸形或其粒细胞减少是某些综合征的一部分表现。② G-CSV 继续用至术前，使术前血液 ANC$>1.0\times10^9/L$；在手术当天、麻醉开始前皮下注射 G-CSF，可适当增加剂量；术后次日继续用药。为避免气道过度干燥而增加呼吸道感染风险，不建议术前用抗胆碱药。无论何种手术，麻醉诱导前及围术期均应静脉给予足量的广谱抗生素。③ 麻醉管理的重点是预防感染。本病无特殊禁忌的麻醉药，但应避免用长效阿片类药，因为它们可抑制咳嗽反射并有引起呼吸抑制的风险。临床常用的麻醉药可能对免疫调节功能有一定的影响，但对本病患者并无临床意义。而良好的麻醉管理比药物的选择更为重要。④ 应严格遵守无菌操作常规，尤其要注意气道吸引、动静脉通道等的无菌管理及麻醉医师的手卫生。应尽量避免一些不必要的侵入性检查与监测手段，尽量避免气管插管（包括喉罩等）。不建议实施区域神经阻滞及椎管内麻醉。⑤ 由于骨质疏松，在搬运患者或体位变动时要预防骨折。

572. 什么是 Dravet 综合征？

Dravet 综合征（dravet syndrome，DS）是一种以婴幼儿期起病、发作频繁、热相关、影响认知功能和运动发育、药物难治等为临床特征的癫痫性脑病，其癫痫症状不仅限于婴儿和儿童，还可持续到成年期。病因与发病机制尚不清楚，可能是一种钠离子通道病，约 $70\%\sim80\%$ 的患者有 SCN1A 基因（2q24.3）变异，SCN1A 编码电压门控钠通道 1.1 亚基（Na$_v$1.1）。SCN1A 基因多为新生突变，也可能为常染色体显性或 X 连锁遗传。其他与 DS 相关的基因突变包括：SCN2A、SCN8A 等。本病约占小儿肌阵挛性癫痫的 30%。

573. Dravet 综合征的临床表现是什么？

婴儿出生后 1～18 个月发病，平均为 5.2 个月。癫痫发作多有触发因素，最常见的是与感染、疫苗接种、热水浴、运动等致体温升高有关（热相关），其他触发因素有：视觉刺激、光敏性、饮食和排便等，也可能无触发因素。表现为一侧或全面性阵挛或强直阵挛发作，甚至形成癫痫持续状态。癫痫频繁发作并表现多种类型，包括：肌阵挛、非典型失神、部分性发作、全面强直性阵挛等；钠通道阻滞抗癫痫药可使症状加重。随着年龄的增长，出现运动发育与认知功能障碍、行为问题、语言障碍等；肌张力低下、共济失调、锥体征、间歇性肌阵挛致运动不协调与脊柱畸形，面部肌肉紧张致咀嚼和吞咽困难。本病的死亡率高，癫痫猝死（SUDEP）是最常见的死亡原因，其次为癫痫持续状态。早期 MRI、CT 及脑电图多正常，或发作后脑电图背景减慢，后期 MRI 示轻度脑萎缩或海马硬化、脑电图弥漫性慢化、多灶性异常放电等。

574. Dravet 综合征如何诊断及治疗？

① 诊断：根据上述临床表现及基因检测。目前有北美神经病学家共识（2017年）及国际抗癫痫联盟诊断标准，详见相关专著。② 治疗：治疗的目的是减少癫痫发作、控制癫痫持续状态。首先应避免体温升高、声光刺激等触发因素。一线治疗包括氯巴占和丙戊酸，二线治疗包括司替戊醇、托吡酯、生酮饮食；三线治疗包括氯硝西泮、左乙拉西坦、唑尼沙胺、依苏昔胺和迷走神经刺激器（VNS）。大麻二酚、司替戊醇、芬弗拉明等近年来也应用于本病的治疗。传统的钠通道阻滞剂类抗癫痫药（卡马西平、奥卡西平、拉莫三嗪、维加巴因、卢非酰胺、苯妥英、磷苯妥英等）可诱发或加重 SCN1A 基因异常者癫痫发作，禁用于本病。

575. Dravet 综合征的麻醉管理要注意什么？

① 本病较为独特，因为传统的钠通道阻滞剂类抗癫痫药禁用于本病的治疗，目前临床上也没有较好的癫痫治疗药，因而其麻醉管理面临着更大的挑战。麻醉前应进行系统的全身检查与评估，尤其要注意患者可能合并其他先天性异常或综合征。② 由于本病缺乏有效的药物治疗，而现有治疗用药临床应用时间较短、一些药物甚至尚未引进至国内，它们与麻醉药物的相互作用也不清楚，麻醉前应评估癫痫治疗的效果、注意药物的不良反应有效的抗癫痫药物应持续用至术前。③ 术前应改善营养状况、纠正内环境紊乱，尤其要控制感染、发热，要避免各种声光刺激。由于患者还可能合并认知功能障碍，麻醉诱导前可口服咪达唑仑充分镇静。

④ 麻醉管理重点是避免各种触发因素、提高癫痫发作阈值。避免体温升高最为重要,应加强体温管理。声、光刺激及各种不良刺激与应激反应也是重要的触发因素,应保持手术室环境安静、幽暗,无论实施何种麻醉,均应保持较深的镇静状态,可用咪达唑仑。应保持良好的麻醉效果,避免缺氧、二氧化碳蓄积与过度通气,保持血流动力学与内环境的稳定。⑤ 麻醉药物的选择同其他癫痫性脑病,咪达唑仑用于癫痫持续状态的急救已有较多的临床报道,也可用丙泊酚、硫喷妥钠、异氟烷及低浓度七氟烷。要注意术前应用的抗癫痫药与全身麻醉药的协同作用,另一方面,本病主要致病基因 SCN1A 编码的电压门控钠通道 1.1 亚基($Na_v1.1$)定位于抑制性神经元,其功能丧失可特异性降低这些 GABA 能细胞的兴奋性,导致中枢神经系统兴奋性增加。很多麻醉药是通过 GABA 受体调节作用而发挥麻醉作用的,但目前不清楚这是否可影响全身麻醉药的药效学。慎用肌肉松弛药。⑥ 术后管理:本病死亡率高于普通癫痫,主要死亡原因为癫痫猝死(SUDEP)与癫痫持续状态(SE)。SUDEP 的原因尚不清楚,因多在睡眠中死亡,推测可能与癫痫发作致持续的呼吸抑制、气道梗阻、心律失常等有关。术后应在重症监护室内持续监护。癫痫持续状态可用咪达唑仑治疗,虽然卡马西平、苯妥英钠等应避免用作日常治疗药,但它们可能对控制本病的癫痫持续状态有一定作用。

576. 什么是镰刀型细胞贫血病?

镰刀型细胞贫血病(sickle cell disease,SCD)是一种常染色体显性遗传性血红蛋白分子结构异常性疾病,以红细胞呈镰刀状异常、反复急性发作溶血、多器官进行性损害等为特征。其病因是血红蛋白 ß 链基因突变,第 17 位核苷酸由腺嘌呤变为胸腺嘧啶,导致第 6 位氨基酸从谷氨酸变为缬氨酸,形成血红蛋白 S(HbS)。脱氧的 HbS 四聚体在红细胞内形成多聚分子液晶,使红细胞扭曲成为镰刀状畸形、破坏红细胞结构与变形能力,继而引起溶血与血管栓塞。但红细胞的这些变化是可逆的,血红蛋白与氧重新结合时,其形态迅速恢复正常。溶血除引起贫血、疲乏、胆石症,还导致肺动脉高压、血栓形成。微血管栓塞及继发血流再灌注与炎症反应可引起组织器官损伤,如:急性肺综合征、肺动脉高压、脾功能减退、骨坏死、肾脏损伤、严重疼痛等。本病是世界上首个发现的分子病,也是临床上最常见的遗传性血液疾病。非洲每天约有 1 000 名 SCD 儿童出生;70 000～100 000 名美国人患有本病。

577. 镰刀型细胞贫血病有哪三种主要表现形式？

① 镰刀型细胞贫血：为纯合子状态，其红细胞中只有 HbS，而无 HbA，氧浓度在生理变化范围内红细胞即可发生镰变。一般文献上的 SCD，即指镰刀型细胞贫血。② 镰刀型细胞性状：为杂合子状态，红细胞中 HbS 占 20%～40%，其他为 HbA。症状轻，氧结合显著下降时红细胞才可发生镰变。③ 镰刀型细胞贫血的变异型：血红蛋白 S 与其他异常血红蛋白双杂合子状态，如：血红蛋白 C 病、血红蛋白 D 病等。本病的分类极其复杂，Rees 等根据基因型与临床表现，将其分为重度、中度、轻度、极轻度五型，详细请见参考相关专著。

578. 镰刀型细胞贫血病的临床表现是什么？

① 多于出生后半年后发病。发育差，易感染，全身状况差，慢性贫血及心肝、肾、肺、眼、甚至中枢神经系统等重要器官受损表现及下肢皮肤溃疡、脑血栓、脑出血等。② 血管闭塞危象（VOC）发作表现为突然发作的剧烈疼痛，通常局限于四肢、胸部或背部，但很少有客观发现。③ 急性胸部综合征（ACS），亦称急性肺综合征，它是出现肺部病变与下呼吸道症状（如：咳嗽和呼吸急促），至少有一个肺叶有急性肺泡浸润，常伴有发热。④ 实验室检查：血红蛋白低，网织红细胞增多，外周血检查可能见镰状红细胞，红细胞镰变试验阳性，红细胞渗透脆性增加，血红蛋白电泳主要成分为 HbS。

579. 镰刀型细胞贫血病如何诊断及治疗？

① 诊断：根据病史、家族史、临床表现、实验室检查。② 治疗：羟基脲可增加胎儿型血红蛋白浓度（HbF），而 HbF 不会发生镰变，从而改善其预后。其他，还有输血、血液置换与去铁治疗、造血干细胞移植等。

580. 镰刀型细胞贫血病的麻醉管理要注意什么？

① 要注意部分患者可能因血管闭塞危象、腹痛而以"急腹症"手术治疗，术前应详细询问病史及家族史。择期手术应在症状缓解期施行。麻醉前应根据患者情况适当输血或血液置换，其目标是：血红蛋白（Hb）浓度 100 g/L，其中 HbS 浓度不超过 30%。羟基脲等应用至术前，术后应尽量开始服用，或经胃管给药。注意患者可能长期用肾上腺皮质激素。② 本病无特殊禁忌的麻醉药，也无证据提示临床常用的麻醉药可增加红细胞镰变。③ 改善微循环：首先应维持血流动力学平稳，尤其是应防止低血压及外周组织血流灌注障碍，肾上腺素可诱发血管闭塞危象，应

慎用拟肾上腺素药物,但麻黄碱用于椎管内麻醉、剖宫产患者是安全的;同样,应避免各种导致交感神经兴奋的因素。围术期可用小剂量低分子肝素,促进下肢血液回流,不建议术中用止血带;加强体液管理,避免脱水而引起血黏度增加。④ 预防SCD 并发症:疼痛是由于反复发生栓塞引起,严重者首选阿片类止痛药。感染是本病最主要死亡原因,应注意遵守无菌操作原则,围术期应常规用抗生素。本病是儿童卒中的主要原因,表现为脑血栓和/或脑出血,输血治疗可降低其发生率,麻醉中维持血流动力学稳定与正常的血气及内环境非常重要。急性胸部综合征者择期手术应延期。一半的患者可能合并阻塞性睡眠呼吸暂停,其原因与扁桃体肥大有关,要注意困难气道的问题,应加强呼吸管理。肺动脉高压与心脏病变是 SCD 死亡的重要独立危险因素,常合并肾脏损害,应加强循环管理与肾脏保护。

581. 麻醉方法是否影响镰刀型细胞贫血病并发症发生率?

有争议。有文献报道,包括椎管内麻醉在内的区域神经阻滞术后 SCD 相关并发症的发生率是全身麻醉的四倍,但也有文献报道认为与椎管内麻醉相比,全身麻醉是 SCD 发生急性胸部综合征的危险因素,而椎管内麻醉较为安全。也有文献报道认为 SCD 剖宫产患者,蛛网膜下腔阻滞优于全身麻醉。与麻醉方法相比,良好的麻醉管理更为重要。要避免各种可能加重红细胞镰变的因素及改善微循环,避免低氧血症、低体温、低血容量血症、酸中毒和低血压等。

582. 什么是 Silver-Russell 综合征?

Silver-Russell 综合征(silver-russell syndrome),又称 Russell-Silver 综合征(russell-silver syndrome, RSS)。它是一种以出生前后生长发育障碍为特点的罕见先天性疾病,通常本病在美国被称为 Russell-Silver 综合征(RSS),而在欧洲称为 Silver-Russell 综合征。RSS 的病因不明,多为散发,少数病例有家族史,其遗传异质性较大,可能与多个基因突变有关。60%的 RSS 患者中发现 7 或 11 号染色体异常,其中 35%~50%的患者源自父亲的位于 11 号染色体(11p15.5)IC1 区域低甲基化,其影响 H19 及 IGF2 基因表达,约 10%患者有源自母亲的 7 号染色体的UPD7 突变。但约 40%临床诊断为 RSS 的患者其潜在原因仍然未知。本病的患病率尚不清楚。一般认为其患病率为每 1 万至 3 万出生人口中 1 例,在日本有500~1 000 例患者,无性别差异。

583. Silver-Russell 综合征的临床表现是什么?

① 胎儿宫内及出生后生长发育迟缓,身材矮小,体重低。② 肢体不对称,部分或所有的身体一侧小于另一侧,其部位与程度多变,大多影响腿部或手臂长度,下肢长短差可致脊柱侧弯。③ 颅骨及颜面骨发育异常,前额突出,由于躯干发育迟缓而呈现相对大头畸形,小脸、小下颌而呈三角脸,口角下垂,腭弓高而窄。牙齿畸形包括牙齿脱落、小牙畸形、牙齿拥挤。④ 胃食管反流,胃排空延迟,喂养困难,无饥饿感或厌食,易发生低血糖。⑤ 骨骼与肌肉:身体不对称、脊柱畸形,偶尔髋关节脱位,手和/或脚畸形,肌肉张力低。⑥ 可能合并其他先天性异常,如:各种心脏畸形、腭裂、肾脏畸形等。大多智力正常,但部分患者精神发育迟缓、弱智。

584. Silver-Russell 综合征如何诊断及治疗?

① 诊断:根据 Netchine 与 Wakeling 等的标准,如有 3 项主要项目或 2 项主要项目加 2 项次要项目,应考虑本病并进行基因检测。A. 主要项目:子宫内发育迟缓;出生后生长发育迟缓;同龄人的正常头围;肢体不对称。B. 次要项目:手指短(上臂与前臂正常);小指弯曲;三角脸;前额突出。C. 辅助项目:皮肤色素变化;泌尿生殖系统异常;运动、语言、智力发育迟缓;进食障碍;低血糖。② 治疗:主要对症治疗。

585. Silver-Russell 综合征的麻醉管理要注意什么?

① 病变涉及全身多器官与系统,其中最重要的是可能合并先天性心脏病与肾脏畸形,部分患儿合并肾上腺及甲状腺功能减退。② 可能存在困难气道、声门下狭窄,容易发生反流、误吸。③ 低血糖是麻醉管理的重点。尤其是新生儿特别容易发生低血糖,4 岁以后发生率有所下降。低血糖的临床表现为多汗、心率增快、抽搐、麻醉苏醒延迟等,但有研究发现 RSS 婴儿在夜间血糖过低的情况下几乎没有任何症状或体征。围麻醉期应持续输注葡萄糖液并严密监测血糖。④ 患者容易出现低体温,围麻醉期注意体温监测与保温。本病不是恶性高热高危者。

586. 什么是谷固醇血症?

谷固醇血症(sitosterolemia)又称植物固醇血症或豆固醇血症。它是一种常染色体隐性遗传性植物固醇累积性疾病。植物固醇(植物甾醇)种类可达 200 余种之多(包括谷固醇、豆固醇、菜籽固醇、双氢固醇等),主要经食物摄取(其中,以谷固醇最多)。由于机体具有完善的植物固醇排出机制,从而维持着较低的植物固醇血液浓度(仅不到血胆固醇的 1‰)。本病是由于位于染色体 2p21 上的 ATP 结合盒(ABC)转录体家族的 ABCG5 和 ABCG8 基因纯合或复合杂合突变引起,其突变导致肠内植物固醇过度吸收和经肠道与肝脏(胆汁)排出减少、血植物固醇浓度升高。尽管正常时植物固醇可降低肠道胆固醇吸收、降低血清低密度脂蛋白水平和动脉粥样硬化的风险,对人体有益;但植物固醇血浆中浓度过高可诱发炎性反应并在组织中沉积,导致动脉粥样硬化、早发性冠心病,细胞膜植物固醇过多还可导致溶血性贫血、血小板减少等病理改变。本病极为罕见,截至 2018 年,临床上仅有 110 例确诊的报道。但由于血植物固醇的检测尚未普及,患病率可能被低估,据推测患病率为 1:200 000。

587. 谷固醇血症的临床表现是什么?

本病临床表现有明显异质性,从几乎无症状到早发性动脉粥样硬化与冠心病、甚至猝死;此外,还表现为跟腱黄瘤或皮肤结节性黄斑、溶血性贫血、血小板减少、脾肿大、关节炎、转氨酶升高等,有些"特发性"肝病可能是未被诊断的谷固醇血症。他汀类药物治疗无反应的高胆固醇血症,但低脂饮食或胆汁酸螯合剂治疗可导致血浆胆固醇水平意外显著降低。血细胞检查红细胞形态异常、口形红细胞增多、大血小板性血小板减少。

588. 谷固醇血症如何诊断及治疗?

① 诊断:根据家族史、临床表现、高血植物固醇水平及基因检测。② 治疗:降低血液植物固醇浓度的措施有:严格限制含有植物固醇与贝类固醇的食物(如:食用植物油、人造奶油、坚果、种子、牛油果、巧克力及贝类)、服用固醇吸收抑制剂依折麦布及胆汁酸螯合剂考来烯胺等;同时对症治疗血液与心血管病变。内科治疗效果不佳的严重患者可能需要行部分回肠旁路手术。

589. 谷固醇血症的麻醉管理要注意什么?

① 麻醉医师应了解本病。血液与心血管系统病变是本病的主要病理改变,尤其是对溶血性贫血、血小板减少的患者要注意其是否合并心血管病变,因为动脉粥样硬化与早发性冠心病及主动脉瓣病变是患者的重要死亡原因。对早发性冠心病的患者,要注意其血液系统病变,因为它同样潜伏着较大的麻醉风险。麻醉前应改善心血管状况、纠正严重的贫血与血小板减少,输血(血小板)指征请见相关指南。降血植物固醇治疗应持续至术前。② 麻醉管理基本原则同代谢综合征及缺血性

心脏病,应加强循环监测与管理、维持血流动力学稳定及心肌氧供需平衡。③ 要注意血小板减少及功能障碍可导致出血倾向或凝血功能障碍,应慎行椎管内麻醉及深部神经阻滞。预防急性溶血发作,本病溶血性贫血的原因是因为红细胞膜内植物固醇过多所致,预防溶血性贫血的根本措施是降低血植物固醇水平,应维持体温、水电解质与酸碱平衡正常,避免缺氧与二氧化碳蓄积。围术期应监测血红蛋白尿,预防继发性肾损伤。④ 建议尽量避免用丙泊酚等脂肪乳剂。因为丙泊酚脂肪乳剂(Diprivan)含有 10%的大豆油,可能残留植物固醇。此外,患者可能还合并甘油三酯血症等其他脂肪代谢障碍,丙泊酚脂肪乳剂可加重高甘油三酯血症。

590. 什么是肯尼迪病?

肯尼迪病(kennedy disease,KD)又称脊髓延髓肌萎缩症(spinal and bulbar muscularatrophy,SBMA)等。它是一种罕见的、以成人期发病为特征的 X 连锁隐性遗传性神经肌肉疾病。其病因是由位于 X q11~12 上的雄激素受体(AR)基因 AR 第一外显子 CAG 三核苷酸重复序列异常扩增所致(CAGs>35),该基因编码了多谷氨酰胺链(polyQ)。AR 位于细胞的细胞质中,分布于机体许多身体组织中(如:皮肤、肾脏、前列腺、骨骼肌及脊髓和脑干等中枢神经系统运动神经元等)。异常 AR 扩增的 polyQ 在细胞核内聚集,引起运动神经元和背根神经节的变性和丢失,但其具体发病机制尚不完全清楚。本病属于下运动神经元疾病,但患者可能合并背根神经节变性,导致远端感觉功能轻度障碍。组织病理学显示,脊髓前角细胞变性、脊髓前角运动神经元内可见异常核内包涵体。本病仅见于男性,估计患病率为 1/30 万,它只发生在有欧洲或亚洲种族背景者,在非洲种族背景中尚无报道。据估计,中国有 2 万~3 万 KD 患者。

591. 肯尼迪病的临床表现是什么?

发病年龄在 20~50 岁,病情进展缓慢,表现形式多样。其特征是四肢肌肉无力和萎缩,近端肌重于远端肌,延髓肌受累表现为面肌麻痹、吞咽与说话障碍、球麻痹及呼吸功能障碍。早期症状包括行走困难、摔倒、震颤、肌肉痉挛和肌肉抽搐,约三分之一的患者在出现症状 20 年后需要轮椅。少数患者因球麻痹及呼吸肌麻痹引起吸入性肺炎、呼吸困难而危及生命,但大多数患者预期寿命正常。此外,还表现为男性乳房发育、睾丸萎缩、生育能力差及糖尿病、脂质代谢异常等。本病为下运动神经元病变,深部肌腱反射降低。要注意与肌萎缩侧索硬化症(ALS)等鉴别,ALS病变涉及上、下运动神经元,通常上运动神经元受损的表现比较突出,包括反射亢进和痉挛。

592. 肯尼迪病如何诊断及治疗？

① 诊断：根据家族史、中年男性发病、下运动神经元及延髓肌麻痹为主的临床表现等，AR 基因检测示 CAG 三核苷酸重复序列异常扩增，CAGs＞40 可确诊。② 治疗：目前无特殊有效治疗，主要为康复理疗及对症治疗、雄激素抑制剂及手术去势治疗等。

593. 肯尼迪病的麻醉管理要注意什么？

① 术前评估的重点是神经肌肉病变的部位与程度。球麻痹引起的吸入性肺炎与呼吸肌麻痹是主要死亡原因，术前要控制肺部感染等，尽量纠正患者糖与脂质代谢异常，防止反流、误吸。② 麻醉管理重点是尽量维护残存的呼吸肌及咽喉肌的功能、预防喉痉挛等呼吸并发症。喉痉挛是本病常见并发症，其原因与咽喉肌病变、收缩不协调及缺氧与炎症刺激有关。全身麻醉尽量用七氟烷、丙泊酚、瑞芬太尼等短效药物，避免长效阿片类药物。禁去极化肌肉松弛剂琥珀胆碱，谨慎应用非去极化肌肉松弛剂，最好用罗库溴铵，因为它有特异性拮抗剂舒更葡糖。尺神经刺激拇内收肌肌肉松弛监测不可靠。本病不属恶性高热高危者，但对合并肌酸激酶（CK）升高者应警惕。③ 椎管内麻醉用于运动神经元疾病患者的安全性有争议，因为它有可能加重其神经症状。尽管有个案成功实施硬膜外麻醉，但我们不建议实施椎管内麻醉，尤其要禁用蛛网膜下腔阻滞。同样，不建议区域神经阻滞。

594. 什么是脊髓性肌萎缩症？

脊髓性肌萎缩症（spinal muscular atrophy，SMA）又称 5q 脊髓性肌萎缩症（5q SMA）等，是一种由于脊髓前角运动神经元退化变性或丢失导致的、以肌无力和肌萎缩为特征的常染色体隐性遗传性疾病。其病因与染色体 5q13.2 上的编码运动神经元存活蛋白（SMN 蛋白）的 SMN1 与 SMN2 基因突变有关。SMN 蛋白失功能导致脊髓前角运动神经元丢失与退化变性，部分患者也可影响脑干核团下位运动神经元。本病的患病率约为 1∶10 000。其中，Ⅰ型约占所有病例的一半，其次是Ⅱ型与Ⅲ型，0 型和Ⅳ型少见。

595. 脊髓性肌萎缩症的临床表现是什么？

脊髓前角运动神经元与部分脑干核团下位运动神经元支配的骨骼肌（包括吞

咽、咀嚼肌、舌肌等球部肌及胸腹肌、四肢肌等)对称性、进行性无力与肌萎缩,影响吞咽、进食、呼吸、行走、坐立、头部控制等,通常近端肌(如肩、臀、背部)肌无力和肌萎缩更明显。常合并关节挛缩与脊柱畸形。患者智力与感觉正常。其表型差异很大,既有在出生后不久死于呼吸衰竭者,亦有在成年后出现症状、仅有轻度四肢无力表现而预期寿命正常者。辅助检查:肌电图示失神经支配改变,部分患者血清肌酸激酶(CK)升高。

596. 脊髓性肌萎缩症如何分型?

根据发病年龄、所获得的最大运动能力与病情进展速度,本病分为四型或五型,其中 SMA 0 型现已并入 I 型:① SMA 0 型(出生前型 SMA),出生时松软儿,呼吸衰竭,在几周内死亡;② SMA Ⅰ型(Werdnig-Hoffmann 病或急性 SMA),它又分为三型(Ⅰa、Ⅰb、Ⅰc 型分别在出生后 2 周、3 个月、6 个月发病),多在 2 岁内因呼吸衰竭死亡;③ SMA Ⅱ型(Dubowitz 病或慢性 SMA),出生后 6 至 18 个月发病,近端肌无力,不能独立行走,可存活至成年;④ SMA Ⅲ型(Kugelberg-Welander 病或少年型 SMA),根据发病年龄,它又分为三型(Ⅲa<3 岁、Ⅲb>3 岁、Ⅲc>12岁),可行走,但可能失去行走能力,寿命正常;SMA Ⅳ型(青少年或成人发病型),大于 30 岁或 10 至 30 岁,轻度运动功能障碍,寿命正常。

597. 脊髓性肌萎缩症如何诊断及治疗?

① 诊断根据临床表现、家族史及基因检测。② 治疗:主要为全身及呼吸支持治疗;基因治疗效果良好,包括:反义寡核苷酸药物 SPINRAZA®(nusinersen)鞘内注射及 ZOLGENSMA®(onasemnogeneabeparvoac-xioi)静脉注射,但价格十分昂贵。

598. 脊髓性肌萎缩症的麻醉管理要注意什么?

① 本病是儿童最常见的致命性遗传性疾病之一,也是婴儿最常见的呼吸衰竭死亡的遗传性原因。麻醉前评估应重点关注肌无力程度、呼吸肌受损与呼吸贮备功能、SMA 合并症(脊柱侧弯及其心肺功能受损等)、是否合并其他先天畸形。② 麻醉前应控制肺部感染并改善营养状况,由于吞咽反射受损,易发生反流误吸,麻醉前应对饱胃进行评估。同时注意药物治疗的不良反应,如:SPINRAZA® 肾功能受损及椎管穿刺鞘内注药后头痛、腰背痛等,ZOLGENSMA® 呕吐、肝功能受损等。建议 ZOLGENSMA® 用药后至少 1 个月内避免各种择期手术。③ 本病可能

是最需要麻醉医师参与治疗的疾病之一,因为除手术麻醉外,SPINRAZA®鞘内注药常需麻醉医师协助进行椎管穿刺,这些操作常需在全身麻醉下实施,麻醉方法包括静脉丙泊酚及/或吸入七氟烷与笑气,面罩麻醉或插入气管导管/喉罩。本病围术期风险主要与呼吸系统有关,包括呼吸衰竭与插管困难。麻醉药物应选择作用时间短、代谢与排泄迅速者,避免长效阿片类药物。注意肌肉松弛剂的应用,患者对非去极化肌肉松弛剂敏感性增高、作用时间延长,禁用去极化肌肉松弛剂琥珀胆碱。尽管本病不是恶性高热高危者,但要注意与其他肌肉疾病的鉴别。④ 本病不是椎管内麻醉的禁忌证,目前也无报道提示椎管内麻醉可加重本病肌无力的症状,但要注意脊柱畸形可能存在椎管穿刺困难及阻滞平面意外升高。⑤ 无论何种麻醉,术后均应做好呼吸支持的准备。⑥ SMA 的孕妇早产率及剖宫产率显著升高,1/3 的患者在分娩后肌无力可能恶化。

599. 什么是脊髓小脑性共济失调?

① 脊髓小脑性共济失调(spinocerebellar ataxia,SCA)是一组以小脑及其邻近连接部位(脑干、脊髓)退行性变为特征的神经系统遗传性疾病,主要临床特征为进行性共济失调,常合并构音障碍、眼球震颤/动眼神经障碍等及其他神经学症状(如:周围神经病,锥体束损害,锥体外系症状,认知与精神障碍,癫痫等)。大部分SCA 为常染色体显性遗传(ADCA),少部分为常染色体隐性、X 连锁、线粒体遗传,亦有散发者。② SCA 的发病机制尚不完全清楚,目前认为可能与毒性 RNA 的功能获得、线粒体缺陷、通道病、自噬和转录失调等有关。ADCA 可能与编码聚谷氨酰胺的 CAG 核苷酸重复扩增、有毒的多聚谷氨酰胺蛋白(polyQ)或可溶性单体与寡聚体片段产生增多有关,它们在神经细胞内聚集,最终导致细胞变性与死亡,与亨廷顿舞蹈病的机制相似。③ SCA 的患病率为 3/100 000,有种族差异,患病率最高的为葡萄牙(5.6/100 000)、挪威(4.2/100 000)、日本(5.0/100 000);SCA3 是最常见的亚型,占 ADCA 的 50%～70%。但 SCA2 在古巴、SCA7 在委内瑞拉、SCA6 在英格兰北部最常见。

600. 脊髓小脑性共济失调如何命名?

本病的命名方式是"SCA＋致病基因发现的顺序编号",目前已有 SCA1～47 亚型及 DNMT1 基因突变(小脑性共济失调、发作性睡病、感觉神经性耳聋、痴呆为特征)、齿状核红核苍白球纹状体萎缩症(dentatorubral-pallidoluysian atrophy,DRPLA)在 NCBI 的 OMIM 数据库中注册,其中有些是空的(如:SCA9)或重叠

（如：SCA15 与 SCA16）。迄今为止，已确定了 35 个致病基因（如：ATXN1/SCA1、ATXN2/SCA2、ATXN3/SCA3、CACNA1A/SCA6、ATXN7/SCA7、TBP/SCA17 等）。

601. 脊髓小脑性共济失调的临床表现是什么？

① SCA 的核心三联征包括共济失调、构音障碍、眼球震颤/动眼神经障碍。它有复杂的基因型-表型谱，其临床表现有高度的异质性。此外，不同的 SCA 亚型有一些其他表现：周围神经病变（SCA1、2、3、4、18、25、38、43、46）、锥体束征（SCA1、3、7、8、10、14、15、17、35、40、43）、肌张力障碍（SCA3、14、17、20、35）、肌阵挛（SCA14）、帕金森征（SCA2、3、10、14、17、19/22、21）、震颤（SCA12、15、27）、舞蹈症（SCA17、27、DRPLA）、认知障碍（SCA2、8、13、17、19/22、21、36、44、DRPLA）、精神症状（SCA2、17）、眼肌麻痹（SCA2、3、28、40）、视力障碍（SCA7）、面肌/舌肌震颤（SCA36）、鱼鳞病样斑块（SCA34）、癫痫发作（SCA10、19/22）、发作性睡病（DNMT1）听力障碍（SCA31、36、DNMT1）。② 根据临床表现，将 ADCA 分为三类：ADCA 1 型包括 SCA1～4、8、10、12～15、17～22、25、27、28、31、32、34～38、42～44、46、47。主要特征是除小脑性共济失调外，还有锥体束损害、锥体外系症状、肌萎缩；ADCA 2 型（仅 SCA7）小脑性共济失调视网膜黄斑变性；ADCA3 型为"纯"小脑性共济失调，包括 SCA5、6、11、23、26、30、37、41、45。③ SCA3 又称 Machado-Joseph 病，它是由于 ATXN3 基因突变致 CAG 异常扩增、PolyQ 异常增多所致；多于成年起病，渐进性发展，约在起病 10～15 年后丧失行走能力。

602. 脊髓小脑性共济失调如何诊断及治疗？

① 诊断：根据家族史、临床表现、头部 MR 示小脑及脑干萎缩等，同时除外其他病因；基因检测可确诊。② 治疗：目前无有效根据方法，主要为对症与支持治疗，目前正在进行反义寡核苷酸（ASO）、基于 RNA 界面（RNAi）治疗、干细胞治疗等研究，以减少有毒的基因产物 polyQ。

603. 脊髓小脑性共济失调的麻醉管理要注意什么？

① 本病属于遗传性共济失调（hereditary ataxia）的一个子集，虽然主要病变部位在小脑、脊髓与脑干，但也可累及基底神经节、丘脑、丘脑下部、大脑皮质、脊神经、颅神经、交感神经等，部分类型还伴多系统或器官病变。麻醉前应组织有神经科医生在内的多学科会诊，进行全面检查与评估。术前应控制肺部感染，合并智力

障碍及视力与听力障碍者应适当镇静。② 麻醉方法的选择比较棘手：全身麻醉可能使小脑症状恶化；由于脊髓与周围神经病变，区域神经阻滞（包括椎管内麻醉）有引起和（或）加重神经学症状的风险、脊柱畸形与肌肉痉挛可致穿刺困难等，大多数作者不建议区域神经阻滞尤其是椎管内麻醉用于本病患者。但也作者认为，没有证据表明椎管麻醉后脊髓小脑变性的病理过程恶化，硬膜外麻醉对无周围神经症状、且无穿刺困难者是安全的，建议在充分评估与告知的基础上根据手术的需要慎重选择。但要避免蛛网膜下腔麻醉，术后要密切监测患者神经学症状。③ 麻醉药的选择：文献报道，患者可能对巴比妥类全身麻醉药及肌肉松弛药过度敏感，应"滴定式"用药。本病不是恶性高热高危者，但因部分线粒体相关性共济失调者可能合并肌病、并有恶性高热的风险，麻醉医师有时难以鉴别，为安全起见，应尽量避免氟化醚类吸入麻醉药及琥珀胆碱等触发剂。应在肌肉松弛监测下慎用非去极化肌肉松弛剂，禁用去极化肌肉松弛剂。丙泊酚用于本病是安全的，但有作者认为丙泊酚对线粒体代谢有一定的抑制作用、并有发生丙泊酚输注综合征的可能，不主张采用基于丙泊酚的全凭静脉麻醉。应避免用大剂量强效阿片类药物，因它可导致肌肉僵硬与术后长时间呼吸抑制，可用瑞芬太尼。④ 麻醉诱导时应考虑困难气道与反流、误吸的风险。麻醉中应加强血流动力学监测与管理，尤其是自主神经受损时，在正压通气或椎管麻醉时可出现严重的低血压，或对直接作用型血管收缩剂呈现超敏反应。⑤ 术后应加强呼吸管理，预防吸入性肺炎等并发症，应做好呼吸支持治疗的准备。

604. 什么是系统性硬化症？

系统性硬化症（systemic sclerosis，SSc），又称系统性硬皮病（systemic scleroderma）。它是一种以皮肤及内脏器官硬化为特点的弥漫性自身免疫性结缔组织疾病。发病机制尚不十分清楚，目前认为它是具有遗传易感性的患者由环境因素所诱发的。它有三大病理学改变：自身免疫失调，纤维化基质（胶原蛋白、弹性蛋白、纤连蛋白等）在组织内聚集致皮肤与内脏硬化，血管损伤及微血管病变（毛细血管减少、血管平滑肌增殖、血管壁增厚及管腔缩窄等）。组织学检查为组织中淋巴细胞浸润，胶原纤维增多，弹性纤维破坏，血管（尤其是小血管）管壁增厚，管腔狭小等。皮肤病理表现分为三期：浮肿期、硬化期及萎缩期。本病多见于女性，男女之比为 1：3～1：9，发病高峰在 50 岁左右。患病率在欧洲北部及日本<150/1 000 000，在南欧、北美和澳大利亚为 276/1 000 000～443/1 000 000，我国不明。

605. 系统性硬化症的临床表现是什么？

　　本病的病理基础是全身小动脉的病变及皮肤与组织器官的纤维化，其病变累及全身重要器官、且多呈进行性发展。① 皮肤：病变从手指开始，逐渐扩散至前臂、面部及躯干。皮肤肿胀、硬化，硬化的皮肤色素沉积。手指皮肤增厚，指端硬化、溃疡或凹陷性瘢痕，伴毛细血管扩张或甲床毛细血管异常。皮肤硬化使病变区域活动度下降，如：累及面部可致表情丧失、口裂变小，舌系带受累伸舌困难，胸部皮肤受累可影响呼吸，四肢关节受累屈曲挛缩。② 雷诺(Raynaud)现象。③ 消化道：食管受累，食管扩张及蠕动减弱，食管下段狭窄等。胃肠道纤维化可致胃肠蠕动减弱，除容易呕吐、反流外，还易引起营养吸收障碍。④ 呼吸系统：肺功能受损表现为肺部弥漫性间质性纤维化、肺动脉高压，后者是由于肺间质纤维化与肺小动脉血管病变所致。⑤ 循环系统：心肌纤维化致心脏扩大、心功能障碍、传导阻滞及心律失常，部分表现为心肌炎、心内膜炎、心包炎。⑥ 肾脏：肾功能损害与肾小动脉血管病变、肾血流减少有关，严重者可出现硬化病肾危象（scleroderma renal crisis，SRC）。⑦ 其他：周围神经与自主神经受累常见，出现血管舒缩障碍、感觉异常及神经痛（尤其是三叉神经病变）等；中枢神经受累，出现头痛、癫痫与精神症状、甚至脑血管意外等；全身关节均可受累，多见于四肢，而脊柱较少受累；骨质疏松与易骨折；肌肉亦有不同程度的受累，表现为肌肉硬化与萎缩、肌肉疼痛等。此外，还可能合并干燥综合征样症状或合并其他结缔组织疾病（重叠综合征），40%的患者合并甲状腺功能减退。

606. 什么是雷诺现象？

　　雷诺现象是在寒冷或情绪变化时手指或脚趾小动脉痉挛，出现苍白、发绀、缺血后充血三相皮肤颜色改变。血管痉挛是系统性硬化症的基本病理改变之一，它常合并进行性血管结构病变（包括血管壁纤维化及胶原沉积等）。除肢端小动脉外，全身血管均可发生痉挛，如：冠状动脉、肺动脉、肾动脉等。

607. 什么是系统性硬化症肾危象？

　　又称硬化病肾危象（scleroderma renal crisis，SRC）。突然出现血肾素活性升高、严重高血压及肾功能不全。英国 SRC 发生率：弥漫性皮肤型(dcSSc)为 12%，局限性皮肤型(lcSSc)为 2%。其危险因素包括糖皮质激素治疗、抗 RNA 聚合酶Ⅲ抗体阳性等。

608. 系统性硬化症血清免疫学检查的特点是什么?

抗核抗体(ANA)阳性率达 90% 以上(斑点型、核仁型及抗着丝点型),其中最重要的是抗着丝点抗体(ACA)相对特异;抗拓扑异构酶 I 抗体(Scl-70)是特异抗体;抗 RNA 聚合酶 I/Ⅲ 抗体。其他:还可能有抗 u3RNP 抗体、抗纤维蛋白 Th/To 抗体阳性、类风湿类子等。出现以下抗体要注意重叠综合征,如抗 PM/Sel 抗体(多发性肌炎/皮肌炎)、抗 SSA 抗体或抗 SSB 抗体(干燥综合征)。

609. 系统性硬化症如何分型?

① 通常分为局限性皮肤型(lcSSc。皮肤增厚限于肘膝的远端及面部)及弥漫性皮肤型(diffuse cutaneous SSc,dcSSc。皮肤增厚还累及躯干)两型。lcSSc 与 dcSSc 的区别是皮肤病变的范围不同,lcSSc 病变并不仅限于手指,还可能合并内脏病变,相反 lcSSc 心肺病变发生率可能更高。② 中华风湿病学会 SSc 诊断及治疗指南(2011 年)将其分为 5 型:A. 局限性皮肤型;B. 弥漫性皮肤型;C. CREST 综合征[(钙质沉着 calcinosis,C)、(雷诺现象 raynaud phenomenon,R)、(食管运动功能障碍 esophageal dysmotility,E)、(指端硬化 sclerodactyly,S)、(毛细血管扩张 telangiectasis,T)];D. 无皮肤硬化型(无皮肤表现,但有雷诺现象、内脏与血清表现);E. 重叠综合征(overlap syndrome,OS。同时合并两种独立的结缔组织疾病)。

610. 系统性硬化症如何诊断及治疗?

① 诊断:可参考 2013 年 ACR/EULAR SSc 分类,请见相关专著。② 治疗:包括糖皮质激素与免疫抑制剂等抗炎及免疫调节治疗。抗纤维化治疗用 d-青霉胺,秋水仙碱等;血管病变与肺动脉高压血管扩张治疗用钙通道阻滞剂(硝苯地平等)、5-磷酸二酯酶抑制剂(西地那非等)、内皮素拮抗剂(波生坦等)、静注前列环素等;肾脏保护用血管紧张素转换酶抑制剂(ACEI)等。

611. 系统性硬化症术前管理要注意什么?

① 本病是麻醉管理十分棘手的异质性疾病,患者长期受疾病的折磨,可能反复经历多次外科手术。除皮肤外,病变累及全身各重要器官,应重点对呼吸、消化道、心血管、肾脏、神经系统、肌肉等病变与功能进行详细的评估,据此制订详细的麻醉管理方案。重叠综合征者,其麻醉管理方案还应参考相应"重叠"的疾病。② 除急救手术外,择期手术应选在疾病的缓解期。90% 的患者合并胃肠道受损,

常合并营养不良及水电解质紊乱。约 1/3 患者合并甲状腺功能减退,大部分患者有抑郁、焦虑、紧张等心理问题。③ 了解血清抗体的变化也有助于判断疾病活动度及预测器官病变,如:dcSSc 者伴 Scl - 70 阳性常合并严重的肺部弥漫性间质性纤维化,抗 RNA 聚合酶Ⅲ抗体阳性者易发生肾危象,而 CREST 综合征者常合并严重的肺动脉高压。④ 钙拮抗剂、内皮素拮抗剂、5 -磷酸二酯酶抑制剂(西地那非等)可用至术前。由于肾危象病死率高,一年生存率不足 15%,而 ACEI 是预防肾危象的重要药物,建议用至术前,但要注意有可能引起严重低血压。糖皮质激素可增加 SSc 硬皮病肾危象的风险,应尽量避免。⑤ 由于皮肤增厚,常合并周围静脉穿刺困难,应做好中心静脉穿刺的准备。术前用药避免肌注,可口服或进入手术室后静注给药。

612. 系统性硬化症麻醉监测要注意什么?

① 由于皮肤增厚、肢体屈曲挛缩、小动脉病变及痉挛,可能致无创血压监测困难。② 直接动脉穿刺测压可诱发 Raynaud 现象及继发血栓形成,甚至肢体坏死,应尽量避免。③ 为避免长时间压迫造成指端坏死,在手术期间脉搏氧饱和度监测探头不可夹太紧,可在多个手指头间交替监测。④ 合并严重心脏病变及肺动脉高压时监测应加强血流动力学监测,但要注意患者由于食管、主动脉病变及血管顺应性改变,可能影响心输出量监测的准确性。经食管超声监测有引起食管破裂的风险。患者血流动力学的监测与管理非常困难,术中应结合脉搏氧饱和度、心率等指标综合判定。

613. 系统性硬化症麻醉时气道管理要注意什么?

① 可能是困难气道者。面部皮肤、咬肌及口腔内结缔组织硬化萎缩、下颌关节炎,可致张口及伸舌困难、咽腔狭小,累及颈部皮肤时头部活动障碍,这些均可导致面罩通气与气管插管困难。部分患者常合并口鼻毛细血管扩张及口眼干燥等表现,容易发生损伤及出血,尤其是经鼻插管时要仔细操作并充分润滑导管及插管工具。② 预防反流、误吸。食管与胃受累而出现食管与胃扩张及蠕动减弱,食管下段狭窄而食物与分泌物可能堆积在食管上段,食管钡餐检查可见"萝卜征",易致反流误吸。这与贲门失弛缓症有部分相似,而且患者还可能合并有假性肠梗阻、胃内容物潴留。由于食管纤维化,采取"快速顺序诱导、Sellick 压迫食管气管插管"不能防止反流。除保证充分的禁食时间外,必要时在麻醉前在胃镜下排空食管上段及胃内淤积的内容物(但要注意食管及胃部病变脆弱而易穿孔)。严重患者可能需要

在局麻下行气管切开术。

614. 系统性硬化症麻醉期间如何保护肺功能？

肺部弥漫性间质性肺炎及肺动脉高压是患者的最重要死亡原因之一。① 肺部弥漫性间质性肺炎、纤维化、蜂窝肺可致肺功能严重受损,表现为肺活量下降及弥散障碍,反复吸入性肺炎及气道干燥可加重其病变。胸部高分辨率 CT 有助于诊断。要加强呼吸道管理,尤其注意无菌操作,防止继发呼吸道感染。重症患者术后应做好呼吸支持治疗的准备。② 肺动脉高压:其原因除肺间质纤维化与肺小动脉血管病变所致外,血栓及肺动脉痉挛亦是重要原因。严重的肺动脉高压可致右心肥厚及右心功能不全,麻醉管理的重点是防止肺动脉痉挛。其主要措施包括:吸高浓度氧及适当应用血管扩张药(如:NO 吸入及静注前列环素、硝酸甘油等),但在麻醉中防治肺动脉痉挛、降低肺动脉压最重要的措施是保证良好的麻醉效果、维持血流动力学及内环境稳定,避免疼痛、缺氧及二氧化碳蓄积等。

615. 系统性硬化症麻醉期间循环管理要注意什么？

由于周围血管病变、失去了代偿与调节功能,加上心脏受损、自主神经功能障碍,麻醉期间可出现严重的低血压。而少量的 α 受体激动剂等血管收缩药(如去氧肾上腺素、去甲肾上腺素等)不仅可引起血压急剧升高,还可加重 Raynaud 现象的血管痉挛、造成指(趾)的坏死,应在严密监测下慎用。此外,还应注意血栓及栓塞。

616. 系统性硬化症麻醉期间肾脏保护要注意什么？

进行性肾功能损害,部分手术患者可能合并肾功能不全。麻醉中应监测尿量及血生化指标,关于本病的肾脏保护请见相关专著。但在麻醉中肾保护最重要的措施依然与肺动脉痉挛防治相似:保证良好的麻醉效果、维持血流动力学及内环境稳定,避免疼痛、缺氧及二氧化碳蓄积等。术前服用血管紧张素转换酶抑制剂者要注意可能引起严重的低血压。

617. 为什么系统性硬化症麻醉期间体温管理十分重要？

由于自主神经受损及皮肤病变,患者体温调节功能减弱,易发生低体温或体温升高。应常规监测体温。术中应注意保温,低体温不仅可诱发 Raynaud 现象及全身血管痉挛、恶化血流动力学,合并甲状腺功能减退者还可诱发甲减性昏迷。既要防上低体温,又要防止体温升高,而体温升高可能是恶性高血压的表现之一。本病不是恶性高热高危者。

618. 系统性硬化症麻醉方法的选择要注意什么?

①区域神经阻滞后局麻醉药作用时间可显著延长,其原因可能与血管收缩致组织灌注不良、组织 pH 下降及可能与组织广泛纤维化病变、神经纤维周围膜的弹性下降、注入的局麻药液直接压迫神经有关。局麻药的这一效果有利有弊:可利用感觉阻滞延长来帮助控制术后疼痛,但 SSc 患者常合并广泛的周围神经病变,长时间阻滞可能造成临床恐慌,且有遗漏早期发现神经损伤之虞。建议在超声引导下实施,注意避免神经内注射。②椎管内麻醉目前较多安全应用的报道,但由于可能合并中枢神经与周围神经病变,临床应用有所顾忌,尤其是蛛网膜下腔阻滞,应权衡利弊后慎重决定。由于心血管病变及自主神经受损,椎管内麻醉可引起严重低血压,而血管收缩药可使非阻滞区(如:手指)血管收缩而坏死,尤其是 Raynaud 现象重的患者要尽量避免用缩血管药。③全身麻醉:优点是可避免区域神经阻滞时局麻药作用时间延长,避免区域麻醉阻滞不全更改全身麻醉而患者又合并困难气道的被动局面。由于系统性病变,麻醉药的药理学及患者对麻醉药的敏感性均发生改变,麻醉用药量应个体化。因常累及肌肉,禁用琥珀胆碱,必要时在严密监测下用小剂量非去极化肌肉松弛药。④术后个别患者需要大量的镇痛药来控制疼痛,其原因可能与周围血管病变有关。

619. 什么是四氢生物蝶呤缺乏症?

四氢生物蝶呤缺乏症(tetrahydrobiopterin deficiency,BH4D),又称四氢生物蝶呤缺乏性高苯丙氨酸血症。本病是一组由于四氢生物蝶呤(tetrahydrobiopterin,BH4)生物合成和再生相关酶缺乏所致的高苯丙氨酸血症(HPA)或高苯丙酮尿症(PKU)。BH4 的生物合成和再生是一个多阶段过程,涉及 5 个酶。其中,三磷酸鸟苷环化水解酶 I(GTPCH)、6 -丙酮酰四氢蝶呤合酶(6 - PTPS)、墨蝶呤还原酶(SR)是 BH4 生物合成酶;蝶呤- 4α-甲醇氨脱水酶(PCD)、Q -二氢蝶呤还原酶(DHPR)与 BH4 的再生有关。BH4D 包括 6 个病,除 GTPCHD 有常染色体隐性与显性二种遗传方式外,其他均为常染色体隐性遗传:①GTPCH 缺乏症(GTPCHD),包括常染色体显性 GTPCHD(AD - GTPCHD)与隐性遗传性 GTPCHD(AR - GTPCHD),均与 GCH1 基因变异有关。AD - GTPCHD 又称常染色体显性 Segawa(濑川)综合征(简写:DYT5a),它是多巴反应性肌张力障碍(DRD)最常见的原因,DRD 的特征是肌张力障碍在昼夜波动,对左旋多巴治疗反应良好;常染色体隐性 Segawa 综合征(简写:DYT5b)由 TH 基因引起。② 6 - PTPS 缺乏症(PTPSD),与 PTS 基因变异有关。③ SR 缺乏症(SRD)与 SPR 基因变异有关。④ PCD 缺乏症(PCDD)与 PCBD1 基因变异有关。⑤ DHPR 缺乏症(DHPRD),与 QDPR 基因变异有关。其临床表现除 HPA 外,还有中枢神经系统单胺类神经递质合成障碍的表现。但不同的酶缺陷,其表现略有不同。BH4D 曾称为恶性高苯丙酮尿症,其症状较 HPA 或 PKU 更重、治疗难度更大。本病发病率在不同的国家间有很大差异,我国北方约占高苯丙氨酸血症的 6%～7%,南方约占 29%。其中,PTPS 缺乏症(PTPSD,约 54%)最常见,其次是 DHPR 缺乏症(DHPRD,约 33%)。

620. 四氢生物蝶呤缺乏症的病理生理机制是什么?

① 四氢生物蝶呤(BH4)是三个芳香族氨基酸(苯丙氨酸、酪氨酸、色氨酸)羟化酶及烷基甘油单加氧酶(alkylglycerol mono-oxygenase,AGMO)、一氧化氮合成酶(nitric oxide synthase,NOS)的辅酶。其中,酪氨酸羟化酶(tyrosine hydroxylase,TH)、色氨酸羟化酶(tryptophan hydroxylase,TPH)是合成单胺类神经递质(多巴胺、5 - 羟色胺或血清素、去甲肾上腺素、肾上腺素)的关键酶,BH4 代谢紊乱可导致上述所有的单胺类神经递质消耗与缺乏。由于苯丙氨酸羟化酶(phenylalanine hydroxylase,PAH)催化苯丙氨酸(Phe)转变成酪氨酸(Tyr),除常染色体显性 GTPCHD(AD - GTPCHD)和 SRD 外,所有的 BH4D 都有高苯丙氨酸血症(HPA)。② HPA 对机体与中枢神经系统(CNS)有毒性作用。③ 多巴胺、5 - 羟色胺、去甲肾上腺素与运动控制、认知、行为、情绪、疼痛感知等有关。多巴胺主要影响自主运动、行为与学习能力,其缺乏主要表现为肌张力与运动障碍颤等;去甲肾上腺素及 5 - 羟色胺主要与觉醒、认知功能与精神行为有关,5 - 羟色胺有助于调节情绪、食欲、记忆力、睡眠周期和肌肉功能,5 -羟色胺缺乏主要表现为睡眠障碍、情绪失调、体温调节障碍等。但在 CNS 中单胺能神经元及其神经递质的很多作用与功能重叠、共同调节大脑功能,将某些症状归因于单一神经递质缺乏过于简单化。

621. 四氢生物蝶呤缺乏症的临床表现是什么?

① 临床表现从不需要治疗的无症状者到非常严重者,可能是早产、出生低体重、小头畸形。除 AD - GTPCHD 与 SRD 外,出生后 1～3 个月逐渐出现症状,不喜含苯丙氨酸食物,尿液鼠臭味,头发、虹膜、皮肤颜色变浅白,湿疹,精神、运动发

育落后。逐渐出现以多巴胺缺乏致运动障碍为主、并伴有其他神经递质(5-羟色胺、去甲肾上腺素、肾上腺素)缺乏的症状。运动障碍主要表现为肌张力障碍、躯干肌张力减退伴头部控制不良、四肢肌张力亢进、动眼危象、帕金森综合征与运动迟缓僵硬综合征、舞蹈样不自主运动,运动障碍和/或口咽肌张力障碍致吞咽与喂养困难,运动症状有昼夜波动的特征。自主神经失调致体温不稳定、过度流涎。常合并认知和语言发育迟缓、各种精神和行为问题、睡眠障碍、癫痫等。内分泌与代谢障碍包括:生长激素缺乏、中枢性甲状腺功能减退、低镁血症、糖尿病等。中枢神经系统症状较高苯丙氨酸血症严重且伴有难以纠正的酸中毒是本病的特点。② 实验室检查:HPA 或 PKU 的特点[血苯丙氨酸升高、干血斑(DBS)串联质谱血苯丙氨酸及其与酪氨酸比值升高等],高效液相色谱尿蝶呤谱分析(测新蝶呤、生物蝶呤浓度,计算生物蝶呤所占比例),除 AD-GTPCHD、DHPRD 外,BH4D 均呈现出特定的蝶呤谱。还可检测脑脊液中 HVA、5-HIAA、蝶呤和 5-MTHF 等。神经放射学表现包括:脑萎缩、基底节钙化、白质改变、脑室扩张、低密度区域和全脑脱髓鞘等。

622. 四氢生物蝶呤缺乏症如何诊断及治疗?

① 诊断:根据临床表现、实验室检查、BH4 负荷试验及左旋多巴负荷试验等,测定红细胞的 DHPR 活性可诊断 DHPRD,基因检测可确诊并鉴别上述各种酶缺乏,详见相关专著。② 治疗:A. 一线治疗:包括限制苯丙氨酸饮食;补充合成 BH4 盐酸沙丙蝶呤(除外 DHPRD),但盐酸沙丙蝶呤很难通过血脑屏障,对中枢神经递质的纠正作用有限,用药目的主要是控制外周 Phe 水平;补充多巴胺前体左旋多巴(L-Dopa),以恢复多巴胺稳态,添加卡比多巴(carbidopa)或外周左旋多巴脱羧酶(DC)抑制剂苄丝肼(benserazide)可阻止左旋多巴的外周脱羧,增加血脑屏障处左旋多巴浓度、减少其外周不良反应(除外 PCDD);补充 5-羟色胺的前体 5-羟色氨酸(5-HTP),以恢复 5-羟色胺稳态(除外 AD-GTPCHD、PCDD);补充四氢叶酸,尤其是 DHPRD。B. 二线治疗:包括多巴胺激动剂普拉克索(pramipexole)、溴隐亭、罗替戈汀(rotigotine)及 B 型单胺氧化酶(MAO-B)抑制剂司来吉兰(selegiline)。C. 三线治疗:包括抗胆碱能药苯海索、儿茶酚-O-甲基转移酶(COMT)抑制剂恩他卡朋、选择性 5-羟色胺再摄取抑制剂(SSRI)舍曲林、褪黑素等。D. 急性症状的药物治疗:持续的眼动危象或肌张力障碍危象等痉挛并发症时可用中枢性骨骼肌肉松弛剂巴氯芬及苯二氮䓬类,癫痫可用苯巴比妥和苯妥英。E. 其他支持治疗:肉毒素注射、多学科治疗、精神治疗等。

第十章

623. 四氢生物蝶呤缺乏症麻醉前管理要注意什么?

① 对神经功能损害及补充神经递质前体的效果进行仔细评估。了解其病型有助于预测其病情与合并症,必要时应多学科会诊。② 术前应改善营养状况、控制肺部感染、纠正电解质及酸碱失衡。严重的痉挛并发症可能导致颈椎与四肢骨折,麻醉前要评估有无颈椎骨折与脱位。术前应通过上述药物治疗、改善肌张力。麻醉手术应在神经学症状控制良好、生化指标正常时实施。③ 限制苯丙氨酸饮食及补充多巴胺前体、5-羟色胺前体、四氢叶酸等治疗应持续至术前,术后尽快按标准给药治疗,长时间手术(>6 小时)可能需要术中经胃管给药。④ 应尽量缩短禁食时间,在禁食期间静脉输注葡萄糖液。⑤ 对智力低下、精神行为异常、不合作者,应适当的镇静(可用咪达唑仑)。因可能合并胃排空障碍及反流、误吸,麻醉前应对饱胃进行评估。⑥ 本病相关治疗药物较多,麻醉医师应了解这些药物的不良反应及其与麻醉药的相互作用,如:左旋多巴可致低血压及心律失常;SSRI 可致血清素综合征;巴氯芬与氟化醚类吸入麻醉合用可致严重的呼吸抑制;麦角类多巴胺激动剂可致心脏瓣膜病、心内膜与肺纤维化;MAOI 增加交感神经系统神经元突触前去甲肾上腺素储存,应避免用间接作用的拟交感神经药(包括氯胺酮),哌替啶与合用 MAOI 可引起血清素综合征等。⑦ 除抗胆碱能药物在术前 1 周、单胺氧化酶抑制剂(MAOI)在术前 2~3 周停药外(小剂量 MAO-B 术前是否停药,有不同的意见,因为它的底物仅是多巴胺,但要注意它对血压与心率的影响;而 MAO-A 的底物包括多巴胺、5-羟色胺、去甲肾上腺素、肾上腺素及酪胺),上述治疗药及抗癫痫药应持续用至术前。⑧ 注意一些少见病变,如:甲状腺功能减退、糖尿病、低镁血症等。

624. 四氢生物蝶呤缺乏症麻醉管理要注意什么?

① 麻醉管理原则与高苯丙氨酸血症相似,保证良好的麻醉效果,维持生命体征与内环境的稳定,避免过度的应激反应与分解代谢亢进。② 麻醉药避免用氧化亚氮,因为它可氧化维生素 B_{12} 并导致叶酸代谢紊乱,继而造成 BH4 缺乏。由于中枢神经系统病变,患者对麻醉药及其他中枢神经抑制药的敏感性增加,因此用药量应个体化。因肌张力改变,应避免去极化肌肉松弛剂,在肌肉松弛监测下慎用非去极化肌肉松弛剂。要注意围术期应用的一些辅助药物,如:中枢性止吐剂甲氧氯普胺、氟哌利多,精神安定药氟哌啶醇,抗菌药物甲氧苄氨嘧啶、磺胺甲恶唑有中枢性多巴胺拮抗作用。化疗药甲氨蝶呤对 DHPR 有抑制作用并与二氢叶酸还原酶相互作用,导致 HPA 及神经毒性。③ 应加强血流动力学与体温的监测与管理。

由于自主神经功能障碍,麻醉期间可出现严重的血流动力学波动与体温调节障碍。此外,上述一些治疗药可增加去甲肾上腺素等的突触前储存与活性,影响血流动力学、并对直接与间接作用型升压药表现出夸大的反应。④ 麻醉手术可进一步加重睡眠障碍,除 5 - HTP 外,还可用褪黑素(和咪达唑仑)。

625. 什么是结节性硬化症?

结节性硬化症(tuberous sclerosis complex,TSC),又称 Bourneville-Pringle 综合征、遗传性多发性全身错构瘤病等。它是以皮肤及全身多器官多发性良性错构瘤样病变为特征的常染色体显性遗传性疾病。其病因与肿瘤抑制基因 TSC1(9q34)及 TSC2(16p13.3)失活突变有关。TSC1 与 TSC2 与细胞分裂与增殖有关,TSC1 与 TSC2 失活导致蛋白质复合体抑制哺乳动物雷帕霉素靶蛋白(mTOR)异常过度活化,从而导致组织分化异常;其中,TSC2 较 TSC1 多见且病情更重。但部分患者无上述基因突变。患病率约为 1/10 000。

626. 结节性硬化症的临床表现是什么?

本病是一种涉及多器官病变的全身性疾病。其三大主要表现是:皮损、智力障碍、癫痫,但完全满足者仅占 30%。① 皮肤:60%～70% 的患者有皮损,有四种特征性损害:面部血管纤维瘤或头部纤维斑块、甲周纤维瘤、腰骶部的鲛鱼皮斑、色素脱失斑与“斑斓”皮损。② 中枢神经系统:大脑皮质、室管膜下结节,室管膜下巨细胞性星形细胞瘤,常合并脑积水等。84% 合并癫痫,癫痫发作类型多样,其中癫痫大发作及持续状态是重要死亡原因。精神运动发育迟滞。③ 循环系统:50%合并心脏横纹肌瘤。④ 呼吸系统:2 型肺细胞多发性微结节增生(MMPH)及肺淋巴管肌瘤病(LAM),LAM 多见于中青年女性。⑤ 肾脏:50%～80% 的患者合并有肾囊肿、血管平滑肌脂肪瘤,部分合并肾癌。⑥ 其他:可能合并有脑垂体、甲状腺及肾上腺肿瘤、胰岛细胞瘤等内分泌异常。牙釉质点状凹陷,口腔内纤维瘤,骨骼硬化性病变。血管病变有:动脉瘤,肾、肺、肝动脉中层增厚、硬化。50%患者合并多发性视网膜、视神经错构瘤、视网膜脱色斑。

627. 结节性硬化症如何诊断及治疗?

① 诊断:根据皮肤病变、合并神经病变、心脏横纹肌瘤、肺淋巴管肌瘤病、肾血管肌脂肪瘤及眼部病变等,诊断标准请见相关专著,基因检测可确诊。② 治疗:特异性靶向治疗为 mTOR 抑制剂西罗莫司和依维莫司;对症治疗包括手术肿瘤切除

等。癫痫治疗在用 mTOR 抑制剂的同时,首选 γ-氨基丁酸(GABA)类似物氨已烯酸(Vigabatrin),它可通过特异性地与 GABA 氨基转移酶结合,导致脑 GABA 增高;也可用其他抗癫痫药治疗。

628. 结节性硬化症的麻醉管理要注意什么?

① TSC 病变涉及全身多系统与器官,麻醉前应仔细检查与评估。为预防癫痫发作或异常精神行为,术前应充分镇静。mTOR 抑制剂与氨已烯酸等抗癫痫药应持续用至手术当日早晨,术后应尽开始早重新用药。要注意上述药物的不良反应及与麻醉药的相互作用。② 癫痫患者的麻醉管理请见相关专著。目前临床所用的全身麻醉药,如:异氟烷、地氟烷、笑气、异丙酚及低浓度的七氟烷是安全的,术中要避免过度肺通气。③ 部分患者可能是困难气道,严重的咽部及鼻腔肿瘤还可阻塞鼻咽腔,经鼻插管要注意。④ 心脏横纹肌瘤是小于 10 岁小儿的主要死亡原因,麻醉前应常规进行心脏超声检查。此外,患者还可能合并高血压及动脉瘤。⑤ 呼吸系统病变中,以淋巴管肌瘤病最重要,麻醉管理详见相关专著。因易发生肺部感染,应注意无菌原则。⑥ 进行性肾脏病变是大于 10 岁患者的重要死亡原因。⑦ 椎管内麻醉的优点是可避免机械通气及肺损伤,但一些患者常不能配合穿刺,部分患者还可能合并颅内压升高等严重的中枢神经系统病变,应根据患者的具体情况决定应用。

629. 什么是酪氨酸血症?

酪氨酸血症(tyrosinemia)是一种常染色体隐性遗传性酪氨酸代谢病(tyrosinosis)。它是由于酪氨酸代谢过程中三种酶缺陷、酪氨酸及其中间代谢产物堆积所致。酪氨酸(Tyr)是人体必需氨基酸,也是生酮与生糖氨基酸。它可通过外源性食品摄入,也可在体内由苯丙氨酸羟化酶的作用下通过苯丙氨酸转化而来。Tyr 可用于蛋白质的合成,也是多巴胺、去甲肾上腺素、肾上腺素、黑色素和甲状腺素等的前体物质。多余的 Tyr 最终在肝脏内代谢成能量、CO_2 和 H_2O。Tyr 分解代谢主要包括五个步骤。在这一过程中三种酶缺陷使酪氨酸不能循上述代谢途径正常代谢,其上游代谢产物堆积或循旁路代谢而产生有害物质,可对肝脏、肾脏、神经系统和其他器官造成损害。

630. 酪氨酸血症如何分型?

根据酪氨酸分解代谢途径中的三种酶缺陷,分为酪氨酸血症Ⅰ、Ⅱ、Ⅲ型。一般而言,酶缺陷越处于上述代谢径路下游者,其症状越重,而Ⅰ、Ⅲ型还与上游代谢产物堆积或循旁路代谢而产生有害物质有关。酪氨酸血症Ⅰ型最常见、症状最重,Ⅱ型与Ⅲ型的临床表现与麻醉管理可参考Ⅰ型。Ⅱ型的症状相对较轻,主要直接累及眼睛、皮肤、神经系统等,表现为眼睛症状(疼痛、发红、恐光)、掌跖过度角化及一定程度的智力障碍。Ⅲ型极为罕见,迄今临床仅有数例报道,表现为智力障碍、癫痫、间歇性共济失调等。① 酪氨酸血症Ⅰ型,由延胡索酰乙酰乙酸水解酶缺乏所致。② 酪氨酸血症Ⅱ型,又称酪氨酸氨基转移酶缺乏症。是酪氨酸代谢的第一步——催化酪氨酸转变为4-羟基苯丙酮酸的酪氨酸氨基转移酶(TAT)缺陷所致,与位于染色体16q22.1~q22.3上的TAT基因变异有关。仅表现为高酪氨酸血症、而无其他代谢产物堆积。其患病率约为1:250 000。③ 酪氨酸血症Ⅲ型,是酪氨酸代谢的第二步——催化4-羟基苯丙酮酸转变为尿黑酸的4-羟基苯丙酮酸二氧酶(HPD)缺陷所致,与HPD基因变异有关。

631. 什么是酪氨酸血症Ⅰ型?

酪氨酸血症Ⅰ型(tyrosinemia typeⅠ)是由于酪氨酸代谢过程中的终端酶——延胡索酰乙酰乙酸水解酶(FAH)缺陷所致。与FAH基因变异有关。它是酪氨酸血症中最常见、也是最为严重的一型。由于FAH位于酪氨酸分解代谢五个步骤的最后一步,因而可导致大量中间代谢产物在体内蓄积,从上至下包括:酪氨酸、4-羟基苯丙酮酸(及其旁路代谢产物——4-羟基苯乙酸、4-羟基苯乳酸)、尿黑酸、马来酰乙酰乙酸及延胡索酰乙酰乙酸(及其二者的旁路代谢产物——琥珀酰乙酰乙酸、琥珀酰丙酮)等,它们可造成严重的组织器官损伤,尤其是肝肾损害,并可诱发肝癌。本病的患病率约为1:100 000,它在法裔加拿大人中多见,在加拿大魁北克省患病率约1:16 000,在魁北克省的Saguenay-Lac St. Jean地区,患病率高达1:1 846。

632. 酪氨酸血症Ⅰ型的临床表现是什么?

① 以肝肾、神经系统受累症状为主。多在出生后数月至2岁内出现症状,表现为卷心菜气味,进食高蛋白食物后腹泻、呕吐,严重的进行性肝肾功能受损,甚至肝肾功能衰竭,生长发育障碍、骨骼软化,一些受影响的儿童反复出现神经危象,出现精神状态的变化、腹痛、呼吸衰竭及周围神经病变症状,可持续1~7天。患者罹患肝细胞癌(HCC)的风险高。少数2岁以上儿童单独出现凝血障碍或肝功能障碍、肾小管疾病、低磷酸酶血症性佝偻病及发育不良。未经治疗者通常在10岁内

死亡。② 实验室检查：血串联质谱检测，酪氨酸、琥珀酰丙酮(SA)升高，部分伴血苯丙氨酸增高。尿气相色谱质谱检测，4-羟基苯乳酸、4-羟基苯乙酸、4-羟基苯丙酮酸及琥珀酰丙酮、δ-ALA 排出增多。肝活检、培养成纤维细胞、外周血淋巴细胞 FAH 活性低下或缺失。

633. 酪氨酸血症Ⅰ型如何诊断及治疗？

① 诊断：根据上述临床表现、实验室检查(尤其是琥珀酰丙酮升高)及 FAH 基因检测。② 治疗：包括低酪氨酸、苯丙氨酸饮食等。严重者进行肝移植，但对肾 FAH 酶缺陷者肝移植羽时并不能完全阻止肾脏病变。4-羟基苯丙酮酸二氧酶(HPD)的竞争性抑制剂尼替西农(nitisinone)可减少毒性代谢产物的产生，显著提高了生存率。

634. 酪氨酸血症Ⅰ型的麻醉管理要注意什么？

① 未用尼替西农治疗的患者病情十分严重，多在成年前死亡，原则上不应行择期手术。对用尼替西农治疗、病情得到一定控制者，也应尽量避免不必要的择期手术。因为麻醉手术引起的应激反应可促使蛋白质分解、使病情恶化，而且尼替西农并不能完全阻止本病的病理改变。术前应尽量改善患者的全身状况，纠正肝、肾功能障碍所致的水、电解质紊乱、凝血功能障碍及低蛋白血症等。尼替西农可服至术前，但要注意其血小板减少、肝功能障碍、低血糖及呼吸抑制等不良反应。② 避免长时间禁食，禁食期间持续输注葡萄糖液。麻醉期间严密监测血糖、避免低血糖。③ 麻醉药的选择要避免损害肝肾功能及主要经肝肾代谢与排泄的药物，加强肝肾功能的保护。预防及对症处理癫痫。保证良好的麻醉质量、避免围术期过度的应激反应。要做好术后长时间呼吸支持治疗的准备。④ 本病可能合并急性间歇性卟啉病，反复出现精神状态变化、腹痛、呼吸衰竭者尤其要考虑急性卟啉病危象的可能。

635. 什么是极长链酰基辅酶 A 脱氢酶缺乏症？

极长链酰基辅酶 A 脱氢酶缺乏症(very long chain acyl-CoA dehydrogenase deficiency, VLCADD)是由于线粒体脂肪酸 β 氧化的第一步关键酶极长链酰基辅酶 A 脱氢酶(VLCAD)基因 ACADVL 先天缺陷所致的一种罕见常染色体隐性遗传性脂肪酸代谢障碍性疾病。VLCAD 的作用是在极长链脂肪酸的 β 氧化过程中催化肝脏、心脏和肌肉中链长为 12~20 个碳的酰基辅酶 A 脱氢及氧化供能，同时在肝糖原耗尽后的高能量需求期间，为糖异生及生酮提供原料。其缺乏造成极长链脂肪酸代谢障碍,极长链脂肪酸不能转化为能量,糖异生与酮体合成障碍、葡萄糖储存和酮体能源供给缺乏,同时有毒的极长链酰基肉碱与中间代谢产物在组织中积累,造成低酮性低血糖等代谢障碍与重要器官损害,其中代谢率高的器官(心脏、肌肉、肝脏)特别容易受影响。本病是第二常见的线粒体脂肪酸 β 氧化障碍性疾病,新生儿发病率为 1/50 000～1/100 000。它常被误诊为婴儿肝炎综合征、雷氏综合征(Reye syndrome)、消化系统疾病等。

636. 极长链酰基辅酶 A 脱氢酶缺乏症的临床表现是什么?

VLCADD 根据临床表现、生化和/或基因检测,存在一系列表型。由于早期缺乏特异性,它常被误诊为婴儿肝炎综合征、雷氏综合征、消化系统疾病等。VLCADD 通常分为重、中、轻三个亚型:① 重型(早发型、心肌病型):新生儿或婴儿期发病,病情重,死亡率高。主要表现为肥厚型或扩张型心肌病、心包积液、心律失常、心肌酶异常升高及低酮性低血糖、肌张力减退、肝肿大等。② 中型(肝病型):婴儿晚期或幼儿期发病,症状较轻,主要表现为反复发作的低酮性低血糖,同时伴肝功能异常,心脏较少受累。③ 轻型(晚发型、肌病型):青少年及成人期起病,症状轻,主要表现为运动不耐受及运动、感染、饥饿后横纹肌溶解和肌红蛋白尿,伴肌无力、肌痛。

637. 极长链酰基辅酶 A 脱氢酶缺乏症实验室检查有何特点?

① 急性期可有低酮性低血糖、代谢性酸中毒、肌酸激酶(CK)与乳酸脱氢酶(LDH)及转氨酶升高、肌红蛋白尿等;② 心、肝、肌活检脂质沉积;③ 串联质谱血酯酰肉碱谱示 C14:1,C14:2,C14,C12:1 升高,其中肉豆蔻烯酰基肉碱(C14:1)升高是本病最重要诊断指标;④ 尿有机酸分析示二羧酸、己二酸、辛二酸等多种有机酸升高。

638. 极长链酰基辅酶 A 脱氢酶缺乏症如何诊断?

根据临床表现、实验室检查(尤其是 C14:1 升高)、皮肤成纤维细胞培养或淋巴细胞 VLCAD 活性低下等,基因检测 ACADVL 突变可确诊。

639. 极长链酰基辅酶 A 脱氢酶缺乏症如何治疗?

① 营养治疗:目标是最大限度地预防分解代谢发作,减少脂肪酸毒性代谢物的产生,提供足够的能量。避免过度禁食或饥饿,采取低脂、高碳水化合物、足够蛋

白质饮食,限制长链脂肪酸(LCF)的摄入,补充中链甘油三酯(MCT)及必需脂肪酸。MCT 可绕过极长链脂肪酸 β-氧化的酶缺陷供给机体能量、减少对葡萄糖和酮体的依赖。根据年龄,严重患者应限制 LCF 为总能量的 10%～15%,MCT 占总能量的 10%～45%。② 心肌病及其他心脏并发症的主要防治措施是限制 LCF 和补充 MCT。横纹肌溶解的防治是提供足够的能量、补充碳水化合物及充分的补液。③ 除非有确切的肉碱缺乏证据(游离肉碱浓度＜10 μmol/L),不建议补充肉碱,因为升肉碱治疗可增加长链酰基肉碱的产生及其毒性作用。④ 低酮性低血糖、代谢性酸中毒、严重的横纹肌溶解等代谢危象时紧急治疗:静脉输注 10%葡萄糖盐液(0.45%或 0.9%氯化钠),充分补液,输液量至少为生理需要量的 1.5 倍及葡萄糖 8 mg/(kg·min)(或加 MCT)。避免静脉输注含 LCF 液。⑤ 三庚酸甘油酯(triheptanoin,C7)、苯扎贝特(bezafibrate)用于本病治疗取得了一定效果,但仍需进一步研究。

640. 极长链酰基辅酶 A 脱氢酶缺乏症的麻醉管理要注意什么?

① 术前管理及代谢管理:高碳水化合物及限制长链脂肪酸的低脂饮食应持续至术前,尽量缩短禁食时间,在禁食期间及在整个围术期持续输注葡萄糖盐液/和 MCT,防止脂肪分解代谢。葡萄糖输注量:成人 10%葡萄糖 2 mg/(kg·min),儿童 8 mg/(kg·min),直到恢复正常进食;如出现高血糖(血糖＞10 mmol/L),不要降低葡萄糖输注量,而使用胰岛素治疗。同时应充分补液(输液量至少为生理需要量的 1.5 倍),纠正水、电解质紊乱与酸碱平衡失调。对心、脑、肝、肌肉等重要器官病变进行充分的评估并制定相应的麻醉管理计划。术前应控制感染并适当镇静。② 本病限制长链脂肪酸(LCF)、并非完全禁止。应避免长时间、大剂量应用丙泊酚乳剂,因为即使丙泊酚 MCT 制剂也含有 LCF。氟化醚类吸入麻醉剂的应用有争议,因为它可显著增加血游离脂肪酸浓度,并可触发恶性高热。但大部分作者认为血游离脂肪酸浓度升高是手术应激反应引起,而非麻醉药物引起所致。此外,虽然本病也属于线粒体肌病,但其机制是肌肉能量代谢障碍,并非钙离子通道障碍所致,故本病不是恶性高热高危者。目前认为氟化醚类吸入麻醉剂对已确诊为本病的患者不是禁忌,七氟烷是本病的良好选择。但对肌肉症状明显、不能确诊的患者,应慎用氟化醚类吸入麻醉剂,以规避恶性高热的风险。禁用琥珀胆碱,慎用非去极化肌肉松弛药。③ 保护心、脑、肝、肌肉等重要器官。合并心肌病者易发生心律失常与心衰,应加强循环监测与管理;肌肉病变易发生横纹肌溶解,应密切监测血糖、血肌红蛋白、肌酸激酶(CK)与肌红蛋白尿。充分补充葡萄糖、供应充足的能

量是心脏与肌肉保护的最重要措施。

641. 什么是威廉姆斯综合征?

　　威廉姆斯综合征(williams syndrome，WS)，又称 Williams-Beuren 综合征(WBS)。它是一种以特殊面容、行为和认知异常、心血管畸形等多系统异常为主要临床特征的常染色体显性遗传性神经发育障碍性疾病。其病因是由于染色体 7q11.23 区域微缺失所导致，缺失范围 1.55～1.84 Mb。该区域中包括 26～28 个基因(包括：ELN、CLIP2、GTF2I、GTF2IRD1、LIMK1、NCF1 等)、编码 20 多种蛋白质，其中，ELN 编码弹性蛋白，弹性蛋白是皮肤、肺和血管壁的主要成分，它缺乏导致结缔组织异常、动脉壁弹性改变和结构畸形，主要累及大动脉和心脏；CLIP2、GTF2I、GTF2IRD1、LIMK1 等基因的缺失可能与智力与认知障碍、视觉空间辨识困难、独特的行为特征有关；TF2IRD1 基因缺失还可能与面部特征有关。NCF1 基因与患高血压的风险有关。其他基因与本病表现间的关系尚不清楚。本病心血管异常高达 70%～82%，它属于弹力蛋白动脉病(elastin arteriopathy)，主要是主动脉瓣上狭窄(SVAS)与周围型肺动脉狭窄(PAS)等，狭窄也可能发生在主动脉任何部位、冠状动脉、肾动脉、肠系膜动脉等，同时合并二尖瓣脱垂、主动脉瓣关闭不全、动脉瘤及颅内血管异常等。心律失常、心源性猝死或心跳骤停发生率高，尤其是双心室流出道梗阻者，麻醉风险大。本病的患病率约为 1：7 500～1：10 000。

642. 威廉姆斯综合征的临床表现是什么?

　　① 特殊面容：小妖精脸或小精灵面容。睑裂短、内眦赘皮，面中部发育不良、口大常张开、牙齿畸形。② 行为和认知异常：运动发育迟缓，智力障碍，视觉空间困难，性格外向，高度社交，注意力缺陷障碍，焦虑和恐惧症。③ 心血管系统：70%～82%的患者合并心血管异常，这些异常可孤立发生，也可能同时存在。典型异常包括：主动脉瓣上狭窄(SVAS)、肺动脉狭窄(PAS)、二尖瓣脱垂及主动脉任何部位、冠状动脉、肾动脉、肠系膜动脉狭窄等。非典型心血管异常包括：法洛四联症、房间隔缺损、主动脉瓣和二尖瓣关闭不全、室间隔缺损、完全异常肺静脉回流、双腔右心室、Ebstein 畸形、动脉瘤及颅内血管异常等，一半患者合并高血压。④ 内分泌系统：新生儿期高钙血症、糖尿病或糖耐量异常、亚临床甲状腺功能减退和性早熟等。⑤ 消化系统：吞咽不协调、喂养困难等。⑥ 神经系统：协调障碍、反射亢进、斜视、眼球震颤、对声音过度敏感或神经性耳聋等。⑦ 结缔组织异常：声音嘶哑、斜疝、关节松弛、皮肤柔软等。⑧ 其他：肾功不全、肾结石、排尿障碍、尿路

感染、隐睾、尿道下裂、脊柱侧凸、肌肉病变及关节挛缩等。

643. 威廉姆斯综合征的麻醉管理要注意什么？

① 病变涉及心血管、结缔组织、中枢神经系统等全身多系统，麻醉前应仔细全身评估。重点是心血管、气道、内分泌功能。焦虑及不合作的患者围术期应充分镇静。② 循环管理是麻醉的重点。③ 结缔组织病变与骨骼发育不全导致小下颌或上呼吸道畸形，可能有困难气道。常合并牙齿异常及松动，要注意牙齿保护。胃肠道异常，可能有反流、误吸的风险。因颈椎稳定性差，气道操作时要避免颈髓损伤。④ 与恶性高热的关系：个案报道 WS 患者在氟烷与琥珀胆碱诱导时出现咬肌强直，也有文献报道全身麻醉后出现疑似恶性高热，但大部分文献报道均不认为本病是恶性高热高危者，临床有较多氟化醚类麻醉剂安全用于本病的报道，但围术期仍应加强体温监测与管理。因可能合并肌肉病变，应慎用非去极化肌肉松弛剂，禁用琥珀胆碱。

644. 麻醉前如何评估威廉姆斯综合征的心脏风险？

① 本病心源性猝死率 1/1 000（比同龄人群高 25～100 倍），麻醉死亡率 11%。心跳骤停是麻醉手术中常见的并发症，其特点是心跳停止后难以复苏。WS 的麻醉管理有相当大的挑战性，麻醉前充分评估、熟知其病理改变、制订恰当的麻醉管理计划和血流动力学管理目标有助于降低死亡的风险。② 在 WS 的诸多病变中，以 SVAS、PAS、冠状动脉病变、QTc 延长最为重要。SVAS 可为间断的沙漏型或弥漫性狭窄，且随着时间的推移而进行性恶化，导致左心室后负荷进行性增加、左心室肥厚扩张、心肌缺血与左心衰竭，常合并主动脉中段狭窄、包括胸腹主动脉弥漫性狭窄；冠状动脉病变包括开口与弥漫性狭窄或扭曲，致心肌缺血、心衰、心律失常；PAS 在婴儿期很常见，多为周围型 PAS，但通常随着年龄的增长而改善。合并 SVAS 和 PAS（双室流出道梗阻）者可能发展为双室肥厚和肺动脉高压，心肌缺血、心律失常和猝死的风险进一步增加。此外，还要关注二尖瓣脱垂、主动脉瓣关闭不全、肠系膜动脉狭窄（导致腹痛与肠缺血）、脑血管狭窄与出血（导致中风）、动脉瘤（破裂而危及生命）、高血压（原发或继发于肾动脉狭窄）及低龄、低体重、营养与发育不良等。③ 心脏矫治手术后严重的心脏相关并发症（术后死亡、心跳骤停、或需要机械循环支持）的发生率为 9%，其中双室流出道梗阻联合手术及右室流出道手术最常见。④ 根据导致心源性猝死及其他心脏不良事件的风险，将 WS 的心脏风险分为三层：A. 低风险：心电图与超声心动图正常，无心衰、心肌缺血表现，年龄>3 岁。B. 中风险：轻至中度 SVAS（压差<40 mmHg），轻度 PAS，SVAS/

PAS 手术矫治后无残留梗阻，高血压，轻度心电图异常，轻度左室肥厚。C. 高风险：重度 SVAS（压差＞40 mmHg），中至重度 PAS，合并 SVAS/PAS（双室流出道梗阻），冠状动脉异常，QTc 延长，心电图示心肌缺血，年龄＜3 岁。

645. 威廉姆斯综合征患者麻醉期间循环管理要注意什么？

① 由于心脏风险，无论实施何种手术的麻醉（包括心导管检查），均应做好急救复苏的准备，麻醉前应开放周围静脉通道，备好肾上腺素、去甲肾上腺素或去氧肾上腺素等急救药物。建议在有 ECMO 支持条件下实施手术麻醉手术。中、高风险的患者，麻醉前应直接动脉测压（要注意主动脉病变致四肢血压差）。必要时麻醉后行经食管超声心动图监测。② 根据其病变，制定相应的血流动力学管理目标，如：SVAS 应维持左室前负荷与外周血管阻力，PAS 应避免肺动脉压升高、维持适当的前负荷与右心输出量，冠状动脉狭窄应维持冠脉灌注压、避免心率过快与心室壁肌张力过高。WS 患儿对血流动力学的波动极为敏感并缺乏代偿能力，在心跳骤停前多有低血压与心动过缓。因此，麻醉诱导与维持时必须避免低血压与周围血管扩张，最好保持正常或略偏高的血压、正常心率、足够的血容量或前负荷。③ 因吸入高浓度麻醉有引起周围血管扩张的风险，而且在麻醉诱导时可能没有开放静脉用药通道、不能及时静脉用药处理低血压等，有文献建议首选静脉麻醉。但要注意丙泊酚静脉麻醉也可能引起严重的低血压，而氯胺酮可引起心动过速与血压升高。无论实施何种麻醉，关键是应提前预判其血流动力学的变化、并及时处理，低血压的处理首选去氧肾上腺素，合并心动过缓时用肾上腺素。

646. 什么是湿疹-血小板减少-免疫缺陷综合征？

湿疹 - 血小板减少 - 免疫缺陷综合征（eczema-thrombocytopenia-immunodeficiency syndrome），又称 Wiskott-Aldrich 综合征（wiskott-aldrich syndrome，WAS），在国内外文献中多用 WAS 病名。本病是一种罕见的 X 连锁隐性遗传性、原发性免疫缺陷病，以免疫功能缺陷、血小板减少、湿疹"三联征"为主要临床特征。其病因是由于 Xp11.22～23 上编码 WAS 蛋白（WASp）基因（WAS）突变所致。WASp 在非红系造血细胞中表达，是一种细胞内信号传导分子和骨架蛋白，参与 T 细胞、B 细胞、单核细胞、巨噬细胞、树状突细胞、粒细胞等免疫细胞的生长、胞质分裂、内吞和胞吐等多种细胞功能及免疫突触的形成等。本病血小板减少的原因与清除率增加、血小板生成障碍、血小板异常导致存活率降低及自身免疫有关。WASp 异常除导致上述"三联征"外，还常合并淋巴系统恶性肿瘤及免疫功能紊乱导致的自身免疫性疾病。WAS 被认为是一种病谱性疾病，WAS 相关疾病包括三种表型：经典的 WAS、X 连锁血小板减少症（XLT）、X 连锁中性粒细胞减少症（XLN），前者为严重表型，其表型常相互重叠。本病几乎只影响男性，估计患病率为 1/100 000 活产儿。

647. 湿疹-血小板减少-免疫缺陷综合征的临床表现是什么？

多在婴儿期起病，男性。免疫功能缺陷、血小板减少、湿疹"三联征"：反复发生细菌和病毒感染，血小板减少伴出血倾向，皮肤湿疹。但仅有四分之一患者有典型"三联征"的表现。40%患者合并一种或多种自身免疫性疾病（包括：溶血性贫血、自身免疫性血小板减少性紫癜、免疫介导的中性粒细胞减少症、类风湿关节炎、血管炎及免疫介导的肾脏和肝脏损伤等）。患者还可能合并淋巴系统恶性肿瘤。血液检查：小血小板型血小板减少、淋巴细胞减少与 T 细胞减少；血清 IgG 正常或升高、IgM 降低、IgA 与 IgE 升高。多糖疫苗抗体应答缺失或显著降低。

648. 湿疹-血小板减少-免疫缺陷综合征如何诊断及治疗？

① 诊断：根据家族史、临床表现、血液检查及外周血单核细胞内 WASp 表达减少、甚至缺失等。可参考欧洲免疫缺陷协会（ESID）标准。WAS 基因检测可确诊。② 治疗：支持性治疗包括：广谱抗生素、抗病毒、抗真菌药物预防或治疗细菌、病毒和真菌感染；输注血小板以防止出血，必要时行脾切除术，也可用口服血小板生成素受体激动剂 eltrombopag；湿疹可用局部类固醇等；静脉免疫球蛋白（IVIG）替代治疗适用于有明显抗体缺乏的 WAS 和 XLT 患者，由于本病患者 IgG 分解代谢率增加，常需用较大剂量；因有出血倾向，免疫球蛋白皮下注射要谨慎。造血干细胞移植是唯一有效根治方法，基因治疗近年来受到重视，但技术不成熟。合并自身免疫性疾病者需免疫抑制治疗。

649. 湿疹-血小板减少-免疫缺陷综合征的麻醉管理要注意什么？

① 本病预后差、麻醉手术风险较大，接受支持性治疗的患者平均预期寿命约为 20 岁，而未接受治疗的患者仅 3.5 岁，应尽量避免一些不必要的择期手术。麻醉前应改善患者的营养状况、控制肺部及全身感染。有出血倾向者，可适当输注血小板。围术期应加强免疫球蛋白替代治疗及应用广谱抗生素，预防感染。麻醉前评估还应关注患者可能还合并的自身免疫性疾病及其糖皮质激素治疗等免疫抑制治疗的不良反应，应对肾上腺皮质功能进行评估并做好替代治疗。淋巴系统恶性

肿瘤可发生于机体的任何部位,包括大脑、肺或胃肠道等。要特别注意发生于咽喉部者,它可导致困难气道。②目前有关本病麻醉管理的临床报道较少,其麻醉管理原则同"原发性联合免疫缺陷病"及血小板减少与功能障碍性疾病,应严格遵守无菌管理原则、预防严重的出血。尽量避免有创或侵入性操作,因为可导致感染与出血。禁忌椎管内麻醉、深部神经阻滞、锁骨下静脉穿刺等。同时应注意维持血流动力学平稳,预防颅内出血。本病有时可能血小板计数正常或仅偏低,但功能障碍,对严重出血者,应首先补充血小板。③严重湿疹者应注意其皮肤的保护。

650. 什么是 X 连锁无丙种球蛋白血症?

X连锁无丙种球蛋白血症(X-linked agammaglobulinemia, XLA)是一种以 B 细胞产生免疫球蛋白障碍为临床特征的 X 连锁隐性遗传性体液免疫缺陷性疾病,其病因与 Xq21.3~22 上 Bruton 酪氨酸激酶(Bruton tyrosine kinase, BTK)基因(BTK)突变、B 淋巴细胞分化成熟障碍有关,外周血成熟 B 细胞和组织浆细胞缺失或不足,导致免疫球蛋白(丙种球蛋白或 γ 球蛋白)合成不足与免疫缺陷。它几乎只影响男性,流行病学资料尚不清楚,患病率估计为每 100 万名新生儿 1~9 例。

651. X 连锁无丙种球蛋白血症的临床表现是什么?

出生后早期正常。出生 4~12 个月后由于源自母体的 IgG 消失,开始反复发生细菌感染;常见感染部位为:中耳、肺、眼、鼻窦、胃肠道、中枢神经系统等,严重者甚至危及生命。由于细胞免疫功能正常,多不易受短期病毒感染,但对肝炎等慢性病毒感染非常敏感。患者还可能合并肿瘤易感、自身免疫与自身炎症性疾病及生长发育障碍、营养不良、贫血、血小板减少、甲状腺功能紊乱等;患者接种减毒活疫苗可导致感染。实验室检查:血免疫球蛋白水平低、周围血成熟 B 细胞减少或缺乏等。

652. X 连锁无丙种球蛋白血症如何诊断及治疗?

①诊断:根据上述临床表现及实验室检查,BTK 基因检测可确诊。②治疗:主要治疗为免疫球蛋白替代治疗。其他还有预防性应用抗生素治疗、全身营养及支持治疗等。

653. X 连锁无丙种球蛋白血症的麻醉管理要注意什么?

①除合并各种感染外,麻醉前评估应注意患者可能合并自身免疫性或自身炎症性疾病等全身性疾病,或其免疫缺陷是某些综合征的一部分。②慢性肺部感染

与肺纤维化、肺大疱、阻塞性病变等肺部继发性病变和脓毒症是主要死亡原因,术前应改善营养状况并控制感染,围术期继续免疫球蛋白替代治疗,并加大广谱抗生素用量。免疫球蛋白替代治疗既可静脉给药(IVIG),也可皮下(SCIG)注射,但围术期以 IVIG 较好,它可迅速达到稳定的血液浓度;小儿患者,血清 IgG 正常值随年龄的增加而增加,如<5 个月者为 1~3 g/L,1 岁左右为 2.4~9.0 g/L,10 岁左右为 5~17 g/L,≥18 岁者为 7.6~15.9 g/L;应维持血清 IgG 在相应年龄段正常值的较高水平,通常应高于 5 g/L。因为一些患者可能在用免疫球蛋白后有头痛、发冷、背痛或恶心等不良反应,围术期不要随意更改药物的品牌与批号。③ 一些药物可导致低丙种球蛋白血症(如:抗疟药、卡马西平、苯妥英钠、糖皮质激素等)。但不清楚麻醉药对它们的影响。根据现有的报道,麻醉药物即使影响 B 细胞功能,也是短暂而轻微的,不致引起严重的后果。良好的麻醉管理、维持内环境的稳定,比麻醉药物的选择更为重要。应严格遵守无菌操作原则、保证良好的麻醉质量及内环境的稳定,尽量避免侵入性或有创性操作。即使规范的 IVIG 替代治疗,患者也容易发生败血症,对本病患者不建议实施椎管内阻滞,尤其是置入导管行连续阻滞。

654. 什么是 X 连锁肾上腺脑白质营养不良?

X 连锁肾上腺脑白质营养不良(X-linked adrenoleukodystrophy, X-ALD)是一种由 ATP 结合盒亚家族 D 成员 1 基因 ABCD1(Xq28)缺陷导致的过氧化物酶体 β-氧化代谢障碍性疾病。ABCD1 蛋白又称肾上腺脑白质营养不良蛋白(ALDP),在脑、肾上腺、睾丸、肾、肝、肺和胎盘中表达,其作用是将被辅酶 A 激活的极长链脂肪酸(VLCFA)转运到过氧化物酶体中进行 β 氧化。ABCD1 基因缺陷、ALDP 蛋白功能失调,导致 VLCFA(C20、C24、C26)在组织器官中聚积(主要是大脑、脊髓、肾上腺皮质、睾丸和血浆)。这些聚积的 VLCFA 可破坏脂质膜的完整性,导致线粒体功能障碍、氧化应激及细胞凋亡与脑脱髓鞘,从而造成导致大脑、脊髓、肾上腺皮质损害并出现相应症状。X-ALD 主要影响男性,估计发病率为 1：20 000~1：50 000。诊断依据临床表现、血 VLCFA 浓度升高、基因检测。X-ALD 无根治方法,主要是对症治疗。

655. X-连锁肾上腺脑白质营养不良的临床表现是什么?

临床表现有高度异质性,可能无症状或在 3 岁后快速进展的形式。男性主要有三种表型：① 脑 ALD(CALD)：以进行性脑脱髓鞘、脑白质营养不良为特征,包括儿童大脑型(CCALD,4~8 岁出现)、青少年 CALD(10~20 岁)、成人 CALD(>

20岁)。表现为认知、行为、视力、听力和运动功能会逐渐受损，癫痫、痉挛性四肢瘫痪、吞咽困难、植物状态等。CCALD 通常在 6 个月～2 年内导致完全致残。② 肾上腺脊髓神经病(AMN)：脊髓脱髓鞘和轴索变性；主要影响 20 岁以上的男性。它又分为"单纯 AMN 型"和"AMN -大脑型"，单纯 AMN 表现为脊髓受累，导致进行性腿部僵硬与无力、括约肌障碍与性功能障碍等，而 AMN -脑型患者除了单纯 AMN 的症状外，还表现脑损害症状。大多数 CALD 或 AMN 型均合并不同程度的肾上腺皮质功能不全。③ 少数没有脑脱髓鞘症状，仅表现为原发性肾上腺皮质功能不全("阿狄森型")。20％～50％女性异常基因携带者在 40 岁后出现轻度 AMN、CALD、肾上腺功能皮质不全的表现。

656. X-连锁肾上腺脑白质营养不良麻醉管理要注意什么?

① 良好的麻醉前准备可提高本病的安全性，麻醉前评估应重点评估肾上腺皮质功能、脑与脊髓病变的程度、肝功能障碍。术前应避免深度镇静，因它可能导致呼吸抑制与气道阻塞。抗癫痫药持续用至术前。根据肾上腺功能不全者应进行恰当的替代治疗，并给予应激保护量的糖皮质激素，建议用氢化可的松。② 胃排空障碍易导致反流、误吸。③ 麻醉方法多采用全身麻醉，因脑脊髓神经损害，不建议椎管内麻醉。硫喷妥钠、丙泊酚、咪达唑仑、氯胺酮、右美托咪定和七氟烷、异氟烷及芬太尼类药物均已安全用于本病。丙泊酚乳剂含有大豆油，但不含 VLCFA，可安全应用。但禁用依托咪酯，因为它有肾上腺皮质功能抑制作用。慎用非去极化肌肉弛缓剂，推荐用罗库溴铵，因为它有特异的拮抗剂舒更葡糖钠。禁用琥珀胆碱，因为它有发生高钾血症的风险。麻醉药应选择短效及致惊厥作用小者，避免术后长时间呼吸抑制，丙泊酚、低浓度七氟烷、瑞芬太尼是较好的选择。④ 保证良好的麻醉质量，避免各种可能加重中枢神经系统脱髓鞘的因素，如高体温、高钠血症或低钠血症时快速补钠等。禁食期间要补充充足的葡萄糖，避免脂肪分解。⑤ 加强肾上腺功能的监测，对不明原因的低血压、低血糖、低体温及术后长时间不苏醒者，要考虑肾上腺皮质功能危象。⑥ 因骨密度下降，易发骨折。

657. 什么是 X 连锁淋巴增生症?

X 连锁淋巴增生症(X-linked lymphoproliferative disorder，XLP)是一种 X 连锁隐性遗传性免疫及造血系统疾病。其临床特征是多数患者对 EB 病毒(EBV)感染有过度的免疫反应，表现为良性或恶性淋巴细胞增生、异常免疫球蛋白血症(dysgammaglobulinemia)等。其中，淋巴细胞增生表现为传染性单核细胞增多症

(infectious mononucleosis，IM)、噬血细胞综合征（hemophagocytic syndrome，HPS)、淋巴结与肝脾肿大、淋巴瘤（T细胞与B细胞淋巴瘤、非霍奇金B细胞淋巴瘤、Burkitt淋巴瘤等）风险增加、各种自身免疫性疾病等；异常免疫球蛋白血症表现为无免疫球蛋白血症、多克隆免疫球蛋白血症、疫苗接种后广泛性应答障碍与低丙种球蛋白血症等。本病多见于男性，患病率约为百万分之一。

658. 什么是传染性单核细胞增多症？

传染性单核细胞增多症（infectious mononucleosis，IM）是一种主要由EB病毒（EBV）感染引起的，以发烧、咽扁桃体炎、淋巴结肿大、血淋巴细胞增多为主要临床表现的急性、自限性淋巴组织增生性疾病。一半IM患者有高甘油三酯血症。其机制与EBV感染B细胞、诱导多克隆增殖及自然杀伤细胞和T细胞毒性反应控制失调有关。除急性症状外，本病还可能与霍奇金淋巴瘤和多发性硬化症有关。

659. 传染性单核细胞增多症的诊断标准是什么？

IM的诊断标准是：① ≥3种特征性症状：发热、颈部淋巴结肿大（>1 cm）、肝肿大（年龄<4岁：肋下>2 cm；年龄≥4岁：肋下可触及）、脾肿大（肋下可触及）、咽扁桃体炎；外周血白细胞计数>5.0×10^9/L，非典型淋巴细胞数≥10%和/或总淋巴细胞数≥5.0×10^9/L。② 存在特异性抗体：VCA - IgM、VCA - IgG 阳性或 EBNA - IgG 阴性、VCA - IgG 阳性。

660. 什么是噬血细胞综合征？

噬血细胞综合征（hemophagocytic syndrome，HPS）属于一种组织细胞增生症综合征，它也是一种细胞凋亡缺陷综合征。又称噬血细胞性淋巴组织细胞增多症（hemophagocytic lymphohistiocytosis，HLH），HLH的病名在国外文献中似乎应用得更多。本病是一类由于淋巴细胞、单核细胞和巨噬细胞系统异常激活、增殖、分泌大量的炎性细胞因子而引起的过度炎症反应综合征，免疫病理学改变是：自然杀伤淋巴细胞（NK细胞）和细胞毒性T淋巴细胞（CTLs）靶向杀伤功能抑制性控制障碍、持续的免疫系统激活。活化的T细胞和巨噬细胞在各器官中（骨骼、肝、脾、心脏、肺、肾、脑、胃肠等）浸润并产生细胞因子风暴，造成器官功能损害，如：骨髓和/或脾脏中的T细胞可能攻击红细胞、白细胞和/或血小板。表现为发热、肝脾肿大，骨骼、肝、脾、心脏、肺、肾、脑、胃肠等重要器官损害从轻度到功能衰竭的重度，如肺（呼吸窘迫综合征）、肾（肾功能衰竭）、中枢神经系统（癫痫、视网膜出血、共济失调、昏迷等），皮肤病变，全血细胞减少，骨髓、脾、淋巴结见噬血现象。成人 HLH 容易与脓毒症相混淆或误诊。全身多器官衰竭、严重出血、合并感染、中枢神经系统受累、对升压药不敏感的顽固性低血压是主要死亡原因。HLH 的病因包括遗传（原发性）及继发性（感染、肿瘤、风湿性疾病等）。目前已经发现几个基因突变（PRF1、MUNC13D、STX11、STXBP2）与遗传性 HLH 有关。其中，MUNC13D 最多见。X 连锁淋巴增生症的 HLH 属于原发性、EBV 驱动型。

661. 噬血细胞淋巴组织细胞增生症的诊断标准是什么？

1991 年组织细胞学会提出了 HLH 诊断标准，2004 年 Henter 等进行了修订。以下二项中符合一项即可诊断：（1）基因诊断符合 HLH；（2）以下 8 个标准中有 5 项符合：① 发热≥38.5 ℃≥7 天；② 脾肿大左肋下缘下≥3 横指；③ 外周血三系≥二系减少（血红蛋白<9 g/L，血小板<100×10^9/L，中性粒细胞绝对计数<1.0×10^9/L）；④ 高甘油三酯血症和/或低纤维蛋白原血症（空腹甘油三酯≥265 mg/dL，纤维蛋白原≤1.5 g/L）；⑤ 骨髓或脾脏或淋巴结中噬血现象；⑥ NK 细胞活性低或无；⑦ 血铁蛋白≥500 μg/L；⑧ 可溶性 CD25（可溶性白介素-2 受体、sIL-2 受体）≥2 400 U/mL。

662. X 连锁淋巴增生症如何分型？

根据临床表现及遗传学特征，本病分为 XLP1 及 XLP2 型，一些文献认为它们是二个类似、但相互独立的疾病。① XLP1 型：又称经典型 XLP，与 SH2D1A 基因（Xq25）突变有关。SH2D1A 编码信号淋巴细胞激活分子（SLAM）相关蛋白（SAP），SAP 是自然杀伤 T 细胞发育所必需，它还通过对细胞毒性淋巴细胞凋亡的控制来调节免疫反应。SAP 异常可破坏免疫调节功能，机体对 EBV 感染特别敏感、导致免疫紊乱或出现过度反应，但一些患者无 EBV 感染的证据，可能有其他触发因素。主要表现为：IM、HLH、异常免疫球蛋白血症和 B 细胞淋巴瘤，其他表现包括：再生障碍性贫血、血管炎、慢性肠炎和皮肤病变等。② XLP2 型：与 BIRC4 基因（Xq25）突变有关。BIRC4 编码 X 连锁凋亡抑制因子（XIAP），在细胞凋亡与免疫调节中起着重要作用，但具体机制不详；主要表现为 HLH、慢性肠炎（克罗恩病等），淋巴瘤少见，其 HLH 可能与 EBV 感染无关。

663. X 连锁淋巴增生症如何诊断及治疗？

① 诊断：主要根据家族史、上述淋巴细胞增生（IM、HLH、淋巴瘤等）与异常

免疫球蛋白血症等临床表现,尤其是与 EBV 感染相关者;SH2D1A、*BIRC4* 基因检测可确诊与分型。② 治疗:造血干细胞移植是唯一有效的根治方法。对症治疗包括:抗 EBV 感染治疗、HLH 免疫抑制剂治疗(糖皮质激素、依托泊苷、环孢霉素、甲氨蝶呤等)、HLH 与 EBV 感染相关时的利妥昔单抗治疗、低免疫球蛋白血症用静脉免疫球蛋白(IVIG)替代治疗、淋巴瘤用化疗、炎症性肠病免疫抑制治疗等。

664. X 连锁淋巴增生症的麻醉管理要注意什么?

① 本病是一个有着复杂表型的致命性免疫缺陷性疾病,可累及血液系统及包括心、肺、肝、肾、中枢神经系统在内的全身多器官与系统,如果不进行治疗,许多 XLP 患者在儿童后期将无法存活,主要死亡原因是 HLH。暴发性 IM、重症 HLH 应禁止一切择期手术,对急救手术亦应采取积极的内科治疗,待病情得到缓解、全身状况改善后再慎重决定手术时机。② 术前继续免疫抑制治疗及 IVIG 替代治疗,适当补充血液制品、纠正贫血与血小板减少等血液系统异常,可用重组人血小板生成素将血小板计数维持在 $50×10^9/L$ 以上,必要时可输注血小板、新鲜冰冻血浆、凝血酶原复合物、活化Ⅶ因子等。③ 血小板减少和凝血功能异常者,应禁忌椎管内麻醉及深部区域神经阻滞。首选全身麻醉,麻醉药的选择首先应注意维护心、肺、肝、肾等重要器官的功能。由于高甘油三酯血症是 HLH、IM 的重要病理改变,应避免用大剂量丙泊酚脂肪乳剂,但麻醉诱导剂量的丙泊酚可能是安全的。④ 淋巴增生与肿瘤,可能有气道肿瘤及困难气道。⑤ 妊娠期 HLH 与 HELLP 综合征有一些相似之处,应注意鉴别。⑥ 严格遵守无菌操作原则、预防感染对本病有极为重要的特殊意义。这不仅仅是因为患者免疫功能低下、极易发生各种感染,而且感染(尤其是 EBV 感染)是诱发并加重本病病理改变的重要驱动因素。

(郑利民)

参考文献

[1] 郑利民主编.少见病的麻醉[M].北京:人民卫生出版社,2004.
[2] 郑利民主编.少见病的麻醉(第二版)[M].北京:人民卫生出版社,2020.
[3] 张抒扬主编.罕见病诊疗指南(2019)[M].北京:人民卫生出版社,2019.